医学检验技术专业新型课程体系教材

供医学检验技术、临床检验诊断学等专业用

临床基础检验

主　编　李洪春　程树强

副主编　洪国粦　纪爱芳　周艳丽　徐亚茹　梁小亮

编　者（以姓氏笔画为序）

王　东	中山大学附属第一医院	杨丽华	湖南中医药大学临床医学院
王　婷	江苏大学医学院	汪桂华	南通大学公共卫生学院
王　微	齐鲁医药学院医学检验学院	陈永梅	湖北文理学院附属襄阳市中心医院
毛红丽	郑州大学第一附属医院	罗　兰	徐州医科大学医学技术学院
白雪飞	河南科技大学医学技术与工程学院	周艳丽	黑龙江中医药大学佳木斯学院
吕逸斐	甘肃医学院基础医学院	胡　培	湖北医药学院生物医学工程学院
朱琳琳	新乡医学院医学技术学院	修明慧	甘肃中医药大学公共卫生学院
孙玉洁	湖北中医药大学检验学院	洪国粦	厦门大学附属第一医院
孙连桃	包头医学院	贺红艳	西安医学院医学技术学院
纪爱芳	长治医学院附属和平医院	徐亚茹	齐齐哈尔医学院附属第一医院
李　丹	成都医学院	徐红俊	河北中医药大学中西医结合学院
李　萍	河北北方学院医学检验学院	高　瑶	福建医科大学医学技术与工程学院
李小龙	温州医科大学检验医学院	黄　辉	陆军军医大学药学与检验医学系
李劲榆	昆明医科大学第二附属医院	梁小亮	厦门医学院附属第二医院
李洪春	徐州医科大学医学技术学院	梁丽梅	右江民族医学院医学检验学院
李海宁	南京医科大学康达学院第一附属医院	程树强	贵州医科大学医学检验学院
		曾婷婷	四川大学华西临床医学院
李瑞曦	广东医科大学医学技术学院	虞培娟	苏州大学附属第二医院
		廖生俊	武汉大学中南医院

学术秘书　李　晓　徐州医科大学医学技术学院

人民卫生出版社

·北京·

图书在版编目（CIP）数据

临床基础检验 / 李洪春，程树强主编. -- 北京：
人民卫生出版社，2024. 8. -- ISBN 978-7-117-36381-5

Ⅰ. R446. 1

中国国家版本馆 CIP 数据核字第 20249KW413 号

人卫智网	www.ipmph.com	医学教育、学术、考试、健康，
		购书智慧智能综合服务平台
人卫官网	www.pmph.com	人卫官方资讯发布平台

临床基础检验

Linchuang Jichu Jianyan

主　　编：李洪春　程树强
出版发行：人民卫生出版社（中继线 010-59780011）
地　　址：北京市朝阳区潘家园南里 19 号
邮　　编：100021
E - mail：pmph @ pmph.com
购书热线：010-59787592　010-59787584　010-65264830
印　　刷：三河市国英印务有限公司
经　　销：新华书店
开　　本：850×1168　1/16　印张：27
字　　数：724 千字
版　　次：2024 年 8 月第 1 版
印　　次：2024 年 8 月第 1 次印刷
标准书号：ISBN 978-7-117-36381-5
定　　价：118.00 元

打击盗版举报电话：010-59787491　E-mail：WQ @ pmph.com
质量问题联系电话：010-59787234　E-mail：zhiliang @ pmph.com
数字融合服务电话：4001118166　E-mail：zengzhi @ pmph.com

出版说明

长期以来，我国医学检验专业课程体系教材大体上包括两部分内容，一部分是临床检验指标的临床应用，另一部分是临床检验指标的测定技术，是一种将两者合为一体的课程体系教材。这种体系的教材在创办医学检验专业初期，对课程建设发挥了重要的促进作用。2012年，教育部制定了新的"普通高等学校本科专业目录"，将医学检验专业（学制五年，授医学学士学位）改为医学检验技术专业（学制四年，授理学学士学位）。医学检验技术专业的学制、学位及归属类别发生了改变，培养目标也变为"培养具有基础医学、临床医学、医学检验等方面的基本理论知识和基本技术能力，能在各级医院、血液中心与防疫、体外诊断试剂研发及生产等部门，从事医学检验及医学类实验室工作的医学技术高级专门人才"。

为深入贯彻落实习近平总书记关于教育的重要论述和全国教育大会精神，以及教育部关于《进一步深化本科教学改革全面提高教学质量的若干意见》、教育部等部门关于《进一步加强高校实践育人工作的若干意见》，厦门大学、武汉大学、郑州大学、重庆医科大学、江苏大学、温州医科大学、广东医科大学、宁夏医科大学等医学院校开展了医学检验技术专业课程体系的改革与实践。

为适应并促进医学检验教育的改革与发展，亟需建设与培养目标相适应且符合医学检验技术专业发展的新型课程体系教材。

我们对全国开设医学检验技术专业的医学院校进行了调研，并邀请了医学检验领域的专家及相关院校一线教师对我国医学检验技术专业的教学现状、教材使用等进行了全面分析，确定编写一套适合我国医学检验技术专业的新型课程体系教材。随后成立的"医学检验技术专业新型课程体系教材评审专家委员会"，由厦门大学郑铁生教授和西安交通大学陈葳教授担任主任委员，广东医科大学刘新光教授、武汉大学涂建成教授、郑州大学岳保红教授、温州医科大学郑晓群教授、厦门医学院袁丽杰教授等专家担任副主任委员，厦门大学潘莉莉担任秘书。专家委员会讨论并确定了本套教材的编写思想和编写原则，教材门类，主编、副主编和编者遴选原则及时间安排等。2023年4月，本套教材主编人会议在西安召开，教材编写正式启动。

本套教材的编写在坚持"三基、五性、三特定"编写原则的同时，还注重整套教材的系统性和科学性，注重学科间的衔接、融合和创新。其特点是：

1. 强调立德树人，课程思政。注重加强医德医风教育，着力培养学生"敬佑生命、救死扶伤、甘于奉献、大爱无疆"的医者精神。注重加强医者仁心教育，在培养精湛医术的同时，教育引导学生始终把人民生命和健康放在首位，尊重患者，善于沟通，提升综合素养和人文修养，提升依法应对重大突发公共卫生事件的能力，做党和人民信赖的好检验师。

2. 以新型课程体系构建课程内容。实现了基础医学与临床医学、检验技术与实验操作的合理整合，具有一定的高阶性、创新性和挑战性，并可持续发展。加强了教材体系的条理性、系统性和临床应用的综合性，克服了脱离临床，分散且反复重述的问题。通过减少重复，突出重点，使得教材更加适合四年制医学检验技术专业。

3. **以培养学生岗位胜任力为目标。**通过临床医学、医学检验技术理论及实操训练、临床医学与医学检验案例学习,提高学生的临床诊断思维,全面提升学生胜任未来工作岗位的能力。本套教材既可作为医学检验技术专业的教材,也可以作为临床医学相关专业的参考书。

4. **注重教材的权威性和代表性。**全国93所院校及单位参与本套教材编写,其中既有综合性大学也有医药院校,中西部20余所院校参与编写。主编、副主编及编者均经过严格遴选,保证了教材的权威性、广泛性和代表性。教材编写积极落实中共中央办公厅、国务院办公厅印发《关于新时代振兴中西部高等教育的意见》精神。

本套教材包括三类共12种,其中新型临床应用课程体系教材及其配套案例教材3种,新型专业技术课程体系教材7种,新型专业实验课程体系教材2种。

新型临床应用课程体系教材编写思路和原则为:以临床疾病及其临床检验指标合理应用为主线,将原8门专业技术课程中临床检验指标的临床应用内容融为一体,构建一门新型《临床检验医学》课程教材(在2017版基础上修订)。着重阐述疾病病程中临床检验指标与疾病发生、发展、转归和预后之间的关系,为临床应用提供依据;重点讨论各项临床检验指标在疾病诊断、病情观察、疗效监测、预后判断和疾病预防等方面的应用与评价,以拓展和提高临床检验指标在临床的应用价值。为便于学生理解临床疾病以及与临床检验指标的关系,培养临床思维能力,还配套有《临床化学检验案例分析》和《临床形态学检验案例分析》(均在2017版基础上修订)。

新型专业技术课程体系教材编写思路和原则为:以医学检验技术与医学检验指标检测为主线,汇集国内外医学检验最常用、最核心、最先进的技术,把医学检验的各项指标分门别类地融合到各种医学检验技术之中,并从理论上较系统地总结归纳这些技术在各种物质测定中的应用原理和方法评价。改革、重组并形成了7门专业技术课程教材,包括《临床基础检验》、《临床生物化学检验》、《临床分子生物学检验》、《临床免疫学检验》、《临床病原生物学检验》(含临床寄生虫学检验)、《临床血液学检验》和《临床输血学检验》,按照教学规律设计构建,突出了医学检验技术专业的专业属性,以更好地培养学生胜任未来工作岗位的能力。

新型专业实验课程体系教材编写思路和原则为:构建了以化学实验技术为主线的《临床化学检验实验》和以形态学鉴别技术为主线的《临床形态学检验实验》2种新型实验课程体系教材。《临床化学检验实验》涵盖了《临床生物化学检验》《临床分子生物学检验》《临床免疫学检验》《临床输血学检验》4门课程的实验内容。《临床形态学检验实验》涵盖了《临床基础检验》《临床病原生物学检验》(含临床寄生虫学检验)和《临床血液学检验》3门课程的实验内容。这2种实验课程教材均按照"基本技能性实验""综合应用性实验"和"设计创新性实验"三个模块编写,自成体系,可以独立开设实验课程,做到"掌握技术""精准检验"。实验教材配有各专业技术课程的实验项目教学建议表,方便配合各教研室分别开设实验课程。实验教材建设符合教育部关于"实验课程独立开设,自成体系"课程改革要求。

本套教材力图做到人员融合、内容融合、检验指标与临床应用融合、检验技术与检验指标测定融合,促进医学检验与临床医学融合发展。关于"转氨酶"的名词叙述,采用2024年生物化学与分子生物学名词定义中的全称"氨基转移酶",即"丙氨酸氨基转移酶"和"天门冬氨酸氨基转移酶",与临床保持一致。教材每章都配套有网络增值服务,涵盖课程思政案例、教学课件、彩图、技术案例、习题和重点知识的微课讲解等数字资源。

本套教材主要用于医学检验技术、临床检验诊断学等专业教学;也可以作为临床医学相关专业的参考书。

前　言

随着医学检验技术的高速发展，仪器自动化在各实验室几乎实现了全覆盖；随着医学检验大数据分析、人工智能时代的到来，对医学检验技术专业的教育教学和临床实践应用，均产生了巨大影响。为了契合医学检验技术的高速发展需求，以及达到医学检验技术专业的培养目标，我们编写了本教材。本教材编写的指导思想力求反映新时代检验医学现状和趋势，体现"三基"，即基本理论、基本知识和基本技能；强化"三融"，即职普融通、产教融合、科教融汇；彰显"五性"，即思想性、前沿性、时代性、科学性和先进性，以培养更加贴近当今医学检验岗位需求的高级应用型人才。

临床基础检验是医学检验技术专业的核心课程，讲述的是临床各类疾病最常用的筛查项目或确诊项目。本教材是以技术为主线，结合最新指南、专家共识，引入新技术、新进展，遵循世界卫生组织、国际标准化组织、中国合格评定国家认可委员会、临床实验室标准化协会等国际/国家标准，按照教学规律设计的新型课程体系教材。

本教材共24章，原输血部分内容参见《临床输血学检验》；临床检验工作常见或可见的寄生虫虫体或虫卵，整合到相关章节中（如粪便的一般检验等）；与病原生物学相关内容（包含标本采集）参见《临床病原生物学检验》；原某些临床意义部分，采用检测指标的诊断流程、思维导图等形式呈现，强调临床医学中检验诊断思维训练的重要性。

本教材主要特色：采用图文并茂、表格归纳形式呈现；编写团队多为双师型教师，保证教材的严谨性、实用性；编写层次主要围绕检测原理、基本操作、方法评价、质量管理、检测仪器自动化分析、仪器性能评价开展。数字增值服务包含了PPT、知识点视频和习题等丰富资源，可以通过扫描二维码观看。

本教材主要供高等学校医学检验技术、临床检验诊断学等专业的本科、专科高年级学生使用，也可作为临床检验人员继续教育和职称考试的参考用书。

本教材的编写得到了各编者所在单位的大力支持，在此一并表示感谢。

限于编者的经验和水平，本教材不足之处在所难免。恳请广大师生和读者提出宝贵意见和建议，以便不断改进与完善。

李洪春　程树强
2024年6月

目 录

第一章　绪　论

知识目标　掌握临床基础检验的概念、应用范畴和学习要求；熟悉临床基础检验在辅助诊断、疾病预防和治疗过程中的重要性；了解临床基础检验的发展历程。

能力目标　学会各类标本的采集、保存和运输；识别检测过程中引起误差的可能因素；胜任临床基础检验工作。

素质目标　建立医者仁心的职业操守和道德标准；理解法律法规、行业标准对临床实验室工作的重要性；保护患者隐私和数据安全。

从古代观察尿液颜色、口尝辨味到如今的分子检验、基因测序等，医学检验的发展经历了漫长路程，现已形成了一门独立的学科——医学检验技术。它是一门融合了物理学、化学、生物学、信息学等多种检测方法，涉及多学科，最终为临床疾病的诊断、治疗、预后评估和预防提供科学依据的实用性学科，并拥有临床基础检验、临床血液学检验、临床生物化学检验、临床分子生物学检验、临床免疫学检验、临床病原生物学检验、临床输血学检验及临床实验室管理等亚学科。在临床专科设置中，临床实验室通常分为临床血液体液检验室、临床生物化学检验室、临床分子生物学检验室、临床免疫学检验室、临床病原生物学检验室等。

临床基础检验是医学检验技术中最基础、最重要的专业核心课程之一，它借助先进的检测技术，对来自人体的血液、尿液、粪便、其他分泌物和排泄物、体腔液等标本综合应用了物理学、电子学、计算机学、光学、化学、细胞生物学等分析，以简便、快速地检测结果，基本满足临床对疾病的筛查或确诊。所谓基础主要指临床各类疾病诊断中最常用、最基本的筛检项目或确诊项目，也是医学检验技术其他学科的基础，是每位从事医学检验学专业的人员必须掌握的基本功。

第一节　临床基础检验的发展历程

公元前 400 年，古希腊"医圣"希波克拉底（Hippocrates）以推理和思辨为主，在临床实践中，以直接观察法检查尿液的颜色、气味等，那时，他就注意到儿童和成年人发热时尿液的变化，提到了气味的不同和颜色的变化，开创了最早的实验室诊断。罗马医生盖伦（Claudius Galen, 129—199）也描述了肉眼观察尿液的结果。波斯医学家拉齐（Abu Bakr Muammadibn Zakariya al-Razi, 865—925）在《曼苏尔医书》（*Kitabal-Mansouri Kitab*）中总结了前人与自己对尿液的研究，描述了 7 种针对尿液的观察和实验，即颜色、黏稠度、尿量、透明度、沉淀物、臭味和泡沫。1491 年，德国医生约翰内斯·德克沙姆（Johannes de Ketham）的《医药之书》（*Fasciculus Medicinae*）和 1516 年荷兰莱顿的《医生真谛》（*Epiphanie*

Medicorum）中都用插图描述了尿液检验的内容。

最早的显微镜是由一位叫詹森的眼镜制造匠人于 1590 年前后发明的,后被荷兰人安东尼·冯·列文虎克研究成功(1663 年)。他将 0.3cm 的小透镜镶在架上,在透镜下边装了一块铜板,上面钻一个小孔,使光线从这里射进而反射出所观察的东西,这样,列文虎克的第一台显微镜研究成功。由于他磨制高倍镜片的技术精湛,制成的显微镜放大倍数高,自此,显微镜开始真正地用于科学研究实验,为细胞形态学、寄生虫学及微生物学等研究奠定了物质基础,推动了医学实验进入微观世界。在显微镜下观察到血液成分红细胞(1673 年)、白细胞(1749 年)、血小板(1842 年),成为一般血液学检验的主要内容。1880 年,Laveran 在疟疾患者的外周血红细胞中观察到疟原虫,发现疟疾是由一种原生动物(疟原虫)造成的,这是人类第一次发现原生动物具有造成疾病的能力,走出了人类抗击疟疾的重要一步,他也因此获得了 1907 年诺贝尔生理学或医学奖。

19 世纪末,德国人 Ehrlich 和 Romanowsky 发明染色技术,使血细胞在显微镜下更容易辨认。1928 年,希腊病理学家 Papanicolaou 发明巴氏染色技术,使体液中的肿瘤细胞得以辨识。

20 世纪 50 年代,美国 Coulter 兄弟利用自己发现的库尔特原理,发明了第一台血细胞分析仪,迈进了血液细胞成分分析的新里程。随着各种半自动、全自动血细胞分析仪相继问世,从仅能进行红细胞、白细胞计数到血小板计数、三分群、五分类,再到网织红细胞计数,很大程度上丰富了血液学一般检验的内容。此外,随着电子计算机技术、人工智能以及机器学习等技术的发展,针对不同分析标本,发明了多种自动分析仪,如血涂片阅片机、尿液干化学分析仪、尿液有形成分或尿液颗粒计数分析仪、自动凝血功能分析仪、精子质量分析仪、粪便分析工作站等,这些实验室常规检验项目的自动化分析,彰显了临床基础检验发展的新高度,也为辅助疾病的临床诊疗提供了更为快速、高效、准确的实验室依据。

第二节 临床基础检验的现代特征

近年来,我国临床医学检验技术发展迅速,先进的自动化仪器设备取代了大部分手工和比色计检验,临床基础检验也逐步形成了快速、简便、准确、自动化、流水线化等现代检验特征。

一、实验室管理规范化

2003 年,国际标准化组织(International Organization for Standardization,ISO)颁布了 ISO15189：2003《医学实验室——质量和能力的专用要求》,该标准经过 2007 年(第 2 版)、2012 年(第 3 版)、2022 年(第 4 版)修订,推动了全球医学检验实验室规范化管理的发展。中国合格评定国家认可委员会(China National Accreditation Service for Conformity Assessment,CNAS)依据国际实验室认可合作组织(International Laboratory Accreditation Cooperation,ILAC)互认协议的规定,采用 ISO15189 作为基本认可准则,对从事人体材料检测的实验室或应用 ISO15189 作为运作要求的各类机构实施认可,推动了我国医学检验实验室的标准化管理,且越来越多的临床实验室通过了认可。2006 年,我国卫生部制定《医疗机构临床实验室管理办法》,标志着我国临床实验室的管理走上标准化、法治化轨道。我国颁布的 WS/T 402—2012《临床实验室检验项目参考区间的制定》、WS/T 407—2012《医疗机构内定量检验结果的可比性验证指南》、WS/T 415—2013《无室间质量评价时实验室检测评估方法》等行业标准,为临床实验室的规范化管理提供了强有力的依据。针对临床基础检验中的血液学、体液学等常规检验,颁布了相关行业标准,如 WS/T 347—2011《血细胞分析的校准指南》、WS/T 406—2012《临床血液学检验常规项目分析质量要求》、WS/T 405—2012《血细胞分析参考区间》、GB/T 22576.2—2021《医学实验室 质量和能力的要求 第 2 部分：临床血液学检验领域的要求》和 GB/T 22576.3—2021《医学实验室 质量和能力的要求 第 3 部分：尿液检验领域的要求》等，推动了临床基础检验的标准化、规范化发展。

二、检测方法标准化和计量单位国际化

随着临床实验室管理的不断规范化，我国出台了一系列技术要求、指南和专家共识等，保证了检测方法的标准化和检测结果的可比性，推动了检验结果互认。如 WS/T 662—2020《临床体液检验技术要求》、WS/T 806—2022《临床血液与体液检验基本技术标准》等。1966 年国际血液学标准化委员会（International Council for Standardization in Haematology, ICSH）成立，2014 年 ICSH 发布了关于外周血细胞形态学特征命名和分级标准化的建议，2017 年发布了关于测量红细胞沉降率的改良和替代方法的建议。尿液操作分析（NCCLS CLSI GP16-A3）描述了规范尿液标本的收集、运送、保存、检测、报告等，我国也形成了《尿液检验有形成分名称与结果报告专家共识》（2021）。此外，《临床实验室精液常规检验中国专家共识》（2022）、《浆膜腔积液细胞形态学检验中国专家共识》（2023）、《脑脊液细胞形态学检验中国专家共识》（2023）等专家共识的出台，保证了临床基础检验检测的标准化。

我国医学检验检测指标的计量单位，早已采用了国际法定单位，并已应用到了参考区间、危急值、医学决定水平等概念中，促进了检验结果的互认和临床诊疗活动中的沟通与交流。

三、检测操作仪器自动化、智慧化

现在的临床基础检验实验室，血细胞自动化分析仪几乎全覆盖，大部分的三级医院都拥有了流水线，也有相当数量的检验科室配置了自动推片机和阅片机，实现了计数、推片、染色、阅片、图片保存等全自动化操作；尿液分析在干化学自动分析仪全覆盖的基础上，也连接了尿沉渣自动分析仪。此外，粪便分析工作站、精液分析工作站等也在临床中普遍使用。随着新医科的发展、AI 技术的应用，在自动化识别血细胞、辅助诊断血液系统疾病、预测疾病转归和个体化诊疗等方面的能力也将大大提高。

四、检测试剂配套化

随着实验室仪器检测普及化，为了保证检测结果的准确可靠，多采用配套检测系统，并发布了行业标准《临床实验室对商品定量试剂盒分析性能的验证》（WS/T 420—2013），强调了溯源性。

五、质量控制全程化

一份准确的检测结果，有赖于健全的质量保证体系（total quality assurance system），涉及分析前、分析中、分析后，需要临床医护人员和检验工作者协同完成。为此，我国出台了一系列标准、指南或专家共识，如 WS/T 661—2020《静脉血液标本采集指南》、《不合格静脉血标本管理中国专家共识》（2020）、WS/T 224—2018《真空采血管的性能验证》、WS/T 348—2011《尿液标本的收集及处理指南》等，确保了标本采集的质量；WS/T 409—2013《临床检测方法总分析误差的确定》、WS/T 641—2018《临床检验定量测定室内质量控制》、WS/T 505—2017《定性测定性能评价指南》、WS/T 347—2011《血细胞分析的校准指南》等，规范了分析中人、机、料、法、环质量管理。此外，WS/T 496—2017《临床实验室质量指标》、WS/T 414—2013《室间质量评价结果应用指南》等加强了分析后的质量控制。

六、风险意识加强化

风险管理贯穿检验的全过程，也越来越受到实验室的重视，ISO 15189：2022《医学实验室——质量和能力的要求》也特别强调了风险管理，要求实验室管理层应建立、实施和维持程序来识别伤害患者的风险和与检验及其活动相关的患者医疗改进机会，并制订应对风险和改进机会的措施。ISO 22367：2020《医学实验室 风险管理在医学实验室中的应用》、GB 19781—2005《医学实验室 安全要求》等文件的发布也为严格执行风险管理提供了指导。

第三节 临床基础检验的应用范畴和学习要求

临床基础检验的主要任务是利用各种技术、方法和仪器，对来自人体的血液、尿液、粪便、其他分泌物和排泄物、体腔液等标本进行理学、化学、显微镜形态学、脱落细胞学等最基础的检查，以满足临床筛查、诊疗疾病的需要。

一、应用范畴

1. **为疾病诊断和鉴别诊断提供筛检或确诊的实验室客观依据** 临床基础检验，如血液分析、尿液分析、粪便分析等，通过仪器与显微镜的有机结合，提供全血细胞、尿液化学、粪便有形成分等众多参数，为疾病的诊断和鉴别诊断提供最基本的实验室客观依据。

2. **为疾病疗效监测和预后判断提供动态变化依据** 临床基础检验可对疾病的治疗效果进行监测，如网织红细胞计数对贫血患者的疗效监测具有指导意义。

3. **为预防疾病和职业病诊断提供检测依据** 如从标本中检出病原微生物，可对感染人群进行必要的治疗和/或隔离，防止疾病的传播。

4. **为健康咨询提供科学的实验室依据** 随着健康中国战略的实施，人们对健康和生活质量提升的需求日益增加，临床基础检验的专业知识可在健康检查中发挥专业作用，帮助人们及时了解身体状况，指导健康生活。

5. **为科学研究提供基本数据、基本检验方法和操作技能** 医学检验技术是一门实践性学科，除了为疾病的诊断和鉴别诊断、病情监测和预后判断、预防等提供实验室依据外，临床基础检验的各种基本操作技术与方法，为临床医学研究提供了基础的实验条件和技能，如改良牛鲍计数板在细胞计数中的使用，为科学研究中细胞的计数提供了准确数值。

二、学习要求

1. **掌握基础检验的基本理论** 涉及检验项目的生理、病理、药理等基础学科知识。

2. **掌握基础检验的基本实验技能** 临床基础检验的许多操作是进行其他临床医学检验的基础，如血液标本的规范采集、显微镜的正确使用等，因此必须特别注重动手能力的训练，尤其是客观比较和认识手工检验和仪器检测的优缺点。

3. **掌握一定的细胞形态识别能力** 细胞形态的识别对疾病的诊断有着重要作用。同时，对正常细胞和异常细胞的识别是临床基础检验的基本功之一，可为后续其他学科的学习打下坚实基础。

4. **掌握检测方法的评价** 在临床实验室，一个检测项目会有多种检测方法，如何选择精密度和正确度符合要求的检测方法，就需要对其进行严格的方法学评价，以保证检测结果准确可靠。

5. 熟悉参考区间的建立、验证与转移　行业标准 WS/T 405—2012《血细胞分析参考区间》,写明了参考区间的建立来自部分地区、部分健康人群,且统计的是 95% 的参考人群,要结合其他临床指标,动态评价患者的健康状态,临床使用参考区间应进行验证。目前,大多临床实验室采用多中心协作建立的参考区间,要学会参考区间的转移和验证,且在循证医学检验和个体化医疗中,针对不同人群应参考不同的区间。

6. 了解检验项目的临床应用评价　用循证医学检验理念不断吸收和更新已在临床实验室开展、临床价值明确的检测方法,以患者诊疗为中心,主动沟通,慎重分析异常检测结果的可能原因,结合检测方法特性,以作出合理解释。

7. 加强职业素养培养　临床基础检验是一门知识内容庞杂、检测方法众多、标本类型多样的医学检验技术核心课程。临床检测过程是一项细致严肃的工作,需要良好的职业素养,规范行事,主动与患者或家属沟通,为疾病诊断和医学研究提供快速、准确的检验结果和资料。

学习本课程需要特别注意的是,随着自动化、信息化、智能化为特征的仪器检测方法的普及使用,传统的手工方法越来越被摒弃,但我们应该重视,部分传统手工法仍然是"金标准",是仪器检验、校准和质量保证的重要组成部分。

思 考 题

1. 简述临床基础检验的现代特征。
2. 简述临床基础检验的概念与应用范畴。

（李洪春）

第二章　显微镜原理、基本结构和使用

显微镜是一种利用光学或电子光学原理，把肉眼无法分辨的样品放大成像，以显示样品细微形态及其结构信息的光学仪器。自 17 世纪末期荷兰人列文虎克发明首台实用显微镜以来，显微镜的更新迭代突破了人类观察物体的视觉极限，使之延伸到肉眼无法看清的细微结构。第一代光学显微镜可把物体放大 1 500 倍，分辨率最小极限可达 0.2μm；第二代电子显微镜对物体的放大倍数及分辨率远远超过光学显微镜；第三代扫描隧道显微镜，可将物体放大数亿倍以上，可以直接观察细微结构达到分子、原子级别。

显微镜是临床基础检验技术中最基本、最常用的检验仪器。本章主要从显微镜的工作原理、基本结构、分类、使用、维护、常见障碍排除及临床应用等方面介绍在生物和医学科学研究中应用最广泛的光学显微镜和电子显微镜。

第一节　显微镜的原理和基本结构

一、光学显微镜

（一）光学显微镜工作原理

光学显微镜（light microscope）是利用凸透镜的放大成像原理，将人眼不能分辨的微小物体在不同放大倍数下成像，以清晰显示其形态及细微结构。光学显微镜光学折射成像系统由目镜、物镜两组会聚透镜组成，每组镜片相当于一个凸透镜。目镜（ocular）焦距较长、成虚像，是观察者眼睛靠近的部位。物镜（objective lens）焦距较短、成实像，是观察物靠近的部位。物体先经过物镜成放大的实像，该实像再经目镜进行二次放大，形成放大的虚像被观察。所以，光学显微镜是利用光学原理，通过仪器的机械调焦系统调节显微镜光源、焦距等，使物体在不同放大倍数下成像。

会聚透镜如图 2-1 所示，被观察样本置于物镜物方焦点的前方，以物镜第一级放大而产生倒立的中间实像，该实像位于目镜物方焦点的内侧，再经目镜进行二级放大形成虚像后被人眼所观察。

（二）光学显微镜基本结构

光学显微镜种类较多，各类光学显微镜的基本结构分为机械系统（图 2-2）和光学系统（图 2-3）两部分。

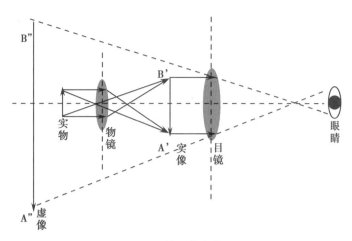

图 2-1 显微镜光学成像原理图

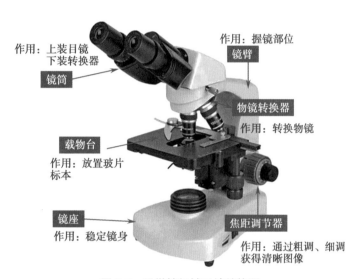

图 2-2 显微镜机械系统结构图

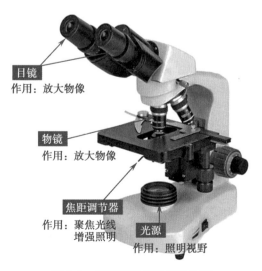

图 2-3 显微镜光学系统结构图

1. 机械系统

（1）镜筒：显微镜镜筒上端放置目镜，下端连接物镜转换器，保证光路通畅且不使光亮度减弱。镜筒上端与下端的距离为镜筒长度。镜筒根据目镜数量分为单目镜筒、双目镜筒和三目镜筒三类，根据弧度分为直筒式镜筒和斜筒式镜筒两类。常用的倾斜式双目镜筒，内装折光和分光棱镜，将物镜产生的成像光束等分成两部分，分别由两个目镜观察。双筒间距离可调节，以适应不同观察者的瞳孔间距。

（2）转换器：物镜转换器是显微镜机械装置中结构最复杂、精度要求最高的核心组件。由于显微镜的视场小，要求转换器和物镜定位槽孔对中准确度不低于 0.01mm，同时可转接不同放大倍数的物镜，形成不同的物镜、目镜组合来适应具体观测的需要。因需要经常转动转换不同型号物镜，所以标准物镜转换器既能轻松灵活转动，又能定位准确，并保证当低倍物镜调焦清晰后，变换其他更大倍数物镜时，也能使焦距适当、成像清晰。

（3）载物台：载物台用于放置标本或观察样本，呈四边形。载物台上配置有可在水平方向作上下、左右平稳移动的调节装置，方便观察样本的不同部位。载物台一侧标记有刻度，刻度用来标记被检样品的特定部位，用于定位，方便再次查找观察。载物台根据工作要求和用途不同可有多种类型和附加功能，如水平方向旋转，可使样品更好地与显微照相的取景框相适配；高端的电动显微镜载物台采用直流步进电机或直流伺服电机，实现高精度重复定位和细致的位移控制。

（4）镜臂和底座：镜臂支撑镜筒、载物台、聚光器和调节器。底座和镜臂通常组成一个稳固的整体，形成显微镜的结构基础，保持显微镜在不同工作状态的平稳。底座支撑整台显微镜，其上有光源开关、光亮控制钮、指示灯和集光器。底座通常配置有透射光光源及其照明光路系统和视场光阑。

（5）焦距调节器：为了充分利用放大倍数和保证清晰成像，观察样品需放在物镜前焦点以外的近处，该距离靠焦距调节器来调节。实际运用中焦距调节往往通过以下 2 种方式：①升降镜筒移动物镜；②升降载物台移动样品。无论哪种方式都包括粗动调焦（粗调）和微动调焦（微调）。一般操作时，先粗调初步得到观察样品的像，然后再仔细缓慢微调，最终获得清晰的图像。

2. 光学系统

（1）目镜：目镜装于镜筒上端，由 2～3 块透镜组成，类似放大镜，可将物镜所成的像再次放大。目镜筒上端与眼接触的透镜称为接目镜；下端靠近视野的透镜起放大作用，称为视野透镜。介于两者之间的第三组透镜主要起校正像差或色差、优化视场等作用。目镜的物方焦距平面上设有限制物方视场的光阑，物镜所成放大的实像就在光阑面上。用于观测的目镜上的分划板和目镜指针等也安置在光阑面上。这种"三面重合"的设计对于使用者是十分重要的。目镜按照放大色差校正状况主要分以下几类：①惠更斯目镜，是观测用显微镜使用的主要目镜，最常用的放大倍数为 8 倍和 10 倍，视场角不超过 30°；②冉斯登目镜，是测量用显微镜使用的最简单目镜，由相隔一定距离的相向放置的两片平凹透镜所组成；③补偿目镜，是精细化了的惠更斯目镜，其接目镜由单片平凹透镜改为一块三胶合透镜。

（2）物镜：物镜装在转换器的孔上，直接决定显微镜的成像质量，是光学显微镜极其重要的装置。根据载玻片与物镜之间介质的不同分干燥物镜和浸液物镜（放大 4～100 倍）。干燥物镜介质为空气，浸液物镜介质为液体。干燥物镜分低倍（4 倍）、中倍（10～20 倍）和高倍（40～100 倍）。浸液物镜如油镜，载玻片与油镜之间隔一层油质，香柏油的折射率为 1.52，与玻璃相同，是常用的油浸介质。物镜按筒长分：①筒长有限远，如物镜的共轭距离（物到像的距离）为 190mm，物镜的机械筒长（物镜螺纹端面到目镜支撑面）为 160mm；②筒长无限远，物镜把物体成像于无限远，再通过镜筒透镜将无限远的光线聚焦到目镜上进行观察。实际光学成像与理想光学成像之间的偏差称为几何像差,分两类:一类是单色光产生,称单色像差,包括球差、彗差、像散、场曲、畸变五种;另一类是由于光学材料对不同波长光的折射率不同,所致成像位置和大小都产生差异即色差,分位置色差和放大率色差。根据色差与像差校正情况,物镜常分为消色差物镜(用符号"Ach"表示)、平场消色差物镜(用符号"Plan"表示)、平场复消色差物镜(用符号"Plan-apo"表示)、平场半复消色差物镜(用符号"PL Fluotar"表示)。

物镜镜筒处刻有不同的信息和数字,都有特定意义。显微镜 4 倍、10 倍、40 倍、100 倍物镜上分别刻有红色、黄色、蓝色、黑色的圆环线,代表物镜放大倍数(图 2-4)。油镜头的下缘有一圈黑色、一圈白色的线。物镜上标刻的文字颜色也有特定意义:普通物镜是黑色字,相差物镜是绿色字,偏光或微分干涉专用物镜则是红色字。以 10 倍物镜为例:"Plan"代表平场,"10×/0.25"表示放大倍数 10 倍、数值孔径 0.25。"FN"表示视场大小,标刻在显微镜目镜镜筒外表面,为显微镜出厂参数,不同类型目镜的视场数不同,倍率高的目镜视场数小。"∞"是一种变量数学符号,此处表示标准机械筒长。后面数字表示盖玻片厚度,如图 2-4 中 40 倍物镜上"∞"后面的数字"0.17"表示盖玻片厚度,其他 3 种物镜上"∞ /～"表示机械筒长无限大,盖玻片厚度为零或有无皆可。

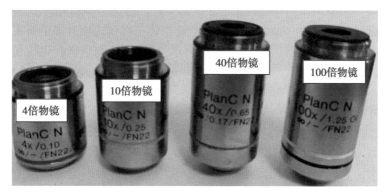

图 2-4　物镜外壳标刻示意图

(3)光源:光源分自然光源和电光源两类。自然光源比较实用,但可控性差,并有眩光和泛光等问题,电光源是良好的替代光源。白炽钨基灯是常见的明场光源,光谱集中在 600～1 200nm,寿命可达 2 000 小时,但工作时大部分能量都消耗在发热上,亮度不高。白炽钨基灯还会随使用老化而亮度下降,且色温会跟着电压变化,已经被卤素灯替代。荧光观察应用弧光灯,如汞灯、氙气灯,其光谱覆盖范围比卤素灯更宽,但寿命只有几百小时,使用、维护不当容易损坏,需要庞大而精密的灯箱结构来解决散热和均匀性问题。新型 LED 灯光源能量转换效率高,体积小巧,可以即开即用,工作时耗能低,且亮度稳定,寿命长达上万小时。但是,单颗 LED 灯珠亮度有限,只能覆盖一个窄带的光谱范围。因此使用大功率 LED 灯珠组成阵列,能实现高亮度、宽光谱而成为简单易用、长寿稳定的荧光光源,目前在生物医疗等领域广泛使用。照明方式分为透射式照明和落射式照明两大类。透射式照明适用于透明或半透明的被检物体。绝大多数光学显微镜采用透射式照明。落射式照明适用于非透明的被检物体,光源来自上方,又称反射式照明,主要应用于金相显微镜或荧光镜。

(4)滤光器:滤光器是在光源出光处加装的过滤装置,可改变入射光的光谱成分和光强度,提高像的衬度和鉴别率,有助于获取最佳观察效果。随着显微技术的发展和成熟,不同类型显微镜都有对应的滤光器,以满足不同观察需求。常用的有绿色滤光器、日光型蓝色滤光器、传统日光型滤光器、特殊中灰滤光器、荧光滤光器等。

(5)聚光镜:在载物台下面,由聚光透镜、虹彩光圈和升降螺旋组成,其作用是将光源经反光镜反射来的光线聚焦于样品上,以增强照明,使物像明亮清晰。聚光镜分明视场聚光镜、暗视场聚光镜。普通光学显微镜配置的是明视场聚光镜,明视场聚光镜有阿贝聚光镜、齐明聚光镜和摇出聚光镜。大孔径物镜使用聚光镜把光源的像放大,并把光源的像聚焦于观察样品的附近,从而与物镜的数值孔径相适应,达到最大分辨率。常用的聚光镜有低孔径聚光镜、消球差聚光镜、消色差聚光镜等。聚光镜的孔径光阑,能控制会聚光束的粗细。

(三)光学显微镜的重要光学参数

显微镜的光学技术参数包括放大率、数值孔径、分辨率、视场、景深、工作距离、光阑、覆盖差等。

1. 放大率(magnification) 即放大倍数,不是面积的放大倍数,是像的长度或宽度的放大倍数。显微镜的放大倍数指的是物镜的放大倍数与目镜的放大倍数的乘积,如物镜为10倍,目镜为10倍,其放大倍数为10×10=100。显微镜目镜长度与放大倍数呈负相关,物镜长度与放大倍数呈正相关,即目镜长度越长,放大倍数越低;物镜长度越长,放大倍数越高。放大倍数越高,视野越暗,所看到的实物范围越小;放大倍数越低,视野越亮,所看到的实物范围越大。放大率虽然是显微镜的重要参数,但也不是放大率越高越好。显微镜放大倍率的极限即为有效放大倍率。

2. 数值孔径(numerical aperture,NA) 是物体与物镜之间介质的折射率 n 与物镜孔径角 β 的一半的正弦值的乘积。NA 是一个没有单位的数字,与透镜收集的光角度有关。

$$NA = n \times \sin(\beta/2)$$

NA 是显微镜的重要性能参数,该参数直接影响显微镜的放大率。显微镜观察样本时,若想增大 NA,孔径角 β 是固定的,只有增大介质的折射率 n。物镜的最大孔径角约为144°,该角度的一半正弦值为0.95。如果使用折射率为1.52的油浸没物镜,物镜的最大数值孔径为1.45。若使用"干"(非浸没)物镜,介质为空气,空气的折射率为1.0,则物镜的最大数值孔径为0.95。目前常用折射率高的溴萘作介质,溴萘的折射率为1.66,NA 可大于1.4。为了充分发挥物镜数值孔径的作用,在观察时,聚光镜的 NA 应等于或略大于物镜的 NA。

3. 分辨率(resolution) 又称分辨力,是指能被显微镜清晰区分的两个物点的最小间距,是显微镜区分观察样品细节的能力。分辨率与照明光线的波长和显微镜光学元件(如物镜)的数值孔径(NA)有着内在的联系,以分辨距离来表示。用公式表示为:

$$R = 0.61 \times \lambda / NA$$

式中,R 为分辨率;λ 为照明光线的光波波长(通常为550nm);NA 为显微镜物镜数值孔径。可见,物镜的分辨率由物镜的 NA 与照明光源的波长两个因素决定。NA 越大,照明光线波长越短,则 R 越小,显微镜分辨率也就越高。显微镜的放大倍率并不是越大越好,因为当物镜数值孔径 NA 变小时,分辨率 R 变大,即显微镜清晰区分两个物点的最小间距变大,显微镜区分观察样品细节的能力降低。此时即使过度增大放大倍数,得到的也是一个只见大轮廓但不够清晰的图像,即无效放大倍数。反之,如果分辨率很高但放大倍数不足,此时显微镜分辨能力虽强,但图像太小仍然不能被清晰地观察。因此,只有显微镜的数值孔径与其总放大倍数合理匹配,才能充分利用显微镜的分辨率。要提高分辨率,可采取以下措施:①降低波长 λ,使用短波长光源;②增大介质折射率 n 以提高 NA;③增大孔径角以提高 NA;④增加明暗反差。

4. 视场(visual field) 又称视野,是在显微镜下看到的圆形视场内所能容纳被检物体的实际范围。目前各种显微镜的视场数值是不同的,有18mm、20mm、22mm、25mm、

26.5mm 等，具体标识在目镜镜头上，即"/"后面的那个数值，称为视场数，或者简写为 FN（field number）。有关视场直径和视场之间的关系可参考公式：

$$F = \frac{FN}{Mob}$$

F 为视场直径，FN 为视场数，Mob 为物镜放大率。由公式可看出：①视场直径与视场数成正比；②增大物镜的倍数，视场直径减小。这也是在低倍镜下可看到物体全貌，而高倍物镜下只能观察到一部分物体的原因。

5. **景深（depth of field, DF）** 即焦深。当显微镜焦点对准物体时，不仅位于该点平面上的各点可以看清楚，在此平面上下一定厚度内也能看清楚，这个能看清楚的厚度就是焦深。焦深大，可看到物体的全层；焦深小，只能看到物体的一个薄层。焦深与其他技术参数有以下关系：①焦深与总放大倍数及物镜的数值孔径成反比；②焦深大，分辨率降低。

6. **工作距离** 也称为物距，指物镜前透镜的表面到被检物体之间的距离。它与焦距不同，平时所说的调焦实际是调节工作距离。镜检时，被检物体应处在物镜的一倍至二倍焦距之间。在物镜数值孔径一定的情况下，工作距离越大，孔径角则越大。数值孔径大的高倍物镜，其工作距离小。

7. **光阑** 是指在光学系统中对光束起限制作用的实体。它可以是透镜的边缘、框架或特别设置的带孔屏。其作用是限制光束或限制视场（成像范围）大小。成像范围、像面清晰度、亮度均匀性、像差和观察效果等问题均与光阑有关。

8. **覆盖差** 显微镜的光学系统也包括盖玻片。因盖玻片厚度不标准，光线从盖玻片进入空气发生折射，产生了像差，就是覆盖差。覆盖差影响显微镜的成像质量。国际上规定，盖玻片的标准厚度为 0.17mm，许可范围为 0.16～0.18mm，物镜外壳上标记 0.17，即表明该物镜要求盖玻片的厚度为 0.17mm。

显微镜的光学参数是相互联系、彼此制约的。较大数值孔径的物镜，放大率及分辨率均较好，但视场、景深和工作距离均较小；物镜的工作距离与物镜的焦距有关，物镜焦距越长，放大倍数越低，其工作距离越大；光阑对像的清晰度、亮度和景深等都有很大影响。因此，观察者需要根据被观察物体的性质与实验要求合理设置显微镜参数。

二、电子显微镜

（一）电子显微镜的工作原理

电子显微镜（electron microscope）简称电镜，是根据电子光学原理，用电子束和电子透镜代替光束和光学透镜，使物质的微细结构在非常高的放大倍数下成像的显微镜。电子显微镜分辨率高，可用来观察组织和细胞内部的超微结构以及微生物和生物大分子的全貌。

（二）电子显微镜的基本结构

电子显微镜由镜筒、真空装置和电源柜三部分组成（图 2-5）。

1. **镜筒** 主要由电子枪、电子透镜、样品架、荧光屏和探测器等部件构成，这些部件通常是自上而下装配成一个柱体。

（1）电子枪：为电镜的电子发源，它能利用阴极与阳极灯丝间的高压产生、发射并形成速度均匀的电子束。常用的电子枪由阴极、阳极及控制栅极组成。工作时，阳极接地；阴极接负高压且与其他部分绝缘以保证安全；控制栅极调节电子初速，控制电子束流大小及形状。电子束在电子枪中是逐级加速的。

（2）电子透镜：用来聚焦电子，是电子显微镜镜筒中最重要的部件。一般使用的是磁透镜，有时也使用静电透镜。它用一个对称于镜筒轴线的空间电场或磁场使电子轨迹向轴线

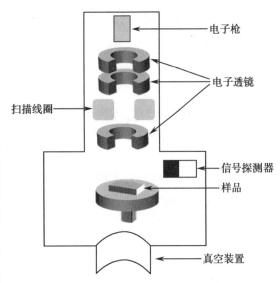

图2-5 电子显微镜基本结构模拟图

弯曲形成聚焦,电子透镜的焦点可以被调节,因此电子显微镜不像光学显微镜那样有可以移动的透镜系统。现代电子显微镜大多采用电磁透镜,用稳定的强直流电产生磁场,使电子束聚焦成像(图2-5)。

(3)样品架:可用来放置样品。

(4)荧光屏:肉眼接受可见光信息,电子显微镜需要光电转换系统把电子所成的图像转换成光学影像后通过显像管的荧光屏观察,加装图像放大器后可得到比较满意的效果。荧光屏可显示样本表面形貌的电子像。

(5)探测器:用来收集电子的信号或次级信号。

2. 真空装置 由机械泵、油扩散泵或离子泵、联动控制阀门、真空排气管道、空气过滤器、用于真空度指示的真空测量规等组成,并通过抽气管道与镜筒相连。因为电镜利用高速电子束流来照射样品,只有在高度真空的条件下,才能保证电子束的直径和强度的稳定,否则会造成样品的污染和电子枪的损坏。电源系统由稳压、稳流及相应的安全保护电路组成,其作用是提供扫描电镜各部分所需的电源,用于保障显微镜内的真空状态,这样电子在其路径上不会被吸收或偏向。

3. 电源柜 由高压发生器、励磁电流稳流器和各种调节控制单元组成,包括高压电源、真空系统供电电源、透镜电源、辅助电源及安全保护系统的电源灯。电镜总电源通过调压变压器把电网电压的波动系数减小到 ±2% 以下,保持各个分支电源系统电压的基本稳定,再通过一级或二级稳压电路使电镜各部分获得满足要求的供电。供电系统配有安全保护盒,具备自动报警功能。

第二节 显微镜的分类和应用

一、光学显微镜

光学显微镜的种类很多,目前医学和生物学常用的光学显微镜主要有暗视野显微镜、荧光显微镜、位相显微镜、激光扫描共聚焦显微镜、偏光显微镜、微分干涉差显微镜、倒置式显微镜等。

1. 暗视野显微镜

(1)原理:暗视野显微镜利用丁达尔(Tyndall)效应的原理,在普通光学显微镜的结构基础上改造而成。一束光线透过黑暗的房间,从垂直于入射光的方向可以观察到空气里出现的一条光亮"通路",这种现象即丁达尔效应。照射在待检物体表面的光线不能直接进入物镜和目镜,仅散射光能通过,因而视野是黑暗的。暗视野显微镜阻挡穿过标本和标本周围的大部分光线,只允许斜角度穿过的光线被观察样品中的元素(如细胞膜、细胞核和内部细胞器等)衍射、折射并反射到显微镜物镜中,以形成叠加在深色背景上的标本的明亮图像。暗视野显微镜可增强在正常照明条件下成像不佳的观察样品的对比度。

(2)结构:暗视野显微镜的基本结构是在普通显微镜光学组加上挡光片。普通显微镜只有聚光镜是可以拆卸的,支架的口径适于安装暗视野聚光镜,即可改装成暗视野显微镜。

在无暗视野聚光镜时,可用厚黑纸片制作中央遮光板,放在普通显微镜的聚光镜下方的滤光片框上,也能起到暗视野效果。挡光片是用来挡住光源中间的光线,让光线只能从周围射入标本,大小约与光圈大小相同。不同倍率用不同的光圈,所以要制作不同的挡光片。

（3）应用:临床上,暗视野显微镜最适合显示轮廓、边缘、边界。在医学上多用于某些细菌、细胞等的检查,对早期梅毒的诊断有十分重要的意义,因此在活体检查中经常使用。

2. 荧光显微镜

（1）原理:荧光显微镜(fluorescence microscope)是一种以紫外线为光源激发生物标本中的荧光物质,产生能观察到的各种颜色荧光的光学显微镜。

（2）结构:由光源、滤色系统和光学系统(包括反光镜、聚光镜、物镜、目镜、照明系统)等主要部件组成。其结构与普通光学显微镜基本相同,主要区别在于光源和滤光片的不同。①光源:通常用高压汞灯作为光源,可发出紫外线和短波长的可见光。②滤光片:第一组滤光片称激发光片,位于光源和标本之间,仅允许能激发标本产生的荧光通过;第二组滤光片是阻断滤片,位于标本与目镜之间,可把剩余的紫外线吸收掉,只让激发出的荧光通过。这样既有利于增强反差,又可保护眼睛免受紫外线的损伤。

（3）应用:荧光显微镜用于研究细胞内物质的吸收、运输、化学物质的分布及定位等,现已广泛应用于免疫荧光抗体染色的常规技术中,可检查和定位病毒、细菌、真菌、原虫、寄生虫及动物和人的组织抗原与抗体,可用于探讨病因及发病机制,如肾小球疾病的分类及诊断等。在医学实验研究及疾病诊断方面的用途日益广泛。

3. 位相显微镜　又称相差显微镜或相衬显微镜。

（1）原理:两个光波因位相差而互相干涉,出现光波强弱和反差的改变而成可见影像,利用光线穿过透明样品时产生的相位差转换为图像中的振幅或对比度差的原理。它可以在自然状态下检查活细胞,无须事先对细胞杀死、固定和染色。位相显微镜可以高清晰度和高对比度地观察和记录动态的生物过程,可以用来进行细胞周期等方面的研究。

（2）结构:包括一个位于聚光镜孔径光阑位置的相差环板和位于物镜后方的相位板。射出光线由场透镜精确聚焦在聚光镜处的相差环板的开放处。

（3）应用:位相显微镜可以观察未经染色的活细胞等样品。位相显微镜不使用偏振光照明,可以观察双折射介质,如透过塑料培养瓶或培养皿进行活细胞观察,可以清楚观察到样品的内部结构(如细胞核),这在细胞学研究方面有重要作用。

4. 激光扫描共聚焦显微镜

（1）原理:激光扫描共聚焦显微镜(laser scanning confocal microscope, LSCM)用激光作为光源,采用共轭聚焦原理和装置,利用计算机对所观察的对象进行数字图像处理、观察、分析和输出。

（2）结构:由光学成像系统、扫描系统和计算机系统三部分组成。

（3）应用:用于采集组织、细胞内荧光图像,可以对样品进行断层扫描和成像,进行无损伤观察和分析细胞的三维空间结构。同时,利用免疫荧光标记和离子荧光标记探针,不仅可观察固定的细胞、组织切片,还可以对活细胞的结构、分子、离子及生命活动进行实时动态观察和检测,在亚细胞水平上观察生理信号及细胞形态的变化,成为形态学、分子细胞生物学、神经科学、药理学、遗传学等领域中强有力的研究工具。

5. 偏光显微镜

（1）原理:偏光显微镜是利用光的偏振特性,对具有双折射性(可以使一束入射光经折射后分成两束折射光)的晶态、液晶态物质进行观察和研究的重要光学仪器。许多结晶物质(如痛风结节中的尿酸盐结晶、尿结石、胆结石等),人体组织内的弹力纤维、胶原纤维、染

13

色体和淀粉样原纤维等都是双折射体,可使用偏振光显微镜检验,进行定性和定量分析。

（2）结构:在一般显微镜的基础上,在物镜与目镜间插入一个检偏镜片,光源与聚光器间镶有起偏镜片,增加了使普通光线转变成偏振光和检测偏振光的装置或观察干涉图样的特殊透镜。同时还增加了移向装置和补偿器,可连续调节使通过的偏振光相位发生连续改变,便于观察光的偏振性质。

（3）应用:双折射性是晶体的基本特征。在生物体中,不同的纤维蛋白结构有明显差异,使用偏光显微镜可观察到这些纤维中分子排列的详细情况,如淀粉性质鉴定、药品成分鉴定等。

6. 微分干涉差显微镜

（1）原理:微分干涉差显微镜(differential interference contrast microscope, DICM)能利用偏振光,偏振器使光线发生线性偏振,微分干涉差棱镜可将一束光分解成偏振方向不同的两束光(x 和 y),二者呈一小夹角。聚光镜将两束光调整成与显微镜光轴平行的方向。滑行器把两束光波合并成一束。这时两束光的偏振面(x 和 y)仍然存在。最后光束穿过检偏器。在光束形成目镜微分干涉差影像之前,检偏器与偏光器的方向成直角。检偏器将两束垂直的光波组合成具有相同偏振面的两束光,使两者发生干涉。

（2）结构:包括偏振器(polarizer)、微分干涉差棱镜、微分干涉差滑行器和检偏器(analyzer)四个特殊的光学组件。

（3）应用:微分干涉差显微镜用于观察一些较大的细胞器如细胞核、线粒体等,突出优势是观察样本立体感强,适用于显微操作。目前基因注入、核移植、转基因等显微操作常在这种显微镜下进行。

7. 倒置式显微镜

（1）原理:倒置式显微镜(inverted microscope)的组成和普通显微镜一样,但是物镜与照明系统颠倒,前者在载物台之下,后者在载物台之上。倒置式显微镜用于观察培养的活细胞,具有相差物镜。

（2）结构:包括机械部分、照明部分、光学部分。

（3）应用:用于微生物、细胞、组织培养、悬浮体、沉淀物等的观察,可连续观察细胞、细菌等在培养液中繁殖分裂的过程,并可将此过程中的任一形态拍摄下来。

二、电子显微镜

电子显微镜按结构和用途可分为透射电子显微镜、扫描电子显微镜、反射电子显微镜和发射电子显微镜等。这里重点介绍最常用的透射电子显微镜和扫描电子显微镜。

1. 透射电子显微镜

（1）原理:透射电子显微镜(transmission electron microscope, TEM)是一种以波长极短的电子束作为电子光源,利用电子枪发出的高速的、聚集的电子束照射至非常薄的样品,电子与样品中的原子碰撞而改变方向,从而产生立体散射的显微镜。

（2）结构:①电子枪:发射电子,由阴极、栅极和阳极组成。阴极管发射的电子通过栅极上的小孔形成射线束,经阳极电压加速后射向聚光镜,起到对电子束加速和加压的作用。②聚光镜:将电子束聚集得到平行光源。③样品杆:装载需观察的样品。④物镜:聚焦成像,一次放大。⑤中间镜:二次放大,并控制成像模式(图像模式或者电子衍射模式)。⑥投影镜:三次放大。⑦荧光屏:将电子信号转化为可见光,供操作者观察。

（3）应用:观察薄样品的显微结构及亚显微形态结构,观察薄晶体样品的衍射衬度像、晶格像和电子衍射像,以及测量微小物体的大小。在生物医学中主要用于观察组织和细胞内的亚显微结构,如蛋白质、核酸等大分子的形态结构等。

2. 扫描电子显微镜

（1）原理：扫描电子显微镜（scanning electron microscope，SEM）用电子枪射出电子束聚焦后在样品表面作从左往右、下行重复光栅状扫描。它通过探测电子作用于样品所产生的信号来观察并分析样品表面的组成、形态和结构。入射电子作用于样品会激发如二次电子、背散射电子、吸收电子、阴极荧光、特征 X 射线（XRD）等多种信息。扫描电子显微镜主要通过二次电子、背散射电子和特征 X 射线来分析样品表面特性进而扫描成像。

（2）结构：包括电子光学系统、信号检测及显示系统、扫描系统、真空系统和电源。

（3）应用：扫描电子显微镜可直接观察纳米材料的结构、颗粒大小、分布、均匀度及团聚情况，结合能谱还能对纳米材料的微区成分进行分析，确定纳米材料的组成，广泛应用于物理、生物等领域。

第三节 光学显微镜的使用、维护、常见故障处理

一、光学显微镜的使用

1. 取显微镜 一手平托镜座，一手握镜臂。将显微镜平放在实验台，镜筒朝前。连接电源，打开灯源开关。用油镜时，勿将镜臂和载物台倾斜，以免镜油流出，影响观察。

2. 放置标本 将标本放于载物台上，用夹片器固定。调节标本位置，使待观察部位对准通光孔的中心。先用低倍镜对光。显微镜的光源，用自然光和灯光均可，常以间接日光或灯光为光源。转动反光镜（以间接日光为光源时，使用平面反光镜；如以灯光为光源，使用凹面反光镜），使光线集中于聚光器。目前很多显微镜都带有显微镜灯，常使用卤素灯作为光源。

3. 低倍镜观察 转动物镜转换器，将 10 倍物镜对准通光孔，转动粗准焦螺旋使载物台缓慢升至最高。双眼同时注视目镜内，调节瞳距使双眼在镜下见到一个完全重合的视野，降低聚光器，缩小光阑，调节光源亮度，使视野亮度适宜。缓慢转动粗准焦螺旋降低载物台至见到物像，再调节细准焦螺旋使物像清晰（图 2-6），进行观察。根据所观察的标本，升降聚光器，缩放光圈，以获得最佳光度。

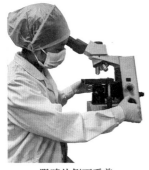 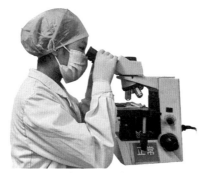 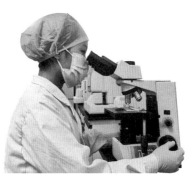

眼睛从侧面看着　　　　　双眼同时注视目镜　　　　略微调整细准焦螺旋
转动粗准焦螺旋　　　　　调整目镜间距与瞳间距同宽　物像到清晰状态即停

图 2-6 显微镜操作图

4. 高倍镜观察 将低倍物镜下找到的观察物像移至视野中央，转换 40 倍物镜对准通光孔，微调细准焦螺旋至物像清晰，进行观察。

5. 油镜观察 即 10 倍目镜和 100 倍物镜。将低倍物镜、高倍物镜下找到的观察物像移至视野中央，将物镜转成"八"字形，在视野中央滴加一滴镜油、转换为 100 倍油镜，镜头对准通光孔同时镜头接触镜油、升高聚光器与载物台平齐、放大光阑调亮光线。微调细准焦螺旋至物像清晰，进行观察。当用油镜时，光线宜强，可将聚光器上升到最高位置，把光

圈完全打开；当用低倍镜或高倍镜检查未染色标本时，应适当缩小光圈，下降聚光器，使光度减弱。

6. 观察标本　应两眼同时进行，以减少眼睛疲劳。如果是单目显微镜，用左眼进行观察，右眼辅助绘画，这样绘画结果精度较低，受观察者主观影响因素较大。如果是双目显微镜，可慢慢调节两个目镜之间的距离，直至与观察者瞳孔间距一致，从而获得最佳观察效果。

7. 收镜　调节光线至最暗，关掉灯源开关，拔下插座。转动粗准焦螺旋，使载物台降至最低，取下涂片，取一张擦镜纸滴上 1～2 滴乙醇乙醚混合液擦拭油镜镜头。将物镜转成"八"字形（切勿与目镜相对）（图 2-7），聚光器降至最低处。用绸布擦拭镜身。一手握镜臂，一手平托镜座，轻轻放回原位。

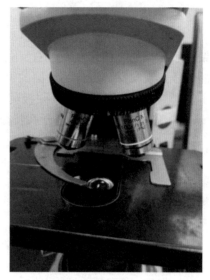

图 2-7　显微镜物镜"八"字形摆放示意图

二、光学显微镜的维护

显微镜的光学系统和机械系统都是经过精密校正的，在使用及保管期间应注意爱护，各部分结构不得随意拆卸，以免损坏。使用中主要注意以下几方面。

1. 放置和使用显微镜的环境的维护

（1）避免与具有腐蚀性和强挥发性的化学试剂放在一起，如硫酸、盐酸、强碱等。

（2）必须保持清洁且避免阳光直射，避免空调直吹显微镜，以保证它固有的高性能。

（3）显微镜室供电电压波动不超过正常电压的 ±10%。电压不稳的实验室需加装稳压电源，保护显微镜系统不受损害。

（4）取送搬移显微镜时，要一手握镜臂，一手托镜座，平端在胸前，轻拿轻放。显微镜须平置于台面，电源线不要放于胸前。光源亮度调到最小时开启/关闭电源，以延长光源的使用寿命。

（5）调焦时以转动粗准焦螺旋为主，尽量少用细准焦螺旋，以延长机械系统的寿命。细准焦螺旋是显微镜精细而脆弱的部分，不要向一个方向连续快速转动数周，应缓慢轻微来回旋转。油镜观察时，粗准焦螺旋只能用于下移载物台，否则会压碎观察样本，损坏镜头。

（6）更换标本时应先降低载物台或移转镜头，避免观察样本损伤镜面。

2. 目镜、物镜、反光镜等光学系统的维护

（1）不可用手直接接触光学零件。

（2）油镜用擦镜纸清洁，干镜清洁需用脱脂棉。

（3）镜头要保持清洁，用软而没有短绒毛的擦镜纸擦拭，勿用手绢或纱布等擦镜头。油镜使用后立即拭去镜油，若油迹未擦干净，先拿专用擦镜头液擦拭，再用干净擦镜纸擦去镜头上残留的镜头液。清洁油漆表面时，顽固污迹可以用清洁剂清洁，清洁塑料表面时用软布蘸水清洁即可。

3. 保存　物镜擦净后，将物镜转成"八"字形，下降聚光镜，用软绸拭净部件后覆盖于接目镜上，放入镜箱内或送至显微镜室。

三、普通光学显微镜的常见故障及处理

1. 光学故障及处理

（1）显微镜灯泡不亮：检查电源线是否有松动、插座是否正常、保险丝是否烧断。更换

备用灯泡,注意在更换过程中手指不要直接接触灯泡。

（2）观察效果差、看不清细节、视场不均匀（反差过大）:常见原因及处理如下。①标本片正反面错放:可以翻转,使盖玻片向上;②盖玻片太厚:换用标准厚度（0.17mm厚）的盖玻片;③油镜观察时未浸油:可以使用合格镜油;④油镜镜油内有气泡:检查去除气泡（加镜油时避免空气进入,有气泡可用牙签等挑破而除去）;⑤干物镜上有镜油或其他污物:用专用擦镜头液擦拭;⑥光阑未调整好（过大或过小）:适当调整光阑。

（3）镜头成像质量降低:物镜未与光路同轴、聚光器位置太低、视场光阑未对中、视场光阑开得太小,可以旋转物镜转换器直至选用物镜完全对中、调整聚光器位置得到良好物像、调整视场光阑。

（4）显微镜无法对焦成像:检查调焦限位机构是否调节好。检查样品是否放反。高倍镜观察时对样品厚度和平整度有更高要求,检查样品是否平整。盖玻片位置是否放反,注意盖玻片朝上。生物显微镜应注意100倍物镜是否滴油,物镜是否干净。切换到高倍镜时,聚光镜上的孔径光阑相应调大。

（5）目镜观察清晰,但是计算机显示图像模糊:可能是同步性出现问题,可进行以下操作。①调节接口或接口透镜高度以达到同步;②调节接口无法完全同步的情况下,尝试调节目镜屈光度。

2. 机械故障及其排除

（1）粗调故障:当转动粗准焦螺旋时,镜筒不能随之升降。显微镜镜筒的升降靠齿轮带动齿条来实现。齿轮固定在粗调旋钮的转轴上,齿条固定在镜筒上。当转动粗调旋钮时,齿轮带动齿条使镜筒升降。如果镜筒不能随之升降,说明齿轮与齿条没有吻合。

处理方法:把齿轮移到齿杆套缺口中间,并让齿杆套的缺口面向齿条,把齿杆套固定在燕尾导轨上。若无效,说明齿条磨损严重,则需取下镜筒,旋出齿条上、下的固定螺钉,将齿条倒过来使用,因为齿条磨损主要发生在齿条的上部;或者根据齿条宽度剪一条金属薄片,让金属薄片镶嵌在齿条上,并用固定螺钉把薄片和齿条固定在镜筒上,插上镜筒调试。若松紧不合适,则可更换金属薄片的厚度,直至合适为止;或者按原型号规格向生产厂家购买新齿条。

（2）镜筒自动下滑:自动下滑是指镜筒、镜臂或载物台静止在某一位置时,不经调节,在它本身重量的作用下,自动地慢慢落下来。可能原因是镜筒、镜臂、载物台本身的重力大于静摩擦力。显微镜粗调结构中,齿轮轴的松紧是用齿杆套与粗调旋钮间摩擦力的大小来控制的,而齿轮轴与齿杆套之间的摩擦力是由与齿轮轴连接的两个粗调旋钮通过两个塑料垫圈紧压在齿杆套端面上而取得的。粗调旋钮与齿杆套端面压得越紧,摩擦力就越大。镜筒自行下滑的另一原因可能是垫圈使用日久,磨损变形,导致齿轮轴与齿杆套之间的摩擦力减小,齿轮轴与齿杆套之间的摩擦力产生的力矩克服不了镜筒自身重力而产生的力矩而引起的。

处理方法:使静摩擦力大于镜筒或镜臂本身的重力。对于斜筒及大部分双目显微镜的粗调结构,当镜臂自动下滑时,可用两手分别握住粗调手轮内侧的止滑轮,双手均按顺时针方向用力拧紧可制止下滑。若无效,则需加厚垫圈。用尖嘴钳插入任一粗调旋钮端面的双眼螺母内,将其旋出,取下粗调旋钮,取出塑料垫圈,用青壳纸或薄塑料片剪一个直径相同的垫圈,夹在原垫圈与粗调旋钮之间,重新装好,如果转动粗调旋钮很费力,说明垫圈加得太厚了,应换一个薄些的垫圈,总之以转动粗调旋钮或有一定的阻力又要镜筒不易自行下滑为准。

（3）微调故障:主要是卡死与失效,由于操作不精细、维护保养差,或使用时间长磨损过度造成空回所致。微调部分安装在仪器内部,其机械零件细小、紧凑,是显微镜中精细复杂的部分。为避免损坏显微镜,微调部分的故障应由专业显微镜技术人员进行处理。

（4）物镜转换器故障:定位装置失灵一般是定位弹簧片损坏（变形、断裂、失去弹性、弹簧片的固定螺钉松动等）所致。更换新弹簧片时,暂不要把固定螺钉旋紧,应先作光轴校正。等合轴以后,再旋紧螺丝。若是内定位式的转换器,则应旋下转动盘中央的大头螺钉,取下转动盘,才能更换定位弹簧片,光轴校正的方法与前面相同。

（5）聚光镜不能定位或卡死:常见的聚光镜为圆盘或光阑,在圆盘上有大小不等的圆孔,依靠载物台下面的定位弹簧和滚珠卡在圆盘的定位孔来定位。滚珠遗失或弹簧失效时都会造成光柱不能定位,此时更换滚珠或弹簧即可。对于彩虹式光柱,只要拨动滑动板上的手柄,就可以改变光圈的大小。常见故障是遮光片上的小钢柱脱落,造成手柄卡死。

处理方法:用螺丝刀松开光阑上的两个固定螺钉,取出遮光片,重新安装脱落的小铜柱。如果遮光片断裂一片,只要把断裂的遮光片取出光阑仍可以正常使用;断裂两片以上可向生产厂家购买更换。

小　结

显微镜是临床基础检验技术中最基本、最常用的检验仪器。本章主要从显微镜的工作原理、基本结构、分类、使用、维护、常见障碍排除及临床应用等方面进行了介绍。重点介绍了使用较广泛的光学显微镜。

光学显微镜利用凸透镜的放大成像原理,将人眼不能分辨的微小物体在不同放大倍数下成像,以清晰显示其形态及细微结构。光学显微镜的基本结构包括机械系统和光学系统。光学显微镜的种类很多,目前医学和生物学常使用的光学显微镜主要有暗视野显微镜、荧光显微镜、位相显微镜、激光扫描共聚焦显微镜、偏光显微镜、微分干涉差显微镜、倒置显微镜等。

电子显微镜是根据电子光学原理,用电子束和电子透镜代替光束和光学透镜,使物质的微细结构在非常高的放大倍数下成像的显微镜。电子显微镜分辨率高,可用来观察组织和细胞内部的超微结构以及微生物和生物大分子的全貌。按结构和用途可分为透射电子显微镜、扫描电子显微镜、反射电子显微镜和发射电子显微镜等。本章重点介绍最常用的透射电子显微镜和扫描电子显微镜。

显微镜的光学系统和机械系统都是经过精密校正的,在使用及保管期间应注意爱护。显微镜种类多,结构各异,出现故障亦不尽相同,常见故障一般分为光学故障和机械故障两大类。需要仔细分析、正确判断产生故障的原因与部位,才能有效地排除故障。

思　考　题

1. 光学显微镜的基本结构有哪些?
2. 简述显微镜的大致发展历程及显微镜发展历程带给我们的启示。

（陈永梅）

第三章　改良牛鲍血细胞计数板使用

　　知识目标　掌握改良牛鲍血细胞计数板的结构和使用方法；熟悉其质量管理；了解其误差分析。

　　能力目标　学会使用改良牛鲍血细胞计数板。

　　素质目标　学习经典操作，传承工匠精神。

　　血细胞计数板（hemocytometer）是一类具有固定体积和精密划分刻度的计数工具，其规格较多，我国多采用改良牛鲍（Neubauer）血细胞计数板。改良牛鲍血细胞计数板结合显微镜可应用于血液、尿液、脑脊液、浆膜腔积液、精液等各类临床标本的有形成分计数。本章主要介绍改良牛鲍血细胞计数板的结构、使用和质量管理等内容。

第一节　改良牛鲍血细胞计数板的结构

　　改良牛鲍血细胞计数板的材质为优质厚型玻璃，计数板被两纵一横的"H"形凹槽分为对称的两个计数池（室）。凹槽外侧各有一条支柱，比计数池平面高出 0.1mm，将专用盖玻片覆盖其上，盖玻片底面与计数池平面间形成高度为 0.1mm 的间隙，实物及示意图见图 3-1。盖玻片为特制的长方形玻璃，通常规格为长 25mm、宽 20mm、厚 0.6mm。

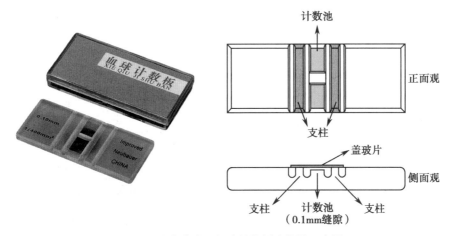

图 3-1　改良牛鲍血细胞计数板实物及示意图

　　每个计数池中央有网络刻线区域（图 3-2），内有 9 个大方格，每个大方格的边长为 1.0mm，面积为 1.0mm²，加上盖玻片后容积则为 0.1mm³（即 0.1μL）。四角的 4 个大方格用单线划分为 16 个中方格，用于白细胞计数，见图 3-3。中央大方格用双线划分为 25 个中方格，每个中方格内再用单线划分为 16 个小方格，其中位于正中及四角的 5 个中方格用于红细胞计数和血小板计数,见图 3-4。两侧计数池的正中及四角共 10 个大方格,可用于外周血嗜酸性粒细胞、体腔液细胞等的计数。计数池内各区域的参数见表 3-1。

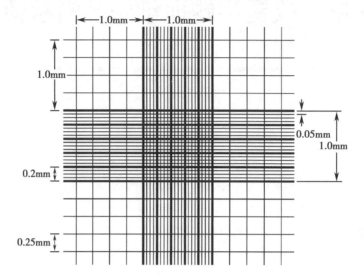

图 3-2 计数池网络刻线区域示意图

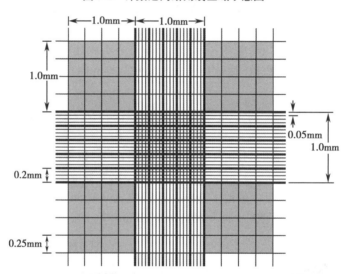

图 3-3 白细胞计数区域示意图

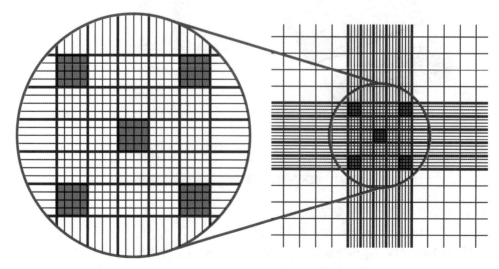

图 3-4 红细胞计数和血小板计数区域示意图

表 3-1　计数池内各区域的参数

区域	边长 /mm	深度 /mm	面积 /mm²	体积 /mm³
大方格	1	0.10	1	0.10
中方格（四角大方格内）	0.25	0.10	0.062 5	0.006 25
中方格（中央大方格内）	0.20	0.10	0.040 0	0.004 00
小方格	0.05	0.10	0.002 5	0.000 25

第二节　改良牛鲍血细胞计数板的使用

改良牛鲍血细胞计数板的使用原理为将血液经过适当稀释或其他体液样本直接或稀释后充入计数板的计数池中，利用计数池内的网络刻线，在显微镜下按一定顺序计数一定区域内的细胞或有形成分，再换算成单位体积内的细胞或有形成分数量。

一、使用步骤

1. **准备计数板**　用洁净绸布轻轻拭净改良牛鲍血细胞计数板和专用盖玻片，低倍镜下检查清洁度，若有异物或颗粒，应重新擦拭。用洁净水沾湿棉签轻轻擦拭计数池的支柱，迅速以"推式"法将盖玻片从计数板下缘沿支柱向前平推压于计数池上，尽量减少盖玻片与支柱之间的空气。此法较"盖式"法更能确保充液高度的准确性。盖玻片盖在计数板上后，若两层玻璃之间观察到彩色条带（Newton 环），说明计数板与盖玻片清洁良好，否则应重新清洁。

2. **制备细胞悬液**　根据检测目的，将血液经过适当稀释或其他体液样本直接或稀释至一定浓度，混合均匀。应防止气泡产生及剧烈振荡破坏细胞成分。

3. **充池（液）**　充分混匀细胞悬液，用微量吸管或玻璃棒将细胞悬液滴入计数板和盖玻片交界处，利用虹吸作用让液体顺其间隙充满计数池。液滴的体积应足以填充整个计数池，但不至于溢出或使盖玻片浮起。平放计数板，保证一次性充满，避免断续充液、不足、满溢或产生气泡，否则应清洗后重新操作。充池后不能移动盖玻片，以免影响细胞分布。

4. **静置**　充池后应静置计数板 2～3 分钟，待细胞完全下沉后再计数。若计数血小板，则需静置 10～15 分钟。注意保湿，放置时间过长细胞悬液因挥发会减少。

5. **计数**　将计数板放置于显微镜载物台上，调整反光镜、聚光镜及光阑，调节聚焦螺旋和计数板的位置，让目镜内计数池的网络刻线清晰可见。先用低倍镜观察整个计数板计数区域的结构及特征，同时观察细胞分布是否均匀，若分布不均（具体标准参见相关章节），应重新充池。计数白细胞、管型等采用低倍镜，计数红细胞、血小板等采用高倍镜。

6. **计数原则**　按照一定顺序（"弓"字形）逐格计数，对压线细胞应遵循"数上不数下，数左不数右"的原则，避免重复或遗漏，以保证计数的准确性。如图 3-5 所示，中方格内实

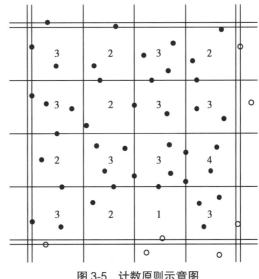

图 3-5　计数原则示意图

心点需计数,空心点不计数,数字为当前小方格内应计细胞数目。

二、清洁与保养

新盖玻片常有游离的碱性杂质,应用清洗液或 10% 盐酸或铬酸洗液浸泡 24 小时,然后再彻底清洗,晾干,最后用干净柔软的纱布或棉巾将盖玻片拭净晾干。使用过程中要保证计数板与盖玻片的清洁,切勿用手触摸计数池与盖玻片表面,防止油脂污染导致充池时产生气泡。计数板与盖玻片使用后应依次使用 95%(V/V)乙醇、蒸馏水、棉球擦拭,最后用洁净绸布轻轻拭净。切勿使用粗糙织物擦拭,以免磨损计数板上的网络刻线。

三、主要用途

在临床实验室中改良牛鲍血细胞计数板主要用于血液中红细胞、白细胞、血小板、嗜酸性粒细胞的计数,也可用于尿液中红细胞、白细胞、管型等有形成分的计数,脑脊液、浆膜腔积液中各类细胞的计数,以及精液中精子的计数等。此外,在实验室中还可用于细菌、酵母菌孢子、培养细胞等的计数。主要用途及使用方法见表 3-2。

表 3-2　改良牛鲍血细胞计数板主要用途及使用方法

计数细胞种类	稀释方法	计数区域	计算公式
红细胞	2.0mL 等渗的红细胞稀释液(Hayem 稀释液)中加入 10μL 全血	中央大方格内正中及四角共 5 个中方格	$N \times 5 \times 10 \times 201 \times 10^6/L \approx (N/100) \times 10^{12}/L$
白细胞	0.38mL 白细胞稀释液(2% 冰乙酸溶液)中加入 20μL 全血	四角的 4 个大方格	$(N/4) \times 10 \times 20 \times 10^6/L = (N/20) \times 10^9/L$
血小板	0.38mL 血小板稀释液(10g/L 草酸铵溶液)中加入 20μL 全血	中央大方格内正中及四角共 5 个中方格	$N \times 5 \times 10 \times 20 \times 10^6/L = N \times 10^9/L$
嗜酸性粒细胞	0.38mL 嗜酸性粒细胞稀释液(伊红-丙酮稀释液)中加入 20μL 全血	两侧计数池的正中及四角共 10 个大方格	$N \times 20 \times 10^6/L$
体腔液细胞	视细胞数量确定稀释倍数	两侧计数池的正中及四角共 10 个大方格	$N \times$ 稀释倍数 $\times 10^6/L$
精子	视高倍镜视野下精子数量确定稀释倍数	视精子浓度确定计数区域	
培养细胞	视细胞数量确定稀释倍数	四角的 4 个大方格	$(N/4) \times 10 \times$ 稀释倍数 $\times 10^6/L$

第三节　改良牛鲍血细胞计数板使用的质量管理

使用改良牛鲍血细胞计数板进行细胞等有形成分计数是医学检验工作者最常用的基本技术之一。该方法不仅用于手工计数细胞,还用于血细胞分析仪检测结果的复查和仪器校正等。为保证计数结果的准确性,需积极做好检定、误差分析与质量控制等工作。

一、检定

血细胞计数板、盖玻片和微量吸管是细胞计数中影响检验结果的主要因素,因此在细胞计数前必须对血细胞计数板、盖玻片和微量吸管进行质量鉴定,合格后方可使用。

1. 计数板　按照《血细胞计数板试行检定规程》,新制造及使用中的计数板应每年检定 1 次,以防不合格或磨损而影响计数结果的准确性。要求计数池台面光滑、透明、划线清晰,划线面积准确。检定项目包括外观尺寸、表面疵病、平面度、计数池深度、网络刻线宽度与间距等。使用严格校正的目镜测微计测量计数池的边长与底面积,每个大方格边长的误差应在 ±1%(即 1mm±0.01mm)以内;使用微米千分尺多点测量计数池的深度,误差应在 ±2%(即 0.1mm±0.002mm)以内。

2. 盖玻片 要求盖玻片具有一定的重量,外形应平整、磨边、表面无显著崩碎和擦痕,工作区域应无气泡。盖玻片的质量检查包括盖玻片的厚度和平整度的检查。厚度检查时,使用微米千分尺对盖玻片的厚度进行多点测定,至少测 9 个区,每个区测 2 个点,要求区域间厚度差不应超过 ±2μm。平整度检查时,使用平面平晶检测仪检测盖玻片两表面的干涉条纹,条纹细密均匀或微量弯曲即符合要求;还可采用简便方法判断,即将拭净的盖玻片反贴于干燥的平面玻璃上,若能吸附一定的时间不脱落,且落下时呈弧线形旋转,表示盖玻片平整、厚薄均匀。

3. 微量吸管 应对每一批次的微量吸管进行抽样检查,可通过水银称重法或有色溶液比色法进行校正,前者误差不应超过 ±1%,后者误差不应超过 ±2%。

二、误差分析

造成计数不准确的原因主要有两类,一类由仪器误差引起,另一类是操作问题造成的。

1. 仪器误差 由于仪器不准确、不精密导致的误差称为仪器误差(instrumental errors),属系统误差。仪器误差主要来源于不符合规格要求或未按期检定的血细胞计数板、盖玻片或微量吸管等,具体见表 3-3。

表 3-3 仪器误差与常见原因

仪器误差	常见原因
计数板不精密	计数板未经校准或损坏
盖玻片质量不佳	盖玻片不光滑、不平整
微量吸管不精密	微量吸管未经校准或损坏
显微镜操作平台不水平	显微镜放置不平稳

2. 操作问题 由于操作不规范或技术不熟练导致的误差称为技术误差(technical errors)。这类误差通过主观努力可避免或减小,属系统误差。常见的技术误差与原因见表 3-4。

表 3-4 计数板使用过程中常见的技术误差与原因

技术误差	常见原因
加盖玻片操作不当	加盖玻片的方式不同可影响充液高度,未采用"推式"法等
充池操作不当	充液前细胞悬液未充分混匀或产生过多气泡,充液过多或过少,充液不连续,充液后移动盖玻片等
静置时间不当	未静置或静置时间不足致使细胞漏数,静置时间过长导致细胞破坏或细胞悬液挥发
计数方法不当	未按一定顺序计数,造成重复或遗漏
误认	不能准确辨认细胞成分与非细胞成分

另外,由于每次充液后细胞或有形成分在计数池内分布不完全相同所造成的误差称为计数域误差(field error)或分布误差,属偶然误差。即使是熟练的操作人员,使用同一标本

进行多次计数,结果间也会存在一定的差异。根据统计学原理,有形成分在计数池内的分布应符合泊松分布(Poisson distribution),其标准差为 $S = \sqrt{m}$(m 为细胞多次计数的均值),变异系数(coefficient of variation, CV)为 $CV = \dfrac{S}{m} \times 100\% = \dfrac{1}{\sqrt{m}} \times 100\%$。由此可知,计数域误差大小与细胞计数的数量成反比,缩小计数域误差的有效方法是增加计数区域或计数更多细胞,以尽量将 CV 控制在 5% 以内。因此,为了提高计数的可靠性,一般至少需要计数 400 个细胞。

三、质量控制

细胞显微镜计数的质量控制目前尚缺乏成熟和公认的评价方法。一般采用根据误差理论设计的评价方法进行室内质量控制(internal quality control, IQC)及室间质量评价(external quality assessment, EQA),如变异百分率评价法、两差比值评价法、双份计数标准差评价法、国际通用评价法等。

1. **变异百分率评价法** 本法适用于多人技术考核(如 30 人以上),或市、区集体考核。

$$V = \frac{\left| \overline{X}_m - X \right|}{\overline{X}_m} \times 100$$

式中:V 为变异百分率;X 为被考核者计数值;$\overline{X}_m$ 为靶值,即同一标本多位技术熟练的专业人员(如 30 人以上)计数的均值或合格标准物的参考值。

$$质量得分 = 100 - (V \times 2)$$

式中:2 为失分系数。根据经验 $V=20$ 时质量得分为及格分(即 60 分视为及格),此时失分系数为(100−60)/20=2。

质量评价按表 3-5 进行。

表 3-5 细胞计数质量得分与评价

质量得分/分	质量等级	评价
90～100	A	优秀
80～89	B	良好
70～79	C	中等
60～69	D	及格
<60	E	不及格

2. **两差比值评价法** "两差"比值指的是同一份标本或同一患者在短时间内进行 2 次计数,两次计数之差与其标准差之比。本法适用于个人技术考核,也可用于复检、评价结果的准确性及判断疗效。

$$r = \frac{\left| X_1 - X_2 \right|}{\sqrt{X_1 + X_2}}$$

式中:r 为两差比值;X_1、X_2 分别为第一次计数、第二次计数的细胞数。对同一患者在治疗前后进行细胞计数,$r>2$ 表示疗效显著。

$$质量得分 = 100 - (r \times 20.1)$$

式中：20.1 为失分系数。根据统计学理论，两差比值大于 1.99，则 2 次计数结果间的差异具有显著性，此时失分系数为（ 100–60 ）/1.99=20.1。

两差比值的质量评价方法同变异百分率评价法，参考表 3-5。

3．双份计数标准差评价法 采用多个标本，每个标本均作双份计数，用每个标本的双份计数之差计算标准差，然后求得变异系数及质量得分。本法适用于个人技术考核及室间质量评价。

$$\overline{X} = \frac{\sum X_1 + \sum X_2}{2n}$$

$$S = \sqrt{\frac{\sum (X_1 - X_2)^2}{2n}}$$

$$CV\% = \frac{S}{\overline{X}} \times 100\%$$

式中：n 为标本数；X_1、X_2 分别为同一份标本第一次计数、第二次计数的细胞数。

$$质量得分 = 100 - (CV \times 2)$$

双份计数标准差的质量评价方法同变异百分率评价法，参考表 3-5。

4．国际通用评价法 为了与国际接轨，可参考美国 1988 年《临床实验室改进修正案》（CLIA′88）能力验证计划的评价模式，即对分析质量要求（允许总误差）进行评价，通过计算靶值偏倚情况对计数进行质量评价。例如，红细胞计数的允许总误差为 6%。

$$质量标准 = 靶值 \pm 允许总误差$$

式中：允许总误差可以是百分数、固定值、组标准差的倍数等。

小　结

细胞计数是医学检验最常规的项目之一。通过计数血液及体液中各种有形成分的数量及其变化，可用于判断人体的生理状况和疾病的发生、发展。细胞计数方法有显微镜手工计数法和自动化仪器计数法。

细胞显微镜计数操作简便、成本低廉、经典实用，尤其适用于基层医院和分散检测。缺点是费时费力，受计数板质量、细胞分布状态及操作者技术水平等诸多因素的影响，精密度和准确度较低，不适合用于大批量标本的测定。但在严格规范条件下，可用于血细胞分析仪的校正及异常结果的复核，多次重复测定的均值可作为校正血细胞分析仪的参考值。

显微镜手工计数法是细胞计数最基本的方法，要求每位检验工作者熟练掌握，并做好质量管理。

思　考　题

1．为保证结果的准确性，使用改良牛鲍血细胞计数板计数细胞时有哪些注意事项？

2．对压线细胞进行计数时，若遇到压左下角和右上角的细胞，应如何计数？

3．计数池的 4 个大方格内细胞分布的极差在什么范围之内可保证数据可靠？

（高　瑶）

第四章　血液标本的采集与处理

知识目标　掌握血液标本的类型及其应用范围、主要的采血方式及其应用范围、常用抗凝剂的特点和用途；熟悉血液采集过程中影响检验结果的因素、真空采血管的种类、血液标本运送和接收要求；了解检验后血液标本的处理。

能力目标　学会毛细血管采血法和静脉采血法的基本技能，树立实验室生物安全和质量控制意识。

素质目标　培养严谨的学习态度，加强职业道德修养，理解正确采集血液标本对临床疾病诊断的重要性。

血液是血细胞和血浆组成的红色混悬液，其通过循环系统与全身各组织器官密切联系，完成运输、稳定内环境、防御等多种生理功能。各组织器官发生病变时，也会直接或间接引起血液成分的改变。对血液标本的检验可为临床疾病诊断提供重要的实验室依据，因此血液标本是医学检验中重要的标本。血液标本的采集和处理是否正确将直接影响血液检验的质量，必须引起高度重视。

第一节　血液标本的采集

血液标本是血液检验的对象，其正确采集是获得可靠检验结果的前提。本节将介绍血液标本的类型、采集方法等内容。

一、血液标本类型

根据临床检验项目的需要，采集不同组织部位的血液，或经过相应处理后，可获得不同类型的血液标本。

（一）全血

全血（whole blood）由血细胞和血浆组成，根据血液来源组织部位的不同，全血可分为：

1. 静脉全血　经静脉穿刺获得，可进一步分离为其他类型标本。采血部位常用肘前静脉等，幼儿和新生儿可用颈静脉和股静脉。

2. 动脉全血　经动脉穿刺获得的标本，常用于血气分析。采血部位常用桡动脉、肱动脉和股动脉。

3. 末梢血　经末梢部位采血获得的毛细血管血液标本，适用于细胞计数、外周血细胞形态观察等检验项目，采血部位有指端、耳垂，婴幼儿有时可选踇趾或足跟。

（二）血浆

血浆（plasma）指抗凝的全血标本经离心去除血细胞成分后的淡黄色液体成分，常用于化学和凝血检验。

（三）血清

血清（serum）指离体血液发生凝固后析出的淡黄色液体成分，常用于化学和免疫学检验项目。由于发生了血液的凝固，血清与血浆相比，缺少了纤维蛋白原和部分凝血因子。

（四）血细胞

血细胞（hemocyte）是从全血中提取分离的特定细胞，如浓集的粒细胞和分离的单个核细胞等，可用于免疫细胞亚群计数和免疫功能测定等。

二、添加剂的种类和用途

为得到不同类型的标本，预先在采血管中加入的各种物质成分称为添加剂。添加剂包括抗凝剂、促凝剂和分离胶。

（一）抗凝剂

使用全血和血浆标本时，需要阻止血液凝固。抗凝剂能去除或抑制某种凝血因子的活性，从而发挥抗凝作用。而不同抗凝剂性质各异，因此必须根据检验项目的不同进行适当选择。常用抗凝剂的主要用途和特点见表4-1。

表 4-1　常用抗凝剂的主要用途和特点

抗凝剂	作用方式	主要用途	注意事项
乙二胺四乙酸（EDTA）盐	螯合 Ca^{2+}	全血细胞计数、离心法血细胞比容测定	抗凝剂用量与血液的比例要正确；可影响血小板聚集功能
枸橼酸盐	螯合 Ca^{2+}	凝血试验、血沉测定、血液保养液	抗凝剂浓度、体积与血液的比例要正确
肝素	灭活凝血因子 Xa、凝血因子 IIa	血浆生化检验、血气分析、红细胞渗透脆性试验、离心法血细胞比容测定	电极法测血钾与血清结果有差异；不适合血常规和凝血试验
草酸盐	沉淀 Ca^{2+}	草酸钾干粉常用于血浆标本抗凝	容易造成钾离子污染；现已少用

特殊情况下，还可采用物理方法获得抗凝血液标本，如将血液注入有玻璃珠的器皿中，并不停转动，使纤维蛋白缠绕于玻璃珠上，从而防止血液凝固，此方法常用于血液培养基的羊血采集。另外，也可用竹签搅拌去除纤维蛋白，以达到物理抗凝的目的，此方法主要用于检验结果易受抗凝剂影响的血液标本抗凝，如红斑狼疮细胞检验等。

（二）促凝剂和分离胶

为了加速血液凝固和血清析出，快速获得血清标本，可在血液标本中加入促凝剂，有时可配合使用分离胶。

1. 促凝剂　采用凝血酶、硅石粉、蛇毒、硅碳素等促凝成分，混入乳化剂、表面活性剂等成分加工而成，可达到加速血液凝固，迅速析出血清标本的目的，适用于急诊生化检验。但离心后，仍可有少量纤维蛋白凝块残留血清中。

2. 分离胶　分离胶是有机分子通过聚合反应生成的高分子聚合物，不溶于水，生理惰性，具有长期稳定、耐辐照、耐溶剂等特性。其比重介于血清/血浆与血细胞比重之间，经离心后，在血清/血浆与血细胞之间形成隔离层，可快速分离血清/血浆，而且在冷藏状态下保存48小时标本化学成分无明显变化。因此，分离胶常配合促凝剂或抗凝剂使用，用于快速生化、血清学等检验。但分离胶成本较高，且其质量可影响分离效果和检验结果。

三、真空采血管的选择

真空采血管是常用的一次性采血容器，其内部无菌，且管内负压可准确控制采血量。根据是否含有添加剂和添加剂的种类不同，真空采血管的管盖以国际统一颜色标记（图4-1），具体分类和用途见表4-2。

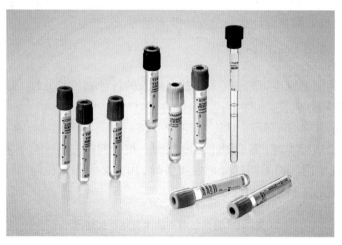

图4-1　真空采血管

表4-2　真空采血管的种类和用途

采血管 管盖颜色	添加剂	添加剂 作用方式	主要用途
白色	无	无	临床生化检验、临床免疫学检验
红色	促凝剂	促进血液凝固	临床生化检验、临床免疫学检验、交叉配血
深黄色	惰性分离胶、促凝剂	促进血液凝固，分离胶分离血清	临床生化检验、临床免疫学检验
深绿色	肝素锂	灭活凝血因子Xa、凝血因子IIa	血氨、血液流变学检测
浅绿色	惰性分离胶、肝素锂	灭活凝血因子Xa、凝血因子IIa，分离胶分离血浆	临床生化检验
棕色	肝素钠	灭活凝血因子Xa、凝血因子IIa	临床生化检验、细胞遗传学检验
紫色	EDTA-K$_3$ 或 EDTA-K$_2$	螯合钙离子	血液学检验、交叉配血
浅蓝色	枸橼酸钠：血液 =1：9	螯合钙离子	凝血功能、血小板功能检验
黑色	枸橼酸钠：血液 =1：4	螯合钙离子	红细胞沉降率检验
浅灰色	氟化钠和草酸盐或 EDTA 或肝素	抑制葡萄糖酵解	血糖检验
黄色（ACD管）	枸橼酸、葡萄糖	灭活补体	HLA 组织分型、亲子鉴定、DNA 检验等
黄色（CPDA管）	枸橼酸、磷酸、葡萄糖、腺嘌呤	灭活补体、细胞营养	细胞保存
深蓝色	EDTA 或肝素锂或促凝剂	因添加物不同而异	微量元素检验

四、采血前准备

（一）环境、采血人员和采血用品的准备

1. 采血环境的准备 应设立专门的血液标本采集区，该区域应具有充足的照明，适宜的通风系统，洁净的操作台面，高度适宜的椅子。根据实际需求，还应提供肥皂（或洗手液）、洗手装置和一次性纸巾等清洁设施。设立采血等候休息区，提供座椅，方便患者等候及按压止血休息时使用。

2. 采血人员的准备 采血人员应严格执行操作技术规程，按照 BSL-2 级实验室生物安全要求做好个人防护工作。采血人员上岗前按照七步洗手法洗手，戴口罩、帽子、乳胶手套。

3. 采血用品的准备 采血前应检查下列用品是否配备齐全：消毒液、无菌棉签/球、采血针、采血管、一次性医用手套、口罩、试管架、记号笔、条形码、利器盒（使用容积不宜超过3/4）、医疗垃圾桶、标本采集信息接收系统。

（二）患者信息核对与准备

1. 患者信息核对 参照医生的检验申请单，对患者信息进行核实，核对内容至少包括检验项目、患者编号（住院号/门诊卡号）、姓名。

2. 患者评估与准备 评估患者身体状态、穿刺部位皮肤及血管状况。了解患者是否正在接受影响检验结果的相关治疗，是否按项目要求做好必要的准备（如禁食、暂时停用某些药物等）。协助患者取舒适体位，一般取坐位，并充分暴露采血部位。

（三）采血管唯一标识

于核对医嘱信息和患者评估之后、皮肤穿刺之前，在采血管上粘贴条形码或者进行相应的手工标识。在粘贴条码时注意尽量保证采血管的可视窗不被遮挡。

（四）手消毒

穿刺前须佩戴手套，给每位患者采血时应使用快速手消毒方法对手套表面进行消毒或更换手套并消毒。在手套出现破损、污染或为传染性疾病患者采血后，必须更换手套。

以上准备工作完成后即可根据不同的检验项目和不同的人群选择适宜的采血方式和穿刺部位进行血液标本的采集。

五、标本采集

血液标本的采集方法按采集部位不同可分为毛细血管采血法、静脉采血法和动脉采血法。

（一）毛细血管采血法

毛细血管采血法又称皮肤采血法，指在手指、耳垂或足跟特定部位穿刺，采集微动脉血、微静脉血、毛细血管血和组织液混合的末梢血液标本。该采血方法取血方便，采血量少，仅适用于需要微量血液、快速测定的项目，如全血细胞分析、血型测定、血糖测定和新生儿筛查等。随着现代检验医学技术的发展，一些既往需血量大的检测项目也逐渐建立了快速微量法，如微量元素、感染性标志物、传染性疾病的抗体检测以及即时检测等。因此，该方法在临床工作中仍不可或缺。

1. 采血针毛细血管采血法

（1）主要器材：末梢采血针、末梢采血管、微量吸管、消毒液等。

1）末梢采血针：因传统末梢采血的三棱针穿刺深度不易控制，痛感较明显，目前临床上常采用安全、简单、微痛、可靠性高的一次性末梢采血器，包括触压式/按压式末梢采血器和专门针对足跟采血的足跟采血器。新型的末梢采血器一般具有穿刺深度稳定、针头/刀

片回缩不暴露、患者痛感低、一次性使用等特点。

2）末梢采血管：是一次性末梢血采集容器，容量小于1mL，其内部一般非无菌非负压。根据其添加剂的有无和种类，末梢采血管分类如下。①全血管：为紫帽管，常用添加剂为EDTA-K$_2$。②血清管：分为红帽管和黄帽管，红帽管无添加剂，黄帽管添加剂为促凝剂及惰性分离胶。③血浆管：分为绿帽管和浅绿帽管，绿帽管添加剂为肝素锂，浅绿帽管添加剂为肝素锂、惰性分离胶。

3）微量吸管：可对采集的末梢血进行定量转移。

4）消毒液：推荐使用75%乙醇或70%异丙醇进行消毒。

（2）采血部位：一般采用手指指端（WHO推荐采用无名指或中指的指腹内侧），特殊情况采用耳垂。毛细血管采血法不同采血部位的优缺点比较见表4-3。新生儿和婴幼儿可选择踇趾或足跟内、外侧缘。

表4-3 毛细血管采血法不同采血部位的优缺点比较

部位	优点	缺点
耳垂	痛感较轻，适于反复采血	血液循环较差，易受气温影响，结果不稳定
手指	操作方便，可获得较多血量，检验结果较稳定	痛感较重，检验结果与静脉血比较仍有差异，有条件时尽可能采集静脉血

（3）操作步骤

1）轻轻按摩患者采血部位（指腹或耳垂），使局部组织自然充血。

2）消毒皮肤，干燥后紧捏采血部位两侧。

3）去掉采血针帽后，持末梢采血器采血面紧贴采血部位，按动触发按钮，针头/刀片迅速刺入皮肤，深度以2～3mm为宜，血液自然流出或稍挤压后流出，第1滴血因混入组织液相对较多，多弃去不用，或根据检验项目内容要求决定是否使用。

4）用微量采血装置（微量吸管/末梢采血管）接触血液，收集血液入管内。

5）采血结束后，用无菌干棉球按住采血部位止血。

（4）注意事项

1）所选择采血部位的皮肤应完整，无瘢痕、烧伤、冻疮、发绀、水肿或炎症等。严重烧伤者可选皮肤完整处采血。

2）注意严格消毒和生物安全防范，必须使用一次性采血器，一人一针一管，避免交叉感染。禁止对消毒部位吹干，消毒后禁止再次触摸。避免使用碘伏/聚维酮碘进行消毒，因其可污染血液样本使血钾、血磷和尿酸检验结果的假性增高。在儿童及新生儿毛细血管穿刺时禁止使用碘伏。

3）因第一滴血混有组织液，应擦去，或根据检验项目内容要求决定是否使用。若血流不畅，切勿用力挤压，以免组织液混入，影响结果准确性。

4）采用手工法进行多项常规检验时，血液标本采集顺序为血小板计数、红细胞计数、血红蛋白测定、白细胞计数和白细胞分类计数。

5）采用末梢采血管保存末梢血时，如需要同时采集多个标本，应按照以下顺序采集：①EDTA抗凝全血标本；②使用其他抗凝剂的标本；③血清标本。将EDTA抗凝全血标本放在第一管采集是因为延迟采集有可能增加血小板聚集的概率，进而导致血小板计数假性降低，影响血小板的计数结果。另外，随着采血时间的延长，血小板聚集及纤维蛋白原激活的概率增加，微血栓形成的可能性增加。为得到抗凝充分的血液标本，使用其他抗凝剂的标本需先于血清标本采集。而血清标本不受凝血过程影响，可放在最后采集。

2. 激光毛细血管采血法 激光毛细血管采血法属于非接触式采血法。激光采血仪发出一束特定波长的激光束,作用于指端皮肤,瞬间产生的高温使表皮组织气化,形成一个0.4~0.8mm 的微孔,血液从微孔流出后采集标本。该方法具有感染机会少、被检者痛感轻和工作人员工作强度低等优点,但受到成本和使用安全性的影响,目前临床少用。

(二)静脉采血法

静脉采血法可以满足需血量较多的检验项目要求,其所采集的静脉血不受气温和末梢循环变化的影响,能准确反映全身血液的真实情况,更具有代表性,是临床应用广泛的采血方法。根据采血方式不同,静脉采血法分为真空采血法和普通采血法。

1. 真空采血法 又称为负压采血法,由真空采血管和双向采血针组成的全封闭式的负压采血系统来采血。

(1)主要器材:双向采血针(一端为穿刺针,另一端为刺塞针)、持针器、真空采血管等。

(2)采血部位的暴露

1)坐位采血:要求患者侧身坐,上身与地面垂直,将手臂置于稳固的操作台面上,肘关节置于垫巾上,使上臂与前臂呈直线,手掌略低于肘部,充分暴露采血部位。

2)卧位采血:要求患者仰卧,上臂与前臂呈直线,手掌略低于肘部,充分暴露采血部位。

3)告知患者不宜穿着袖口紧的上衣,以减少采血后出血和血肿的发生。

(3)穿刺静脉的选择:根据《静脉血液标本采集指南》(WS/T 661—2020),成人首选手臂肘前区静脉,优先顺序依次为正中静脉、头静脉及贵要静脉。无法在肘前区静脉进行采血时,也可选择手背的浅表静脉。全身严重水肿、大面积烧伤等特殊患者无法在肢体找到合适的穿刺静脉时,可选择颈部浅表静脉、股静脉采血。幼儿可采用颈外静脉,必要时还可从股静脉、大隐静脉或锁骨下静脉等处采血。

(4)操作步骤

1)检查采血用具:检查穿刺针头是否锐利平滑,采血管盖是否松动。

2)绑扎止血带:在采血部位上方5~7.5cm 的位置绑扎,宜在开始采集第一管血时松开止血带,使用时间不宜超过1分钟。如某些情况止血带需要在一个部位绑扎超过1分钟,宜松开止血带,等待2分钟后再重新绑扎。如需绑扎止血带的部位皮肤有破损,宜选择其他采血部位。

3)消毒:以穿刺点为圆心,自内向外以圆形方式消毒,直径范围5cm,消毒2次。消毒剂发挥作用需与皮肤保持接触至少30秒,待消毒剂挥发后穿刺,可防止标本溶血及灼烧感。

4)穿刺:拔除双向采血针中穿刺针的护套,在静脉穿刺部位下方以左手握住患者手臂,牵拉皮肤固定静脉,右手持穿刺针,保持针头斜面向上,沿着静脉走向,使针头与皮肤成30°角刺入皮肤,然后调整为5°刺入静脉,见到回血后继续推入少许,保持穿刺针在静脉内的稳定。在穿刺时可让患者攥拳(不可反复拍打采血部位),使静脉更加充盈,以利于成功穿刺。穿刺成功后宜让患者放松拳头,尽量避免反复进行攥拳的动作。

5)采血并松开止血带:将双向采血针另一端的刺塞针刺入采血管的胶塞头盖中央,因采血管内负压作用,血液自动吸入采血管内,同时松开止血带。如需多管采血,将刺塞针拔出后,刺入另一真空管内,重复上述采血过程直至最后一支采血管。

6)混匀:采血后含有添加剂的采血管应立即充分轻柔颠倒混匀。

7)止血:用消毒干棉签压住穿刺点,迅速向后拔出穿刺针针头,继续按住棉签5分钟直至出血停止,不宜屈肘按压。

(5)注意事项

1)根据检验项目选择不同的真空采血管。使用前勿松动采血管盖塞,以防改变管内负压导致采血量不准。

2）注意生物安全，严格执行无菌操作。

3）刺塞针上的乳胶管套有封闭作用，能避免刺塞针拔离采血管后，血液从刺塞针流出，污染环境。因此，不可取下乳胶套。

4）采血完毕后，先拔下双向采血针的刺塞针端，再拔穿刺针头端。

5）为减少试管间添加剂的交叉污染，若一次性采集多管血液标本，按下列顺序采血：血培养管（需氧）、血培养管（厌氧）、枸橼酸钠抗凝采血管、无抗凝剂血清管（包括含有或不含促凝剂和分离胶）、肝素抗凝采血管（含有或不含分离胶）、EDTA 抗凝采血管（含有或不含分离胶）、葡萄糖酵解抑制采血管，见图 4-2。含有添加剂的采血管在血液采集后宜立即轻柔颠倒混匀，混匀次数宜按照产品说明书的要求。不可剧烈振荡混匀，以避免溶血。

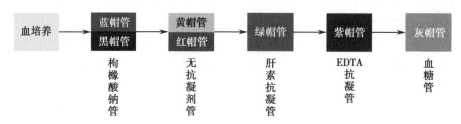

图 4-2　多管血液标本采集顺序示意图

6）使用蝶翼针且仅采集枸橼酸钠抗凝标本时，宜弃去第一支采血管。被弃去的采血管用于预充采血组件的管路，无须完全充满。

2. 普通采血法　即传统的注射器静脉采血法。

（1）主要器材：注射器、试管等。

（2）采血部位的暴露：同真空采血法。

（3）穿刺静脉的选择：同真空采血法。

（4）简要操作：检查注射器→在穿刺点上端绑扎止血带→消毒→穿刺血管→见回血后针头前进少许→松开止血带→缓慢匀速后拉针栓抽血→拔针→棉签按压止血→注入试管、混匀。

（5）注意事项

1）根据检验项目、所需采血量选择合适的注射器和试管。

2）采血前仔细检查注射器，针头是否牢固，针筒是否漏气。抽血时针栓只能外抽，不能内推，以免形成空气栓塞，造成严重后果。

3）血液从注射器转注至真空采血管中的顺序与真空采血系统的采集顺序相同。不宜拔除真空采血管的胶塞，不宜对注射器针栓施加压力，由血液自行流入采血管，直到血流停止，以确保正确的血液与添加剂比例，并减少溶血的发生。

（三）动脉采血法

1. 主要器材　2mL 或 5mL 注射器（准备 1 000U/mL 无菌肝素生理盐水溶液，以湿润注射器内腔、橡皮塞），或一次性动脉采血针，消毒用品等。

2. 动脉选择　多选用桡动脉（最方便）、股动脉、肱动脉。

3. 操作步骤　以血气分析标本为例，按如下操作进行。

（1）常规消毒穿刺点及其附近皮肤、操作人员的左手示指和中指。

（2）以左手紧绷皮肤，右手持注射器，用左手示指和中指触摸动脉搏动最明显处，并固定，以 30°～45° 进针。

（3）因动脉血的压力较高，血液会自动注入针筒内，至 2mL 后拔出针头，用消毒干棉签按压采血处(穿刺点)止血 10～15 分钟。

（4）立即用软木塞或橡皮塞封闭针头（针头斜面插入橡皮中即可），以隔绝空气，搓动注射器，使血液与肝素混合，并立即送检。

4. 注意事项

（1）隔绝空气：用于血气分析的标本，采集后立即封闭针头斜面，再混匀标本。

（2）立即送检：标本采集后应立即送检，否则应将标本置于 2～6℃保存，但保存时间不应超过 2 小时。

（3）防止血肿：采血完毕，拔出针头后，用消毒干棉签用力按压采血处止血，以防血肿形成。

（四）静脉采血机器人

目前，国内静脉采血主要为人工采血，但国内有少量医疗机构开始应用采血机器人，实现从静脉穿刺到回收血样的全自动化采血。

静脉采血机器人的研究最早始于 2001 年，由英国伦敦大学帝国学院亚历克斯·奇瓦诺维奇等人开发出采血机器人 Bloodbot。此机器人根据不同组织弹性差异，利用手臂静脉探测器，将目标静脉和周围组织区分开来，定位静脉穿刺点，但它需要医护人员调整扎针的倾斜角度。2009 年，自动采血机器人 Veebot 首次应用静脉成像技术，实现更准确穿刺定位引导。2017 年，北京工商大学霍亮生等提出了通过采集血管 B 超图像计算血管深度和半径的手持式自动静脉穿刺装置。同时期 Chen A. 的团队研制出了五自由度的三维(three dimensions, 3D)近红外图像引导的用于自主静脉穿刺的便携式机器人，并在此基础上继续研发了基于立体视觉、超声波和力引导的静脉穿刺机器人，但仍需人工确认目标血管。近年来，随着人工智能(artificial intelligence, AI)等先进技术的不断应用，静脉采血机器人开始进入临床应用阶段。现代静脉采血机器人主要由静脉成像和静脉穿刺两个模块构成，利用近红外线(near infrared, NIR)和多普勒超声波技术检测静脉，3D 技术重建静脉图像，然后借助 AI 算法智能分析图像，选择最合适的位置、方式和力度插入针头，实现全程自动化静脉穿刺抽血。

静脉采血机器人采血过程全程自动化，不仅解放了医护人员的双手，无接触智能采血还降低了医患间交叉感染的风险。采血机器人搭载的 NIR 和超声波的成像技术能将手臂中的外周静脉可视化。采血全程利用 AI 技术实时追踪静脉，并通过 3D 重建准确定位到每位患者的最佳穿刺部位，减少重复穿刺给患者造成的痛苦，并且标准、安全的消毒流程也降低了患者二次感染的风险。采血机器人顺利采血，全程仅需 90 秒，可提高医疗机构运营及管理效率。有文献报道，采血机器人在部分人群的采血成功率可达 94%。现代采血机器人已经具备多方面的技术优势，但在临床应用中，仍有系统实时性、穿刺成功率、工作效率、患者心理接受程度等一系列问题，还存在较大的提升空间。

（五）常见突发情况及处理

在血液标本采集过程中，常常出现一些突发情况，应按照应急问题处理程序正确处理。

1. 晕针　晕针是指在穿刺过程中，患者出现眩晕、心慌、气促、恶心呕吐、血压下降，甚至晕厥等表现，通常由于患者精神紧张、饥饿等引起。若发生晕针，应立即停止进针，拔出针头，让其背靠座椅休息，疑似饥饿导致低血糖者可服用适量糖水；若已经晕厥，应立即通知急救人员，同时关注患者呼吸、血压等生命体征。

2. 惊厥、恶心呕吐　惊厥是指骨骼肌自主收缩伴意识障碍。对发生惊厥或呕吐患者，注意及时清理呼吸道，防止呼吸道堵塞造成的窒息。必要时通知急救人员到场处理。

3. 针刺伤　针刺伤是较常见的意外情况。发生后，应按以下程序处理。

（1）迅速脱去手套；

（2）对侧手从近心端向远心端挤压伤口，排出部分血液；

（3）流水冲洗伤口 3～5 分钟；

（4）碘酒、乙醇消毒并包扎伤口；

（5）报告生物安全负责人；

（6）生物安全负责人按照职业暴露的相关要求进行危害评估、干预及随访追踪。

4. 静脉采血困难　血液标本无法正常采集时，轻微调整进针位置。如采血针刺入静脉过深，可略微抽出。如穿刺不够，可将采血针向静脉中略推入。不宜在不明静脉走向时盲目探查。如穿刺已成功，采集中途血流突然停止，可能是血管壁贴附了针孔，可将采血针旋转半周。如怀疑真空采血管真空度不足，应及时更换采血管。

5. 动脉、神经损伤　采血中，如穿刺部位快速形成血肿或采血管快速充盈，怀疑穿刺到动脉，立即停止采血并拔出采血针，按压采血部位 5～10 分钟，直至出血停止。采血中，如患者感到在穿刺部位近端或远端有放射性的电击样疼痛、麻刺感或麻木感，怀疑穿刺到神经，应立即终止采血并拔出采血针止血。必要时请临床医生对患者神经损伤程度进行评估及处理。

6. 血液标本溅漏　血液在采血或转运过程中发生溅漏，应根据溅洒位置进行如下处理。

（1）地表、物体表面、衣物

1）若有气溶胶形成，应至少密闭 30 分钟，让气溶胶充分沉降；

2）用一次性吸附材料吸尽溅洒出的液体；

3）用清洁剂和水清洗场地和物件。

（2）皮肤、黏膜

1）用肥皂液和流水清洗皮肤，用生理盐水反复冲洗黏膜；

2）如有伤口，冲洗后用 75% 乙醇或 0.5% 碘伏等消毒，同时按职业暴露的相关要求报告和处理。

第二节　血液标本的转运、接收、保存和处理

血液标本采集后应尽快转运至相应实验室，验收合格后及时进行检验。对不能尽快转运或及时检验的标本按规定恰当保存，以保证标本质量。

一、转运

采集的血液标本可以通过人工运送、气压管道运送或轨道传送等方式转运至相应实验室，但无论何种方式转运，均需遵循以下 3 个原则。

1. 唯一性标识原则　血液标本均应具有唯一性标识，除编号外，还应包括被检者姓名、年龄和性别等最基本的信息。条形码系统的应用是目前临床上解决唯一性标识较好的方式。

2. 及时转运原则　有唯一性标识的血液标本应尽快从采血现场转运至相应实验室进行检验。离体血液中血细胞的代谢活动仍在继续进行，因此，血液标本如果不能及时转运，不仅可以发生液体蒸发、物质升华、化学反应、病原微生物死亡、酶失活、气体扩散等情况，还可以导致细胞代谢，使血液标本的质量降低，最终影响检验结果的准确性，甚至延误患者的诊治。

3. 生物安全原则　血液标本视为具有潜在传染性物质，转运时应做好以下几个方面的生物安全措施：①血液标本管必须加塞密封，然后管口向上垂直放置于转运容器中，防止标

本外溢、蒸发和污染；②使用密闭的、可以反复消毒的专用转运容器，防止标本溢洒；③血液标本转运人员工作时必须穿工作服、戴手套，做好个人防护；④对特殊标本还应采用标有烈性传染、剧毒等特殊标识字样的容器密封转运；⑤气压管道转运的标本必须使用真空采血管，并确保管盖和橡皮塞牢固。

血液标本转运过程中还应注意：①避免光线直接照射，以保证光线敏感分析物的稳定性；②根据检验项目对标本保存温度的要求，可将其置于冰瓶或冷藏箱内转运；③转运过程中应避免剧烈振荡，以防止标本溶血。

二、接收

转运到相应实验室的血液标本，实验室工作人员按血液标本接收和拒收的标准操作文件接收或拒收标本。因此，实验室应制订血液标本接收和拒收的相关标准操作文件，文件中至少有合格标本的接收标准和不合格标本的拒收标准。一般实验室认定的合格标本为：①被检者的信息完整、准确、具有唯一性，最好用条形码。②按检验项目要求，使用正确的真空采血管，保证添加剂使用正确，尤其是不同种类抗凝剂的合理使用。③采血量在规定范围。④标本无溶血或脂血，无漏洒。⑤用于培养的标本采用无菌容器采集，并严格无菌操作。⑥明确标注标本采集的日期和时间，并转运及时。

一般实验室认定的不合格标本主要有：①被检者的信息不完整、不准确或标识不具有唯一性。②未正确使用添加剂，如抗凝剂使用不当或血液与抗凝剂比例不正确。③采血量不足或错误。④对检验项目有影响的标本出现溶血、脂血，或抗凝标本凝固。⑤用于培养的标本未用无菌容器采集或未严格执行无菌操作。⑥超出转运时间。⑦标本转运条件不当、标本有外漏或需要特殊标识而未标识的标本。

接收合格标本或拒收不合格标本后，均需在标本转运接收登记表上登记并签字。拒收不合格标本还需先与护士站或采血者联系，确认不属于让步标本，并通过实验室信息系统（laboratory information system，LIS）将其信息退回，便于重新采集标本。该标本保留在检验科并做好不合格标记。

特殊情况下（如标识不清、紧急情况或不便重新采集标本等）如果接收了不合格标本，实验室可以先检验，但不发送检验报告，直至标本采集人员或申请医生提供适当信息或承担鉴别和接收责任才可发送报告，但也一定要在其检验报告单上注明标本存在的问题，并在解释结果时特别说明。

三、保存

血液标本接收后有些检验项目必须立即检验，无法立即检验的标本应根据检验项目的具体要求进行恰当保存，以保证标本性质稳定、被检物质在保存期内不发生明显改变。按保存温度可分为室温保存、冷藏保存和冷冻保存，对于不同的检验项目、不同的血液标本类型，血液标本保存的具体要求不尽相同。

1. 立即检验的标本　对于血氨、血气分析、红细胞沉降率、乳酸、酸性磷酸酶等检验项目，接收标本后应立即检验。

2. 不同血液标本的保存

（1）全血标本的保存：低温可使血液成分和细胞形态发生变化，因此用于血液分析仪检验的抗凝全血宜室温保存，不宜存放于 2～8℃的冰箱中。室温保存时间以 6 小时内为宜，最多不得超过 8 小时。

（2）分离后标本的保存：分离后的血浆或血清标本根据保存时间长短可分为三种情况。①需保存 1 周以内的标本，置 4℃冰箱内保存。②需保存 1 个月以内的标本，置 -20℃冰箱内保存。③需保存3个月及以上的标本,置 –70℃冰箱内保存。

所有血液标本的保存均应注意以下事项:①建立保存的规章制度,专人专管,重要或敏感标本可加锁保管。②标本应直立放置,并注意避光、尽量隔绝空气、防止污染等。③标本需密封保存,以免水分挥发而使标本浓缩。④冷冻保存的标本为避免反复冻融,应分装保存,使用时需彻底融化并充分混匀。⑤应建立标本存放信息管理系统,合理存放并有效监控每一个标本,取用时可通过检索词快速定位找到样本的存放位置。

(3)检验后血液标本的保存:血液标本检验后不能立即处理,应根据标本性质和要求,恰当保存一定时间,以备必要时作追加或重复试验。检验后标本推荐保存环境和时间见表4-4。

表4-4 检验后标本推荐保存环境和时间

标本用途	推荐保存环境	推荐保存时间
止凝血检验	室温	1天
血液学检验	室温	2天
临床生化检验	冷藏	1周
临床免疫学检验	冷藏	1周
血型检验	冷藏	至少1周
毒理学检验	冷藏	6周

四、处理

检验后的血液标本按要求保存一定时间后,应根据《实验室 生物安全通用要求》(GB 19489—2008),按生物危害物予以处理,以将操作、收集、运输和处理废弃物的危险减至最低,将其对环境的有害作用减至最低。因此,检验完毕并经一定时间保存后的废弃血液标本应由专人负责,根据《临床实验室废物处理原则》(WS/T 249—2005)和《医疗废物管理条例》的有关规定,采用专用的容器包装,送达指定的消毒地点,由专门机构采用焚烧的方法集中处理。

第三节 血液标本采集的质量保证

一个完整的实验室检验过程包括分析前、分析中和分析后三个阶段,检验的质量控制也应包括分析前、分析中和分析后的质量控制。分析前质量控制是保证检验结果准确可靠的前提条件,而标本采集是检验前质量控制的主要内容。血液标本存在涉及人员广(如医生、护士、检验人员、标本转运人员、被检者及其家属等)、经过场地多(如采血室、检验科室等)、环节复杂(检验项目的选择、患者的准备、添加剂的选择、血液标本的采集等)和隐蔽性强等问题,临床实验室很难监控到每一个环节,常使其质量难以保证。为了保证血液标本的质量,临床医生、护士、检验人员、标本转运人员、被检者及其家属等均应了解血液标本采集的各个环节对检验结果的影响,把控好采集前被检者的状态,严格按操作规程进行操作,做好血液标本采集前、中、后的全程质量控制,确保检验质量。

一、血液标本采集前的质量保证

(一)检验项目申请

1. 检验项目选择 检验项目选择是否适合,是检验结果是否效力最大化的前提。临床医生在开出检验申请单前,应充分了解被检者的主诉、症状、体征和病情变化等情况,并结合相关检验项目的临床应用、方法学评价、影响因素、标本种类等,在遵循时效性、针对性、有效性和经济性原则的基础上,选择最适合被检者的检验项目。

2. **检验项目申请单** 检验项目申请单应遵循信息齐全、表述规范、容易识别和简单方便等原则,并且应及时进行申请。因此,检验项目申请单不论是纸质版还是电子版,均应提供被检者姓名、性别、年龄、住院号(或门诊病历号)、病房号和床位号、初步诊断、检验项目、标本类型、申请医生签名和申请日期等信息,同时还要注明可能影响检验结果的其他情况,如完成采样后在申请单上注明采集时间,血气分析时注明被检者吸氧与否及吸氧浓度,细菌培养时注明被检者抗生素使用情况,溶血标本要注明溶血等。

(二)被检者准备

在检验项目申请单开出后,要根据检验项目需要告知被检者做好相应的准备工作,如停服干扰检验项目的药物、晨起空腹、前一天晚上禁止饮酒等,主要是为了避免生理因素、生活状态及药物等对检验结果的影响,以保证检验结果的客观真实。

1. **生理因素、生活状态对检验结果的影响** 被检者生理因素、生活状态对检验结果的影响见表4-5。

表4-5 被检者生理因素、生活状态对检验结果的影响

因素	影响
年龄	对年龄变化影响检验项目结果的,应制订不同年龄段的参考区间
性别	性别不同,可能会因为激素水平、肌肉质量及器官特异性等不同而引起检验结果的差异,应制订不同性别的参考区间
月经周期和妊娠	机体内许多物质的含量水平与月经周期和妊娠有关,如与生殖有关的激素在月经周期会发生不同的变化;纤维蛋白原在月经前期增高,而血浆蛋白质则在排卵期减低;胆固醇在月经前期最高,排卵时最低;妊娠时血容量增加导致血液稀释;妊娠时碱性磷酸酶和甲胎蛋白均增加
生物钟	机体内的促肾上腺皮质激素、皮质醇在凌晨0时至2时含量最低,早晨6时至7时最高;白细胞计数早晨较低,下午较高。对时间引起差异的检验项目,可通过统一标本采集时间避免其对检验结果的影响
饮食	不同的食物对检验结果影响不尽相同:①普通进餐后,甘油三酯将增高50%,丙氨酸氨基转移酶、血糖及血钾增加15%;②高脂肪饮食可使甘油三酯大幅度增高;③高蛋白饮食可使血液尿酸、尿素及血氨增高;④高核酸饮食可使血液尿酸明显增高
空腹时间	空腹时间过长(超过16小时)可使血浆蛋白质、甘油三酯、胆固醇、载脂蛋白、尿素等降低;相反,可使血肌酐和尿酸增高
运动和精神	精神紧张、激动和运动可使儿茶酚胺、皮质醇、血糖、白细胞总数、中性粒细胞等增高。因此,应在相对安静和情绪稳定时采集血液标本
饮酒	长期饮酒可导致天门冬氨酸氨基转移酶、γ-谷氨酰转移酶、丙氨酸氨基转移酶增高;慢性酒精中毒者,血液胆红素、碱性磷酸酶、甘油三酯等增高
吸烟	长期吸烟者白细胞计数、血红蛋白、碳氧血红蛋白和癌胚抗原等增高;而IgG则减低
其他	某些诊疗活动也可影响检验结果,如穿刺或活检、输液或输血、透析、外科手术等

2. **药物对检验结果的影响** 药物主要通过以下4条途径干扰检验结果:①影响待检成分的物理性质;②参与检验过程中的化学反应;③影响机体组织器官的生理功能和/或细胞活动中的物质代谢;④对机体器官产生药理活性和/或毒性作用。因此,采集血液标本前应暂停使用对检验结果有影响的药物,病情不允许停药的应注明药物使用情况,以便检验人

员审核和分析检验结果。

（三）环境要求

1. 环境设计要求 血液标本采集环境设计应考虑以下6个方面的要求：①血液标本采集的环境应宽敞、光线明亮、通风良好、室温适宜；②血液标本采集台面高低、宽度应适宜；③被检者采血时的座位设计应个性化，要舒适、可转动或可躺倒；④要有足够的采血窗口，以保证在被检者最多的时候，排队等候采血的时间也不要太长；⑤应有宽敞、舒适、座位充足的候诊区，以便被检者能得到充分的休息后再采集血液标本；⑥窗口之间最好相互隔开，以保护被检者隐私和避免窗口间的相互干扰。

2. 环境生物安全要求 血液标本采集环境生物安全应满足以下3个方面的要求：①做好日常环境清洁消毒。采血室每日在采血前用清水擦拭操作台清洁一次，采血结束后用消毒液擦拭操作台、桌子和地面消毒一次，每日用紫外线灯照射周边环境和空气消毒一次，紫外线强度定期测定，每月空气细菌培养一次，并作记录。②防止交叉感染。采血人员采血前必须按要求洗手，戴好帽子、口罩和手套，采血过程中严格遵守无菌操作技术，尽可能采用一次性用品，包括采血针、注射器、采血管、微量吸管、止血带和消毒用品等。③采血废弃物品处理。用过的采血针和微量吸管等应直接弃于利器盒中，当到达利器盒容积3/4时，使用有效的封口方式，将容器严密、紧实封口，并更换新的利器盒。其他医疗垃圾弃于医疗垃圾桶中的医疗废物包装袋内。所有采血废弃物品均按照医疗垃圾统一处理，杜绝交叉污染。

二、血液标本采集中的质量保证

（一）血液标本采集时间

血液中某些化学物质、激素等的浓度与时间、进食、用药等有着密切的联系，因此血液标本的采集时间对检验结果的准确性起着至关重要的作用，必须做好以下几点：①血液标本的采集尽可能在上午6时至9时空腹进行。②尽可能在其他检验和治疗之前进行采集。③急诊或抢救患者无法固定采集时间的可随时采集血液标本。④检测药物浓度时，应根据药物浓度峰值和稳定期特点进行采集。⑤某些特殊病例需在疾病发作前或发作时进行采集，如菌血症时细菌通常在寒战和发热前约1小时进入血液，因此疑菌血症患者，建议其血培养标本在寒战和发热高峰期采血；疑疟疾患者，尽可能在寒战发作时采血。⑥某些特殊检验项目需在不同的指定时间采集，如葡萄糖耐量试验。⑦检验申请单上要注明血液标本采集的具体时间。

（二）血液标本采集体位

某些检验项目使用坐位、卧位或立位等不同体位下采集的血液标本，其检验结果不同。这主要是因为从卧位到立位，有效滤过压增高，血管中的水和小分子物质转移到组织间隙，血容量减少，进而使血液浓缩，血液中有形成分的浓度增高。血液中受体位影响的指标主要有白细胞计数、红细胞计数、血红蛋白、血细胞比容、丙氨酸氨基转移酶、碱性磷酸酶、总蛋白、白蛋白、载脂蛋白、免疫球蛋白、甘油三酯、肾上腺素和血管紧张素等。故采集血液标本时，应尽量采用前后一致的体位，以便于比较。通常情况下，门诊为了便于操作，多采用坐位，而病房多采用卧位，因此在分析结果时应予以考虑。

（三）血液标本采集部位

不同部位采集的血液标本中某些成分会不同，甚至会对检验结果产生严重影响，如末梢血与静脉血相比，红细胞计数、白细胞计数、葡萄糖等检验结果均有较大差异。因此，为保证检验结果的准确可靠和多次检验结果的可比性，应尽量选择恰当的、前后一致的采血部位。此外，有炎症、水肿、发绀和冻疮等的地方不能作为采血部位。

（四）止血带的使用

静脉采血时止血带压迫时间过长会使血液中许多成分发生变化：①压迫40秒可使血清总蛋白增加4%、天门冬氨酸氨基转移酶增加16%。②压迫3分钟以上，会因静脉扩张、淤血使水分从毛细血管溢出到间质、大分子物质保留在静脉血中，导致血液浓缩，最终可使采集的血液标本中清蛋白、血清铁、血清钙、胆固醇、碱性磷酸酶和天门冬氨酸氨基转移酶等升高5%～10%，血清钾升高更加明显。③压迫时间过长可因氧消耗增加使无氧酵解加强，导致乳酸增高，最终使pH降低。④止血带压迫时间过长还会使血小板激活，影响止凝血检验结果。因此，在采集血液标本时应尽量缩短止血带的压迫时间，最好控制在1分钟以内，一般在血液开始进入第一个采血管时就立即解除止血带，如需再一次使用止血带采血，则应松开2分钟，再绑扎。

（五）抗凝剂与采血量

不同的抗凝剂有各自不同的适用范围，如果使用不合适的抗凝剂，常常会影响血液中某些成分的浓度、活性或形态结构等，进而影响检验结果的准确性。如EDTA钾盐可使少数血小板出现聚集，并可使淋巴细胞出现花形核，进而影响相应检验项目的准确性。此外，抗凝剂与血液的比例要合适，抗凝剂的用量、采血量要准确。不同的检验项目对抗凝剂与血液的比例要求不同，如国际血液学标准化委员会推荐止凝血试验的抗凝剂与血液的比例为1∶9，如果采血量不足，抗凝剂与血液的比例不当，会影响检验结果的准确性；如果采血量偏多，会使抗凝血标本出现凝块或迟缓性纤维蛋白凝集，最终导致仪器探针堵塞，干扰检验结果。血培养的采血量也是影响病原体能否检出的重要因素，相同条件下，病原体的检出率与采血量呈正相关，因此，血培养的采血量建议每瓶应不少于10mL。

（六）采血顺序

真空采血法一次采集多管血液标本时，采集顺序不当会使采血管中的添加剂发生交叉污染，进而影响检验结果，因此一定要根据采血管的不同种类，按恰当的顺序采集血液标本。

（七）溶血

红细胞内、外各种成分的浓度存在差别，有的成分相差数十倍，标本溶血可使这些成分在血清中的浓度或活性发生很大的变化（表4-6）。因此，在采集、运送、保存及处理血液标本的过程中均应尽量避免溶血的发生。导致溶血发生的原因主要有：①消毒乙醇未干就执行穿刺；②穿刺部位不准确造成淤血；③注射器和容器不干燥、不清洁，或注射器漏气产生气泡；④止血带捆扎时间过长，造成淤血；⑤抽血速度太快；⑥血液注入容器时未取下针头或用力推出时产生大量气泡；⑦抗凝剂和血液比例不合适；⑧抗凝血时间过长或用力振荡；⑨全血放置时间过长；⑩离心时速度过快等。

表4-6　溶血引起血清中某些成分浓度或活性的变化情况

成分	红细胞内浓度（活性）是血清中的倍数	1%红细胞溶血后血清中浓度（活性）变化情况
乳酸脱氢酶	160	+272.5%
天门冬氨酸氨基转移酶	40	+220.0%
丙氨酸氨基转移酶	6.7	+55.0%
钾	23	+24.4%
钠	0.11	−1.0%
葡萄糖	0.82	−5.0%

（八）输液

输液除了会因血液稀释影响检验结果外，输注的成分也会干扰某些检验项目的检验结果。最常见的受干扰项目是葡萄糖和电解质检验，如输注电解质可致钾、钠、镁等的检验结果错误；输注右旋糖酐可致凝血检验和蛋白质测定等检验结果错误。因此，应尽量避免在输液过程中采集血液标本。一般对于静脉输注葡萄糖、氨基酸、蛋白质和电解质等的患者，应在输液结束1小时后再采集血液标本；对于输注脂肪乳的患者，应在输液结束8小时后再采集血液标本。对必须在输液时采集的血液标本，要避免在输液同侧的静脉采集，而且不推荐从留置的输液针头中采集，并且需要在标本信息中注明具体情况。

三、血液标本采集后的质量保证

血液标本采集后要运送到相应实验室，运送过程中如有摇晃、振荡、日光照射、试管破裂或延时送检等均可导致标本溶血，影响检验结果的准确性；运送到相应实验室的血液标本要尽快检验，不能立即检验的标本，一般置于2～6℃冰箱内冷藏保存，冷藏可以抑制细胞代谢，进而稳定其中的某些受温度变化影响较大的成分，但采血后如果立即将血液标本放入冰箱或低温环境中，温度骤降又会引发溶血现象，影响检验结果的准确性；而且低温环境也可以使血液中某些成分和某些细胞的形态结构发生变化，影响检验结果的准确性。因此，必须做好血液标本采集后的质量控制，包括血液标本运送、实验室接收和拒收、预处理、保存等诸多环节的质量控制。

小　结

血液标本按成分不同可以分为全血、血清、血浆和血细胞四种，采集方法有毛细血管采血法、静脉采血法和动脉采血法，临床上常用的是毛细血管采血法和静脉采血法。静脉采血法按采血方式分为普通采血法和真空采血法。真空采血法使用的真空采血系统是目前临床上采用的符合分析前质量控制要求和实验室生物安全防范的采血器材。分析前质量控制是保证检验结果准确可靠的前提条件，而标本采集是检验前质量控制的主要内容。为了保证血液标本的质量，临床医护人员和检验人员均应做好血液标本采集前、中、后的全程质量控制。

目前临床上除了有皮肤激光采血器和红外静脉采血系统外，还有具有排队叫号、血液标本分拣等功能的全自动智能采血系统。近年来静脉采血机器人得到快速发展，使采血过程全程自动化，不仅解放了医护人员的双手，无接触智能采血，还降低了医患间交叉感染的风险，具有较大的发展空间。

思　考　题

1. 试比较不同采血方式的优缺点。
2. 将来静脉采血机器人能完全取代人工静脉采血吗？
3. 不同类型的血液标本应如何保存？
4. 为保证血液标本质量，采血时应注意哪些事项？

（孙玉洁　孙连桃）

第五章　血涂片的制备、染色和观察

知识目标　掌握薄血膜手工推片法的制片方法,血涂片染色的原理、方法;熟悉薄血膜手工制片的质量保证,厚血膜手工推片法的制片方法,仪器自动涂片法的制片方法,血涂片制备的方法学评价,血涂片染色的质量保证及结果观察;了解薄血膜手工制片常见的质量问题、可能原因及解决办法,厚血膜的临床应用,血涂片染色的染料组成及配制。

能力目标　能独立完成血涂片制备并进行染色。

素质目标　血涂片制备与血液标本接触的可能性大,应不断强化职业防护意识,预防职业危害。血涂片制备虽然简单,但要推出一张符合标准的血涂片需要反复练习,加强培养学生细心、严谨的工作态度及精益求精的职业精神。

血涂片显微镜检验是血液细胞形态学检查的基本方法,对血液系统疾病的筛查、诊断及治疗等具有重要价值。血涂片制备和染色是血涂片显微镜检验最基本和最常用的方法,其质量好坏直接影响着血液细胞形态学检查的结果。

第一节　血涂片的制备

血涂片制备是血细胞分类计数的关键,制备良好的血涂片是白细胞分类计数结果准确的基本条件。一张好的血涂片的标准应该是:厚薄适宜,头、体、尾分明,细胞分布均匀,两端留有缝隙,边缘整齐。

一、主要器材

1. 载玻片　①载玻片要清洁、干燥、无尘,大小为 25mm×75mm,厚度为 0.8～1.2mm,并有明确标记。②新购置的载玻片因含游离碱,需处理后方可使用。方法为:将新载玻片置于 1mol/L 的盐酸浸泡 24 小时,用清水冲洗、去离子水洁净后,干燥备用。③根据生物安全要求,用过的载玻片也需处理。将血膜放入含适量肥皂或洗涤剂的清水中煮沸 20 分钟,趁热将血膜刷洗干净,再用清水反复冲洗几次,干净后干燥备用。

2. 推片　推片边缘要光滑、整齐,截面比载玻片稍窄,最好有切角。新推片和用过的推片的处理方法同载玻片。

二、制备方法

1. 薄血膜手工推片法

(1) 推片步骤:取 1 小滴血滴于载玻片的一端(距离片头 1.5cm 处或整片 1/3 处),推片接触血滴,待血滴沿推片下缘散开一定宽度后,使推片与载玻片成30°～45°角,匀速向前移动推片(图5-1)。

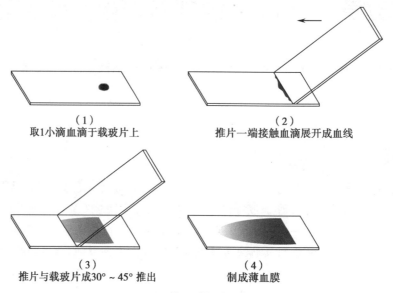

（1）取1小滴血滴于载玻片上 （2）推片一端接触血滴展开成血线

（3）推片与载玻片成30°～45°推出 （4）制成薄血膜

图5-1 薄血膜推片示意图

（2）良好血涂片标准:①呈舌形;②头、体、尾分明;③厚薄合适;④至少长25mm,两端和两侧留有空隙(血膜至载玻片两侧边缘空隙至少约5mm)(图5-2)。

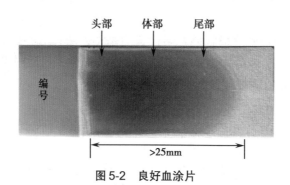

图5-2 良好血涂片

（3）质量保证:血涂片的厚度及长度与血滴的大小、推片与载玻片的角度、推片时的速度及血细胞比容有关,具体质量控制要求见表5-1。

表5-1 血涂片制备的质量控制要求

项目	质量控制要求
制备前	①载玻片需清洁、干燥、中性,无油腻,切勿用手触及载玻片表面;②推片边缘要光滑;③抗凝血标本需在4小时内制备血涂片,否则细胞形态易发生改变
制备中	①血滴大小要适中,太大血膜偏厚,太小血膜偏薄、偏短;②推片角度要合适,角度太大血膜偏厚,太小血膜偏薄;③推片速度要匀速,用力不均可使血膜分布不均匀,呈阶梯状
制备后	①制备好的血涂片应在空气中晃动使其尽快干,天气寒冷或潮湿时应置于37℃恒温箱中促干,以防细胞变形缩小;②血涂片制备好后要标记;③制备好的血涂片应在1小时内染色,或1小时内用无水甲醇固定后染色以防细胞形态发生改变

（4）血涂片制备常见的各种形状:见图5-3。血涂片制备常见的质量问题、可能原因及解决办法见表5-2。

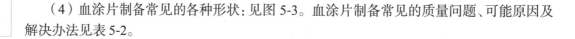

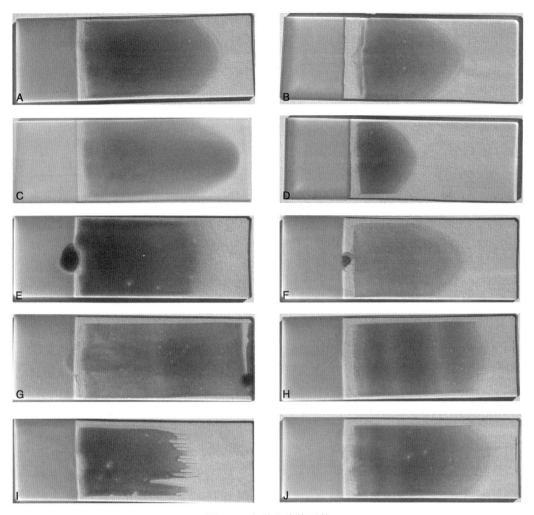

图 5-3　各种血涂片形状

A. 合格血涂片；B. 血涂片两端无缝隙；C. 血涂片偏长；D. 血涂片偏短；E. 血涂片偏厚；F. 血涂片偏薄；
G. 血涂片头、体、尾不分，无尾；H. 血涂片呈阶梯状；I. 血涂片边缘不整齐，呈毛刷状；J. 血涂片有气泡。

表 5-2　血涂片制备常见的质量问题、可能原因及解决办法

血涂片质量问题	可能原因	解决办法
血涂片偏长或偏短	推片角度小、血滴大且未完全展开即开始推片（血膜偏长）；推片角度大、血滴太小（血膜偏短）	调整血滴大小、推片角度及推片速度
血涂片偏厚或偏薄	血滴大、血液黏度高、推片角度大、推片速度快时，血膜偏厚；相反则血膜偏薄	调整血滴大小、推片角度及推片速度
血涂片头、体、尾不分明	血滴大、推片角度大、推片速度快	血滴调小、推片角度调低及推片速度调慢
血涂片无尾	血量太多，推片未推到另一端即停	调整血量，匀速将推片推到另一端方停
血涂片呈阶梯状	推片速度过慢，不均匀	推片轻触载玻片后匀速向前推片
血涂片边缘不整齐，呈毛刷状	推片边缘不光滑或推片边缘血迹（污染物）未清除	选择边缘光滑的推片或推片后立即擦拭掉血迹再重新推下一张
血涂片两端无缝隙	血滴散开太宽；推片无切角	控制血滴展开宽度；选择有切角的推片
血涂片有气泡	载玻片被油渍污染	改用洁净载玻片

2. 厚血膜手工涂片法 取火柴头大小的血滴滴于载玻片中央,以推片的一角将血滴由内向外旋转涂布,制成直径约1.5cm的圆形厚血膜(图5-4),自然干燥后滴加蒸馏水,使红细胞溶解脱去血红蛋白,倾去水,干燥待用。本法适用于疟原虫、微丝蚴等检查。

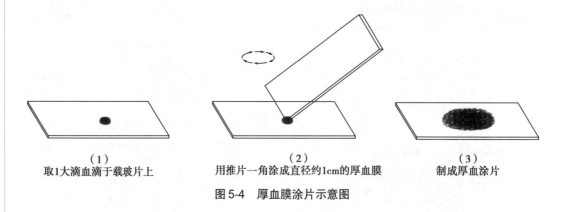

|（1）|（2）|（3）|
|取1大滴血滴于载玻片上|用推片一角涂成直径约1cm的厚血膜|制成厚血涂片|

图5-4 厚血膜涂片示意图

3. 仪器自动涂片法 详见本章第四节。

三、方法学评价

血涂片制备的方法学评价见表5-3。

表5-3 血涂片制备的方法学评价

方法	评价
薄血膜手工推片法	操作简单,器材要求不高,成本低,临床应用最广,但受操作者水平影响大
厚血膜手工涂片法	可提高疟原虫、微丝蚴的检出率,但涂片细胞分布不均匀,不适合白细胞分类计数
仪器自动涂片法	血涂片质量较好,重复性较好,适用于大批量标本处理,但仪器要求较高,基层医院尚未普及

第二节 血涂片的染色

血涂片染色后可以观察血细胞数量及质量的变化,是血液细胞形态学检查的基本方法,血涂片染色不佳,会影响血细胞形态的辨认。

一、染料

1. 碱性染料 能接受质子,带正电荷,亦称阳离子染料。助色基团一般为氨基、二甲氯基等阳离子,可与细胞内的酸性成分,如DNA、RNA、特异的中性颗粒基质及细胞质中的某些蛋白质等结合而呈现蓝色,通常用于细胞核染色。常见的碱性染料有亚甲蓝、天青A、天青B、天青C、硫堇、苏木精(苏木素氧化后)、甲苯胺蓝、结晶紫(甲基紫)、中性红、碱性复红等。

2. 酸性染料 能释放质子,带负电荷,亦称阴离子染料。助色基团一般为羟基、羧基及磺酸基等阴离子,可与细胞内的碱性成分,如血红蛋白、嗜酸性颗粒及细胞质中的某些蛋白质等结合而呈现红色,通常用于细胞质染色。常见的酸性染料有伊红Y(eosin Y)、伊红B(eosin B)、酸性品红、三硝基苯酚、橙黄G、刚果红、水溶性苯胺蓝、亮绿、苏丹Ⅲ等。

3. 复合染料 同时具有阴离子型、阳离子型的染料,如Wright染料、Giemsa染料等。复合染料由碱性染料和酸性染料混合配制而成,染色时细胞可呈现红蓝分明、色泽艳丽的染色效果。

二、染色方法

（一）瑞氏（Wright）染色法

1. 试剂

（1）瑞氏（Wright）染液

1）主要成分：由 Wright 染料粉、甲醇（分析纯）及甘油组成。Wright 染料粉是亚甲蓝和伊红的水溶液混合后形成的一种溶解度低的亚甲蓝-伊红中性沉淀物，即瑞氏染料。甲醇主要用于溶解伊红和亚甲蓝，同时甲醇具有很强的脱水作用，可以固定红细胞形态，提高其对染料的吸附作用，增强染色效果。甘油可防止甲醇挥发，同时也可使细胞着色清晰。

2）配制方法：将 Wright 染料 1.0g 放入清洁干燥研钵内，加少许甲醇（分析纯），充分研磨使染料溶解后，将已溶解的染料倒入棕色瓶中，继续往研钵中加甲醇并慢慢研磨，直至染料完全溶解，全部甲醇（600mL）用完为止，最后再加 15mL 甘油密封保存。

（2）磷酸盐缓冲液（pH 6.8）

1）主要成分：磷酸二氢钾（KH_2PO_4）、磷酸氢二钠（Na_2HPO_4）、蒸馏水。

2）配制方法：将 0.3g 磷酸二氢钾（KH_2PO_4）和 0.2g 磷酸氢二钠（Na_2HPO_4）置于广口瓶中，加蒸馏水至 1 000mL，混匀并调整 pH 后密封保存。

2. 染色原理　血细胞的不同结构所含的化学成分不同，对各种染料的亲和力也不同，经过染料的物理吸附和化学亲和作用后，细胞各结构会呈现不同的颜色特点，根据特点可以将血细胞进行分类。Wright 染色细胞着色原理见表 5-4。

表 5-4　Wright 染色细胞着色原理

细胞结构	化学成分	着色原理	着色情况
淋巴细胞细胞质	酸性物质	与碱性染料亚甲蓝结合	淡蓝色
成熟红细胞细胞质	碱性物质	与酸性染料伊红结合	粉红色
嗜中性颗粒	中性物质	既与亚甲蓝结合，又与伊红结合	淡紫红色
嗜酸性颗粒	碱性物质	与酸性染料伊红结合	红色
嗜碱性颗粒	酸性物质	与碱性染料亚甲蓝结合	蓝紫色
细胞核	强碱性物质（核蛋白）和少量酸性物质（DNA）	强碱性物质（核蛋白）和伊红结合，少量酸性物质（DNA）和亚甲蓝结合	紫红色

3. 操作步骤　给血涂片编号，用蜡笔在血膜两端划线后，将血涂片平放在染色架上，滴加 Wright 染液数滴（以盖满整个血膜为宜），染色约 1 分钟后滴加等量磷酸盐缓冲液，用洗耳球混匀后室温下染色 5～10 分钟，用流水冲去染液后干燥待用。

4. 质量保证　血涂片 Wright 染色的质量控制见表 5-5。

表 5-5　血涂片 Wright 染色的质量控制

过程	质量控制要求
染色前	①涂片应在 1 小时内染色，否则细胞变形
	②血涂片彻底干透后才能染色，否则血膜易脱落
	③新鲜配制的 Wright 染液偏碱，染色效果差，应室温下储存一定时间等亚甲蓝转变为天青 B 方可使用（放置越久，亚甲蓝转变为天青 B 越多，染色效果越好）；Wright 染液质量除用血涂片的实际染色效果评价外，还可采用吸光度比值（RA）评价，RA（A_{650nm}/A_{625nm}）=1.3±0.1 为宜
	④磷酸盐缓冲液 pH 必须为 6.4～6.8，偏酸或偏碱均可导致染色效果不佳

过程	质量控制要求
染色中	①染色时血涂片应平放，染液量要足，以盖满整个血膜为宜 ②用洗耳球轻轻将缓冲液和染液混匀，两者比例一般为（1～1.5）:1 ③染色时间与染液浓度、室温、有核细胞数量和种类及血膜的厚薄程度有关；染液浓度低、室温低、有核细胞数量多、血膜厚则染色时间长，反之则染色时间短 ④冲洗时水流不宜过大，不能将水流直接垂直冲到血膜上，以免血膜脱落；冲洗时间不宜过长，以免脱色；冲洗时不能先倒掉染液，以防染料沉淀在血膜上 ⑤冲洗后的血涂片应立即立于玻片架上，防止血涂片被剩余水分浸泡脱色
染色后	①细胞分布均匀，血细胞呈现出该有的颜色特征，细胞内外无或少见染料残渣 ②若见血膜上有染料颗粒沉积，用甲醇或 Wright 染液溶解，但应立即用水冲洗 ③染色过深（偏蓝），可用甲醇或 Wright 染液适当脱色，也可用清水冲洗一定时间 ④染色过浅（偏红），可以复染，但复染时应先加缓冲液后，再加 Wright 染液（或缓冲液和 Wright 染液的混合液），不可先加染液

（二）吉姆萨（Giemsa）染色法

1. 试剂

（1）Giemsa 染液

1）主要成分：Giemsa 染料粉（由天青和伊红组成）、甲醇（分析纯）及甘油。

2）配制方法：将 Giemsa 染料粉 1.0g 倒入盛有 66mL 甘油的锥形瓶中，于 56℃水浴锅中加热 90～120 分钟，使染料与甘油充分溶解混匀，然后加入预热好的 60℃甲醇并充分摇匀后放棕色瓶内室温下静置 7 天，过滤后再使用。

（2）磷酸盐缓冲液（pH 6.4～6.8）

1）主要成分：磷酸二氢钾（KH_2PO_4）、磷酸氢二钠（Na_2HPO_4）、蒸馏水。

2）配制方法：将 6.64g 磷酸二氢钾（KH_2PO_4）和 2.56g 磷酸氢二钠（Na_2HPO_4）置于广口瓶中，加蒸馏水至 1 000mL 混匀后密封保存。

2. 染色原理　与 Wright 染色法基本相同，但 Giemsa 染色法可加强天青的作用，提高噻嗪类染料的效果。

3. 操作步骤　用蜡笔标记血涂片，置于甲醇中固定 3～5 分钟，将固定过的血涂片置于已稀释的 Giemsa 染液（用 pH 6.4～6.8 磷酸盐缓冲液稀释 10～20 倍）中浸染 10～30 分钟，取出，用流水冲洗，干燥后备用。

（三）瑞氏-吉姆萨（Wright-Giemsa）复合染色法

1. 试剂

（1）Wright-Giemsa 染液

1）主要成分：由 Wright 染料粉、Giemsa 染料粉、甲醇（分析纯）及甘油组成。

2）配制方法：取 Wright 染料粉 1.0g、Giemsa 染料粉 0.3g 置于清洁干燥研钵内，加入少量甲醇（分析纯），研磨片刻后吸出上层染液置于棕色瓶中，再加少量甲醇继续研磨，再吸出上层染液，如此反复几次，直至用完 500mL 甲醇，盖紧棕色瓶后每天早、晚各振摇 3 分钟（共振摇 5 天），存放 1 周后即可使用。

（2）磷酸盐缓冲液（pH 6.4～6.8）：主要成分与配制方法见 Giemsa 染色法。

2. 染色原理　Wright 染料对细胞质的着色较好，但对细胞核和寄生虫着色差；Giemsa 染料对细胞核的着色好，但对细胞质颗粒着色差；Wright-Giemsa 复合染料是在 Wright 染液配方基础上添加了 Giemsa 染料，可使细胞核、细胞质和细胞内颗粒均着色鲜艳，对比鲜明。

3. 操作步骤　同 Wright 染色法。

（四）快速一步染色法

1. 试剂

（1）Ⅰ液：将 Wright 染料粉 2.0g、Giemsa 染料粉 0.6g 及天青 B 0.6g 溶于 1 000mL 甲醇中。

（2）Ⅱ液：磷酸盐缓冲液（pH 6.4～6.8）。

（3）Ⅲ液（应用液）：Ⅰ液：Ⅱ液按 3：1 比例混合放置 14 天后备用。

2. 操作步骤　将Ⅲ液铺满血膜或将血涂片浸入染缸染色，30 秒后取出，用自来水冲洗，干燥备用。

（五）快速两步染色法

1. 试剂

（1）Ⅰ液：KH_2PO_4 6.64g、Na_2HPO_4 2.56g、水溶性伊红 Y 4.0g、蒸馏水 1 000mL 及苯酚 40mL 一起煮沸，冷却后备用。

（2）Ⅱ液：将亚甲蓝 4g、高锰酸钾 2.4g 及蒸馏水 1 000mL 煮沸，冷却后备用。

2. 操作步骤　将干燥血涂片浸入Ⅰ液中染色 30 秒，取出用自来水冲洗，再浸入Ⅱ液中染色 30 秒，水洗后干燥备用。

三、方法学评价

血涂片染色的方法学评价见表 5-6。

表 5-6　血涂片染色的方法学评价

方法	评价
Wright 染色法	最常用的染色方法；对细胞质内的颗粒如中性颗粒等染色效果好，但对细胞核的染色不如 Giemsa 染色法
Giemsa 染色法	对细胞核和寄生虫着色好，但对细胞质颗粒着色较差；染色保存时间久，但染色时间长、价格高
Wright-Giemsa 染色法	细胞质、细胞质中的颗粒、细胞核均着色鲜艳，对比鲜明；但染液变性快、易污染，临床上一般为次选方法
快速一步染色法	快速，对细胞质、细胞核着色均较好
快速两步染色法	快速，对细胞质内的颗粒染色效果好，但对细胞核的染色稍差

第三节　血涂片的观察

血涂片观察能够提供有关患者血液状况的信息，通过观察血涂片中的血细胞形态和数量，可以诊断和监测各种疾病，如贫血、感染、血液肿瘤以及其他与造血系统相关的疾病。血涂片观察在科研领域也扮演着重要角色。科研人员经常需要依赖血涂片观察来研究疾病的发病机制、细胞变化和治疗效果等。因此，掌握血涂片观察的技术和技巧至关重要。血涂片的观察流程包括观察前准备、观察方法和结果记录等。

一、观察前准备

1. 显微镜的设置和校准　在进行血涂片观察之前，确保显微镜已经正确设置和校准，以获得清晰的图像和准确的结果。设置步骤如下。

（1）确保显微镜稳定地放置在平坦的表面上，并调整底部的照明装置，以获得适当的光源；

（2）使用透镜或镜头清洁布轻轻擦拭物镜和目镜，以去除灰尘和污垢；

（3）调节照明强度，确保光线适中，不过分明亮或过暗；

（4）使用调焦轮或调焦钮，将显微镜镜筒移动到最佳焦距，使图像清晰可见；

（5）根据需要调整对比度、亮度和聚焦，以获得最佳的观察效果。

2. 其他辅助设备和工具的准备　除血涂片和显微镜外，还需要其他一些辅助设备和工具来进行血涂片的观察，包括油镜观察所需要用到的香柏油、镜片清洁所需的擦镜纸及脱油所需的乙酸乙酯、细胞计数所使用的计数器，以及结果记录所需的记录表等。

二、血涂片的观察方法

血涂片的制备质量可直接影响细胞分类计数和形态观察的可靠性，同时也决定了在血涂片的特定区域是否能够发现有价值的信息。因此，一张制备良好的血涂片对于准确进行细胞分类计数、形态观察以及获取有用信息至关重要。在进行细胞分类计数及形态观察之前，应对血涂片的质量进行初步判断。一张制备良好的标准血涂片，应当具备以下特点。

（一）肉眼观察

染色前血膜呈肉红色，染色后呈淡紫红色。血膜头尾两端皆应留有空隙，长度以 2/3～3/4 载玻片长度（或＞2.5cm）为宜。血膜太短，体、尾交界处不分明，细胞不舒展，细胞形态不易辨认。血膜太长易使尾部缺失、血膜整体偏薄。血膜整体呈舌形或指状（非子弹头状），尾部边缘圆润，使其具有较宽的检测区域。血膜厚薄适宜，头、体、尾分明。血膜太薄，细胞密度低，观察到足够数量的细胞耗时长（图 5-5A）；血膜太厚，细胞密度大，细胞舒展不开，细胞形态难以辨认（图 5-5B）。血膜侧边应清晰可见（一般两侧应各留有约 3mm 空隙）。体积较大的细胞或血小板聚集等有价值的信息容易出现在血膜两边和尾部，若缺乏尾部且两侧空隙不明显，体积较大的细胞或其他有价值的信息也可能因此缺失或漏检。此外，血膜应光滑，无不规则形状、孔洞或条纹。"搓板"样的血涂片是推片过程中用力不均、手抖或过于用力压推玻片出现断续所致，可导致细胞分布不均，影响白细胞分类计数的结果。血膜中间有纵向深色条纹，见于延迟推片、血滴半干或推玻片未清洁干净，推玻片边缘有血液残留等情况，可导致细胞分布不均，影响计数结果。血膜倾斜是推片过程中推玻片歪斜或用力不均匀、推片后期加速并过早将推玻片抬起所导致。若血膜倾斜角度不太大、血膜足够长，一般结果不会受到太大的影响。

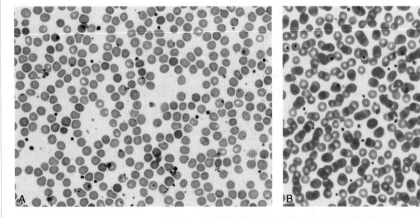

图 5-5　血膜偏薄（A）与偏厚（B）对结果的影响

A.血膜偏薄（400×，血涂片，瑞氏染色）；B.血膜偏厚（400×，血涂片，瑞氏染色）。

（二）显微镜观察

将染色干燥后的血涂片置于显微镜下观察。细胞厚度及密度由头至尾应有由厚至薄、由密至疏的过渡。血膜染色适宜，成熟红细胞呈粉红色；白细胞核呈紫色到蓝色，各类粒细胞颗粒呈现其特有的颜色；单核细胞细胞质呈蓝灰色；淋巴细胞细胞质呈天蓝色；血小板呈紫色。染色偏酸可使核不着色或着色浅，颗粒不清晰；染色偏碱可使红细胞颜色偏灰，颗粒颜色偏蓝偏深，核着色过深。以上因素均可影响结果观察（图5-6）。

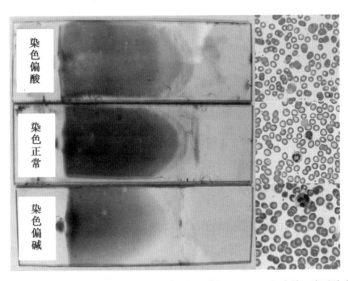

图5-6　染色正常血膜及染色偏酸、偏碱血膜（1 000×，血涂片，瑞氏染色）

三、血涂片的观察内容

（一）观察部位的选择

血涂片应根据观察目的选择相应的观察部位。血膜头部红细胞堆积或聚集，此处白细胞体积小、染色深且形态不够舒展，不适合观察白细胞形态，但当寻找疟原虫或微丝蚴时，此区域可能有帮助。对白细胞进行分类计数时，一般选择体、尾交界处或血膜头部至尾部3/4处进行观察（图5-7）。观察区域的细胞密度以红细胞呈单个散在分布，细胞彼此接触而不重叠为宜。此处细胞分布较为均匀，染色效果较好，可以较为准确地对白细胞进行分类计数。体部一般以体积小、密度大的淋巴细胞居多，尾部和两侧边缘则以体积大、密度小的粒细胞、单核细胞居多；异常大的细胞团（包括EDTA依赖性的血小板聚集）常见于边缘和尾部（海岸线），此区域红细胞呈"鹅卵石样"或"砌砖样"，非中间淡染的双凹圆盘状，在寻找小的细胞质包涵体、细胞碎片、含Auer小体的细胞以及较大的循环肿瘤细胞时，可尝试此区域。

（二）观察规律

对细胞进行分类计数时，应按照一定的规律移动视野。一般以"弓字形"或"城垛形"推动载物台（图5-8），使视野在血膜观察区域上呈依次推进、不重复、不跳跃的顺序移动，以免造成计数的误差。

（三）观察内容

1. 肉眼观察　完整的血涂片检查应从对血涂片的肉眼观察开始。首先观察血涂片的推片及染色质量，确保没有肉眼可见的刮痕和染料沉积，血涂片的颜色不显著发红或是发灰。其次应观察载玻片的颜色、颗粒、是否有异常染色斑点或有明显的孔洞。对于同一批次统一制备的血涂片，若有某张血涂片血膜颜色明显偏蓝，可能提示该标本的血液蛋白质增加，如多发性骨髓瘤患者的血液；若血膜有颗粒状外观，可能提示红细胞凝集，如冷凝集

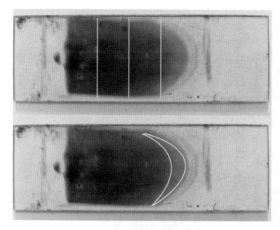

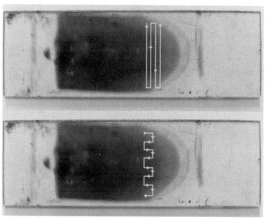

图 5-7　血膜观察部位

图 5-8　血膜观察顺序

素病患者血液;若血膜到处都是洞,这可能意味着患者的血脂水平升高;若在海岸线之外看到较多的蓝色斑点,可能提示白细胞计数或血小板计数显著增加。

2. 低倍镜　10 倍物镜(100× 放大倍数)下检查血涂片,先再次确认染色质量,然后观察。

(1)细胞的分布:在外周血涂片最佳观察区域观察是否有红细胞分布异常,如红细胞缗钱样形成(常见于多发性骨髓瘤,也可见于任何原因所致的纤维蛋白原或总蛋白水平增高者)、红细胞不规则聚集或成团凝集(可见于某些感染后或冷凝集素病);观察是否存在血小板聚集;观察海岸线及两侧边缘的白细胞分布情况,并大致比较此区域白细胞数量与分类计数区域的白细胞数量,若该区域平均每个视野白细胞数量超过分类区域白细胞数量 4 倍,提示推制该涂片时存在"扫雪机(snowplow)"效应,应重新制作血涂片。

(2)无定形或结晶样物质聚集:可能提示存在冷球蛋白沉积(可见于丙肝病毒感染者)。

(3)大的透明区域:在制备良好的血涂片上存在大的透明区,以及红细胞之间环形间隙、缗钱样堆叠和红细胞聚集,可能是循环中存在表面活性剂或者油基物质所致。例如,血液中存在 Cremophor(聚氧乙烯化蓖麻油,常用于溶解某些疏水性药物如麻醉剂、镇静剂、免疫抑制剂、增敏剂、抗真菌剂及抗肿瘤药)时可能出现。

(4)寄生虫:在血膜头部查找微丝蚴(见于丝虫感染)。

血涂片所有区域,包括头部、体部、尾部(海岸线)、侧边,以及常规计数区域都应在此放大倍数下进行检查。

3. 高倍镜　40 倍物镜(400× 放大倍数)或部分实验室使用 50 倍油镜(500× 放大倍数)。在此放大倍数下观察血涂片,可以对白细胞的数量进行估算,也可进行白细胞的分类计数及细胞形态的评估。比较仪器白细胞计数和估计的白细胞数之间的差异,可以帮助发现一些问题,如使用错误的患者血液样本制备血涂片或血涂片标记错误等。

4. 油镜　100 倍物镜(1 000× 放大倍数)下观察血涂片,主要进行白细胞分类计数和血细胞形态观察。

(1)白细胞分类计数:将染色后的血涂片在油镜下根据白细胞的形态学特征分别进行计数(100～200 个白细胞),得出各类白细胞的百分比。随着全自动血细胞分析仪准确性的提高、自动阅片仪的使用及成本和时间限制,现已较少单纯使用手工法对白细胞进行分类计数,仅在有某些复核指征时进行。

(2)血细胞形态观察

1)红细胞:红细胞形态评估是血涂片检查的重要部分,包括评估细胞大小(小细胞增多、大细胞增多)、大小变异(细胞大小不均)、细胞颜色(高色素、低色素、嗜多色性、着色不一)、细胞形状(球形红细胞、椭圆形红细胞、靶形红细胞、口形红细胞等)和细胞结构(细胞内含物)。显微镜下红细胞形态评估应与自动血细胞分析仪提供的信息一致。若不一致,则需要进一步检查。

2)白细胞:正常外周血涂片应含一系列成熟白细胞,包括淋巴细胞、中性粒细胞、嗜酸性粒细胞、嗜碱性粒细胞和单核细胞。油镜下主要对细胞的形态进行评估并分类,计算各类白细胞的相对比例。对白细胞的形态评估包括分类比例的变化(中性粒细胞增多、减少;淋巴细胞增多、减少;单核细胞增多、减少;嗜酸性粒细胞及嗜碱性粒细胞的增多)、细胞核象的变化(中性粒细胞核左移、核右移、核分叶增多或异常分叶等)、细胞结构的变化(异常内含物如中毒颗粒、棒状小体、空泡)及细胞质的变化(如颜色)等。

3)血小板:血小板的数量估算与形态评估通常都在油镜下完成。油镜视野下计数10个连续视野的血小板数并取平均值,可通过公式计算出该样本的血小板计数值。使用公式对血小板计数值进行估算的前提是血小板没有出现显著的聚集。此法可用于核准血小板计数值,比较估计的血小板数和仪器血小板计数之间的差异,可以更容易地发现问题,如红细胞碎片的干扰、血小板聚集等。若血小板成簇分布,亦可根据成簇分布的血小板数量进行血小板计数的估计。此外,血小板形态的评估亦十分重要,评估内容包括血小板大小(大血小板增多、小血小板增多)、血小板异常形态(杆状、逗点状、蝌蚪状、舌形、丝状突起等)、血小板分布(血小板卫星现象、片状聚集)、血小板颗粒异常(无颗粒或颗粒减少)等。

4)不成熟细胞:油镜下观察血涂片中是否有各阶段不成熟的红细胞(原红细胞、早幼红细胞、中幼红细胞、晚幼红细胞)或网织红细胞增多或减少;是否有不成熟粒细胞(原始粒细胞、早幼粒细胞、中幼粒细胞、晚幼粒细胞)、不成熟淋巴细胞(原始淋巴细胞、幼淋巴细胞)及原始浆细胞、幼浆细胞;是否有不成熟单核细胞(原单核细胞、幼单核细胞)及巨核细胞等。

5)寄生虫及其他微生物:部分寄生虫在低倍镜下可被发现,如微丝蚴(丝虫病)。油镜下应对寄生虫形态进行进一步的识别和辨认。部分体积较小的寄生虫如锥虫(锥虫病)、疟原虫(疟疾)、利什曼原虫(利什曼病)、巴贝斯虫(巴贝斯虫病)等一般通过高倍镜或油镜发现并辨识。组织细胞质菌病患者血涂片可检出组织细胞质菌,主要累及单核巨噬细胞系统;马尔尼菲篮状菌病患者血涂片可检出马尔尼菲篮状菌,同样主要累及单核巨噬细胞系统;埃立克体病(埃立克体)和无形体病(无形体)可分别累及单核细胞及粒细胞。

四、结果记录和报告

2015年国际血液学标准化委员会(ICSH)基于专家共识发表《外周血细胞形态特征的命名和分级标准化建议》,对外周血细胞形态特征的命名和分级提出了规范化的建议。2020年中华医学会检验医学分会血液学与体液学学组组织业内专家共同起草了《血细胞分析报告规范化指南》,为临床实验室规范化报告血细胞分析结果提供了参考。血涂片观察结果一般列于结果报告中的描述性报告部分。

外周血涂片中异常血细胞形态及其他异常成分可按如下建议进行报告。

1. 报告层次 建议将报告分为3个层次。

(1)层次1:对观察到的异常形态进行简明规范的综合描述,避免使用模糊术语。可参考以下内容:①细胞大小;②核质比;③核,包括核染色质的性质(细致、粗糙)及结构(致密、疏松)、核型(规则或不规则)、核仁(有无);④细胞质(绒毛、颗粒、空泡及着色等)。

(2)层次2:视情况提出可能的诊断或排除诊断的建议。可给出一至两个倾向性诊断建议。

（3）层次 3：在层次 1 和层次 2 的基础上，视情况提出下一步需进行的检查或采取的措施。如建议进一步行病理活检、免疫表型分析、骨髓细胞学检查、细胞遗传学检查或分子生物学检查等。

可根据具体情况对三个不同层次的报告进行调整，并不是三个层次都必须存在。

2. 报告方式　建议对异常血细胞形态进行分级报告，并着重报告有临床诊断和鉴别诊断意义的形态学信息。分级报告采用"程度"和"百分比"的双层报告模式，即描述程度分为"1+"（轻度/少许）、"2+"（中度）、"3+"（重度/显著）三级，描述数量采用百分比表示。根据百分比判断其程度，需注意的是，相同程度的不同类型异常血细胞形态其百分比可不同。

3. 报告内容

（1）红细胞：在排除因推片等因素导致的红细胞形态异常后，至少评估 1 000 个红细胞中形态异常红细胞的百分比，并描述异常红细胞的类型、升高程度、可能原因及进一步诊疗建议。例如，镰状红细胞中度增多伴血红蛋白结晶，镰状红细胞贫血待排，建议结合临床，进一步完善血红蛋白电泳及相关基因项目检测。

（2）白细胞：若外周血涂片中见到原始细胞等异常细胞时，建议将白细胞计数量从 100 个增加至 200 个，并描述细胞的形态异常及外周血中出现幼稚细胞、原始细胞等情况。对不同类型的白细胞异常应根据其形态变化作进一步细分，在层次 1 描述其形态变化并作相应的层次 2、层次 3 报告。原始淋巴细胞、原始粒细胞、原始单核细胞及原始巨核细胞等均推荐归为"原始细胞"进行分类计数。对于形态学无法分类的细胞，可使用"分类不明细胞"或"形态异常细胞"来进行分类报告。

（3）血小板：在对血小板异常形态进行描述性报告时，可在层次 1 中对血小板的大小（是否有血小板大小不等）、形状、颗粒（是否少颗粒或缺颗粒）以及分布情况进行适当描述，对巨大血小板需采用分级方式进行报告。应对外周血涂片中见到的小巨核及巨核细胞裸核作适当的描述。

（4）寄生虫及微生物：见到细胞内或外有细菌、真菌、原虫或寄生虫等微生物时需报告，疟原虫需确定种类并报告，尤其是恶性疟原虫和诺氏疟原虫，最好判定疟原虫的密度。

第四节　全自动血涂片制备仪及阅片仪

血液形态学检测是血液疾病诊断的基础，对异常细胞的发现和鉴别具有重要意义。全自动血涂片制备仪和阅片仪是血液分析流水线的重要组成部分，可以实现血液样本的自动制片、染色、扫描和图像分析，提高血液形态学检测的效率和质量。本节将介绍全自动血涂片制备仪及阅片仪的原理、工作过程等。

一、全自动血涂片制备仪

（一）全自动血涂片制备仪的发展

早在 20 世纪 20 年代，就在探索使用仪器制备血涂片的方法。到 20 世纪 70—80 年代，开始出现一些商业化的血涂片制备装置，这些装置主要用于半自动化制备血涂片，其中某些步骤需要操作者手动处理，如样本的加载、染液的加入、载玻片的冲洗等。20 世纪 90 年代后，自动血涂片制备装置（automated blood smear preparer）迅速发展，并逐渐实现了全自动化。这些装置具备样本处理、涂片、染色、清洗和干燥等完全自动化的功能。操作者只需加载样本和设置相关参数，剩下的过程由仪器完成，极大地提高了工作效率。

（二）全自动血涂片制备仪的结构、原理和工作过程

全自动血涂片制备仪包括全自动推片机和全自动染片机两大模块。目前，全自动的血

液分析流水线可以实现血液常规分析、自动推片、自动染片、计算机分析读片等全过程,其模块的增删有较高的机动性,也可单独配置自动推片机和/或自动染片机。下面仅介绍全自动推片机和全自动染片机模块。

1. 全自动推片机

(1)全自动推片机的结构:目前市面上常见的全自动推片机(automated slide maker)一般包含以下几个模块。

1)控制模块:负责控制全自动推片机的运行状态,包括进样、混匀、吸样、推片、清洗、烘干、玻片运送等全过程,也负责与其他仪器(血液分析仪、全自动染片机、细胞形态分析系统等)进行通信和数据交换。除计算机辅助控制之外,控制模块亦包含其他装置用于信息管理与质量控制,包括:①条形码打印装置:负责在载玻片上打印一个包含唯一标识信息的条形码,建立样本与载玻片之间的联系,以便对载玻片(样本信息)进行管理和追踪。②条形码读取装置:负责扫描载玻片上的条形码,读取其所包含的信息,以便对载玻片进行识别和处理。

2)输送模块:包括试管传送装置及载玻片传送装置。

试管传送装置:负责将血液样本混匀并运送到吸样针采样相应位置,以及将采样后的样本输出至样本出口处。

载玻片传送装置:负责将载玻片从储存仓盒运送至推片装置并进行血涂片制备,或负责将推制好的血涂片运送至烘干机进行烘干并传送到染色模块(连接全自动染色机的情况下)或传送到输出口(手动染片)。载玻片传送装置通常由传送带、移动模组、吸附装置、夹持装置等组成,可以实现载玻片的快速、准确、稳定输送。

3)推片模块:可以根据不同的参数(如用血量、推片角度、推片速度等)调节推片的质量。推片模块包括吸样装置、推片装置、清洗装置。

吸样装置:一般采用中空穿刺针,负责按设定的参数吸取一定量的血液并将血液滴放于载玻片上指定的位置。

推片装置:根据所设计的原理不同,推片装置在不同仪器中会有所区别。采用夹持推玻片(glass spreader)模拟手工推片过程的仪器,其推片装置包括机座、载玻片承载台、推片升降机构、推片夹持支架和推片夹持座。采用一次性推片带(smearing tape)进行推片的仪器,其推片装置同样包括机座、载玻片承载台,除此之外还包括推片带包绕的转轮、调整推片带与载玻片接触角度的刮刀或转轮等。

清洗装置:使用一次性推片带可省去清洗步骤。采用推玻片进行血涂片制备的仪器,在每次推片之后都应对推玻片进行充分的清洗。清洗装置包括推玻片夹持装置、清洗槽、冲洗喷头(部分仪器)、清洗液等,部分仪器清洗装置同时配备超声发生装置,可更好地去除残留的血细胞、蛋白质等。

4)干燥模块:清洗后的推玻片、推制好的血涂片可送至烘干装置进行烘干备用。烘干装置一般包括风机(或红外干燥器)、温度控制器(采用热风烘干的仪器)、传感器等。风机用于产生自然风(或热风),温度控制器用于控制烘干温度,传感器用于监测血涂片的湿度和温度。

(2)全自动推片机的工作原理:目前,全自动推片机种类繁多,国内外均有多个品牌的全自动推片机或带全自动推片模块的血液分析流水线。不同仪器结构可能有所区别,但推片工作原理大致相似,根据所采用的推片差异可分为2种方法。

1)仪器利用空气负压泵产生的负压,将样本管中的血液样本吸入采样针,再用正压将血液样本点放在载玻片上。由机械臂夹持推玻片模拟人工方式,利用楔形专用推玻片对已加载到载玻片上的血液样本进行推片(图5-9A)。

2)仪器利用空气负压泵产生的负压,将样本管中的血液样本吸入采样针,再用正压将血

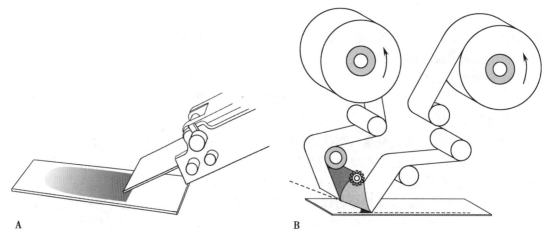

图 5-9　全自动推片机工作原理
A. 重复使用推片；B. 一次性推片带。

液样本点放在载玻片上。一次性推片带穿过多个转轮按一定的方向展开并悬于载玻片上方，一次性推片带上方可移动刮刀（或称为楔子）下压推片带并调整推片带与载玻片接触的角度，使载玻片上的血液沿接触线展开，并通过载玻片与推片带的相对运动推制成血膜（图 5-9B）。

　　2 种方法均采用楔形涂布法（wedge method）进行涂片制备。区别在于所采用的推片（spreader）是重复使用的推片还是一次性的推片带。

　　（3）全自动推片机的工作流程：可简单概括为以下几步。

　　1）进样：将血液样本放入全自动推片机的进样口，由机器自动识别样本条码和位置，根据用户设定的参数进行进样。

　　2）混匀：由机械臂夹持血液样本进行颠倒混匀，避免细胞沉降或聚集。

　　3）吸样：吸样针从血液样本中吸取适量血液，滴在已经打印好标识的载玻片上，加样位置一般是固定的。吸样针吸样前需要进行充分的清洗与干燥，避免不同血液样本之间的交叉污染。

　　4）推片：推玻片夹持装置夹持推玻片从血滴上前方接近血滴，边缘与血滴接触并使其沿边缘展开适当宽度，随即机械臂按照控制模块所设定的推片参数，控制推玻片以与样本检测结果相匹配的速度、角度平稳地向前推动，使其形成薄层血膜。推片的参数（如用血量、推片角度、推片速度等）可以由操作者自定义设置。一般根据血液样本检测结果（如血细胞比容、血红蛋白量、白细胞计数值等）进行相应的调整。以某品牌的全自动推片机为例，其推片控制条件的设置见表 5-7。也有部分仪器根据公式计算血液相对黏稠度从而设置推片控制条件。

表 5-7　推片控制条件

血细胞比容/%	涂片级别	推片控制条件			
		速度/（mm/s）	角度/（°）	接触时间/s	血液用量/μL
<20	1	135	20	3.0	4
20～30	2	120	17	2.0	4
30～40	3	105	17	2.0	3
40～50	4	90	15	2.0	3
>50	5	75	13	2.0	2

表 5-7 中涂片级别（smearing level）是指涂片制备过程中所使用的参数或条件的一种分类或标准。涂片级别通常与涂片控制条件相关，包括推片的速度、推片的角度、推玻片与血滴接触的时长和血液量等。不同的涂片级别可能适用于不同的样本类型、分析目的或使用场景。涂片级别的设定可基于经验、标准化要求或用户自定义设置。通过调整涂片级别，可以控制涂片制备的质量、均匀性和可观察性，以满足特定的实验或诊断要求。除表 5-7 预设的 5 种涂片级别之外，涂片级别亦可以根据操作者的需求进行设置，以确保制备的涂片符合观察或其他分析要求。

自动推片机通过控制装置接收血液分析仪分析的样本信息，根据主要参数如血细胞比容（HCT）值调取预设的推片控制参数，或是当出现其他特殊情况如 HCT 基本正常，但白细胞显著升高，仪器提示"白血病"时根据所属涂片级别调用相应推片参数，从而实现不同状态的血液标本均可获得观察性良好的血涂片的目标。涂片级别的设定可以帮助实现涂片制备的一致性和可重复性，并确保涂片在后续的观察、分析或诊断过程中提供准确可靠的结果。

5）清洗与干燥：每完成一张血涂片后，推玻片均会被送入冲洗槽进行清洗，并在清洗后充分干燥。推制好的血涂片则被送入烘干机进行自然风或热风烘干（或红外线烘干），之后进入染色环节。

2. 全自动染片机

（1）全自动染片机的结构：目前市面上常见的全自动染片机（automated slide stainer）通常包含以下几个模块。

1）控制模块：负责控制全自动染片机的运行状态，包括载玻片固定、染色、冲洗、烘干、运送等全过程，也负责与其他仪器（血液分析仪、全自动推片机、细胞形态分析系统等）进行通信和数据交换。全自动染片机的控制模块可能因不同的厂商和型号而有所不同，但一般包括以下几部分。

传感器：用于检测血涂片的位置和数量，便于控制染色时间和干燥时间。

计时器：用于设定染色机的染色时间和干燥的时间间隔，以保证染色的质量和一致性。

显示器：用于显示染色过程的状态和参数，以便操作者监控和调整。

2）染色模块：负责载玻片固定、染色、冲洗等过程。因工作原理不同，可能存在不同的硬件组成。目前，市面上常见的是染缸式或称为浸渍式全自动染片机，其结构包括多个装有固定液及不同染液的染缸、载玻片冲洗缸等。染缸式全自动染片机又可以细分为成批式染缸式全自动染片机和单片式染缸式全自动染片机 2 种类型。成批式染缸式全自动染片机是指将干燥好的玻片一起放在同一个玻片架（玻片篮）上，然后连同玻片架一起放入染缸中，由此得到着色的玻片。单片式染缸式全自动染片机是指染缸大小仅容纳单片玻片插入，可较为灵活地随时进行新增玻片的染色。除染缸式全自动染片机外，还有由两个传送带螺旋沿着平台表面推进血涂片的半自动染片机，其结构包括染片槽、玻片传送装置、染液输送泵、冲洗液泵等。染缸式自动染片机染液多为重复使用，单次使用量大；平台式自动染片机染液多一次性使用，单次使用量少。

3）干燥模块：负责染色后玻片的干燥。

（2）全自动染片机的工作原理及流程

1）染色原理：全自动染片机的染色原理与手工法染色原理相同。搭载的染液常见的有梅·格伦瓦尔德（May-Grünwald）染液、瑞氏（Wright）染液、吉姆萨（Giemsa）染液等，可以实现 MGG（May Grünwald-Giemsa）染色法、瑞-吉染色（Wright-Giemsa）等多色染色技术。

2）工作原理及流程：分为以下两种。

染缸式染片机：机械臂将充分干燥的血涂片插入玻片架，可一次进行多张血涂片的染色(玻片架),亦可进行单张血涂片染色(单片式)。按设定程序依次将玻片架浸没入固定液、染液、染液-缓冲液、冲洗液中,最后将玻片架取出送至烘干机。

平台式染片机:将推片机推好的血涂片放入玻片插槽中,启动染液流程,多齿辊轴带动玻片移至染色平台并平铺于两侧支架上,血涂片朝下与平台形成一定空隙,电机带动玻片缓慢向前移动,染液从支架两侧开口流出,并因虹吸作用迅速在平台与玻片之间的间隙铺展开形成薄层,通过对抽液泵的程序控制实现染液、缓冲液和清洗液按工艺流程设计进出染色平台从而完成染色。

(三)优缺点

与传统手工法相比,全自动血涂片制备仪的优点表现在以下几个方面。

1. 提高涂片质量和稳定性　全自动血涂片制备仪可以根据样本的相关信息和用户的选择,从内存中检索出相应的涂片条件,并根据涂片条件调整推片角度、速度、用量等,以保证涂片质量。全自动血涂片制备仪制作的涂片具有厚薄均匀、分布合理、无气泡、无污渍等特点,可以提高镜检结果的准确性和可靠性。

2. 减少交叉污染和感染风险　使用一次性推片带的全自动血涂片制备仪,推片带每次使用后都会被丢弃,避免了不同样本之间的交叉污染和感染风险。使用推玻片的全自动推片机,则通过改进清洗流程来减少样本间的交叉污染。全自动血涂片制备仪还可以避免操作者直接接触血液或其他样本,降低了生物安全风险。

3. 提高染色效果和镜检结果质量　全自动血涂片制备仪使用不同的染色剂对血液或其他样本进行多色染色,可以显示细胞的不同结构和特征。全自动血涂片制备仪可以使用多种染色方法,如 MGG 染色法、Wright 染色法等,并可以根据不同的染色方法调整染色剂的种类、浓度、比例、顺序、时间等,实现对细胞特殊结构的染色,提高镜检结果的质量。

4. 提高检验效率　全自动血涂片制备仪可以与全自动血液分析仪和全自动细胞形态学分析仪连接,实现血液或其他样本检验的自动化、标准化、高效化。全自动血涂片制备仪可以根据全自动血液分析仪的检测结果和用户定义的规则,自动选择需要制作和染色的样本,并将制作和染色后的涂片送到全自动细胞形态学分析仪进行镜检,实现血液或其他样本检验的全流程自动化,从采样到报告,无须人工干预,提高了检验效率。

全自动血涂片制备仪亦存在相应的缺陷,与传统手工法相比较,其成本显著增加。此外,推玻片式的全自动推片机虽然定期维护来确保推玻片的干燥清洁,但无法完全避免不同样本之间的交叉污染。染缸式的染片机适用于样本量大的实验室,在样本量较小的实验室容易造成染液的挥发浓缩与浪费,导致染色结果不满意。

二、全自动血涂片阅片仪

(一)全自动血涂片阅片仪的发展

全自动血涂片阅片仪,又称为全自动血细胞形态分析仪(automated digital cell morphology analyzer),是一种利用数字化图像技术对血涂片进行扫描和分析的仪器,可以实现血细胞的自动识别和计数,以及异常细胞的检测和标记。到目前为止,全自动血涂片阅片仪的发展大致经历了以下几个阶段。

第一阶段:在 20 世纪 50—60 年代,为基于光学显微镜的半自动阅片仪,需要人工制备和染色血涂片,然后放入仪器进行扫描和分析,仪器只能提供部分参数和图像,还需要人工审核和确认。

第二阶段:在 20 世纪 70—90 年代,为基于扫描仪的全自动阅片仪,可以实现血涂片的自动制备、染色、扫描和分析,仪器可以提供完整的参数和图像;20 世纪 90 年代后随着计算机技术及数码相机的发展,数字成像系统进一步发展。此阶段对图像的分析判断仍是基于预设的规则和特征,需要人工进行复检和诊断。

第三阶段:为基于人工智能的智能阅片仪。近些年随着计算机和人工智能技术的发展,一些全自动血涂片阅片仪引入了机器学习和人工智能技术,通过图像分析和模式识别来辅助诊断和自动化生成报告。基于人工智能的智能阅片仪可以实现血涂片的全自动化处理,可提供高质量的参数和图像,以及智能化的异常细胞识别和分类,减少人工干预和误差。

(二)全自动血涂片阅片仪的结构、原理和工作过程

1. 全自动血涂片阅片仪的结构　目前,市面上常见的全自动血涂片阅片仪通常包含以下几个模块。

(1)显微镜:是进行细胞形态学分析的核心部分。血涂片会被放置在显微镜的平台上,通过显微镜来观察和拍摄细胞图像。显微镜通常包含10倍物镜、50倍及100倍油镜,并可实现自动转换物镜及滴油、脱油、清洁等功能。

(2)载玻片处理模块:用于固定、移动、定位载玻片,允许自动移动和定位载玻片以进行高效分析。

(3)数字成像模块:使用数字成像技术从准备好的载玻片中捕获血细胞图像。这些图像由软件进行处理和分析。

(4)图像处理和分析软件:这是细胞形态学分析仪的另一个核心组件。图像处理与分析软件采用图像处理算法和机器学习技术来分析细胞的数字图像。它根据血细胞的形态和具体特征对不同类型的血细胞进行识别和分类。

(5)数据库管理:用于存储和管理分析后得到的数据和图像,以便后续查询、对比和回顾。

(6)计算机控制系统:用于控制仪器的运行和整个分析过程,可能还包括用户界面、数据连接与集成。

1)用户界面:用于实现实验室技术人员与系统的交互。用户可以查看分析结果,进行调整并输入必要的信息。

2)数据连接与集成:负责与实验室信息系统(LIS)和医院信息系统(HIS)的连接和集成,负责与其他仪器(血液分析仪、全自动推片机、全自动染片机等)的通信和数据交换,从而实现无缝数据交换、报告生成和高效的工作流程管理。

2. 全自动血涂片阅片仪的原理和工作过程

(1)图像采集:使用显微镜低倍镜进行涂片扫描,寻找并确定镜检区域。拍摄低倍镜下涂片镜检区域的数字图像,识别并定位目标细胞。切换高倍显微镜并根据定位信息拍摄目标区域的细胞,然后将这些图像转换为数字信息输入人工智能系统进行分析。

(2)图像预处理:采集的图像可能会经过降噪、对比度增强、图像归一化等预处理,以提高图像的质量和一致性。

(3)细胞识别和分割:人工智能算法可用于识别和分割血涂片图像中的单个细胞,此步骤涉及将细胞与背景区分开并分离重叠的细胞。

(4)细胞分类:一旦细胞被分割,人工智能算法就会根据其形态特征将它们分为不同的细胞类型。例如,分析红细胞时可提取的特征包括色彩特征、几何特征(中央淡染区大小、胞体形态、细胞大小)等;白细胞所提取的特征包括色彩特征(如细胞核、细胞质、颗粒的颜色等)、纹理特征(颗粒的多少或大小;细胞核染色质、副染色质的细致度;核仁的有无等)、几何特征(细胞的大小和形状;核质比;细胞核形态等)。每一个被分类的细胞具有一组特征向量,这些特征向量被输入到分类器中,分类器根据分类函数进行计算,并赋予该组特征向量一种细胞类型。

（5）异常检测：人工智能算法还可以检测并标记异常细胞或细胞异常，如未成熟细胞、非典型细胞或感染细胞。这有助于识别潜在的疾病或异常状况。

（6）智能阅片：结合血液分析仪分析结果、报警、复检规则等，仪器可智能匹配合适的阅片模式，或根据阅片情况适时调整阅片模式，或根据自定义的阅片规则进行阅片。最终可生成带有患者诊断信息、检验信息、阅片结果和细胞图像的报告。

（三）优缺点

1. 与传统手工法镜检相比，人工智能辅助的全自动血涂片阅片仪具有如下优点。

（1）可以提高血液形态学检测的效率和质量，降低人为误差和交叉污染的风险。

（2）可以提供高清晰度和高分辨率的血涂片图像，方便观察和存储，也有利于远程审核和会诊。

（3）可以提供精准和全面的血细胞参数和指标，尤其对于异常细胞，如原始细胞、反应性淋巴细胞等，可以实现更有效的识别和分类。

（4）可以与其他仪器设备相互连接，形成一个完整的血液分析流水线，实现样本的自动上样、传送、检测、复检、审核等过程。

2. 全自动血涂片阅片仪仍存在如下的问题待解决。

（1）仪器设备的价格较高，需要较大的投资成本和维护费用。

（2）仪器设备的操作需要专业的培训和指导。

（3）仪器设备的检测结果可能受到样本质量、染色质量、图像处理算法等因素的影响，仍然需要人工进行复核和诊断。

小　结

血涂片的制备与染色是血细胞形态检查的基础。合格的血涂片应该是厚薄适宜，头、体、尾分明，细胞分布均匀，两端留有空隙，边缘整齐。制片时血滴大小、推片角度和速度均会影响血涂片的质量。不同的细胞所含的化学成分不同，对染料的亲和力亦有区别，从而使不同成分染成不同的颜色。Wright 染色对细胞质内的颗粒（如中性颗粒等）染色效果好，但对细胞核的染色不如 Giemsa 染色法；Giemsa 染色对细胞核和寄生虫着色好，但对细胞质颗粒着色较差；两者结合可使细胞核和细胞质取得较好的着色效果。血涂片的观察包括肉眼观察和显微镜下观察，镜下应观察细胞的分布、着色、细胞的形态、颗粒的特点、细胞内含物等，并根据需要进行相应的描述性报告。全自动血涂片制备仪和阅片仪是血液分析流水线的重要组成部分，可以实现血液样本的自动制片、染色、扫描和图像分析，提高血液形态学检测的效率和质量。

思　考　题

1. 良好血涂片的标准是什么？如何保证血涂片制作的质量？
2. 试述瑞氏染色原理。如何保证染色质量？
3. 完整的血涂片观察应包括哪些内容？

（梁丽梅　李瑞曦）

第六章 血液手工检验

教学目标

知识目标 掌握红细胞计数、血红蛋白测定、红细胞平均指数计算、红细胞沉降率测定、网织红细胞计数、白细胞计数、白细胞分类计数、血小板计数及其意义；熟悉血细胞比容测定、红细胞检查的质量控制、嗜酸性粒细胞计数，外周血疟原虫、弓形虫、微丝蚴检查；了解红细胞异常形态检查、白细胞异常形态检查、血小板异常形态检查和锥虫的检查。

能力目标 能够独立计数红细胞总数、白细胞总数、血小板总数；能够进行血红蛋白测定、红细胞沉降率测定、网织红细胞计数、红细胞平均指数计算；能辨认各种形态的红细胞、不同类型白细胞、出现于外周血的寄生虫。

素质目标 目前大多数血常规检验已实现自动化，血液手工检验主要用于异常结果复查等，通过学习本章内容培养学生耐心细致、严谨求实的科学态度，形成良好的医德医风。

血液由血细胞和血浆组成。血细胞包括红细胞、白细胞和血小板。血浆主要由水、电解质、蛋白质、糖、脂肪、凝血因子等组成。血液通过循环系统与全身各组织器官密切联系，参与机体各项生理活动，维持机体正常新陈代谢。病理情况下，血液系统疾病不仅直接累及血液，亦可影响全身组织器官，全身其他组织器官的病变也可直接或间接引起血液成分发生变化。因此血液是临床应用最广的检验标本。

血液一般检验是对血液中各种血细胞的数量和形态进行检查，是血液检验中最基础和最常用的检查项目。血液一般检验技术，是医学检验的基础与常规检验技术，主要包括血涂片的制备与染色、手工或仪器血细胞计数、血细胞形态检查等。目前，血液一般检验的方法主要有手工法和仪器法两大类，手工法是血液一般检验的经典方法，也是血液一般检验必须掌握的基本方法。本章主要介绍手工法检验。

第一节 红细胞检查

红细胞（red blood cell，RBC）是血液中数量最多的有形成分。红细胞是由骨髓造血干细胞在促红细胞生成素（erythropoietin，EPO）的作用下，分化成原始红细胞，然后再分裂为早幼红细胞、中幼红细胞和晚幼红细胞，晚幼红细胞脱核成为成熟的红细胞。红细胞检查是血液一般检验的重要内容之一，通过红细胞参数检测及红细胞形态学检查可对贫血和某些疾病进行诊断和鉴别诊断。

一、红细胞计数

红细胞计数是测定单位容积外周血液中红细胞的数量，是诊断贫血和红细胞增多常用的检查项目之一。红细胞计数方法有血液分析仪法和显微镜计数法。

（一）测定原理

1. 血液分析仪法 有电阻抗法、流式细胞术激光检测法等。详见血液分析仪检验章节。

2. 显微镜计数法 用红细胞稀释液将血液标本稀释一定倍数后,充入改良牛鲍血细胞计数板中,在显微镜下计数一定区域内的红细胞数量,经换算即可求出每升血液中的红细胞数量。

（二）操作步骤

1. 血液分析仪法 制订《血液分析仪标准操作规程》,按标准操作规程进行操作。

2. 显微镜计数法

（1）稀释液的配制

1）Hayem 液:氯化钠 1.0g,结晶硫酸钠（$Na_2SO_4 \cdot 10H_2O$）5.0g(或无水硫酸钠 2.5g),氯化汞 0.5g,加蒸馏水至 200mL。溶解后加 20g/L 伊红溶液 1 滴,过滤后使用。

2）枸橼酸钠甲醛盐水溶液:枸橼酸钠 1.0g,36% 甲醛液 1.0mL,氯化钠 0.6g,加蒸馏水至 100mL,溶解后过滤备用。

3）生理盐水:急诊时应用。

4）1% 甲醛生理盐水:急诊时应用。

常用的红细胞稀释液组成与作用见表 6-1。

表 6-1 常用的红细胞稀释液组成与作用

稀释液	组成	作用
Hayem 液	NaCl、$Na_2SO_4 \cdot 10H_2O$ 和 $HgCl_2$	NaCl 和 $Na_2SO_4 \cdot 10H_2O$ 调节渗透压,$Na_2SO_4 \cdot 10H_2O$ 还可提高比重防止红细胞粘连,$HgCl_2$ 防腐。但在高球蛋白血症时,易造成蛋白质沉淀而使红细胞凝集
枸橼酸钠甲醛盐水溶液	NaCl、枸橼酸钠和甲醛	NaCl 维持等渗,枸橼酸钠抗凝,甲醛固定和防腐。配制简单,稀释数小时后红细胞形状不变
生理盐水	NaCl	维持等渗,急诊时应用
1% 甲醛生理盐水	NaCl 和甲醛	维持等渗,固定,防腐,急诊时应用

（2）器材:改良牛鲍血细胞计数板、盖玻片、刻度吸管、微量吸管、一次性滴管、小试管、显微镜、计数器。

（3）实验操作

1）加稀释液:取 1 支小试管,加入红细胞稀释液 2.0mL。

2）加全血至稀释液:用微量吸管准确吸取 10μL 全血(末梢血或 $EDTA-K_2$ 抗凝新鲜全血),用干棉球擦去管外余血,加入红细胞稀释液的底部,轻轻释放出血液,并吸取上清液清洗 3 次,立即充分混匀。

3）充池:①采用"推式"法在改良牛鲍血细胞计数板上加盖玻片;②再次混匀红细胞悬液,用微量吸管吸取或玻璃棒蘸取混匀后的细胞悬液 1 滴,充入计数板的计数池中,室温静置 3～5 分钟,待细胞完全下沉后再计数。

4）计数:在高倍镜下计数中央大方格内四角和中央共 5 个中方格内的红细胞数量。

5）计算:按下列公式计算。

$$红细胞数（/L）= N \times \frac{25}{5} \times 10 \times 200 \times 10^6 = \frac{N}{100} \times 10^{12}$$

N：5个中方格内的红细胞总数；

$\times \dfrac{25}{5}$：1个大方格（0.1μL）内红细胞平均数；

$\times 10$：换算成1μL细胞悬液中红细胞平均数；

$\times 200$：血液稀释倍数；

$\times 10^{6}$：换算成1L血液中红细胞平均数。

（三）方法学评价

1. 血液分析仪法　血液分析仪法是目前临床上使用的测定红细胞的主要方法。①优点：操作简便、快速、重复性好，易于标准化，能进行批量检测，检测结果准确，计数误差小等。②缺点：仪器相对较贵，成本较高，对实验室环境要求高。

2. 显微镜计数法　显微镜计数法是一种手工计数红细胞的方法，即利用显微镜和改良牛鲍血细胞计数板手工计数单位体积血液中红细胞的数量。①优点：简便易行，不需昂贵仪器。②缺点：较费时费力，重复性差，结果受微量吸管和计数板的质量、细胞分布状态及操作者技术水平等因素的影响。在严格质量控制及熟练操作的情况下，手工计数法可用于血液分析仪法结果异常时的复查，也适用于基层医疗单位。

（四）检测结果的临床应用分析

1. 参考区间　参照 WS/T 405—2012 标准，成年男性为（4.3～5.8）$\times 10^{12}$/L；成年女性为（3.8～5.1）$\times 10^{12}$/L。

2. 临床应用分析　当红细胞数量男性高于 6.0×10^{12}/L，女性高于 5.5×10^{12}/L 为红细胞增多；红细胞数量低于参考区间下限为红细胞减少，通常称为贫血；低于 1.5×10^{12}/L，可考虑输血。红细胞病理性变化的原因及临床意义见图6-1。

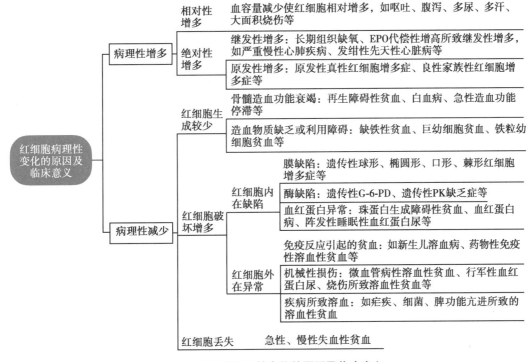

图6-1　红细胞病理性变化的原因及临床意义

（五）质量保证

1. 标本采集

（1）采血时机：待检者避免剧烈运动后立即采血，否则可使红细胞计数增加约10%。

（2）采血体位：坐位采血较仰卧位15分钟后采血，红细胞计数值高5%～10%。

（3）顺利采血：采血时血流不畅、血液凝固可影响红细胞计数。

（4）储存温度及时间：标本放置过久影响细胞计数，红细胞在室温和4～8℃可稳定3天，37℃可稳定36小时，为保证结果准确，应在稳定期内计数。

2. 计数误差　采血部位不当、稀释倍数不准确、充液不当、血液稀释后混合不均、细胞识别错误、器材（计数板、盖玻片、吸管等）不准确或使用不当、血细胞在计数池内分布不均匀等都会对计数结果造成影响。因此技术人员应严格按照标准操作规程规范操作；必要时扩大细胞计数范围和/或数量以保证结果的准确性；定期校准使用到的各种器材；定期检查稀释液质量，以防稀释液中存在细菌污染或其他杂质。

3. 结果校正　一般情况下，外周血中白细胞仅为红细胞的1/1 000～1/500，白细胞数量在正常范围时，对红细胞计数的影响可忽略不计。如果白细胞过高（＞100×10⁹/L）可使红细胞计数结果偏高，因此白细胞＞100×10⁹/L时，应对红细胞计数结果进行校正：①实际红细胞数＝计数所得红细胞数－计数所得白细胞数。②在高倍镜下注意识别，计数时不计数白细胞。高倍镜下白细胞体积通常比红细胞体积略大，中央无凹陷，细胞核隐约可见，无黄绿色折光，有颗粒感。

二、血红蛋白测定

血红蛋白（hemoglobin, Hb 或 HGB）是红细胞内的主要运输蛋白，分子量为64 458，其主要功能是在肺部与氧结合，并将氧运送到全身各组织器官，每克血红蛋白可携带1.34mL氧。

血红蛋白由珠蛋白和亚铁血红素组成，每个血红蛋白分子含有4条珠蛋白肽链，每条肽链结合1个亚铁血红素，形成具有四级空间结构的四聚体。珠蛋白具有种属特异性，人类每个珠蛋白分子由两对肽链组成，一对 α 链，一对非 α 链，非 α 链包括 β、γ、δ、ε、ζ 等，不同肽链构成不同种类的血红蛋白。亚铁血红素由 Fe^{2+} 和原卟啉Ⅸ组成，铁原子位于卟啉环中央，具有 6 个配位键。其中，4 个配位键与原卟啉中心的 4 个吡咯氮原子连接；第 5 个配位键与珠蛋白肽链 F 肽段第 8 位氨基酸（组氨酸）的咪唑氮原子连接；第 6 个配位键与 O_2 结合时称为氧合血红蛋白（oxyhemoglobin, HbO_2），如果未与 O_2 结合，则称为还原血红蛋白（reduced hemoglobin, Hbred）。如果 Fe^{2+} 氧化成 Fe^{3+}，则称高铁血红蛋白（hemiglobin, Hi）；如果第 6 个配位键与 CO、S 等结合，则形成各种血红蛋白衍生物，分别为碳氧血红蛋白（HbCO）、硫化血红蛋白（SHb）等。

（一）测定原理

1. 氰化高铁血红蛋白（HiCN）测定法　血红蛋白（除 SHb 外）中的亚铁离子（Fe^{2+}）被高铁氰化钾氧化为高铁离子（Fe^{3+}），血红蛋白转化为高铁血红蛋白。高铁血红蛋白与氰化钾（KCN）中的氰离子（CN^-）反应生成稳定的 HiCN。HiCN 最大吸收波峰为 540nm，波谷为504nm。在特定条件下，HiCN 毫摩尔消光系数为 44L/（mmol·cm）。HiCN 在 540nm 处的吸光度与溶液中的血红蛋白浓度成正比，故根据测得吸光度可求得血红蛋白浓度。

2. 十二烷基硫酸钠血红蛋白（SDS-Hb）测定法　SDS 是一种阴离子表面活性剂，具有轻度氧化作用。低浓度的 SDS 可与除 SHb 之外的所有血红蛋白反应，亚铁血红素被氧化成稳定的棕红色高铁血红素样复合物（SDS-Hb），SDS-Hb 的最大吸收波峰为 538nm。由于 SDS-Hb 没有稳定的毫摩尔消光系数，不能通过吸光度直接计算出血红蛋白浓度，需用 HiCN 法标定值的新鲜血制备标准曲线，间接计算出血红蛋白浓度。

（二）操作步骤

1. HiCN 转化液（文 - 齐液）配制　氰化钾（KCN）0.05g，高铁氰化钾[$K_3Fe(CN)_6$

0.20g，无水磷酸二氢钾（KH_2PO_4）0.14g，Triton X-100 1.0mL，分别溶于蒸馏水中，混合，再加蒸馏水至 1 000mL，混匀。调整 pH 至 7.0～7.4，试剂为淡黄色透明溶液。HiCN 转化液有多种配方，其作用及评价见表 6-2。

表 6-2　HiCN 转化液的作用及评价

转化液	主要成分	作用	评价
都氏液	$K_3Fe(CN)_6$、KCN、$NaHCO_3$	$K_3Fe(CN)_6$、KCN：使 Hb 形成稳定的 HiCN；$NaHCO_3$：防止高球蛋白血液标本浑浊	反应速度慢，15℃时 40 分钟才能使血红蛋白完全转化成 HiCN
文-齐液	$K_3Fe(CN)_6$、KCN、无水磷酸二氢钾、非离子型表面活性剂	$K_3Fe(CN)_6$、KCN：使 Hb 形成稳定的 HiCN；非离子型表面活性剂：助溶剂，可溶解红细胞，使 Hb 游离，并防止浑浊；无水磷酸二氢钾：维持 pH 在 7.2±0.2，防止高球蛋白血液标本浑浊	Hb 转化快，5 分钟即可完成，为 WHO 推荐使用方法

2. 实验操作

（1）加转化液：取 1 支小试管，加入 HiCN 转化液 5.0mL。

（2）加血液标本：用微量吸管准确吸取 20μL 全血，加入到转化液的底部，并用上清液反复清洗 3 次，充分混匀血液与转化液，静置 5 分钟。

（3）测定吸光度：在 540nm 波长处，以 HiCN 转化液调零，光径 1.000cm，测定待检标本的吸光度。

（4）计算：公式如下。

$$Hb(g/L) = \frac{A}{44} \times \frac{64\ 458}{1\ 000} \times 251 = A \times 367.7$$

A：540nm 处测定的待检标本吸光度；

44：毫摩尔消光系数［L/（mmol·cm）］；

64 458：Hb 平均相对分子量；

1 000：将 mg 转变为 g；

251：血液稀释倍数。

（三）方法学评价

血红蛋白有多种测定方法，常用的是比色法。比色法依据所使用试剂不同，分为 HiCN 测定法、SDS-Hb 测定法、碱羟血红蛋白测定法、叠氮高铁血红蛋白测定法、溴代十六烷基三甲胺血红蛋白测定法。

1. HiCN 测定法　为 ICSH 推荐的参考方法。①优点：操作简单，反应速度快，可检测除 SHb 之外的所有 Hb，产物稳定，HiCN 参考品具有可长期保存、便于质控等特点。②缺点：KCN 试剂有剧毒，可使高白细胞、高球蛋白血液标本浑浊，对 HbCO 的反应慢，不能测定 SHb。

2. SDS-Hb 测定法　为次选方法。①优点：操作简单，呈色稳定，试剂无毒，结果准确，重复性好。②缺点：SDS 质量差异大，消光系数未定，SDS 易破坏白细胞，不适于同时进行白细胞计数的血液分析仪。

3. 碱羟血红蛋白（alkaline haematin detergent，AHD_{575}）测定法　①优点：具有试剂简易，无毒，呈色稳定，准确度与精密度较高；可用氰化血红素作校准品等优点。②缺点：575nm 波长比色，不便于自动检测，HbF 不能转化。

4. 叠氮高铁血红蛋白(HiN₃)测定法　①优点：具有反应迅速，呈色稳定，准确度、精密度较高等优点。②缺点：试剂有毒性(为 HiCN 的 1/7)，HbCO 转化慢(20 分钟)。

5. 溴代十六烷基三甲胺(CTAB)血红蛋白测定法　①优点：溶血性强且不破坏白细胞，适于血液分析仪检测等。②缺点：精密度、准确度略低。

(四)检测结果的临床应用分析

1. 参考区间　参照 WS/T 405—2012 标准，成年男性为 130～175g/L；成年女性为 115～150g/L。

2. 临床应用分析　血红蛋白浓度与红细胞计数大致呈平行变化，两者临床意义基本相同。但在某些贫血中，红细胞和血红蛋白减少程度可不一致；两者同时测定，对贫血的诊断和鉴别诊断有重要临床意义。

成年男性 $RBC > 6.0 \times 10^{12}/L$，$Hb > 175g/L$；成年女性 $RBC > 5.5 \times 10^{12}/L$，$Hb > 160g/L$ 时，称为红细胞增多和血红蛋白增多。当单位容积血液中红细胞数量、血红蛋白浓度低于参考区间的下限，称为红细胞减少和血红蛋白减少，通常称为贫血。临床习惯用血红蛋白浓度作为衡量贫血程度的指标。轻度贫血：$Hb < 120g/L$(女性 $< 110g/L$)；中度贫血：$Hb < 90g/L$；重度贫血：$Hb < 60g/L$；极重度贫血：$Hb < 30g/L$。当 $Hb < 45g/L$ 时，应考虑输血。

(五)质量保证

1. 标本　血红蛋白的测定原理是比色法，因此引起标本浊度增大的因素会导致血红蛋白浓度假性增高，如高脂蛋白血症、高球蛋白、高白细胞($WBC > 20 \times 10^9/L$)及高血小板($PLT > 700 \times 10^9/L$)等。HbCO 增多也可使血红蛋白测定值增高。如果是高白细胞引起的浑浊，可以离心后取上清液比色；若是球蛋白异常增高引起的浑浊，可向比色液中加入少许固体氯化钠(约 0.25g)或碳酸钾(约 0.1g)，混匀后可使溶液澄清。

2. 器材　使用的分光光度计符合标准要求，如波长必须准确、灵敏度高、线性好、无杂光；定期校准分光光度计；选用合格的微量吸管、刻度吸管和比色杯；比色杯直径 1.000cm，允许误差为 0.5%(即 0.995～1.005cm)，测定温度为 20～25℃。

3. 试剂　HiCN 转化液应置于棕色有塞玻璃瓶内，不能分装试剂于多个试管中且长时间敞开管口又不避光；不能贮存在塑料容器中，以防 CN^- 丢失，造成测定结果偏低。试剂置 4℃冰箱内保存，一般可用数月，若变绿、变浑浊则不能使用；不能在 0℃以下保存，因为结冰可引起高铁氰化钾还原，使转化液褪色失效。

4. 操作　采血、稀释、混匀等要求与红细胞计数相同。此外，在实验过程中，为确保 HbCO 完全转化，可延长转化时间或加大试剂中 $K_3Fe(CN)_6$ 用量。

5. 废弃物的处理　HiCN 转化液中的氰化钾是剧毒药品，配制转化液时要按剧毒品管理程序操作。为防止氰化钾污染环境，测定后的废液应妥善处理，首先用水 1∶1 稀释废液，再向每升上述稀释废液中加次氯酸钠溶液 35mL，充分混匀后敞口放置 15 小时以上，使 CN^- 氧化成 CO_2 和 N_2 挥发，或水解成 CO_3^{2-} 和 NH_4^+，再排入下水道。测定后的废液严禁与酸性溶液混合，以防氰化钾遇酸产生剧毒的氰氢酸气体。

三、血细胞比容测定

血细胞比容(hematocrit, HCT)是指一定体积的全血中红细胞所占容积的相对比值。HCT 的高低与红细胞数量、平均红细胞体积及血浆量有关，主要用于贫血和红细胞增多的诊断、血液稀释和血液浓缩变化的测定、平均红细胞体积和平均红细胞血红蛋白浓度的计算等。HCT 直接测定时采用离心法(包括温氏法和微量法)，间接测定时采用血液分析仪法。

（一）检测原理

1. **血液分析仪法**　主要使用电阻抗原理进行分析。可采用脉冲高度叠加经换算得出，或由红细胞计数与平均红细胞体积相乘获得，具体见血液分析仪检验相关章节。

2. **温氏法**　利用血液中不同有形成分的比重不同，将定量抗凝全血灌注于温氏管中，以一定的速度离心一定时间后，血液自上而下分为5层：血浆层、血小板层、白细胞及有核细胞层、还原红细胞层及红细胞层（图6-2），读取压实红细胞柱层高度，可计算出压实红细胞层占全血体积的百分比，即为血细胞比容。结果读取应以还原红细胞层为准。

3. **微量法**　为WHO推荐的常规方法，其检测原理与温氏法基本相同，但检测管和离心力不同。

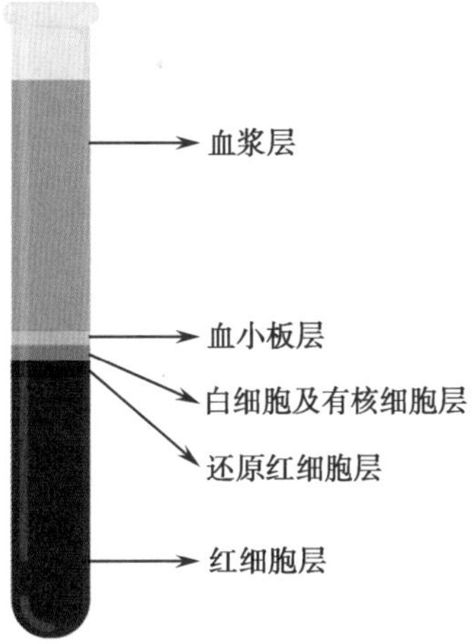

图 6-2　血液离心后分层图

（血浆层／血小板层／白细胞及有核细胞层／还原红细胞层／红细胞层）

（二）操作步骤

1. **血液分析仪法**　按标准操作规程进行操作。

2. **温氏法**

（1）器材：温氏（Wintrobe）管，管长110mm，内径3mm，管壁一侧自下而上标有0～100mm刻度，分度值为1mm，内面是平底，壁厚，容积约1mL。

（2）实验操作

1）加标本：用细长的毛细滴管吸取混匀的抗凝血，插入温氏管底部，将血液缓慢注入至刻度"0"处，并用小橡皮塞塞紧管口。

2）离心：将加好标本的温氏管放入离心机内，以相对离心力2 264×g离心30分钟。

3）读数：以还原红细胞层表面为准，读取红细胞层柱高的毫米数，乘以0.01，即为HCT值。

3. **微量法**

（1）器材：经肝素处理的毛细管。

（2）实验操作

1）加标本：用虹吸法将血液吸入特制的肝素化毛细管中，至2/3（50mm）处，避免产生气泡。

2）封口：将毛细管未吸血的一端垂直插入专用密封胶中，封口。

3）离心：将毛细管放入专用的高速离心机，12 500×g离心5分钟。

4）读数：取出离心后的毛细管置于专用读数板的凹槽中，移动滑尺刻度至还原红细胞层表层，读出相对应的数值。

（三）方法学评价

1. **血液分析仪法**　①优点：无须单独采血，检测速度快，精密度高，无血浆残留引起的误差。②缺点：准确度不及微量离心法，需定期校正仪器。

2. **温氏法**　①优点：应用广泛，无须特殊仪器。②缺点：难以完全排除残留血浆（可达2%～3%），测定值比真实值略高，标本用量较多，耗时长，已逐渐被血细胞分析仪法、微量法代替。

3. **微量法**　为WHO推荐的常规方法，是临床实验室标准化协会（CLSI）推荐的参考标准。①优点：标本用量少，相对离心力高，结果准确、快速、重复性好。②缺点：仍有残留血浆，但较温氏法少，需微量高速离心机。

4. **微量离心计算法**　①优点：ICSH（2003）推荐的替代参考方法，可常规用于HCT测定的校准。HCT=（离心HCT值 –0.011 9)/0.973 6。②缺点：需用参考方法测定全血Hb和压积红细胞 Hb，HCT= 全血 Hb/ 压积红细胞 Hb。

5. 放射性核素法　①优点：ICSH 曾推荐的参考方法，准确性最高。②缺点：方法烦琐、特殊，不适用于临床常规检查。

（四）检测结果的临床应用分析

1. 参考区间　参照 WS/T 405—2012 标准。①成年：男性 0.40～0.50；女性 0.35～0.45。②儿童：0.33～0.42。③新生儿：0.47～0.67。

2. 临床应用分析　HCT 的变化与 RBC 数量变化基本一致，因此其临床意义与 RBC 计数相似。HCT 降低是诊断贫血的指标之一，如果红细胞数量正常，而血浆量增加，为假性贫血；红细胞数量绝对增加或血浆量减少都可导致 HCT 增加。HCT＜0.2 可引起心力衰竭和死亡；HCT＞0.6 与自发凝血有关。HCT 与其他血液流变学指标联合，可用于血栓前状态的监测。此外，HCT 还用于以下方面。

（1）临床补液量的参考：各种原因导致机体脱水，都会使 HCT 增高，可根据 HCT 的值计算补液量；在补液时可监测 HCT，HCT 恢复正常表示血容量得到纠正。

（2）用来计算红细胞平均指数：HCT 可用于计算平均红细胞体积和平均红细胞血红蛋白浓度。

（3）血液流变学的指标：HCT 增高可导致血液黏度增加，严重者表现为高黏滞综合征，易引起微循环障碍、组织缺氧。

（五）质量保证

1. 抗凝剂　为不影响红细胞体积，多选用肝素或 EDTA-K$_2$ 抗凝标本。

2. 标本采集　以空腹采血为宜，采血应顺利、准确。当静脉受压迫时间过长（超过 2 分钟）会引起血液淤积与浓缩，因此当针刺入血管见少量回血后，应立即除去止血带再抽血，以避免 HCT 增高。

3. 器材　①Wintrobe 管内径不均匀性误差应＜0.05mm，刻度应清晰。②CLSI 要求微量法所用毛细管长 75mm，内径 0.8～1.0mm，壁厚 0.20～0.25mm，每支含肝素 2U。

4. 操作应规范化　避免人为误差，如抗凝剂用量不准、混匀不充分等。离心力的大小直接影响 HCT 测定的结果，ICSH 建议温氏法相对离心力（RCF）在 2 000～2 300×g，微量法相对离心力（RCF）≥10 000×g。计算公式：相对离心力（g）=1.118×10^{-5}× 有效离心半径（cm）× 每分钟转速的平方$[(r/min)^2]$。

5. 结果判读　温氏法离心后，其血浆与血细胞的分界面应为平面，读数时应读取自还原红细胞层以下的红细胞的高度。微量法离心后，取出毛细管置于专用读数板的凹槽中，将微量管底部的红细胞基底层与标准读数板的基线（0 刻度线）重合再读数，移动滑尺刻度至还原红细胞层表层，读出相对应的数值；或用刻度尺分别测量红细胞层和全血层长度，计算其比值，即为 HCT 值。

6. 结果分析　红细胞形态异常时（如小红细胞、大红细胞、椭圆形红细胞或镰状红细胞），因红细胞变形性降低使血浆残留量增加（约 6%），结果会假性增高。红细胞增多症时，也会使细胞间残余血浆量增加。体外溶血、自身凝集等会导致结果假性降低。必要时参考红细胞、血红蛋白测定结果，以核实测定结果是否可靠。

四、红细胞平均指数

红细胞平均指数包括平均红细胞体积（mean corpuscular volume，MCV）、平均红细胞血红蛋白含量（mean corpuscular hemoglobin，MCH）和平均红细胞血红蛋白浓度（mean corpuscular hemoglobin concentration，MCHC）。红细胞平均指数有助于深入认识红细胞特征，为贫血的形态学分类和鉴别诊断提供依据。红细胞平均指数测定方法有手工法和血液分析仪法。

（一）检测原理

1. **血液分析仪法**　MCV 可直接由血液分析仪测定导出。MCH、MCHC 由仪器测定出 Hb、RBC 结果后计算得出，MCH=Hb/RBC，MCHC=Hb/（RBC×MCV）。

2. **手工法**　根据 RBC、Hb、HCT 的测定结果计算红细胞平均指数（表 6-3）。

表 6-3　红细胞平均指数的计算

红细胞平均指数	含义	计算公式	单位
MCV	红细胞群体中单个红细胞体积的平均值	$MCV = \dfrac{HCT}{RBC(/L)} \times 10^{15}$	飞升（fL），$1fL=10^{-15}L$
MCH	红细胞群体中单个红细胞血红蛋白含量的平均值	$MCH = \dfrac{Hb(g/L)}{RBC(/L)} \times 10^{12}$	皮克（pg），$1pg=10^{-12}g$
MCHC	平均每升红细胞中所含血红蛋白的浓度	$MCHC = \dfrac{Hb(g/L)}{HCT}$	g/L

（二）操作步骤

1. **检测**　按照相关检测方法测定 RBC、Hb、HCT。

2. **计算**　根据 RBC、Hb、HCT 的检测结果计算出红细胞平均指数。

（三）方法学评价

1. **血液分析仪法**　①优点：简单快速、准确度高、重复性好。②缺点：受仪器的工作状态影响较大，需定期校正仪器，仪器相对较贵，成本较高。红细胞聚集时可使 MCV 假性增高；高脂蛋白血症或白细胞增多症时因血浆浊度增加可使 MCH、MCHC 假性增高。

2. **手工法**　①优点：不需要相关仪器，可由 RBC、Hb、HCT 测定后计算得出。②缺点：必须用同一抗凝血标本，且 RBC、Hb、HCT 检测结果必须准确；费时、费力。

（四）检测结果的临床应用分析

1. **参考区间**　参照 WS/T 405—2012 标准。成人：①MCV：82～100fL；②MCH：27～34pg；③MCHC：316～354g/L。

2. **临床应用分析**　红细胞平均指数可用于贫血形态学分类及病因分析（表 6-4）。

表 6-4　贫血形态学分类及病因分析

贫血形态学分类	MCV	MCH	MCHC	常见病因
正常细胞性贫血	正常	正常	正常	急性失血、急性溶血、再生障碍性贫血、白血病等
大细胞性贫血	增高	增高	正常	叶酸、维生素 B_{12} 缺乏或吸收障碍引起的巨幼细胞贫血
单纯小细胞性贫血	降低	降低	正常	慢性炎症、尿毒症
小细胞低色素性贫血	降低	降低	降低	缺铁性贫血、珠蛋白生成障碍性贫血、慢性失血等

五、网织红细胞计数

网织红细胞（reticulocyte，Ret）是介于晚幼红细胞和成熟红细胞之间的过渡细胞，直径 8.0～9.5μm，略大于成熟红细胞，其细胞质中残存的嗜碱性物质 RNA 经碱性染料［如新亚甲蓝（new methyl blue）、煌焦油蓝（brilliant cresyl blue）等］活体染色后，凝聚成颗粒，连缀成线，形成蓝色或紫色的点粒状、线状或丝网状结构（图 6-3），因此称为网织红细胞。网织红细胞自骨髓释放到外周血液后仍具有合成血红蛋白的能力，1～2 天后，其核酸物质消失，成为成熟红细胞。ICSH 将网织红细胞分成 Ⅰ～Ⅳ 型（表 6-5）。

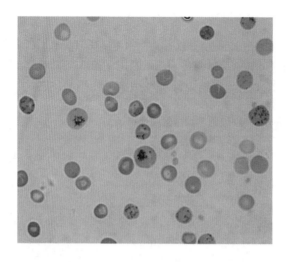

图 6-3　网织红细胞

表 6-5　网织红细胞类型及特征

类型	形态特征	正常存在部位
Ⅰ型（丝球型）	红细胞内几乎被网织物充满	仅存在于骨髓
Ⅱ型（网型）	嗜碱性物质呈松散的网状结构	大量存在于骨髓，极少见于外周血中
Ⅲ型（破网型）	嗜碱性物质呈散在不规则枝点状排列	少量存在于外周血中
Ⅳ型（点粒型）	嗜碱性物质少，呈分散的细颗粒、短丝状	主要存在于外周血中

（一）检测原理

网织红细胞的 RNA 以弥散胶体状态存在，如果采用常规染色法（Wright 染色法）对细胞进行固定，即使网织红细胞的核酸物质着色，但因其量少且分散，难以在普通显微镜下识别。因此，网织红细胞检测必须用活体染色法，才能将 RNA 染色完全，使网织红细胞突出显示，在光镜下易于区分。

1. **血液分析仪法**　采用非荧光染料（新亚甲蓝）或荧光染料（如吖啶橙、派若宁 -Y、噻唑橙、碱性槐黄 O 等）与网织红细胞内的 RNA 结合，经激光照射，染色的 RNA 产生散射荧光或产生光吸收，根据光散射信号或吸光度值对网织红细胞计数。根据网织红细胞内 RNA 含量对网织红细胞分类，并计算出网织红细胞的其他参数。

2. **普通显微镜法**　新亚甲蓝、煌焦油蓝等碱性染料为带正电荷的有色基团，可与网织红细胞内带负电荷的 RNA 磷酸基结合，使 RNA 胶体间的负电荷减少而发生凝缩，形成蓝色的点状、线状或网状结构，而血红蛋白着色浅或不着色，可在光镜下与成熟红细胞相区别。在显微镜下计数至少 1 000 个红细胞区域内的 Ret，即可得到网织红细胞的相对比值（Ret%），结合红细胞计数结果，可计算 Ret 的绝对值。

（二）操作步骤

1. **血液分析仪法**　按标准操作规程进行操作。

2. **普通显微镜法**　主要介绍试管法和玻片法。

（1）试管法

1）试剂：10g/L 新亚甲蓝生理盐水溶液或 10g/L 煌焦油蓝生理盐水溶液。

2）实验操作

加染液：取一支小试管，加入 1 滴染液。

加血液：向小试管内加入 1 滴新鲜全血，立即混匀，室温下放置 15～20 分钟。

制片：取混匀的染色血 1 小滴制成薄血涂片，自然干燥。

观察：低倍镜下观察红细胞的染色和分布情况，选择红细胞分布均匀、着色好的部位。

计数:油镜下计数至少 1 000 个红细胞中的网织红细胞。

计算:网织红细胞(%) = $\dfrac{\text{计数 1 000 个红细胞中的网织红细胞数}}{1\ 000} \times 100\%$

（2）玻片法

1）试剂:10g/L 煌焦油蓝乙醇溶液。

2）实验操作

加染液:在载玻片的一端滴加 1 滴 10g/L 煌焦油蓝乙醇染液,自然干燥后备用。

加血液:加 1 滴新鲜全血在干燥的染料上,用推片的一角将血液与染料混匀。将另一张载玻片盖在其上,使两张玻片黏合。

制片:室温放置 5～10 分钟后,移开上层玻片,取 1 小滴制成薄血涂片。观察、计数和计算:同试管法。

（三）方法学评价

1. 血液分析仪法　检测细胞多,精密度高,易标准化,报告参数多[如高荧光强度网织红细胞比率（HFR）、中荧光强度网织红细胞比率（MFR）、低荧光强度网织红细胞比率（LFR）、网织红细胞成熟指数（RMI）等];但仪器昂贵,在出现 H-J 小体、有核红细胞、巨大血小板时结果常出现假性增高。

2. 普通显微镜法　简便、成本低,可直接观察细胞形态;但影响因素多,重复性差。普通显微镜法又分为试管法、玻片法和 Miller 窥盘计数法。

（1）试管法:易掌握,重复性较好,易复查。

（2）玻片法:水分易蒸发,染色时间短,结果偏低。

（3）Miller 窥盘计数法:为 ICSH 推荐方法,规范了计算区域,降低实验误差（CV 在 10% 左右 ）。

（四）检测结果的临床应用分析

1. 参考区间

（1）相对值:成人和儿童 0.5%～1.5%;新生儿 2.0%～6.0%。

（2）绝对值:成人和儿童（24～84）$\times 10^9$/L。

2. 临床应用分析　网织红细胞计数的临床意义见图6-4。

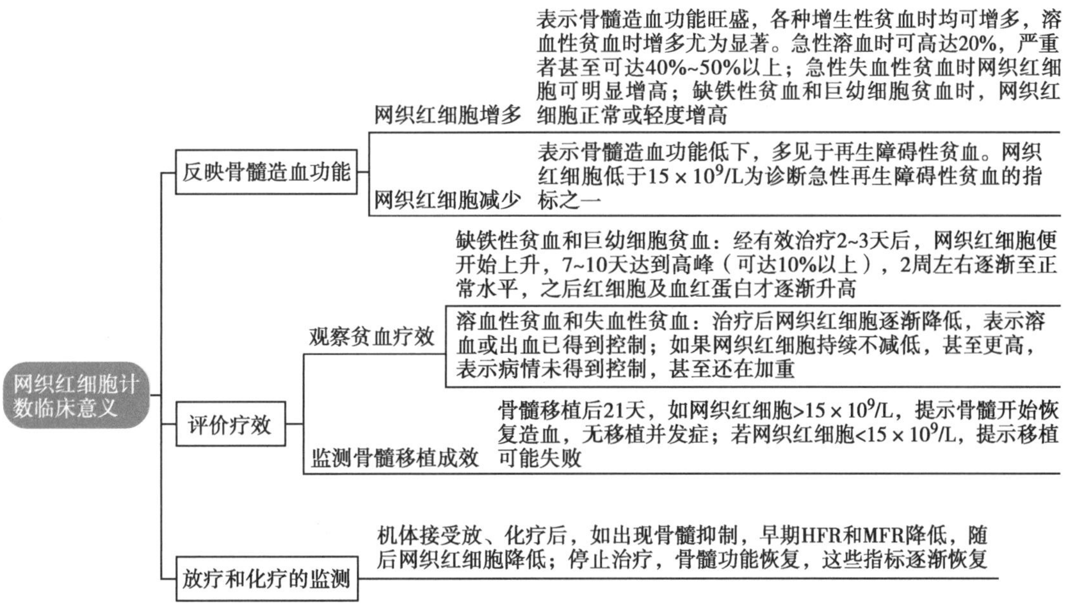

图 6-4　网织红细胞计数的临床意义

（五）质量保证

1. 标本　标本采集后应及时处理，因为网织红细胞在体外仍继续成熟，其数量随保存时间延长而递减。EDTA-K$_2$抗凝血标本应尽量在4小时内进行处理，若保存在4℃条件下，可延迟到8小时内。标本染色后也应及时测定，因染料吸附可增高网织红细胞计数值。

2. 染液　染液质量直接影响网织红细胞计数的准确度。用于网织红细胞检测的活体染料很多，如新亚甲蓝、煌焦油蓝等。试剂应定期配制，以免变质。不同染料染色效果不同，常用染料见表6-6。

表6-6　网织红细胞活体染色常用染料

染料	评价
新亚甲蓝	WHO推荐使用，对RNA着色强、试剂稳定，Hb几乎不着色，便于识别
煌焦油蓝	临床曾长期普遍使用。但溶解度低，染料沉渣易附着红细胞表面，影响检测；易受变性珠蛋白小体、HbH包涵体干扰

3. 染色涂片　血液与染液的比例以1:1为宜，贫血时可适量增加血液的比例。染色时间不能过短，室温低时，可放置37℃恒温水浴箱或适当延长染色时间，否则会因为染色浅造成结果偏低。涂片时血膜应薄而均匀，红细胞不相互重叠。

4. 计数区域　选择红细胞分布均匀、不重叠、网织红细胞着色好的部位计数。

5. 正确辨识网织红细胞形态　外周血液中的网织红细胞主要是Ⅳ型，凡含有2个或2个以上颗粒，且颗粒远离细胞边缘的红细胞均应计为网织红细胞。应注意网织红细胞与红细胞中各种颗粒或包涵体的鉴别，见表6-7。

表6-7　活体染色后各种颗粒或包涵体的鉴别

颗粒或包涵体	成分	特点
网织红细胞颗粒	RNA	网状物或散在细小颗粒
Pappenheimer小体	铁蛋白颗粒	细胞质内某个区域有1个或多个颗粒，较Ret染色深
Heinz小体	变性珠蛋白	较Pappenheimer小体大，位于红细胞外缘，不规则，淡蓝色
Howell-Jolly小体	DNA	较Pappenheimer小体大，圆形，规则，淡蓝色
HbH包涵体	变性HbH	呈多个球形、淡蓝绿色颗粒，似高尔夫球样

6. 计数细胞数量　普通显微镜法计数网织红细胞时，油镜下需至少计数1 000个红细胞区域内的Ret，计算得到Ret的相对值。为减少计数误差，ICSH推荐使用Miller窥盘进行网织红细胞计数。Miller窥盘是一个厚1mm、直径19mm的圆形玻片，玻片上刻有两个正方形的格子A和B，小方格A的面积为大方格B的1/9。将Miller窥盘放置于目镜内，计数小方格A内的所有红细胞，同时计数大方格B（含小方格）内的网织红细胞（图6-5、图6-6）。

按公式计算：
$$网织红细胞（\%）=\frac{大方格B内的网织红细胞数}{小方格A内的红细胞数×9}×100\%$$

$$网织红细胞数（/L）=网织红细胞（\%）×红细胞数（/L）$$

为将*CV*控制在一定水平内，应根据网织红细胞比值，确定实际需要计数的红细胞数量（表6-8）。

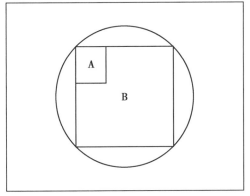

图 6-5 Miller 窥盘结构示意图

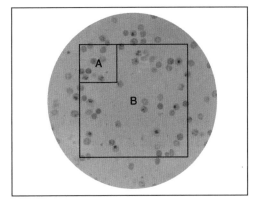

图 6-6 Miller 窥盘显微镜图

表 6-8 网织红细胞计数达到规定 CV 值时应计数的红细胞数量

Ret/%	需要直接计数的红细胞数			Miller 窥盘小方格内需要计数的红细胞数		
	2%	5%	10%	2%	5%	10%
1	247 500	39 600	9 900	27 500	4 400	1 100
2	122 500	19 600	4 900	13 611	2 178	544
5	47 500	7 600	1 900	5 278	844	211
10	22 500	3 600	900	2 500	400	100
20	10 000	1 600	400	1 111	178	44
50	2 500	400	100	278	44	11

六、红细胞沉降率测定

红细胞沉降率（erythrocyte sedimentation rate, ESR）简称血沉，是指在一定条件下，抗凝全血中红细胞自然沉降的速率。血沉是临床常用的检测指标之一，其灵敏度高、特异性差，可用于疾病的动态观察，具有评估病情和疗效的临床价值。

（一）检测原理

红细胞动态下沉可分为三期：①红细胞缗钱样聚集期，沉降较慢，约 10 分钟；②红细胞快速沉降期，聚集逐渐减弱，红细胞以恒定速度下沉，约 40 分钟；③红细胞堆积期，此期红细胞缓慢下沉，逐渐堆积于管底，约 10 分钟。

1. 自动血沉仪法 全自动血沉仪根据红细胞下沉过程中血浆浊度的改变，采用光电比浊法、红外扫描法或连续摄影法，动态分析红细胞沉降过程中血浆浊度改变，然后根据相应计算公式，得到与魏氏法高度相关的结果。

2. 魏氏法 将枸橼酸钠抗凝血液置于特制的血沉管内，在室温下垂直立于血沉架 1 小时，读取上层血浆高度的毫米数值，即为红细胞沉降率，以"mm/h"报告。

（二）操作步骤

1. 自动血沉仪法

（1）器材：自动血沉仪、配套的血沉真空采血管。

（2）实验操作：按仪器标准操作规程操作。

2. 魏氏法

（1）器材：魏氏血沉管、血沉架。

（2）实验操作

1）采集血液：采集静脉血至枸橼酸钠抗凝的真空采血管（黑帽）的 2mL 刻度处，颠倒混匀。

2）吸血：混匀全血，吸入魏氏血沉管内至刻度"0"处，擦去管外残留血液。

3）竖立血沉管：将血沉管垂直立于血沉架上，并启动计时器。

4）读数：1小时后，准确读取红细胞下沉后露出的血浆段的高度，即为红细胞沉降率。

（三）方法学评价

1. **自动血沉仪法** 可记录红细胞沉降全过程；快速、微量、自动化，有温度补偿装置或可自动进行温度校正。测定结果应与参考方法比较，制订本方法的参考区间。

2. **魏氏法** 经典方法，对操作器材、条件和方法有严格规定，一次性血沉管（真空）使用方便、卫生安全。缺点是耗时较长，成本较高，质量难以保证，不能进行温度校正，需查不同室温下的血沉校正表，报告校正值，目前临床已少用。

3. **温氏法** 通过血沉方程 K 值计算，克服了贫血对结果的影响，多用于血液流变学检查，结果平均高于魏氏法9.6mm。

4. **参考方法** 为满足 ESR 测定标准化的要求，ICSH 在 2010 年发布新的血沉测定参考方法。其内容主要涵盖以下几个方面：①所有方法均以魏氏法为基础。②标本是稀释血液，直接用 109mmol/L 枸橼酸钠 1:4 抗凝的全血，或将 EDTA 抗凝全血用 109mmol/L 枸橼酸钠或生理盐水以 1:4 稀释。③血沉管必须符合 ICSH 要求，材质可以是玻璃或塑料。④结果必须校正到 60 分钟时的高度，以"mm"报告结果。突出特点是 ESR 测定可与血液一般检验共用一份抗凝静脉血标本，但血沉必须稀释。

（四）检测结果的临床应用分析

1. **参考区间** 魏氏法：成年男性 0~15mm/h；成年女性 0~20mm/h。

2. **临床应用分析** 血沉病理性变化的原因及临床应用分析见表6-9。

表 6-9 血沉病理性变化的原因及临床应用分析

血沉变化	原因	临床意义
血沉加快	各种炎症	急性细菌性炎症时，急性时相反应蛋白增多（如 α_1-抗胰蛋白酶、α_2-巨球蛋白、C 反应蛋白、转铁蛋白、纤维蛋白原等）使血沉加快；风湿病活动期的抗原抗体复合物增加可加快红细胞聚集体形成，血沉加快；风湿热活动期时纤维蛋白原明显增高使血沉加快；慢性炎症如结核病活动期时，血中纤维蛋白原及球蛋白增加，血沉明显增快，故临床上常用血沉来观察结核病及风湿热的动态变化
	组织损伤及坏死	较大范围的组织损伤或大手术，血中急性时相反应蛋白增多，可导致血沉增快，如急性心肌梗死、肺梗死等
	恶性肿瘤	与肿瘤组织坏死、肿瘤时 α_2-巨球蛋白、纤维蛋白原增高、贫血有关；良性肿瘤时血沉多正常
	自身免疫病	自身抗体类球蛋白增多，如结缔组织病、系统性红斑狼疮、类风湿性关节炎等
	高球蛋白血症	见于多发性骨髓瘤、巨球蛋白血症、系统性红斑狼疮、类风湿性关节炎、肝硬化、慢性肾炎等
	高胆固醇血症	见于动脉粥样硬化、糖尿病、黏液性水肿、血脂代谢异常等
	贫血	贫血患者血红蛋白低于 90g/L 时，血沉会轻度增快，并随贫血加重而增快，但血沉的加快程度并不完全与红细胞减少的程度成比例
血沉减慢		见于真性红细胞增多症、低纤维蛋白血症、充血性心力衰竭及红细胞形态异常（如球形红细胞、镰状红细胞、异形红细胞）等

（五）质量保证

1. **待检者准备**　检验前必须控制饮食，避免脂血。患者输注葡萄糖、聚乙烯吡咯烷酮等药物，2日内不宜作血沉测定。

2. **抗凝剂**　109mmol/L枸橼酸钠（AR级）浓度应准确；新鲜配制，不能超过1周，不用时于4℃冷藏保存。

3. **标本**　标本量要准确，保证抗凝剂与血液比例为1:4，因为抗凝剂过多会使血沉加快，反之血沉减慢。标本不能有凝血、溶血和气泡，与抗凝剂要充分混匀。标本采集后应在室温2小时内或4℃ 4小时内测定（ICSH规定），如置于4℃冷藏，可延长至6小时内完成测定，但测定前应将标本恢复至18～25℃，测定前要充分混匀。当标本HCT>0.35时，因红细胞过度受压，导致其不规则聚集，可显著影响血沉检测结果，此时需用血浆调整HCT≤0.35后再测。

4. **血沉管**　血沉管必须洁净、干燥，符合ICSH规定。ICSH规定，魏氏血沉管管长（300±1.5）mm，为两端相通的无色、平头、带有刻度的圆柱形玻璃或塑料制品；管壁刻度200mm，误差±0.35mm，最小分度值1mm，误差为<0.2mm；内径2.55mm，误差<5%；外径（5.5±0.5）mm。

5. **血沉架**　血沉架必须稳固，血沉管垂直放置于血沉架上，血沉管倾斜3°可使血沉增加30%。

6. **测定环境**　①应在18～25℃温度下进行测定，随温度升高血沉会加快。②温度过高或过低时，应对照血沉温度校正表进行温度校正后报告结果。③避免阳光直接照射。④试验台必须稳固，避免振动。

7. **测定时间**　应严格控制在（60±1）分钟，读取沉降红细胞界面以上1mm处的透明血浆层所对应的刻度。红细胞在1小时沉降过程中并不是等速度的沉降，因此绝不能只观察30分钟的沉降率，将结果乘以2作为红细胞沉降率。

8. **室内质控**　参考方法常作为常规方法的质控方法，但参考方法费时费力，通常采用稳定的商品化的全血质控品作每日质控。也可用3～4份4℃保存的EDTA抗凝全血，计算每天的累积均值，每天至少100份临床标本，可得到相对稳定的结果，每天CV变化在15%之内，认为在控，仪器性能良好。进行质控时，须满足EDTA抗凝、HCT 0.35左右，血沉在15～105mm/h，检测前将标本颠倒混匀16次。

9. **影响因素**　影响血沉测定的因素见表6-10。

表6-10　影响血沉测定的因素

血沉变化	因素	常见原因
血沉增快	血浆因素	纤维蛋白原、球蛋白、胆固醇、甘油三酯等增高
	红细胞因素	各种原因的贫血，大红细胞
	感染因素	某些病毒、细菌、代谢产物、异常抗体
	药物因素	葡萄糖、聚乙烯吡咯烷酮、白明胶、青霉胺、口服避孕药、葡聚糖等
	其他	标本溶血、凝血，血沉管内径过大，血沉管倾斜，温度过高
血沉减慢	血浆因素	白蛋白、糖蛋白、卵磷脂等增高
	红细胞因素	红细胞增多，大小不均或球形红细胞、镰状红细胞增多
	药物因素	阿司匹林、可的松、奎宁
	其他	血沉管内径过小，血沉管不干净或血柱含气泡，温度过低

七、红细胞形态检查

在贫血等一些病理情况下，不仅红细胞数量会发生改变，红细胞的形态也会发生相应特异性的改变，表现在红细胞的大小、形状、染色性质和内涵物的异常等方面。红细胞形态观察结合红细胞计数、血红蛋白测定及其他参数，可以判断贫血的性质，对红细胞相关疾病的诊断和鉴别诊断具有重要意义。

（一）测定原理

1. 血液分析仪法　主要应用电阻抗或光散射法原理等进行分析，具体见相关章节。

2. 血细胞形态分析仪法　主要利用人工智能识别技术进行分析，自动对血液细胞形态进行分析并可提供图像。

3. 显微镜法　其原理是将血液制成血涂片，用 Wright 或 Wright-Giemsa 染色后，由经过培训的分类人员在油镜下直接观察血涂片上红细胞的大小、形态、染色、结构及排列等方面的特征变化。

（二）操作步骤

1. 血液分析仪法　按仪器标准操作规程操作。

2. 血细胞形态分析仪法　按仪器标准操作规程操作。

3. 显微镜法

（1）试剂：Wright 或 Wright-Giemsa 染液、缓冲液。

（2）实验操作

1）制备良好的瑞氏染色血涂片。

2）低倍镜观察：在低倍镜下浏览全片，观察血涂片中红细胞的分布和染色情况，并注意是否存在其他异常细胞。选择染色良好、细胞分布均匀、红细胞排列紧密但不重叠的区域。

3）油镜观察：在所选择的区域滴加 1 滴香柏油，油镜下观察红细胞的形态。

（三）方法学评价

1. 血液分析仪法　间接反映红细胞的部分形态特征，能提供红细胞数量及其他相关参数，并对异常结果予以报警提示，但不能直接提供红细胞形态改变的确切信息，有报警提示时需要用显微镜法复查。ICSH 认为血液分析仪可通过 MCV、MCH 和 RDW 等参数提示红细胞的大小和染色异常，比显微镜检验法和计算机图像分析更准确、更客观。但是，血液分析仪不能反映红细胞排列异常、结构异常等，因此仪器提示红细胞形态异常时必须用显微镜法复检。

2. 血细胞形态分析仪法　基于计算机图像处理技术，对红细胞形态和图像特征进行分析，建立红细胞形态变化分布统计模型，可实现红细胞形态的自动统计分类。血液细胞形态分析仪法能快速自动以正常红细胞形态为参比、按红细胞形态特征作出类型和比例分析，但仪器较贵。

3. 显微镜法　可直接观察红细胞的形态，是红细胞形态检查的经典方法、参考方法，也是仪器法检测的复检方法。

（四）检测结果的临床应用分析

1. 正常红细胞形态　正常红细胞呈双凹圆盘形，大小均一，直径 6.7～7.7μm（平均7.5μm），无细胞核。瑞-吉染色后呈淡粉红色，血红蛋白充盈良好，中央是生理性淡染区（大小为红细胞直径的 1/3），细胞质内无异常结构（图 6-7）。正常红细胞见于健康人，也可见于部分再生障碍性贫血、急性失血性贫血和白血病等患者。

2. 异常红细胞形态　异常红细胞形态包括大小异常、形态异常、染色异常、结构异常和排列异常等。

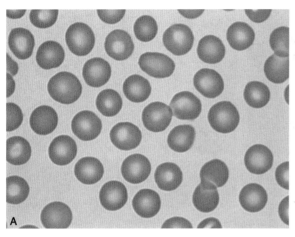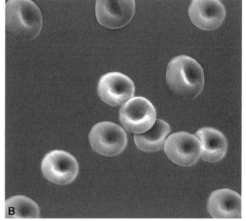

图 6-7　正常红细胞形态
A. 显微镜图；B. 扫描电镜图。

（1）红细胞大小异常

1）小红细胞（microcyte）：红细胞直径＜7μm（图 6-8）。健康人偶见，常见于缺铁性贫血、珠蛋白生成障碍性贫血、遗传性球形红细胞增多症、慢性贫血等。如伴有中心淡染区扩大，提示血红蛋白合成障碍；慢性炎症引起的继发性贫血常呈单纯小红细胞，无中心淡染区扩大；遗传性球形红细胞增多症的小红细胞，中心淡染区消失。

2）大红细胞（macrocyte）：红细胞直径＞8.5μm（图 6-9）。常见于巨幼细胞贫血、急性溶血性贫血、骨髓增生异常综合征、红血病及化疗后等。

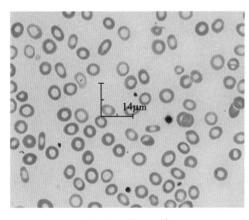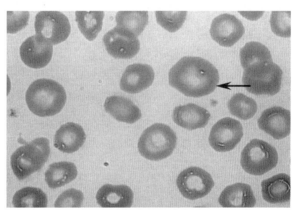

图 6-8　小红细胞　　　　　　　　　　图 6-9　大红细胞

3）红细胞大小不均（anisocytosis）：红细胞体积大小异质性增加，同一张血涂片上红细胞大小悬殊，直径相差 1 倍以上（图 6-10）。常见于严重的增生性贫血、骨髓增生异常综合征、红血病及化疗后等，巨幼细胞贫血时尤为显著。

（2）红细胞形态异常

1）球形红细胞（spherocyte）：红细胞直径＜6.5μm，细胞着色深，无中心淡染区，形似球形（图 6-11）。球形红细胞的形成机制是红细胞膜与细胞骨架蛋白异常，导致红细胞膜先天性或后天性异常丢失，红细胞表面积逐渐减小，导致表面积与体积比值减小，红细胞外形由双凹圆盘状逐渐变为小球形红细胞。健康人血涂片中＜1%，增多见于遗传性球形红细胞增多症（血涂片中球形红细胞可达 25% 以上）、异常血红蛋白病（HbS、HbC）、自身免疫性溶血性贫血、新生儿溶血病及红细胞酶缺陷所致溶血性贫血等。

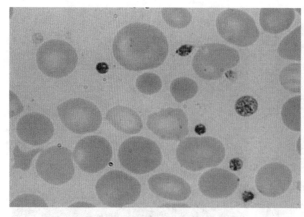
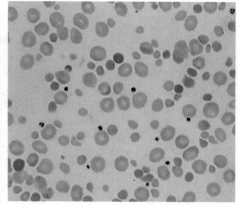

图 6-10 红细胞大小不均

2）椭圆形红细胞（elliptocyte）：红细胞呈椭圆形、杆形，两端钝圆，长轴大于短轴 2 倍以上（图 6-12）。椭圆形红细胞的形成机制与红细胞膜基因异常有关，细胞膜骨架蛋白异常，引起细胞形态改变，将椭圆形红细胞置于高渗、低渗溶液内其形态保持不变。健康人血涂片中＜1%，增多见于遗传性椭圆形红细胞增多症、缺铁性贫血、巨幼细胞贫血等。血涂片中椭圆形红细胞＞25% 具有诊断价值。

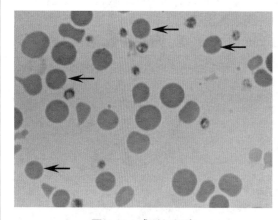
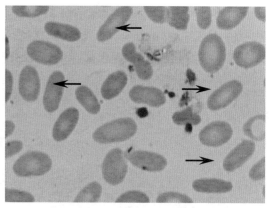

图 6-11 球形红细胞　　　　　　　　　　图 6-12 椭圆形红细胞

3）卵圆形红细胞（ovalocyte）：红细胞呈卵圆形，长轴小于短轴 2 倍（图 6-13）。意义同椭圆形红细胞。

4）靶形红细胞（target cell）：红细胞中央深染，外围为苍白区域，细胞边缘又深染，形如射击的靶子（图 6-14）。有些不典型靶形红细胞，中心深染区为从红细胞边缘延伸的半岛形或柄形。靶形红细胞产生机制可能是 Hb 含量不足及分布不均衡。增多见于珠蛋白生成障碍性贫血、血红蛋白病、肝病、脾切除后及阻塞性黄疸等；缺铁性贫血及其他溶血性贫血等时也可见到少量的靶形红细胞。

5）口形红细胞（stomatocyte）：在湿血涂片中，口形红细胞双凹消失，呈单面凹陷的水杯形；血涂片染色后红细胞中央淡染区呈扁平状，形如一个微张开的嘴巴或鱼口（图 6-15）。可能与红细胞膜异常，Na^+ 通透性增加，细胞膜变硬、变形性降低，脆性增加，导致红细胞易破裂有关。健康人血涂片偶见此类细胞，遗传性口形红细胞增多症时常＞10%，在弥散性血管内凝血（DIC）及酒精性肝病时亦可少量见到。

6）镰状红细胞（sickle cell）：红细胞形如镰刀状、线条状或呈"L""S""V"形等（图 6-16）。红细胞内存在异常血红蛋白（HbS），在缺氧状态下 HbS 溶解度降低，形成长形或尖形的结

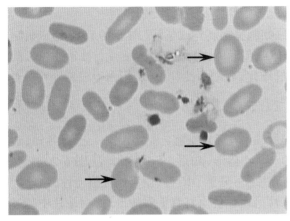

图 6-13 卵圆形红细胞

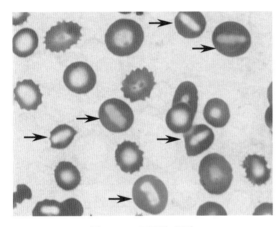

图 6-15 口形红细胞

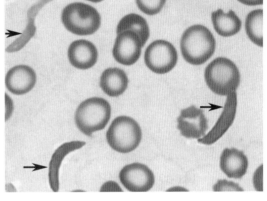

图 6-14 靶形红细胞

图 6-16 镰状红细胞

晶体,使细胞膜发生变形,主要见于镰状细胞贫血(HbS 病)。

7)棘红细胞(acanthocyte):红细胞深染,缺少中央淡染区,表面有 2～20 个不规则针状或指状突起,突起的末端钝圆,突起的间距不等,长短、粗细、形状不同(图 6-17)。与磷脂代谢异常,细胞膜胆固醇/磷脂酰胆碱比值增加有关。主要见于遗传性或获得性 β-脂蛋白缺乏症、棘形红细胞增多症,也可见于脾切除术后、酒精中毒性肝病和维生素 E 缺乏等。

8)锯齿状红细胞(echinocyte):或称皱缩红细胞,红细胞表面有 10～30 个短而钝的突起,突起排列均匀、大小一致(图 6-18)。可能为膜脂质异常。见于肝脏疾病、尿毒症、丙酮

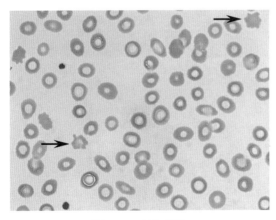

图 6-17 棘红细胞

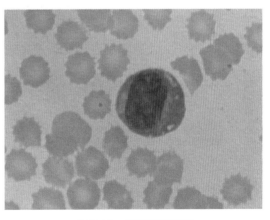

图 6-18 锯齿状红细胞

酸激酶缺乏等。另外,久置的标本也可见此改变,因此应及时涂片、染色观察。

9)泪滴状红细胞(teardrop cell):成熟红细胞呈泪滴样或梨状(图6-19)。其形成机制尚不清楚,可能是由于细胞内含有 Heinz 小体或包涵体、红细胞膜的某一点被粘连拉长所致,被拉长的红细胞可长可短。多见于骨髓纤维化、骨髓病性贫血、珠蛋白生成障碍性贫血等。有时候制片不当也会产生泪滴状红细胞,其细胞"尾部"都朝向同一方向,借此特点可与真正的泪滴状红细胞相区分。

10)裂红细胞(schistocyte):为红细胞碎片或不完整红细胞,其大小不一,形态各异,边缘不规则,呈尖角或直边的碎片、刺形、小新月形、盔形、角形、不规则形等(图6-20)。裂红细胞是由外在机械性损伤红细胞所产生的碎片,可见于 DIC、微血管病性溶血性贫血、严重烧伤等。裂红细胞对诊断血栓性微血管病性溶血性贫血具有重要的价值,血涂片中超过1%即有诊断价值。

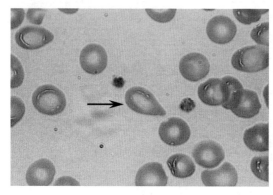

图6-19 泪滴状红细胞

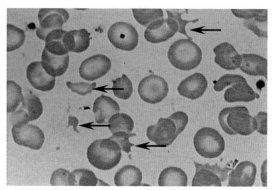

图6-20 裂红细胞

11)不规则收缩红细胞(irregularly contracted cell):红细胞小而深染,无中央浅染区,形状没有球形红细胞规则(图6-21)。见于葡萄糖-6-磷酸脱氢酶缺乏症(G-6-PD)、不稳定血红蛋白病。

12)咬痕红细胞(bite cell):红细胞表面有1个或多个弧形缺口(图6-22)。咬痕红细胞的形成是红细胞内海因茨小体(Heinz body)被脾脏巨噬细胞清除的结果,是氧化性溶血的一种形态学特征。见于 G-6-PD、不稳定血红蛋白病等。微血管病性溶血性贫血、机械损伤也可引起类似的红细胞形态改变,但机制不同,后者是由于红细胞外周的假性囊泡破裂后红细胞膜融合所致。

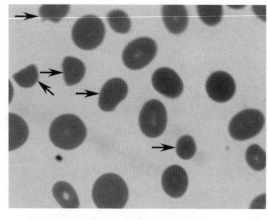

图6-21 不规则收缩红细胞

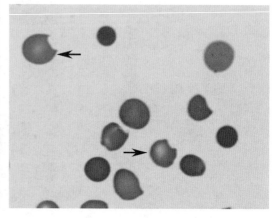

图6-22 咬痕红细胞

13）水泡状红细胞（blister cell）：红细胞内血红蛋白浓缩、聚集在红细胞的一侧，染色很深，而另一侧只剩下空的细胞膜，着色很浅，像一个水泡样的红细胞（图6-23）。见于G-6-PD、氧化性溶血等。

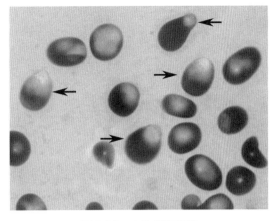

图6-23　水泡状红细胞

（3）染色异常

1）低色素性红细胞（hypochromatic cell）：红细胞中央淡染区扩大，超过红细胞直径的1/3，甚至为环状红细胞（图6-24），主要是红细胞内血红蛋白含量减少所致。常见于缺铁性贫血、珠蛋白生成障碍性贫血、铁粒幼细胞贫血及某些血红蛋白病等。

2）高色素性红细胞（hyperchromatic cell）：红细胞生理淡染区缩小甚至消失，主要是红细胞内血红蛋白含量增高所致（图6-25）。常见于巨幼细胞贫血、球形红细胞增多症、溶血性贫血等。

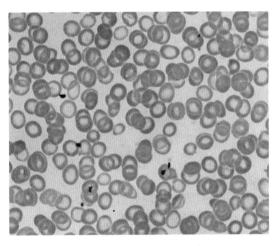

图6-24　低色素性红细胞

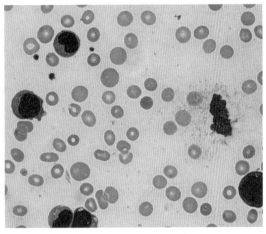

图6-25　高色素性红细胞

3）嗜多色性红细胞（polychromatic cell）：为刚脱核、尚未完全成熟的红细胞。红细胞的细胞质中除Hb外，还残留有少量的核酸物质（RNA等），红细胞染成灰蓝色或灰红色，胞体略大（图6-26）。其本质是网织红细胞。嗜多色性细胞增多，提示骨髓内红细胞系统造血功能活跃，见于各种增生性贫血，尤其是溶血性贫血更为显著。

4）红细胞着色不一：指同一张血涂片中出现低色素性和正常色素性2种形态的红细胞，ICSH称其为双形性（dimorphism）（图6-27）。血液分析仪红细胞直方图上可见明显双峰，常见于铁粒幼细胞贫血等。

（4）结构异常：正常成熟红细胞在光学显微镜下无可见的结构，外周血中的红细胞内出现结构者，均属红细胞结构异常。

1）有核红细胞（nucleated erythrocyte）：为幼稚红细胞（图6-28）。正常情况下，有核红细胞仅存在于骨髓中，在出生1周内的新生儿外周血涂片中可见少量，成人外周血中出现有核红细胞常见于各种溶血性贫血、白血病等。

2）染色质小体：又称豪-乔小体（Howell-Jolly body），成熟红细胞或幼稚红细胞细胞质内出现深染、圆形、紫红色的内容物，直径1～2μm，一至数个不等（图6-29），为核碎裂或溶解后所剩的残余物。常见于巨幼细胞贫血、溶血性贫血、脾切除术后、白血病等。

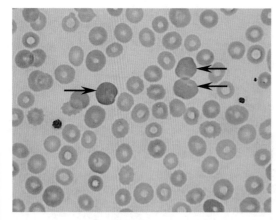

图 6-26 嗜多色性红细胞

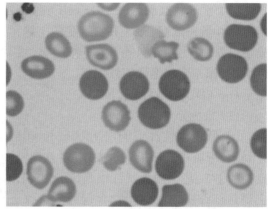

图 6-27 红细胞着色不一

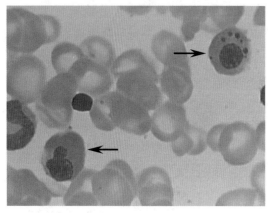

图 6-28 有核红细胞

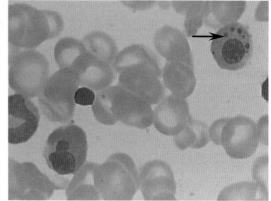

图 6-29 豪-乔小体

3）卡波环（Cabot ring）：成熟红细胞或幼稚红细胞细胞质内出现紫红色线圈状、环形或"8"字形结构（图 6-30），可能是核膜或纺锤体的残余物或由脂蛋白变性所致，常与染色质小体同时存在，见于溶血性贫血、巨幼细胞贫血、白血病及铅中毒等。

4）嗜碱性点彩（basophilic stippling）：指在瑞氏染色血涂片中，红细胞细胞质内出现的形态大小不一、数量不等的蓝色点状颗粒（图 6-31），是细胞质内核糖体发生变性聚集的产物。嗜碱性点彩增多常见于铅、铋、锌、汞等重金属中毒，是铅中毒诊断的筛查指标。溶血性贫血、巨幼细胞贫血和白血病等疾病时也可见增多。

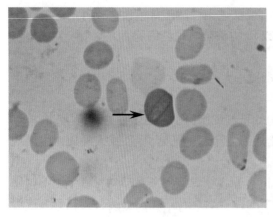

图 6-30 卡波环

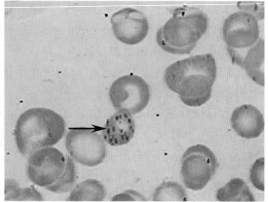

图 6-31 嗜碱性点彩

5）帕彭海姆小体（Pappenheimer body）：为红细胞内铁蛋白的聚合物，呈多个大小、形状不一、分布不同的嗜碱性包涵体，常集中出现在细胞质内侧近边缘处（图6-32）。见于铁粒幼细胞贫血、血红蛋白病、骨髓增生异常综合征（MDS）及脾切除术后等。

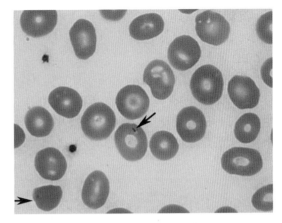

图6-32　帕彭海姆小体

（5）红细胞内病原生物：细菌、真菌、原虫和寄生虫感染后，患者外周血红细胞内可见相应的微生物，详见相关章节。

（6）红细胞排列异常

1）缗钱状形成（rouleaux formation）：红细胞相互重叠，如缗钱状（图6-33）。是由于血浆纤维蛋白原和球蛋白含量增高，减弱红细胞间相互的排斥力所致。见于多发性骨髓瘤、巨球蛋白血症等。

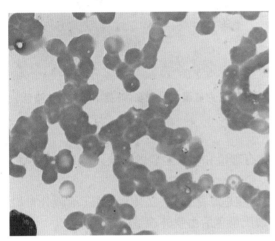
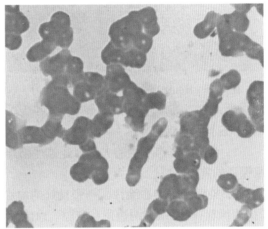

图6-33　红细胞缗钱状形成

2）红细胞凝集（agglutination）：红细胞出现凝集成堆或成团现象（图6-34），由冷凝集素或免疫性因素等造成。见于冷凝集素综合征、自身免疫性溶血性贫血、淋巴瘤等。

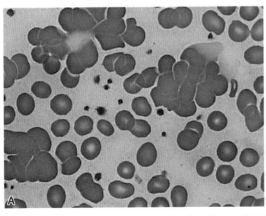

图6-34　红细胞凝集（A.瑞吉染色 10×100；B.未染色 10×10）

（7）红细胞特殊染色下形态

1）海因茨小体（Heinz body）：又称变性珠蛋白小体，是红细胞内珠蛋白氧化后变性、沉淀形成的包涵体,经煌焦油蓝活体染色后,在显微镜下可见红细胞边缘 1~2μm 大小、颗粒状、浅蓝色折光小体,分布于细胞膜上(图 6-35)。见于不稳定血红蛋白病、G-6-PD 等。

2)血红蛋白 H(hemoglobin H)包涵体:编码 α 链的 4 个基因中 3 个基因缺失,形成血红蛋白 β 链的四聚体,即血红蛋白 H(HbH)。HbH 是一种不稳定血红蛋白,在红细胞内发生沉淀,形成变性珠蛋白小体,经亮甲酚蓝活体染色后,可见红细胞细胞质内多个球形、大小均一、淡蓝绿色颗粒(图 6-36),似高尔夫球样。见于 α 地中海贫血、G-6-PD。

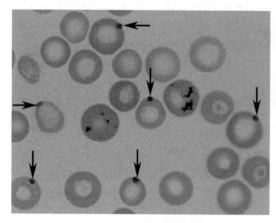
图 6-35　Heinz 小体(煌焦油蓝活体染色)

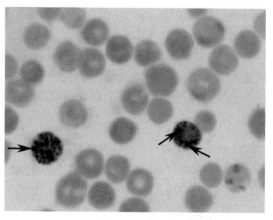
图 6-36　血红蛋白 H 包涵体(亮甲酚蓝活体染色)

(五)质量保证

1. 合格的形态学检验人员　经过严格培训,有理论和实践经验的检验人员是形态学质量保证的前提。

2. 染色良好的血涂片　一张良好的血涂片标准是厚薄适宜、头体尾明显、细胞分布均匀、边缘整齐、两端和两边留有空隙。血涂片经瑞氏染色后血膜外观呈淡紫红色。

3. 合适的观察区域　形态学检查在体尾交界处,细胞分布均匀、染色良好、红细胞紧密排列但不重叠的区域。

4. 规范的观察顺序　先在低倍视野下浏览全片,整体观察血涂片的细胞分布和染色情况,选择理想的观察区域后再转换至油镜下进行观察,按照一定方向(如弓字形)有规律地移动视野,避免重复或遗漏。同时要注意血涂片中是否存在其他异常细胞或成分,如幼稚细胞、有核红细胞,有无疟原虫等寄生虫。

5. 避免人为因素　应认真观察全片,排除人为因素影响。真正的异形红细胞多均匀分布于全片,而假性异形红细胞常局限于个别区域。人为因素可引起红细胞形态改变(表 6-11)。

表 6-11　人为因素造成的红细胞形态异常

人为因素	红细胞形态异常
制备血涂片不当	棘形红细胞、皱缩红细胞、红细胞缗钱状形成等
使用非疏水性玻片	口形红细胞
染色不当	嗜多色性红细胞
抗凝剂浓度过高,或血液标本久置	锯齿状红细胞
血涂片干燥过慢,或固定液中混有水分	面包圈形红细胞
推片不当	血涂片末端附近出现与长轴方向一致的假性椭圆形红细胞

（六）命名和报告方式

2014 年 ICSH 发布关于外周血细胞形态学特征分级与命名的规范化建议。ICSH 推荐的红细胞异常形态报告方式为："2+"（中度）和"3+"（大量），"+"（少量）仅适用于裂红细胞，因外周血出现少量裂红细胞就有重要临床意义。方法：计数 1 000 个红细胞，以某种异常红细胞的百分率来进行分级，不同的异常红细胞分级标准不同，大多数异常以＞20% 报告 3+，11%～20% 报告 2+，低于 10% 或 5% 不报告。但咬痕红细胞、水泡状红细胞、镰状红细胞和裂红细胞＞2% 即报告 3+（表 6-12）。

表 6-12　外周血红细胞异常形态分级表

细胞形态	分级体系		
	少量（+）	中度（2+）/%	大量（3+）/%
红细胞大小不均	无或少量	11～20	＞20
大红细胞	无或少量	11～20	＞20
卵圆形大红细胞	无或少量	2～5	＞5
小红细胞	无或少量	11～20	＞20
低色素性红细胞	无或少量	11～20	＞20
多色素性红细胞	无或少量	5～20	＞20
棘红细胞	无或少量	5～20	＞20
咬痕红细胞	无或少量	1～2	＞2
水泡状红细胞	无或少量	1～2	＞2
锯齿状红细胞	无或少量	5～20	＞20
椭圆形红细胞	无或少量	5～20	＞20
不规则收缩红细胞	无或少量	1～2	＞2
卵圆形红细胞	无或少量	5～20	＞20
裂红细胞	＜1%	1～2	＞2
镰状红细胞	无或少量	1～2	＞2
球形红细胞	无或少量	5～20	＞20
口形红细胞	无或少量	5～20	＞20
靶形红细胞	无或少量	5～20	＞20
泪滴状红细胞	无或少量	5～20	＞20
嗜碱性点彩	无或少量	5～20	＞20
豪-乔小体	无或少量	2～3	＞3
帕彭海姆小体	无或少量	2～3	＞3

第二节　白细胞检查

人体外周血中正常白细胞（white blood cell，WBC）包括粒细胞（granulocyte）、单核细胞（monocyte）、淋巴细胞（lymphocyte），粒细胞包括中性粒细胞（neutrophil）、嗜酸性粒细胞（eosinophil）、嗜碱性粒细胞（basophil），见图 6-37。目前，对白细胞的生成、分化、成熟和释放的动力学过程了解较明确，其动力学特点及检验方法见表 6-13。

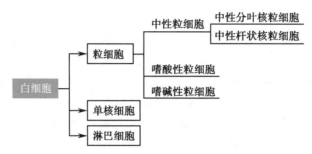

图 6-37 外周血中的白细胞分类

表 6-13 白细胞的动力学特点及检验方法

分布	细胞池	细胞种类	动力学特点	动力学检验方法
骨髓	分裂池	原粒细胞至中幼粒细胞	具有分裂能力,1 个原粒细胞可经过 3～5 次分裂,增殖为 16～32 个晚幼粒细胞	放射性标记技术等
骨髓	成熟池	晚幼粒细胞及杆状核粒细胞	不具分裂能力,经历 3～5 天,并逐渐发育成熟	流式细胞仪法等
骨髓	贮存池	杆状核及分叶核粒细胞	停留 3～5 天,数量为外周血的 5～20 倍。中幼粒到分叶核粒细胞成熟时间为 5～7 天,受刺激时,可缩短为 2 天	泼尼松刺激试验等
血液	循环池	少量杆状核、分叶核粒细胞	为骨髓贮备池释放到血液中粒细胞的 50%,随血液循环,停留 10～12 小时,半衰期 6～7 小时,为外周血白细胞计数所计得的白细胞	流式细胞仪法、肾上腺激素激发试验等
血液	边缘池	分叶核粒细胞	为释放到外周血的另外 50% 的粒细胞,黏附到血管壁上,可与循环池的粒细胞随机交换,并保持动态平衡。与循环池合称为总血液粒细胞池	二异丙酯氟磷酸盐标记(DF^{32}P)测定等
组织或体腔	组织固有池	分叶核粒细胞	为逸出血管壁进入组织或体腔的粒细胞,生存 1～4 天,执行防御功能,不再返回血液,在组织中被破坏清除或排出	二异丙酯氟磷酸盐标记(DF^{32}P)测定等

白细胞检查是血液一般检验的重要内容之一,临床应用广泛,主要用于了解机体有无感染及感染类型,了解骨髓中白细胞造血情况及监测临床用药等。

一、白细胞计数

白细胞计数是测定单位体积外周血中各种白细胞的总数。外周血白细胞计数结果仅反映循环池中的粒细胞数量。白细胞计数有显微镜计数法(手工法)和仪器法,下面主要介绍显微镜计数法。

（一）测定原理

1. **血液分析仪法** 详见血液分析仪检验章节。

2. **显微镜计数法** 用可溶解破坏红细胞但白细胞保持原态的白细胞稀释液将血液(末梢血或 EDTA-K$_2$ 抗凝新鲜全血)按一定倍数稀释,然后将稀释并完全溶血的血液充入改良牛鲍血细胞计数板的计数池,在显微镜下计数一定区域(四角大方格)内的白细胞数,经换算即可求得每升血液中的白细胞总数。

（二）操作步骤

1. **血液分析仪法** 参照厂家说明书进行。

2. 显微镜计数法

（1）2% 冰乙酸稀释液配制：99.5% 的乙酸密度是 1.049g/mL，配 2% 的 1 000mL 乙酸需要 99.5% 的乙酸体积是 1 000×2%÷1.049=19.1mL，加蒸馏水 980.9mL，配出来的溶液就是 2% 的 1 000mL 冰乙酸，最后加入 10g/L 结晶紫（或亚甲蓝）3 滴，让白细胞着色，以便识别。

（2）器材：改良牛鲍血细胞计数板、盖玻片、刻度吸管、微量吸管、小试管、玻璃棒、显微镜、计数器。

（3）实验操作

1）准备稀释液：用刻度吸管吸取白细胞稀释液 0.38mL 于小试管中。

2）加全血至稀释液：用微量吸管吸取 20μL 全血（如使用 EDTA-K$_2$ 抗凝新鲜全血，需先混匀后再吸取）加入白细胞稀释液的底部，轻轻释放出血液，并吸取上清液清洗 3 次。

3）混匀标本：将试管中血液与稀释液混匀，待白细胞悬液完全变成透亮棕褐色液体。

4）充液：①采用"推式"法在改良牛鲍血细胞计数板上加盖玻片；②再次混匀白细胞悬液，用微量吸管吸取或试管平放用玻璃棒蘸取混匀后的细胞悬液 1 滴，充入细胞计数池中，室温静置 2～3 分钟，待白细胞完全下沉后再计数。

5）计数：在显微镜低倍视野下计数计数池的四角 4 个大方格内的白细胞总数。

计算公式：白细胞数（/L）=N÷4×10×20×10^6

式中：N 为四角 4 个大方格内的白细胞总数；÷4 为每个大方格（0.1μL）内白细胞平均数；×10 为每个大方格容积为 0.1μL，换算成 1μL；×20 为血液稀释倍数；×10^6 为将 1μL 换算为 1L。

（三）方法学评价

1. 血液分析仪法　为目前临床上使用的主要方法。该法有操作简单、快速、重复性好，能进行批量检测，检测结果准确，计数误差小等优点，但仪器相对较贵。

2. 显微镜计数法　为一种手工计数白细胞的方法。一般首先使用 2% 冰乙酸稀释血液并破坏血液中红细胞，然后再计数未破坏的白细胞。该法是经典的白细胞计数法，简便易行，不需昂贵仪器；但较费时，重复性和准确性受微量吸管和计数板的质量、细胞分布状态及操作者技术水平等因素的影响。现适用于血液分析仪校准及仪器法结果复查等，也适用于基层医疗单位。

（四）检测结果的临床应用分析

1. 参考区间　参照 WS/T 405—2012 的规定。成人：仪器法静脉血（3.5～9.5）×10^9/L，手工法末梢血（4～10）×10^9/L；儿童：（5～12）×10^9/L；6 个月至 2 岁：（11～12）×10^9/L；新生儿：（15～20）×10^9/L。

2. 临床应用分析　白细胞总数高于参考区间上限称为白细胞增多，低于参考区间下限称为白细胞减少；白细胞总数增多或减少主要受中性粒细胞数量的影响。

（五）质量保证

1. 采集时间　外周血中白细胞受许多因素影响，如情绪激动、经期、剧烈运动、严寒、暴热等，两个池（循环池与边缘池）中的白细胞可重新分配，即便正常情况下，同一个人循环池中白细胞计数结果在上午、下午可呈较大幅度的波动。因此，为使检测结果便于前后比较和动态分析，最好采取相对固定的采血时间，如上午 8 时左右。

2. 计数误差控制

（1）器材、试剂控制：试管、计数板、盖玻片等均须清洁、干燥，并经过严格的校准；检测试剂应合格。

（2）标本控制：①末梢血法可直接取血但采血速度要快（以免血液凝固），针刺深度要适当（2～3mm），不能过度挤压（以免组织液混入），仪器法需用浓度为 3.7～5.4μmol/mL 血

（1.5～2.2mg/mL 血）的 EDTA-K$_2$ 抗凝血，标本中不得有肉眼可见的溶血或小凝块；②必须采用符合要求的塑料注射器或真空采血系统；③盛有标本的试管应有足够的剩余空间，以便血标本混匀；④标本置于 18～22℃温度下直接检测；⑤从标本采集到检测的时间间隔应不超过 4 小时；⑥检测前轻轻颠倒盛有标本的试管，使标本充分混匀；⑦稀释液应过滤（以免杂质、微粒干扰），取血量和稀释倍数要准确。

（3）操作控制：①加盖玻片的方式可影响充液的高度，进而影响计数结果。WHO 推荐采用"推式"法，此法较"盖式"法更能保证充液体积的高度为 0.10mm。②充计数池前应适当用力、快速振荡 30 秒，以充分混匀白细胞悬液，但应避免产生过多气泡影响准确计数。③充计数池时应避免充液过多、过少、断续，避免气泡及充计数池后移动或触碰盖玻片。④计数压线细胞时，应遵循"数上不数下、数左不数右"的原则。⑤白细胞总数在正常范围内时，各大方格间的细胞数不得相差 8 个以上，2 次重复计数误差不超过 10%，否则应重新计数。⑥计数时还应控制固有误差。当白细胞数量太少时（<3×10^9/L），可扩大计数范围（计数 8 个大方格内的白细胞数）或缩小稀释倍数（如采集 40μL 血液）；当白细胞数量太多时（>15×10^9/L），可适当减少血量（如采集 10μL 血液）或增加稀释倍数（如取 0.78mL 稀释液）。

（4）结果校正：由于白细胞稀释液中 2% 冰乙酸不能破坏有核红细胞，病理情况下（如溶血性贫血）外周血中可出现有核红细胞，使白细胞计数结果偏高，因此血涂片中发现有核红细胞时，应对白细胞计数进行校正，校正公式如下：

$$实际白细胞数（/L）= x × \frac{100}{100+y}$$

式中：x 为校正前白细胞数；y 为分类 100 个白细胞过程中所见有核红细胞数。例如，校正前白细胞数为 15×10^9/L，在作白细胞分类计数时计数 100 个白细胞的同时数得的有核红细胞数为 20 个，则校正后白细胞数为 12.5×10^9/L。

3. 经验控制 以血涂片中所见白细胞的多少粗略核对白细胞计数结果有无大的误差。也可根据血涂片中白细胞的分布密度来粗略估计白细胞计数结果，两者关系见表 6-14。

表 6-14 白细胞的分布密度与白细胞总数的关系

血涂片中白细胞数	白细胞总数
2～4 个/HPF	（4～7）×10^9/L
4～6 个/HPF	（7～9）×10^9/L
6～10 个/HPF	（10～12）×10^9/L
10～12 个/HPF	（13～18）×10^9/L

4. 能力认可 临床实验室在开展白细胞计数项目前，原则上都要定期进行能力验证或比对认可。目前各种行业标准均有明确规定。如《临床实验室定量测定室内质量控制指南》（GB/T 20468—2006）、《血细胞分析的校准指南》（WS/T 347—2011）、《临床血液学检验常规项目分析质量要求》（WS/T 406—2012）等。

5. 生物安全个人防护 进行白细胞手工计数时，操作者应穿白大衣，戴帽子和口罩，并按要求佩戴胸牌，应严格遵守《实验室 生物安全通用要求》（GB 19489—2008），实验完毕洗手后按规定程序离开实验室，不能随意弃置白大衣、口罩、帽子。

二、嗜酸性粒细胞计数

嗜酸性粒细胞在外周血中的数量很少，只占外周血白细胞的 0.4%～8.0%，通过白细胞分类计数结果乘以白细胞总数间接计算得到的嗜酸性粒细胞数误差较大,因此要准确了解嗜酸性粒细胞的变化,应采用直接计数法。

（一）测定原理

1. **血液分析仪法**　可对嗜酸性粒细胞直接计数。

2. **显微镜计数法**　用嗜酸性粒细胞稀释液将血液稀释一定倍数,破坏红细胞和大部分其他白细胞,并使嗜酸性粒细胞着色,充入改良牛鲍血细胞计数板内,计数一定范围内嗜酸性粒细胞数,即可计算出每升血液中嗜酸性粒细胞数。

（二）操作步骤

1. **血液分析仪法**　参照厂家说明书进行。

2. **显微镜计数法**

（1）稀释液配制:用于嗜酸性粒细胞计数的稀释液有多种,配方详见表6-15。

表 6-15　各种嗜酸性粒细胞稀释液的配方

稀释液	配方
伊红-丙酮	20g/L 伊红水溶液 5mL+丙酮 5mL+蒸馏水 90mL
皂素-甘油	20g/L 伊红水溶液 10mL+皂素 0.3g+甘油 10mL+尿素 10g+氯化钠 0.9g+蒸馏水加至 100mL
乙醇-伊红	20g/L 伊红水溶液 10mL+95% 乙醇 30mL+甘油 10mL+碳酸钾 1.0g+柠檬酸钠 0.5g+蒸馏水加至 100mL
溴甲酚紫	溴甲酚紫 25mg、蒸馏水 50mL
Hinkelmann	0.20g 伊红 +95% 苯酚 0.5mL+40% 甲醛 0.5mL+蒸馏水加至 100mL

试剂中的主要成分及作用有:①保护嗜酸性粒细胞(如丙酮、乙醇)。②促进红细胞和中性粒细胞破坏(如碳酸钾)。③使嗜酸性粒细胞着色(如伊红、溴甲酚紫)。④抗凝,如肝素钠、柠檬酸钠;甘油可防止乙醇挥发。

（2）器材:改良牛鲍血细胞计数板、盖玻片、刻度吸管、微量吸管、小试管、玻璃棒、显微镜、计数器。

（3）实验操作

1）准备稀释液:取 1 支小试管并作上标记,准确加入嗜酸性粒细胞稀释液 0.38mL。

2）加血液标本:用微量吸管吸血 20μL,干棉球拭净管尖外部余血。将吸管插入小试管稀释液的底部,轻轻放出血液,再吸取上层稀释液清洗 3 次。

3）混匀溶血标本:将小试管中的血液与稀释液混匀,待红细胞完全溶解。

4）充液入计数池:混匀小试管中的细胞悬液,用微量吸管或玻璃棒向改良牛鲍血细胞计数板的 2 个计数池中充液,室温静置 3～5 分钟。

5）计数:低倍视野下计数 2 个计数池共 10 个大方格(中央和四角大方格)内的嗜酸性粒细胞数。

6）计算:嗜酸性粒细胞 $/L=N÷10×10×20×10^6$。

式中:N 为 10 个大方格内的嗜酸性粒细胞总数;÷10 为每个大方格(0.1μL)内嗜酸性粒细胞平均数;×10 为每个大方格容积为 0.1μL,换算成 1μL;×20 为血液稀释倍数;×10^6 为将 1μL 换算为 1L。

（三）方法学评价

1. **血液分析仪法**　该法操作简便,效率高,重复性好,但仪器较贵。该法适合于大批量的标本集中检测;用于筛查(如仪器提示嗜酸性粒细胞增多),但直方图或散点图异常时,需采用显微镜计数法复查。

2. 显微镜计数法 设备简单、费用低廉,与血液分析仪法比较,该法费时、重复性相对较差。各种显微镜嗜酸性粒细胞计数法的优缺点详见表6-16。

表6-16 各种嗜酸性粒细胞计数法的优缺点

稀释液	优点	缺点
伊红-丙酮	试剂简单,操作简便易行	久置效果差,最好每周配制1次
皂素-甘油	细胞较为稳定,着色鲜明易于鉴别;含甘油,液体不易挥发,置冰箱可保存半年以上	含甘油,计数前应充分混匀,试管等不易清洗
乙醇-伊红	含碳酸钾,溶解红细胞和其他白细胞作用强,视野背景清晰;嗜酸性颗粒呈橙色,2小时内不破坏,含甘油,液体不易挥发,试剂可保存半年以上;实验室常用	含10%甘油,比较黏稠,细胞不易混匀,计数前应充分混匀
溴甲酚紫	为低渗配方,红细胞和其他白细胞被溶解破坏,嗜酸性粒细胞被染成蓝色	实验室不常用
固绿	含丙酮、乙醇2种保护剂,使嗜酸性粒细胞膜完整、无破损现象;含碳酸钾、草酸铵,使其他细胞破坏完全;固绿使嗜酸性颗粒呈折光较强的蓝绿色颗粒	注意与残存的不着色或着色很浅的中性粒细胞相区别

(四)检测结果的临床应用分析

1. 参考区间 手工法($0\sim1$)$\times10^9$/L;仪器法($0.02\sim0.52$)$\times10^9$/L(WS/T 405—2012)。

2. 临床应用分析

(1)增多:指嗜酸性粒细胞数量高于参考区间上限。常见于:①寄生虫原虫感染,如钩虫病、绦虫病、包囊虫病等,嗜酸性粒细胞趋化因子增多导致其反应性增多。②过敏性疾病,如支气管哮喘、食物过敏、荨麻疹等,由于肥大细胞、嗜碱性粒细胞致敏,释放嗜酸性粒细胞趋化因子,致其反应性增多。③血液病,如慢性粒细胞性白血病、造血干细胞克隆异常、嗜酸性粒细胞异常增殖。④皮肤病,如银屑病、湿疹、疱疹样皮炎等,变应性因素导致反应性增多。⑤传染病,如猩红热。⑥恶性肿瘤,如霍奇金病。⑦某些内分泌疾病,如脑垂体功能低下及原发性肾上腺皮质功能不全等。

(2)减少:指嗜酸性粒细胞数量低于参考区间下限。常见于:①伤寒、副伤寒、大手术后。②长期使用肾上腺皮质激素,嗜酸性粒细胞常减少。

(3)肾上腺皮质功能评估:由于促肾上腺皮质激素(ACTH)能刺激肾上腺皮质产生肾上腺皮质激素,使嗜酸性粒细胞减少。因此,可根据ACTH注射前后的嗜酸性粒细胞数量的变化来反映肾上腺皮质功能。嗜酸性粒细胞数量的变化意义见图6-38。

(五)质量保证

1. 采集时间 最好固定标本的采集时间(如上午8时或下午3时),以免受日间生理变化的影响。

2. 稀释液 稀释液中的乙醇、丙酮等为嗜酸性粒细胞的保护剂,若嗜酸性粒细胞被破坏,则可适当增加其用量;若中性粒细胞破坏不全,则可适当减少其用量。

3. 混匀 嗜酸性粒细胞在稀释液中容易发生聚集,要及时混匀。混匀过程中不宜过分振摇,以免嗜酸性粒细胞破碎。若使用含甘油的稀释液,因黏稠度大,要适当延长混匀时间。

4. 区别辨认 注意与残留的中性粒细胞区别,以免误认。中性粒细胞一般不着色或着色较浅,胞质颗粒细小或不清。嗜酸性粒细胞颗粒比较大,染色较深。

5. 计数范围 由于嗜酸性粒细胞较少,低倍镜下要计数两个计数池,计数四角和中央共10个大方格内的嗜酸性粒细胞,以减少固有误差。

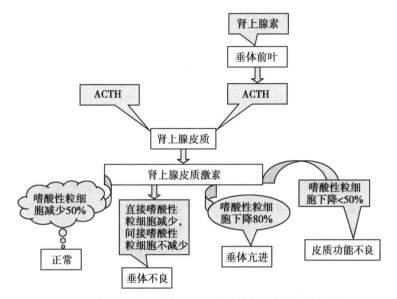

图 6-38　肾上腺皮质功能试验中嗜酸性粒细胞数量变化意义

6. 完成时间　血液稀释后应在 30 分钟至 1 小时内计数完毕, 否则嗜酸性粒细胞逐渐被破坏或不易辨认, 使结果偏低。

三、白细胞分类计数

（一）测定原理

1. 血液分析仪法　主要利用库尔特原理或光散射等方法进行分析, 具体见血液分析仪检验章节。

2. 血细胞形态学分析仪法　该法利用人工神经网络（artificial neural network, ANN）和支持向量机（support vector machine, SVM）技术, 自动对血液细胞形态进行分析并可提供图像。

3. 显微镜分类法　将血液制成血涂片, 经 Wright 染色后, 在油镜下, 由经过相应形态学培训并合格的人员根据白细胞形态特征逐个分类计数, 求得各种白细胞的比值（百分率）, 并观察描述白细胞形态的变化。根据白细胞计数的结果, 求得每升血液中各种白细胞的绝对值（某种白细胞的绝对值＝白细胞计数值×该种白细胞分类计数的百分率）。

（二）操作步骤

1. 血液分析仪法　参照厂家说明书进行。

2. 血细胞形态学分析仪法　参照厂家说明书进行。

3. 显微镜分类法

（1）染液配制

1）瑞氏染液

Ⅰ液：取瑞氏粉 1g 于研钵中, 研磨成粉末状, 倒入含 500mL 甲醇的棕色瓶中, 密封保存。前一周, 每天早晚各振摇 3 分钟, 连续 5 天, 以后每月颠倒混匀一次, 1 年后才能开封使用。

Ⅱ液：pH 6.4～6.8 的磷酸盐缓冲液。

无水磷酸二氢钾　　6.64g

无水磷酸氢二钠　　2.56g

加水 800mL, 用磷酸调整 pH, 加水至 1L。

2）瑞氏-吉姆萨复合染液

Ⅰ液：取瑞氏粉 1g、吉姆萨染粉 0.3g 于研钵中, 加少量甲醇, 研磨成稀糊状, 倒入棕色瓶中,加 1mL 甘油,用甲醇补足到 500mL。每天早晚各振摇 3 分钟,连续 5 天即可使用。

Ⅱ液:pH 6.4～6.8 的磷酸盐缓冲液。

无水磷酸二氢钾　　　6.64g

无水磷酸氢二钠　　　2.56g

加水 800mL,用磷酸调整 pH,加水至 1L。

(2)简要操作:取血→制备血涂片→干后 Wright 或 Wright-Giemsa 染色→肉眼观察→低倍镜检查→油镜检查→计算。

(3)形态分类:①肉眼观察主要内容:血涂片正反面判断、制片及染色情况等。②低倍镜检查主要内容:细胞的分布和染色情况,选择血涂片体、尾交界处细胞分布均匀、着色良好的区域。③油镜检查主要内容:白细胞分类计数及形态观察,同时观察各种红细胞、血小板的形态,观察有无寄生虫(疟原虫、微丝蚴、弓形虫、锥虫等)。

(4)结果计算:求出各类白细胞所占百分率,根据白细胞总数计算各种白细胞的绝对值。

(三)方法学评价

白细胞分类计数(differential count,DC)可以使用血细胞分析仪法、血细胞形态学分析仪法、显微镜分类法来完成。

1. 血细胞分析仪法　为目前临床上进行全血白细胞分类计数的主要方法。①优点:检测速度快,分析细胞多,重复性好,易于标准化,报告形式多样,是筛检的首选方法。②缺点:不能准确识别细胞类别和病理变化,异常标本必须用显微镜法复查。

2. 血细胞形态学分析仪法　为目前临床科室人员对已染色血涂片白细胞快速分类的常用方法。①优点:检测速度快,可流水线作业,重复性好,可将所有分类过的细胞提取并分类保存于电脑中,供人工复检,提高白细胞分类效率,降低漏诊率,是未来发展趋势。②缺点:对血涂片要求较高,否则会影响仪器识别,仪器价格昂贵。

3. 显微镜分类法　指将全血制成血涂片并染色后进行显微镜人工检查,镜下观察一定数量(一般为 100 个)白细胞形态并对各种白细胞分类计数,然后计算各种白细胞的百分率和绝对值。①优点:分类较准确,可及时发现各种细胞形态的病理变化,是白细胞分类计数参考方法。②缺点:费时,受血涂片质量和检验人员技术水平等影响,重复性相对较差。

(四)检测结果的临床应用分析

1. 正常白细胞形态　外周血正常白细胞形态特征见表 6-17 和图 6-39。

表 6-17　外周血正常白细胞的形态特征

细胞	形态大小	细胞质	细胞核	染色质
中性杆状核粒细胞	圆形或卵圆形,直径 10～15μm	粉红色,颗粒细小、量多、均匀分布、紫红色	弯曲杆状、带状、腊肠样,核径最窄/最宽>1/3	聚集粗糙,深紫红色
中性分叶核粒细胞	圆形或卵圆形,直径 10～15μm	粉红色,颗粒细小、量多、均匀分布、紫红色	分 2～5 叶,以 3 叶核为主,核径最窄/最宽<1/3	聚集粗糙,深紫红色
嗜酸性粒细胞	圆形或卵圆形,直径 13～15μm	着色不清,颗粒橘黄色、粗大、大小均一、球形、充满细胞质	多分 2 叶,眼镜形	致密粗糙,块状,深紫红色
嗜碱性粒细胞	圆形或卵圆形,直径 10～12μm	着色不清,紫黑色颗粒、粗大、大小不均、量少、排列凌乱、可盖核上	因颗粒遮盖使细胞核不清晰	聚集粗糙,深紫红色

续表

细胞	形态大小	细胞质	细胞核	染色质
单核细胞	圆形、椭圆形或不规则形,直径12~20μm	半透明、灰蓝色或灰红色,尘土样细小颗粒,细胞质中可见少量空泡	呈肾形、山字形、马蹄形或扭曲折叠不规则形,立体感强	疏松网状,淡紫红色,有膨胀和立体起伏感
淋巴细胞	圆形或椭圆形,小淋巴细胞直径10~12μm,大淋巴细胞直径12~16μm	透明、淡蓝色,可见细胞核周淡染区、多无颗粒,大淋巴细胞可有少量粗大、不均匀紫红色颗粒	圆形、椭圆形、肾形,有时可见细胞核凹陷或轻度切迹	深紫红色,致密,粗糙成块,细胞核外缘光滑

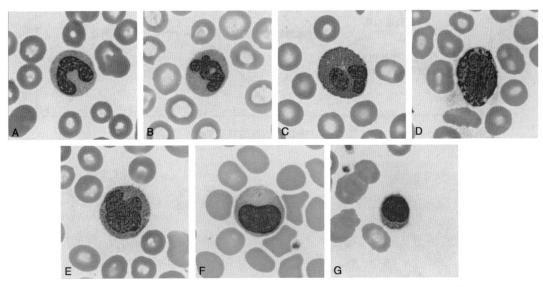

图 6-39　外周血正常白细胞形态

A. 中性杆状粒细胞;B. 中性分叶核粒细胞;C. 嗜酸性粒细胞;D. 嗜碱性粒细胞;E. 单核细胞;F. 大淋巴细胞;G. 小淋巴细胞。

2. 中性粒细胞异常形态

（1）中性粒细胞大小不均（anisocytosis）：中性粒细胞大小相差悬殊（图6-40）。常见于病程较长的化脓性感染,因内毒素等因素作用于骨髓早期中性粒细胞,使其发生顿挫性不规则分裂、增殖。

（2）中性粒细胞细胞核的异常

1）中性粒细胞的核象变化（nuclear shift）：中性粒细胞的核形标志着它的发育阶段。正常情况下,外周血中的中性粒细胞以分叶核为主,细胞核常分为2~5叶。病理情况下,中性粒细胞的核象可发生变化,

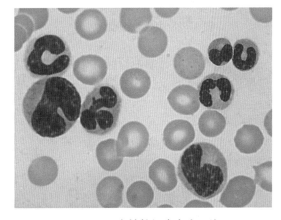

图 6-40　中性粒细胞大小不均

出现核左移或核右移（图6-41）。①外周血中中性杆状核粒细胞增多并出现晚幼粒细胞、中幼粒细胞甚至早幼粒细胞时称为核左移（图6-42）。核左移常见于急性化脓性感染、急性中毒、急性溶血性疾病等。核左移伴白细胞增高称再生性核左移,提示骨髓造血旺盛,机体抵抗力强;核左移伴白细胞总数不增高或减低称退行性核左移,提示骨髓释放受到抑制,机体

抵抗力差。②外周血中 5 叶核以上的中性粒细胞＞3% 时称为核右移（图 6-43）。核右移因缺乏造血物质、DNA 合成减少或骨髓造血功能减退所致。主要见于营养性巨幼细胞贫血及恶性贫血。在炎症恢复期，出现一过性的核右移是正常现象。若疾病进展期突然出现核右移，则是预后不良的表现。

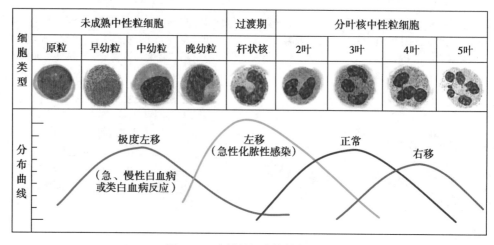

细胞类型	未成熟中性粒细胞				过渡期	分叶核中性粒细胞			
	原粒	早幼粒	中幼粒	晚幼粒	杆状核	2叶	3叶	4叶	5叶

分布曲线

极度左移
（急、慢性白血病或类白血病反应）
左移
（急性化脓性感染）
正常
右移

图 6-41 中性粒细胞的核象变化

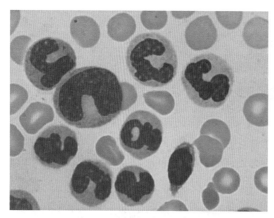

图 6-42 中性粒细胞核左移

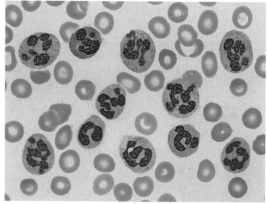

图 6-43 中性粒细胞核右移

2）中性粒细胞细胞核的其他异常：中性粒细胞细胞核的其他异常形态特点（图 6-44～图 6-52）及临床意义见表 6-18。

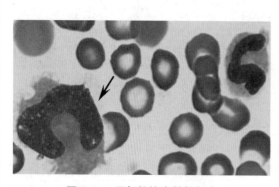

图 6-44 巨杆状核中性粒细胞

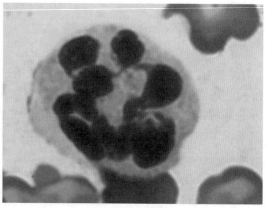

图 6-45 巨多分叶核中性粒细胞

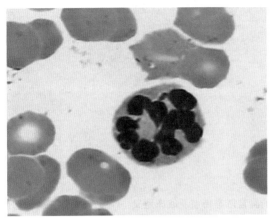

图 6-46　多分叶核中性粒细胞

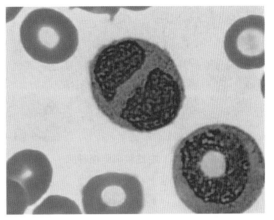

图 6-47　双核和环形核中性粒细胞

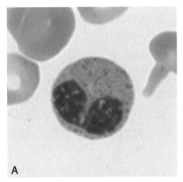

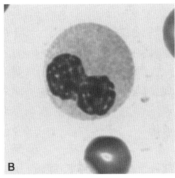

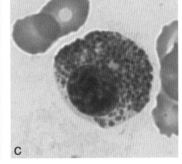

图 6-48　Pelger-Hüet 畸形

A. 中性粒细胞遗传性 Pelger-Hüet 畸形,细胞核呈眼镜形;B. 中性粒细胞继发性 Pelger-Hüet 畸形,细胞核呈花生形,且伴中性颗粒减少;C. 嗜酸性粒细胞继发性 Pelger-Hüet 畸形,细胞核呈类圆形。

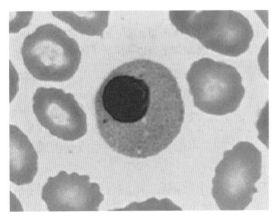

图 6-49　中性粒细胞核固缩

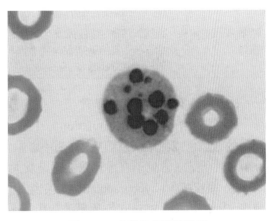

图 6-50　中性粒细胞核碎裂

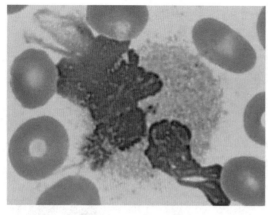

图 6-51 中性粒细胞核肿胀

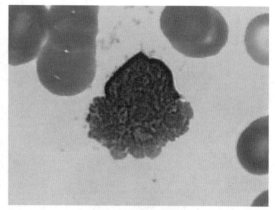

图 6-52 涂抹细胞

表 6-18 中性粒细胞细胞核的异常形态特点及临床意义

核形异常	形态特点	临床意义
巨杆状核	胞体增大,细胞核呈肥大杆状或特长带状,细胞核染色质略细致,着色变浅	见于巨幼细胞贫血、恶性贫血、MDS、白血病
巨多分叶核	胞核分叶超过 5 叶,甚至 10 叶以上,各叶大小差异很大,细胞核染色质疏松	见于巨幼细胞贫血、恶性贫血,也可见于白血病和 MDS
多分叶核	胞体大小正常,细胞核分叶超过 5 叶及以上	见于巨幼细胞贫血和恶性贫血,也可见于 MDS 和白血病
双核	中性粒细胞内出现 2 个细胞核,中间无核丝	见于 MDS、粒细胞白血病及巨幼细胞贫血
环形核	杆状核呈封闭环形状	见于 MDS、粒细胞白血病及巨幼细胞贫血
Pelger-Hüet 畸形	胞核分叶能力减退,常呈杆状、肾形、眼镜形、哑铃形或少分叶(两大叶),但染色质致密、深染,聚集成条索或小块状,其间有空白间隙	为常染色体显性遗传,又称家族性粒细胞异常,在 MDS 患者中可见
核固缩或核碎裂	细胞变小、变圆,细胞核浓染固缩、凝聚成均一的致密物,进而核碎裂为大小不一的小体,但细胞质内细小均一的粉红色颗粒仍在	多见于化疗和放疗后、严重感染、白血病、类白血病等
核肿胀或 / 和核溶解	细胞核膨胀、着色浅淡,常伴核膜破碎,核轮廓不清,若细胞质完全丢失了,则称涂抹细胞(smudge cells or smear cells)	常见于严重感染、放疗和化疗后,血涂片制作不当也易出现涂抹细胞

(3)中性粒细胞细胞质异常

1)颗粒增多(hypergranulation):中性粒细胞细胞质中出现的粗大、大小不等、分布不均匀的紫黑色或深紫褐色颗粒,称为中毒颗粒(图 6-53)。可能因特殊颗粒生成受阻或发生颗粒变性所致。常见于严重化脓性感染及大面积烧伤等。

2)颗粒减少(hypogranulation):粒细胞由于颗粒(如中性颗粒、嗜酸性颗粒、A 颗粒等)减少,其细胞质经 Wright 染色呈淡蓝色,易被误认为单核细胞、淋巴细胞,应注意区分(图 6-54)。多见于骨髓增生异常综合征、白血病。

3)空泡(vacuolation):中性粒细胞细胞质内出现 1 个或数个空泡(图 6-55)。一般认为空泡是细胞受损后细胞质发生脂肪变性或颗粒缺失的结果。最常见于严重感染,特别是败血症。EDTA 抗凝血储存后,血细胞也可发生空泡样改变。

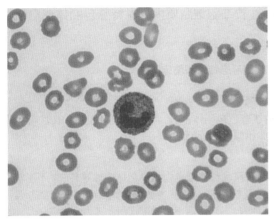

图 6-53 中性粒细胞颗粒增多

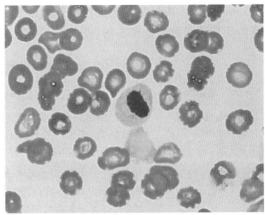

图 6-54 中性粒细胞颗粒减少

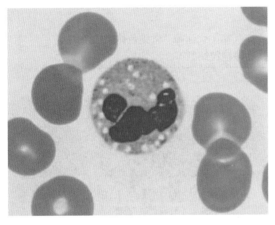

图 6-55 空泡

4）棒状小体（Auer body）：白细胞胞质中出现的紫红色细杆状物质，1个或数个，长 1～6μm，是初级嗜天青颗粒结晶化的形态。胞体内出现数个棒状小体，呈柴捆状排列的白细胞称为柴捆细胞（faggot 细胞）（图6-56），见于急性粒细胞白血病（多见）和急性单核细胞白血病（少见），而急性淋巴细胞白血病则无。

5）杜勒小体（Döhle body）：呈圆形、梨形或云雾状，天蓝色或灰蓝色，直径 1～2μm，甚至可达 5μm，由糖原颗粒和内质网组成，是细胞质局部不成熟、核质发育不平衡的表现，是中性粒细胞细胞质因毒性变化而保留的局部嗜碱性区域，常见于严重感染、烧伤等（图 6-57）。

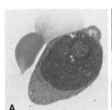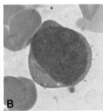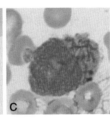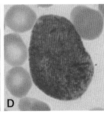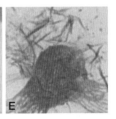

图 6-56 棒状小体及柴捆细胞（faggot 细胞）

A～B. 原始细胞，各含一条棒状小体；C～E. 均为柴捆细胞、异常早幼粒细胞，其中 E 已退化。

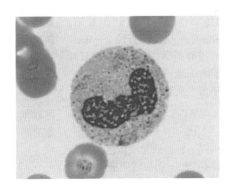

图 6-57 杜勒小体

6）遗传性畸形中性粒细胞细胞质改变：中性粒细胞细胞质内可见特殊包涵体或空泡，其特征及临床意义见表6-19、图6-58。

表6-19　遗传性畸形中性粒细胞形态特点和临床意义

名称	形态特点	临床意义
May-Hegglin 畸形	中性粒细胞终身含有无定形的淡蓝色包涵体，与严重感染、中毒时的 Döhle 小体相似，但大而圆，也可见于其他粒细胞、单核细胞	常染色体显性遗传，良性畸形
Alder-Reilly 畸形	细胞质中含巨大深染嗜天青颗粒（呈深红或紫色包涵体），但不伴有白细胞增多及核左移、空泡等，也可见于其他粒细胞、单核细胞、淋巴细胞	常染色体隐性遗传，但不影响粒细胞功能，常伴有骨或软骨畸形疾病
Chediak-Higashi 畸形	细胞质中含几个到数十个直径为 2～5μm 的包涵体，呈异常巨大的紫蓝色或淡灰色块状，也可见于其他粒细胞、单核细胞、淋巴细胞	常染色体隐性遗传，可影响粒细胞功能，易出现严重感染
Jordan 畸形	中性粒细胞细胞质中终身存在空泡（脂类代谢障碍引起），还可出现在单核细胞、嗜酸性粒细胞等	常染色体隐性遗传

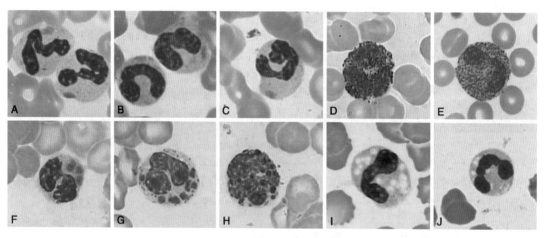

图6-58　遗传性畸形中性粒细胞
A～C. May-Hegglin 畸形；D～E. Alder-Reilly 畸形；F～H. Chdiak-Higashi 畸形；I～J. Jordan 畸形。

7）吞噬物：中性粒细胞可吞噬病原体或其他异物，细胞质内吞噬物特点见表6-20和图6-59～图6-64。

表6-20　中性粒细胞细胞质内吞噬物的特点及临床意义

胞内吞噬物	特点	临床意义
荚膜组织胞浆菌	荚膜组织胞浆菌是一种传染性很强的双相型真菌。Wright 染色特点：菌体一端尖、一端钝，直径 2～5μm，横径与长径比 1∶2，圆形或卵圆形，细胞核呈深紫红色，占菌体 1/3～1/2，孢子内细胞质常呈半月形并集中于孢子一端，孢子边缘有不着色荚膜	是组织细胞质菌感染诊断的直接证据，可分为肺型、皮肤型、播散型，感染后会出现发热、寒战、头痛等症状
马尔尼菲青霉菌	马尔尼菲青霉菌是一种双相条件性致病菌。Wright 染色特点：大小不一，（2～3.5）μm×（4～10）μm，卵圆形、腊肠状，有荚膜，细胞壁不着色，细胞质呈淡蓝色，有 1～3 个紫红色小核，腊肠状菌体内见一明显透明横膈膜	可以辅助诊断马尔尼菲青霉菌病

胞内吞噬物	特点	临床意义
球菌	细胞质内可见球状细菌	见到细菌是细菌感染的直接依据
狼疮因子	中性粒细胞吞噬红斑狼疮因子（LE 因子，一种 IgG 型自身抗核抗体），形成红斑狼疮细胞（即 LE 细胞）	见到 LE 细胞是系统性红斑狼疮诊断的直接证据
疟色素	是疟原虫侵入红细胞，将血红蛋白消化后形成的一种黑褐色颗粒	常见于疟疾感染
绿色小体（green inclusion，GI）	来源尚不明，推测是一种胆汁相关物质，或溶酶体降解产物，或脂褐素样物质	临床上称其为"死亡小体"，一旦出现，患者一周内死亡风险较高

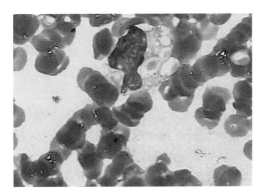

图 6-59　吞噬荚膜组织胞浆菌中性粒细胞

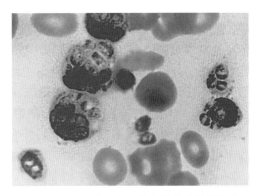

图 6-60　吞噬马尔尼菲青霉菌中性粒细胞

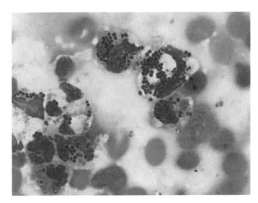

图 6-61　吞噬球状细菌中性粒细胞

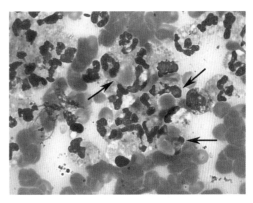

图 6-62　红斑狼疮细胞

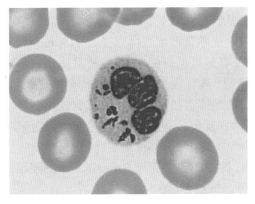

图 6-63　吞噬疟色素颗粒中性粒细胞

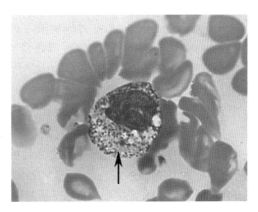

图 6-64　含绿色小体中性粒细胞

病理情况下,中性粒细胞可发生多种形态改变。在严重传染病、各种化脓性感染、败血症、中毒、大面积烧伤、恶性肿瘤等情况下,中性粒细胞发生的形态改变称为中性粒细胞的毒性病变。其包括大小不均、颗粒增多(中毒颗粒)、空泡、杜勒小体和核退行性变(核肿胀、溶解)等异常形态,这些形态可单独出现,亦可同时出现。含中毒颗粒的细胞在中性粒细胞中所占的比例称为中毒指数。中毒指数愈大,感染、中毒情况愈重。

在上述中性粒细胞的形态改变中,Chediak-Higashi 畸形、Alder-Reilly 畸形、May-Hegglin 畸形、Pelger-Hüet 畸形、Jordan 畸形等与遗传因素有关。

3. 外周血淋巴细胞的异常形态

(1)反应性淋巴细胞(reactive lymphocyte):在病毒或过敏原等因素刺激下,外周血淋巴细胞增生并发生形态上的改变,称为异型淋巴细胞(atypical lymphocyte),自 2015 年 ICSH 新的命名法后,则称之为反应性淋巴细胞(图 6-65A～M)。此种细胞主要是 T 淋巴细胞(83%～96%)、少数是 B 细胞(4%～7%),其形态的变异是因受到非恶性因素刺激而增生亢进,胞体增大,细胞质增多,嗜碱性增强,细胞核母细胞化。反应性淋巴细胞增多主要见于传染性单核细胞增多症、病毒性肝炎、流行性出血热、湿疹等疾病。正常人血涂片中可偶见此种细胞。一般病毒感染时反应性淋巴细胞<5%,而传染性单核细胞增多症时反应性淋巴细胞常>10%。反应性淋巴细胞按形态特征可分为以下三型。

1)Ⅰ型(空泡型):亦称浆细胞型,最常见。其胞体比正常淋巴细胞稍大,多为圆形;细胞核呈圆形、椭圆形、肾形或不规则形,染色质呈粗网状或不规则聚集呈粗糙的块状;细胞质较丰富,深蓝色,一般无颗粒,含空泡或因具有多个小空泡而呈泡沫状。

2)Ⅱ型(不规则型):亦称单核细胞型。胞体较Ⅰ型细胞明显增大,外形不规则,似单核细胞;细胞核圆形或不规则,染色质不如Ⅰ型致密;细胞质丰富,淡蓝或蓝色,有透明感,边缘处蓝色较深,可有少数嗜天青颗粒,一般无空泡。

3)Ⅲ型(幼稚型):亦称未成熟细胞型。胞体较大,细胞核大,呈圆形或椭圆形,染色质呈细致网状,可有 1～2 个核仁;细胞质较少呈深蓝色,多无颗粒,偶有小空泡。

(2)刺激淋巴细胞:淋巴细胞在抗原刺激转变为异型淋巴细胞前需要一定时间,此时淋巴细胞胞体及细胞核变大、细胞质增多,但未达到异型淋巴细胞程度,称之为刺激淋巴细胞(图 6-65N～O)。

(3)异常淋巴细胞(abnormal lymphocyte):指因恶性或克隆性因素所致的淋巴细胞形态异常。

1)毛细胞(hairy cell):一种形态独特的 B 淋巴细胞白血病细胞。毛细胞比正常淋巴细胞大,细胞质丰富,呈淡蓝灰色,伴绒毛状突起。细胞核形状多变,呈圆形、椭圆形、豆形或双叶形状(图 6-66)。ICSH 建议首次外周血发现毛细胞时,将其作为异常淋巴细胞计数并详细描述细胞特征。若免疫分型已明确诊断,可直接分类计数为毛细胞。

2)浆细胞(plasma cell):外周血液一般无浆细胞,约 20% 多发性骨髓瘤患者外周血液可见 2%～3% 的浆细胞,同时伴有缗钱状红细胞。成熟浆细胞胞体直径 8～15μm,常呈椭圆形,细胞核呈圆形,较小偏位,占胞体 1/3 以下,有时可见双核,核染色质呈块状,副染色质较明显,无核仁,细胞质丰富,常呈蓝色,不透明,常有较多空泡,核旁边有明显淡染的区,个别有少许紫红色颗粒(图 6-67)。幼稚浆细胞胞体直径 12～16μm,细胞核呈圆形,常偏位,核染色质较粗,核仁模糊或无,细胞质丰富,深蓝色,不透明,常有空泡和核旁淡染区(图 6-68)。有的浆细胞细胞质呈红色,其成分为免疫球蛋白,称火焰细胞(flame cell)(图 6-69),多见于 IgA 型多发性骨髓瘤。Mott 细胞,即细胞质中充满 Russell 小体的浆细胞,Russell 小体由免疫球蛋白积聚而成,呈蓝色、蓝紫色或红色(图 6-70)。

3)具有卫星核(satellite nucleus)的淋巴细胞:即在淋巴细胞的主核旁边另有一个游离

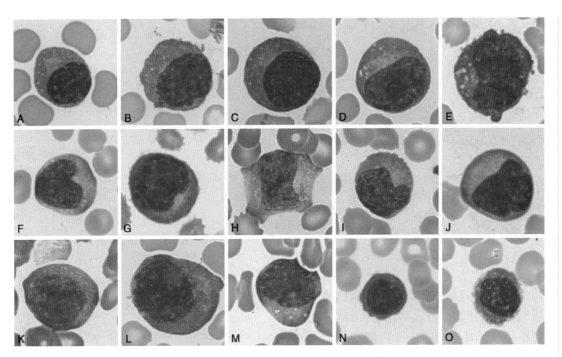

图6-65　异型淋巴细胞及刺激淋巴细胞

A～E. Ⅰ型异型淋巴细胞,细胞质丰富,细胞核较规则且偏位;F～J. Ⅱ型异型淋巴细胞,细胞核不规则,可见裙边样结构(即细胞质边缘更深蓝);K～M. Ⅲ型异型淋巴细胞,染色质偏细,核质比较大;N～O. 刺激淋巴细胞,其胞体不大但细胞质深蓝。

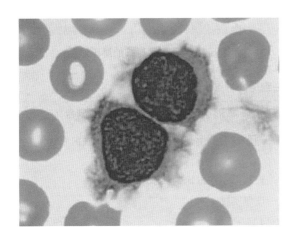

图6-66　毛细胞

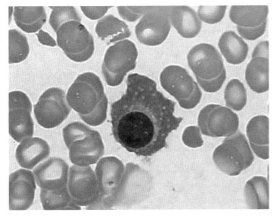

图6-67　正常浆细胞

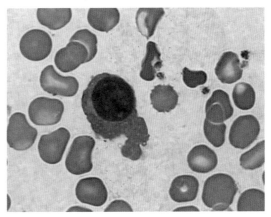

图6-68　幼稚浆细胞

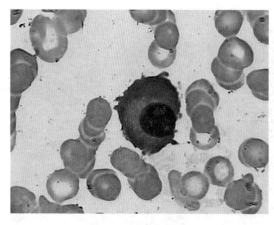

图 6-69　火焰细胞

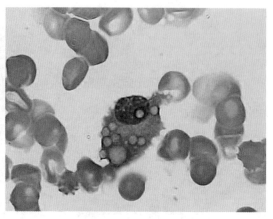

图 6-70　Mott 细胞

的小核（图 6-71）。此小核系当染色体受损
后，在细胞有丝分裂末期，丧失着丝点的染
色单体或其片段未进入子代细胞遗传物质
体系而形成。此种细胞常见于接受较大剂
量的电离辐射之后或其他理化因子、抗癌药
物等对细胞造成损伤时，常作为致畸、致突
变的客观指标之一。

4. 外周血中幼稚白细胞　病理情况
下，外周血可见到幼稚白细胞，其形态特征
和临床意义见表 6-21 和图 6-72～图 6-75。

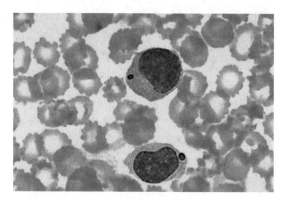

图 6-71　具有卫星核的淋巴细胞

表 6-21　外周血幼稚白细胞的特点及意义

细胞名称	形态大小	细胞质	核形及染色质	临床意义
原始粒细胞	圆形或类圆形，直径 10～20μm	细胞质量少，蓝色或深蓝色，棒状小体可有，较短粗	圆形或类圆形，核仁 2～5 个，小而清晰，染色质细颗粒状，分布均匀；有轻度厚实感	见于急性白血病
早幼粒细胞	圆形或类圆形，直径 12～25μm	细胞质量丰富，蓝色或深蓝色，出现 A 颗粒，常较多，可覆盖核上	圆形或椭圆形，核仁大多数有且清晰，染色质细颗粒状，分布均匀	见于白血病、类白血病反应、MDS、升白细胞药物治疗后等
中性中幼粒细胞	类圆形或圆形，直径 10～20μm	细胞质量较多，蓝色，出现中性颗粒并有较多 A 颗粒（位于细胞边缘）	半圆形、椭圆形，核仁一般无，染色质呈条索状	见于白血病、类白血病反应、MDS、真性红细胞增多症、放化疗后等
中性晚幼粒细胞	类圆形或圆形，直径 10～16μm	细胞质量多，淡蓝色，中性颗粒丰富，A 颗粒无或少	肾形，有时呈类圆形，核仁无，染色质块状，出现副染色质	见于白血病、类白血病反应、MDS 等

细胞名称	形态大小	细胞质	核形及染色质	临床意义
原始单核细胞	类圆形或不规则，可有伪足，直径14～25μm	细胞质量较多，蓝色或灰蓝色，棒状小体可有，但较细长	不规则或规则形、类圆形，常有折叠，核仁1～3个，大而清晰，染色质纤细、疏松，呈细丝网状，有起伏不平感，无厚实感	见于单核细胞性白血病、急性粒细胞白血病、慢性粒细胞白血病等
幼稚单核细胞	类圆形、圆形或不规则形，直径15～25μm	细胞质量多，灰蓝色，不透明，可见细小紫红色的嗜天青颗粒，棒状小体可有可无	不规则形，呈扭曲状、折叠状，或凹陷、切迹，染色质聚集呈丝网状，核仁一般无	见于单核细胞性白血病、急性粒细胞白血病、慢性粒细胞白血病等
原始淋巴细胞	类圆形或椭圆形，可有伪足，直径10～18μm	细胞质量少或很少，蓝色或深蓝色，无棒状小体	圆形、类圆形，核仁1～2个，较清晰，染色质颗粒状、排列紧密，分布均匀，有明显厚实感	见于急性淋巴细胞白血病、恶性淋巴瘤
幼稚淋巴细胞	类圆形或圆形，直径10～16μm	细胞质量少，蓝色，偶见少许紫红色颗粒，无棒状小体	圆形或类圆形，有时核凹陷，核仁模糊或消失，染色质粗	见于急性淋巴细胞白血病、慢性淋巴细胞白血病、恶性淋巴瘤

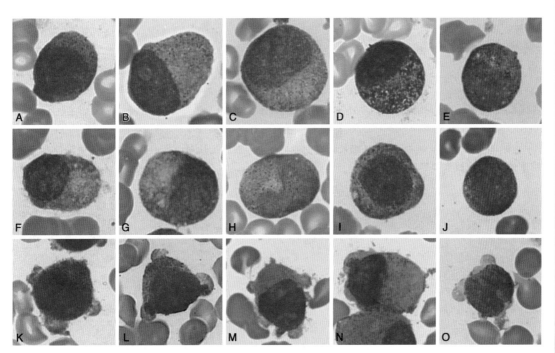

图6-72　早幼粒细胞

A～J.正常早幼粒细胞；K～O.异常早幼粒细胞；A～C.典型早幼粒细胞；D～E.颗粒多；F～G.颗粒少，初质较明显；H.细胞核肾形，颗粒覆盖在核上；I.似原始红细胞，但细胞质及细胞核上可见颗粒；J.核质比大，似原始粒细胞，但细看细胞质中有较多颗粒；K～L.粗颗粒型；M.细颗粒型；N.细颗粒型（以细小颗粒为主，同时可见少许粗大颗粒）；O.变异型。

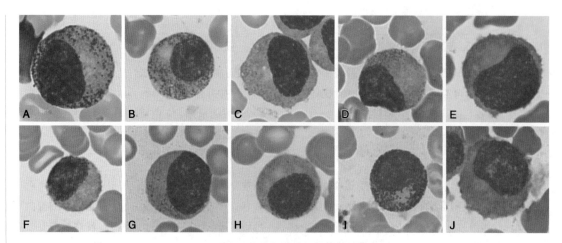

图6-73　中性中幼粒细胞

A～B.典型中性中幼粒细胞；C～D.非特异性颗粒较少；E.未见非特异性颗粒；F～H.中性颗粒丰富而A颗粒较少；I.由于粒细胞毒性改变导致中幼粒细胞内可见许多紫红色颗粒（大部分为中毒颗粒，少数为A颗粒）；J.异常中幼粒细胞，其细胞质中充满中性颗粒而染色质细致并见核仁。

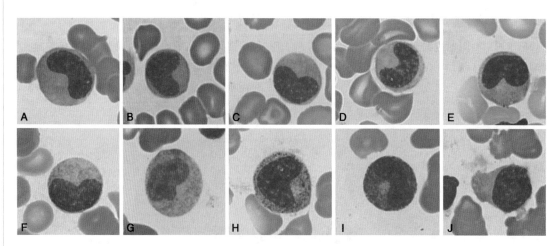

图6-74　中性晚幼粒细胞

A～E.典型中性晚幼粒细胞；F.中性颗粒略减少；G.含中毒颗粒及杜勒小体；H～I.含大量中毒颗粒；J.细胞质偏少，细胞核未凹陷。

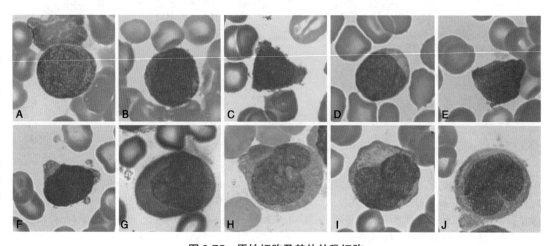

图6-75　原始细胞及其他幼稚细胞

A～B.原始粒细胞；C～D.原始淋巴细胞；E～F.幼稚淋巴细胞；G～H.原始单核细胞；I～J.幼稚单核细胞。

5. 参考区间 见表 6-22 和表 6-23。表 6-22 为较早期的参考区间,目前在全国卫生专业技术资格考试指导用书中仍有使用;而表 6-23 来源于中华人民共和国卫生行业标准 WS/T 405—2012,适用于静脉血的仪器检测方法。

表 6-22 成人白细胞分类计数参考区间

白细胞	比值	百分率/%	绝对值/($\times 10^9$/L)
中性杆状核粒细胞(Nst)	0.01~0.05	1~5	0.04~0.50
中性分叶核粒细胞(Nsg)	0.50~0.70	50~70	2.00~7.00
嗜酸性粒细胞(E)	0.005~0.05	0.5~5	0.05~0.50
嗜碱性粒细胞(B)	0~0.01	0~1	0~0.10
淋巴细胞(L)	0.20~0.40	20~40	0.80~4.00
单核细胞(M)	0.03~0.08	3~8	0.12~0.80

表 6-23 成人白细胞分类计数参考区间(WS/T 405—2012)

白细胞	百分率/%	绝对值/($\times 10^9$/L)
中性分叶核粒细胞	40~75	1.8~6.3
嗜酸性粒细胞	0.4~8.0	0.02~0.52
嗜碱性粒细胞	0~1	0~0.06
淋巴细胞	20~50	1.1~3.2
单核细胞	3~10	0.1~0.6

6. 临床应用分析 白细胞分类计数超出参考范围上限称增多,低于参考范围下限称减少。增多和减少又分生理性变化和病理性变化,其变化意义见图 6-76。

(五)质量保证

1. 涂片和染色 质量控制点有:①使用 EDTA 抗凝血液样本时,应充分混匀后再涂片。②抗凝血液样本应在采集后 4 小时内制备血涂片,时间过长可引起中性粒细胞和单核细胞的形态改变。③制片前,样本不宜冷藏。④目前,临床上普遍采用传统的楔形法制备血涂片,合格的涂片为楔形,约 3cm×2cm,表面光滑,两边留有小于 0.3cm 的空隙,中间有恰当大小(1.0~1.5cm)的阅片区,另一端有同样大小的厚片区。⑤染色后的细胞应色彩鲜明,能显示出各种细胞特有的色彩,细胞核结构和细胞质颗粒清晰。

2. 观察部位 首先采用低倍镜检查血涂片的染色质量及细胞分布情况,注意血涂片边缘及尾部有无巨大的异常细胞及寄生虫等,若发现异常应报告。各种白细胞体积大小不等,在血涂片中分布很不均匀,一般体积较小的淋巴细胞在头、体部分布较多,而尾部和两侧以中性粒细胞和单核细胞较多,异常大的细胞常在片尾末端出现。由于细胞在片头至片尾的 3/4 区域分布比较均匀(体尾交界处),各种白细胞的分布比例与体内外周血中一致,因此分类计数时最好选择在体尾交界处。

3. 移动轨迹 按一定方式(一般以"城垛样"进行)有规律地移动视野,以免重复、遗漏或主观选择视野,见图 6-77。

4. 镜检白细胞数量 分类细胞数量应根据白细胞总数而定。白细胞总数为(3~15)×10^9/L者,分类 100 个白细胞(1 张血涂片);白细胞数量>15×10^9/L,应分类 200 个白细胞(1 张血涂片);白细胞数量<3×10^9/L者,分类 50~100 个白细胞(2 张血涂片)。

5. 结果报告 如发现幼稚或异常白细胞,应分类报告,并包括在白细胞分类百分

白细胞检验意义

├─ 生理变化
│　├─ 年龄：初生儿白细胞较高，主要为中性粒细胞。到第6~9天逐渐下降至与淋巴细胞大致相等，以后婴儿期淋巴细胞数均较高，可达70%。到2~3岁后，淋巴细胞逐渐下降，中性粒细胞逐渐上升，到4~5岁二者又基本相等，形成中性粒细胞和淋巴细胞变化曲线的两次交叉
│　├─ 日间变化：晨低午高
│　└─ 妊娠与分娩：妊娠期白细胞常增多，分娩后2~5日内恢复正常
│
└─ 病理变化
　　├─ 中性粒细胞增多
　　│　├─ 急性感染：急性化脓性感染
　　│　├─ 严重损伤或大量血细胞破坏
　　│　├─ 急性大出血
　　│　├─ 急性中毒
　　│　├─ 肿瘤性增多
　　│　└─ 白血病
　　├─ 中性粒细胞减少
　　│　├─ 某些革兰氏阴性杆菌如伤寒、副伤寒杆菌感染时，如无并发症，白细胞总数减少，甚至可低到$2×10^9/L$以下，一些病毒感染如流感时的白细胞亦减少
　　│　├─ 某些血液病：如典型的再生障碍性贫血时，呈"三少"表现
　　│　├─ 慢性理化损伤：电离辐射（如X线等）、长期服用氯霉素后，可因抑制骨髓细胞的有丝分裂而致白细胞减少
　　│　├─ 自身免疫性疾病：如系统性红斑狼疮等，由于自身免疫性抗体导致白细胞破坏增多
　　│　└─ 脾功能亢进
　　├─ 嗜酸性粒细胞增多
　　│　├─ 过敏性疾病如支气管哮喘
　　│　├─ 传染病如猩红热
　　│　├─ 慢性粒细胞白血病
　　│　└─ 寄生虫感染
　　├─ 嗜酸性粒细胞减少
　　│　├─ 伤寒、副伤寒
　　│　└─ 肾上腺皮质激素使用
　　├─ 嗜碱性粒细胞增多
　　│　└─ 慢性粒细胞白血病、嗜碱性粒细胞白血病、变态反应、骨髓纤维化等
　　├─ 单核细胞增多
　　│　├─ 某些感染：如亚急性感染性心内膜炎、疟疾、黑热病等
　　│　└─ 某些血液病：粒细胞缺乏症的恢复期，常见单核细胞一过性增多，恶性组织细胞病、淋巴瘤时可见幼单核细胞增多，成熟型亦见增多
　　├─ 淋巴细胞增多
　　│　├─ 病毒所致的急性传染病，如风疹、流行性腮腺炎
　　│　├─ 某些细菌如结核杆菌感染时，淋巴细胞也增多
　　│　├─ 肾移植术后发生排异反应时淋巴细胞的绝对值增高
　　│　├─ 淋巴细胞性白血病
　　│　└─ 再生障碍性贫血、粒细胞缺乏症，由于中性粒细胞显著减少，导致淋巴细胞百分率相对增高，称为淋巴细胞相对增多
　　└─ 淋巴细胞减少
　　　　└─ 接触放射线、应用肾上腺皮质激素或促肾上腺皮质激素、严重化脓性感染等

图 6-76　白细胞检验的临床应用

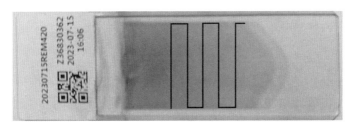

图 6-77 镜检血涂片移动的顺序

率中。如发现幼（有核）红细胞，应计数并报告 100 个白细胞所见到的幼红细胞的数量
（X/100WBC），并应注明其所属阶段。发现寄生虫也应报告，红细胞和血小板的形态异常也
应报告。

6. 质量评价 白细胞分类质量评价主要采用以下 2 种方法。

（1）95% 可信限法（England 细胞分类 S_p 公式法）：95% 可信限为 $X\pm1.96S_p$。

$$S_p = \sqrt{\frac{X(1-X)}{n}}$$

公式中，S_p 为标准误，X 为某类细胞分类的结果（比值），n 为分类的白细胞总数。其
中 n 应 >30，X 应在 0.1～0.9。如分类的白细胞总数为 100 个，中性分叶核粒细胞的比值为
0.6，则：

$$S_P = \sqrt{\frac{0.6(1-0.6)}{100}} = 0.049$$

95% 可信限 =0.6±1.96×0.049，即为 0.504～0.696。

（2）相对误差（relative error, RE）评价法（Aznar 评价法）

1）RE 比值可靠性试验：取 1 张血涂片作 2 次分类计数，各种白细胞 2 次分类计数的结
果（比值）的差值与各种白细胞最高值与最低值之差的比值即相对误差。

$$质量得分 = 100-(\sum RE\times24.39)$$

24.39 为失分系数，$\sum RE$ 的最大可信限为 1.64，$\sum RE$ 在 1.64 以内，即相对误差未超过
2S，故失分系数 =40（失分最大值）/1.64=24.39。

白细胞分类质量得分与评价见表 6-24。

表 6-24 白细胞分类质量得分与评价

分级界限	质量得分/分	质量等级	意义
$\sum RE\leq0.615$	85～100	A	优
$0.615<\sum RE\leq1.23$	70～84.9	B	良
$1.23<\sum RE\leq1.64$	60～69.9	C	合格
$\sum RE>1.64$	<60	D	不合格

2）RE 比值准确性试验：随机抽取 1 份血标本，由有经验的检验医师将其制成多张血
涂片，一部分血涂片由经验丰富的检验医师（可多名）重复分类计数 20 次，用其均值作为靶
值；另一部分血涂片分发给被考核者。将被考核者的分类计数结果与靶值的差值求 $\sum RE$，
其计算及质量评价方法同 RE 比值可靠性试验。

第三节　血小板检查

血小板(platelet,PLT)由骨髓造血组织中的巨核细胞产生,具有维持血管内皮完整性、黏附、聚集、释放、促凝和血块收缩等功能。血小板数量随着时间和生理状态的不同而变化,午后稍高于早晨;春季低于冬季;平原居民低于高原居民;月经前减低,月经后增高;妊娠中晚期增高,分娩后减低;运动、饱餐后增高,休息后恢复;另外,某些药物也可以引起血小板的变化。

一、血小板计数

血小板计数(platelet count)指测定单位容积血液中的血小板数量,是止血、凝血检查的常用筛选试验之一。血小板计数有普通显微镜直接计数法和血液分析仪法,下面主要介绍普通显微镜直接计数法。

(一)方法概述

1. 血液分析仪法　为目前临床上使用的主要测定血小板的方法。该法有操作简单、快速、重复性好,能进行批量检测,检测结果准确,计数误差小等优点,但仪器相对较贵。具体参照血液分析仪检验章节。

2. 普通显微镜直接计数法　利用显微镜和牛鲍血细胞计数板手工计数单位体积血液中血小板数量的方法。目前多使用草酸铵稀释液,草酸铵破坏红细胞的能力较强,血小板形态易辨。该法简单易行,不需昂贵仪器;但较费时,重复性和准确性受微量吸管和计数板的质量、血小板分布状态及操作者技术水平等因素的影响。现适用于血液分析仪校准及仪器法结果复查等,也适用于基层医疗单位。

(1)1%草酸铵稀释液配制:分别用少量蒸馏水溶解草酸铵1.0g及乙二胺二乙酸二钠(EDTA-Na$_2$)0.012g,合并后加蒸馏水至100mL,混匀,过滤后备用。

(2)加稀释液:取1支小试管,加入1%草酸铵稀释液0.38mL。

(3)采血和加血:准确吸取毛细血管血或EDTA抗凝新鲜全血20μL,擦去管外余血,加至上述稀释液中,吸取上清液清洗3次,立即充分混匀。

(4)稀释静置:待完全溶血后再混匀1分钟,置室温10分钟待检。

(5)充池:取混匀血小板悬液1滴,充入计数池内,静置10~15分钟,使血小板充分下沉。

(6)计数:高倍镜下计数中央大方格内的四角和中央共5个中方格内的血小板数量。

(7)计算:血小板数/L=5个中方格内血小板总数×10^9/L。

(二)检测原理

1. 血液分析仪法　详见血液分析仪检验章节。

2. 普通显微镜直接计数法　将全血用血小板稀释液稀释一定倍数,破坏血液中的红细胞和白细胞,充入改良牛鲍血细胞计数板内,在显微镜下计数一定区域(体积)内的血小板数量,计算得到每升血液中的血小板数量。

(三)检测结果的临床应用分析

参照WS/T 405—2012标准,中国成年人群(125~350)×10^9/L。当血小板计数为(20~50)×10^9/L时,可有轻度出血或手术出血;低于20×10^9/L时,可有较严重出血;低于5×10^9/L时,可导致严重出血。血小板超过400×10^9/L为血小板增多。静脉血的血小板计数比毛细血管血高10%。血小板病理性变化及临床意义见图6-78。

(四)质量保证

避免血小板被激活、破坏及避免杂物污染是血小板计数的关键。血小板计数的质量控

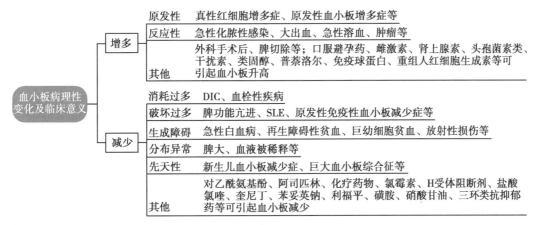

血小板病理性变化及临床意义	增多	原发性	真性红细胞增多症、原发性血小板增多症等
		反应性	急性化脓性感染、大出血、急性溶血、肿瘤等
		其他	外科手术后、脾切除等；口服避孕药、雌激素、肾上腺素、头孢菌素类、干扰素、类固醇、普萘洛尔、免疫球蛋白、重组人红细胞生成素等可引起血小板升高
	减少	消耗过多	DIC、血栓性疾病
		破坏过多	脾功能亢进、SLE、原发性免疫性血小板减少症等
		生成障碍	急性白血病、再生障碍性贫血、巨幼细胞贫血、放射性损伤等
		分布异常	脾大、血液被稀释等
		先天性	新生儿血小板减少症、巨大血小板综合征等
		其他	对乙酰氨基酚、阿司匹林、化疗药物、氯霉素、H受体阻断剂、盐酸氯喹、奎尼丁、苯妥英钠、利福平、磺胺、硝酸甘油、三环类抗抑郁药等可引起血小板减少

图 6-78　血小板病理性变化及临床意义

制包括以下几方面。

1. 检测前　采集标本应注意：①顺利采血。采血时血流不畅可导致血小板破坏，使血小板计数假性减低。②选用合适的抗凝剂。肝素抗凝血不能用于计数血小板，EDTA 钾盐抗凝血标本取血后 1 小时内结果不稳定，可引起血小板聚集，1 小时后趋于平稳。③适当的储存温度及时间。血标本应室温保存，低温可使血小板激活，储存时间过长可致血小板计数减低。

2. 检测中　定期检查稀释液质量，以防稀释液中存在细菌污染或其他杂质。检测前应先作稀释液空白计数。

3. 检测后　核准血小板计数的方法：①用同一份标本制备血涂片染色后显微镜检验，正常可见 8～15 个/油镜视野，无大量血小板凝块和大型血小板等，同时注意有无异常增多的红细胞及白细胞碎片等，否则易干扰血小板计数的准确性；②用参考方法核对；③同一份标本计数 2 次，误差＜10%，取 2 次均值报告，若误差＞10%，需作第 3 次计数，取 2 次相近结果的均值报告。

二、血小板形态检查

在计数血小板数量的同时，采用显微镜观察血涂片染色后的血小板形态、聚集性和分布情况，对诊断血小板相关疾病具有重要意义。

（一）正常血小板形态

正常血小板呈两面微凸的圆盘状，直径 2～4μm。新生的血小板体积大，成熟的血小板体积小。在血涂片上血小板可散在或成簇分布，形态多数为圆形、椭圆形或略欠规则形；细胞质呈淡蓝或淡红色，有细小、分布均匀而相聚或分散于其中的紫红色颗粒（图 6-79）。

（二）异常血小板形态

1. 大小异常　血小板可出现明显的大小不均变化。生理情况下，大、小血小板所占的比例不一致，巨血小板 0.7%～2.0%，大血小板 8%～16%，中等大小血小板 44%～49%，小血小板 33%～47%。大血小板相对较幼稚，在血

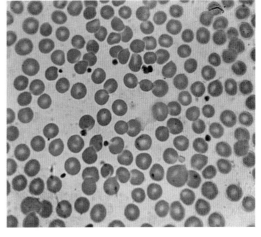

图 6-79　正常血小板

液分析仪荧光染色检测参数中为网织血小板（计数），血小板内含大量RNA，由骨髓新近释放入血，可显示于新亚甲蓝染色的血涂片中。

（1）大血小板（giant platelet）：直径为4～7μm，巨血小板直径＞7μm，常为7～20μm，甚至＞20μm，细胞质中的嗜天青颗粒细小或融合为大颗粒（图6-80A），主要见于特发性血小板减少性紫癜（idiopathic thrombocytopenic purpura，ITP）、粒细胞白血病、血小板无力症、巨大血小板综合征、骨髓增生异常综合征和脾切除后等。病理情况下，大血小板数量增加，见于血小板破坏增加的血小板减少症、骨髓移植后、血栓性血小板减少性紫癜治疗后等。

（2）小血小板（small platelet）：直径＜1.5μm，主要见于缺铁性贫血、再生障碍性贫血、ITP等。

2. **形态异常**　可以出现蛇形、逗点状、杆状、蝌蚪状和刺状突起等不规则和畸形血小板，健康人偶见（少于2%）（图6-80B）。影响血小板形状改变的因素很多，各种形状异常又无特异性。因此，不规则和畸形的血小板比例超过10%时才有临床意义。

3. **聚集性和分布异常**　血小板聚集、分布状态可间接反映其功能。数量正常、聚集功能正常的血小板在血涂片中常7～10个以上聚集，呈小簇或小堆存在。聚集与散在的血小

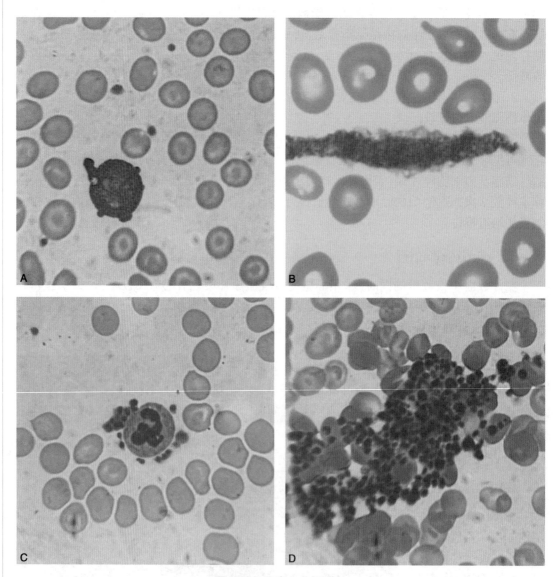

图6-80　异常血小板形态
A.巨血小板；B.异常血小板；C.血小板卫星现象；D.血小板片状聚集。

板之比为 20∶1。在 EDTA 抗凝血的血涂片中,可见血小板不聚集而呈散在分布状态,或出现诱发的血小板聚集现象。

(1)血小板卫星现象(platelet satelitism):指血小板黏附、围绕于中性粒细胞周围(或偶尔黏附于单核细胞)的现象,有时可见血小板吞噬现象(platelet phagocytosis)。此时,血小板和中性粒细胞的形态和功能均正常。血小板卫星现象偶见于 EDTA 抗凝血(图 6-80C),因 EDTA 和免疫球蛋白相互作用、非特异性结合血小板,使得被抗体包被的血小板与中性粒细胞结合。血小板卫星现象是血液分析仪血小板计数假性减少的原因之一(血小板被误计为白细胞)。

(2)血小板片状聚集:特发性血小板增多症(essential thrombocythemia,ET)和血小板增多的慢性粒细胞白血病,血小板可呈大片聚集(图 6-80D)。

(3)血小板聚集减少:再生障碍性贫血和 ITP 因血小板数量少,血小板聚集成团的情况明显减少。

(4)血小板功能异常:血小板无力症时血小板无聚集功能,且散在分布,不出现聚集成团的现象。

第四节　血液寄生虫检查

血液标本中可见到的寄生虫有疟原虫、弓形虫、丝虫(微丝蚴)、锥虫等,巴贝虫偶可寄生于人体。本节主要学习疟原虫、弓形虫、微丝蚴、锥虫在外周血的检验方法。

一、血液标本寄生虫检验

(一)标本采集

血涂片可以采集末梢血或静脉血,用新鲜全血、抗凝血(推荐使用 EDTA 抗凝)或各种浓集沉淀物来制备。采集标本应注意:①末梢血的采集部位可选手指末端、耳垂、婴儿脚趾或脚后跟。②采血针刺破手指后,让血液自行流出而不要用手挤压,以避免血液被组织液稀释而使样本中的虫数减少,对疑似疟原虫感染的患者,首次血涂片结果为阴性时,应在 3 天内每间隔 6~8 小时采样进行检查。③注入抗凝管中的血量应保证血/抗凝剂有正确的比例。④适宜的样本采集时间对于检查结果非常重要。间日疟宜在发作后数小时采血,恶性疟在发作初期采血可见大量环状体,1 周后可见配子体,需观察疟点彩如薛氏小点,血涂片应在样本采集后 1 小时内制备,否则在染色血涂片上可能无法观察到疟点彩,但不影响虫体的整体形态。微丝蚴检查宜在晚间 9 点至次晨 2 点采血。

(二)厚、薄血膜涂片的观察

血液标本中多种寄生虫的种株鉴定可通过检查染色的薄和/或厚血涂片来完成。可在同一张载玻片上制作厚、薄血膜涂片或多个厚血膜涂片。

采用厚、薄血膜涂片法检查寄生虫应注意:①厚血膜制备时标本用量大,检出率高,但鉴定疟原虫虫种要求较高技术水平,薄血膜更容易观察寄生虫的形态特征,适用于虫种鉴定;②寻找疟原虫和锥虫宜在薄血涂片尾部用油镜观察,该部位为红细胞单细胞层,能清楚观察到被感染红细胞的形态和大小;③微丝蚴多位于薄血涂片的边缘或尾部,检查时应先用低倍镜观察全片,避免微丝蚴漏检;④厚血涂片通常需要检查大约 100 个油镜视野,薄血涂片通常需要检查≥300 个油镜视野,若在厚血涂片上发现了疑似物,则需增加在薄血涂片上检查的视野数。

(三)检验结果报告与解释

所有观察到的寄生虫都应报告,需指出具体时期并报告所鉴定虫体的完整种名和属名。

对于疟原虫阳性的样本,应报告感染度。疟原虫的感染度以每 100 个红细胞受感染的百分率来表示。对丝虫的诊断,建议在报告厚涂片阴性前至少筛查 100 个视野,每个视野包含大约 20 个白细胞。

二、疟原虫检验

疟原虫(plasmodium)是疟疾(malaria)的病原体,可寄生于人体的疟原虫有恶性疟原虫(*P. falciparum*)、间日疟原虫(*P. vivar*)、三日疟原虫(*P. malariae*)、卵形疟原虫(*P. ovale*)和诺氏疟原虫(*P. knowlesi*)5 种,分别可引起恶性疟、间日疟、三日疟、卵形疟、诺氏疟。5 种疟疾均可发生以周期性的寒战、高热、出汗退热为特征的疟疾发作,出现贫血、肝脾大等。疟原虫检查通常取外周血为检验材料,检查红细胞内期虫体。

(一)病原形态

疟原虫生活史复杂,包括人体肝细胞和红细胞内及按蚊体内发育,其中红细胞内期各阶段与致病和诊断密切相关。5 种人体疟原虫的基本结构相同,但发育各期的形态又各有不同,可予以鉴别(表 6-25)。除了疟原虫本身的形态特征不同之外,被寄生红细胞的变化对鉴别虫种也有帮助。

表 6-25 人体薄血膜中 5 种疟原虫主要形态比较

项目	间日疟原虫	恶性疟原虫	三日疟原虫	卵形疟原虫	诺氏疟原虫
红细胞变化	除环状体外,其余各期均胀大,色淡;滋养体期开始出现较多鲜红色、细小的薛氏小点	正常或略小,可有数颗粗大紫红色的茂氏点	正常或略小,见少量、淡紫色微细的齐氏小点	略胀大,色淡,卵圆形,边缘不整齐;常见较多红色、粗大的薛氏小点,且环状体期已出现	似三日疟原虫
环状体(早期滋养体)	细胞质淡蓝色,环较大,约为红细胞直径的 1/3;细胞核 1 个,偶有 2 个;红细胞内只含 1 个原虫,偶有 2 个	环纤细,约为红细胞直径的 1/5;细胞核 1～2 个;红细胞内可含 2 个以上原虫;虫体常位于红细胞边缘	细胞质深蓝色,环较粗壮,约为红细胞直径的 1/3;细胞核 1 个;红细胞内很少含有 2 个原虫	似三日疟原虫	似恶性疟原虫,但环稍大、稍粗,为红细胞直径的 1/5～1/4
大滋养体(晚期滋养体)	细胞核 1 个;细胞质增多,形状不规则,有伪足伸出,空泡明显;疟色素棕黄色,细小杆状,分散在细胞质内	一般不出现在外周血液,主要集中在内脏毛细血管;体小,圆形,细胞质深蓝色;疟色素黑褐色,集中	体小,圆形或带状,空泡小或无,亦可呈大环状;细胞核 1 个;疟色素深褐色、粗大、颗粒状,常分布于虫体边缘	虫体较三日疟原虫大,圆形,空泡不显著;细胞核 1 个;疟色素似间日疟原虫,但较少、粗大	似三日疟原虫
未成熟裂殖体	细胞核开始分裂,细胞质随着核的分裂渐呈圆形,空泡消失;疟色素开始集中	外周血不易见到,虫体仍似大滋养体,但细胞核开始分裂;疟色素集中	体小,圆形,空泡消失;细胞核开始分裂;疟色素集中较迟	体小,圆形或卵圆形,空泡消失,细胞核开始分裂;疟色素集中较迟	似三日疟原虫

项目	间日疟原虫	恶性疟原虫	三日疟原虫	卵形疟原虫	诺氏疟原虫
成熟裂殖体	虫体充满胀大的红细胞,裂殖子12~24个,排列不规则;疟色素集中	外周血不易见到;裂殖子8~36个,排列不规则;疟色素集中成团	裂殖子6~12个,常为8个,排成一环;疟色素常集中在中央	裂殖子6~12个,通常8个,排成一环;疟色素集中在中央或一侧	似三日疟原虫,但裂殖子可多至16个
雌配子体	虫体圆形或卵圆形,占满胀大的红细胞,细胞质蓝色;细胞核小、致密,深红色,偏向一侧;疟色素分散	新月形,两端较尖,细胞质蓝色;细胞核结实,深红色,位于中央;疟色素黑褐色,分布于细胞核周围	如正常红细胞大,圆形;细胞质深蓝色;细胞核较小、致密,深红色,偏于一侧;疟色素多而分散	虫体似三日疟原虫;疟色素似间日疟原虫	似间日疟原虫,疟色素呈黑色颗粒状
雄配子体	虫体圆形,细胞质蓝而略带红色,细胞核大、疏松,淡红色,位于中央;疟色素分散	腊肠形,两端钝圆,细胞质蓝而略带红色;细胞核疏松,淡红色,位于中央;疟色素分布于细胞核周围	略小于红细胞,圆形;细胞质浅蓝色;细胞核较大、疏松,淡红色,位于中央;疟色素分散	虫体似三日疟原虫;疟色素似间日疟原虫	似间日疟原虫,疟色素呈黑色颗粒状

1. **环状体(ring form)**　即早期滋养体,又称为小滋养体,细胞核小,细胞质少,中间有空泡,虫体多呈环状(图6-81~图6-84)。

2. **大滋养体(trophozoite)**　寄生于红细胞内的环状体随着虫体生长,细胞核增大,细胞质增多,有时伸出伪足,细胞质中开始出现空泡和疟色素,此时称为晚期滋养体或大滋养体。自大滋养体期开始,间日疟原虫和卵形疟原虫寄生的红细胞可以变大、变形,颜色变

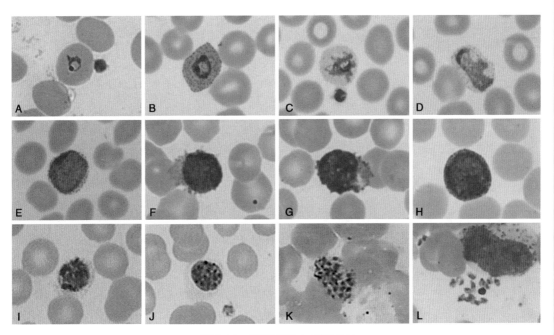

图6-81　间日疟原虫各期形态
A~B.环状体;C~D.大滋养体;E~H.配子体;I~K.裂殖体;L.逸出红细胞的裂殖子。

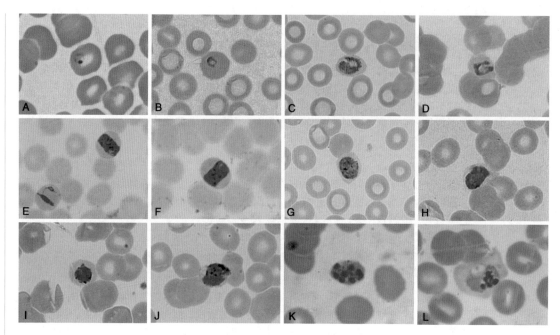

图6-82 三日疟原虫各期形态
A~B.环状体;C~F.大滋养体;G~H.配子体;I~L.裂殖体。

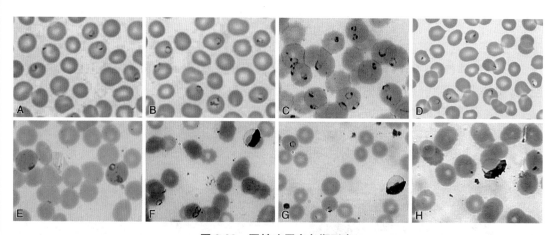

图6-83 恶性疟原虫各期形态
A~D.环状体;E.环状体(可见茂氏点);F~G.环状体和配子体;H.配子体。

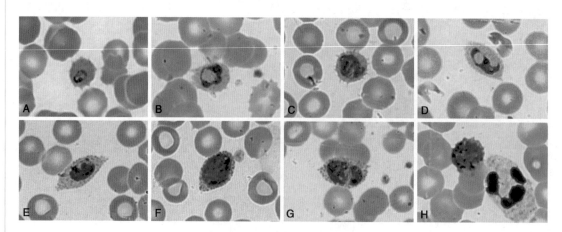

图6-84 卵形疟原虫各期形态
A~B.环状体;C、D.大滋养体;E、F.配子体;G.裂殖体;H.裂殖体。

浅，常有明显的红色薛氏点；被恶性疟原虫寄生的红细胞有粗大的紫褐色茂氏点；被三日疟原虫寄生的红细胞可有齐氏点（图6-81～图6-84）。

3. 裂殖体（schizont） 大滋养体继续发育，细胞质增多，其内空泡消失，细胞核开始分裂即称为裂殖体。裂殖体的细胞核经过多次分裂形成数个，但细胞质尚未分裂，此时称为早期裂殖体或未成熟裂殖体。核分裂到一定数量后细胞质开始分裂，每一个细胞核都被部分细胞质包裹，形成裂殖子，疟色素集中成团块状，此时称为成熟裂殖体（图6-81～图6-84）。

4. 配子体（gametocyte） 疟原虫在红细胞内经过数次裂体增殖后，部分裂殖子侵入新的红细胞后核增大而不再分裂，细胞质增多而无伪足，最后发育成为圆形、卵圆形或新月形的个体，称为配子体。配子体有雌、雄（或大小）之分，雌（大）配子体虫体较大，细胞质致密，疟色素多而粗大，细胞核致密而偏于虫体一侧或居中（图6-81～图6-84）。雄（小）配子体虫体较小，细胞质稀薄，疟色素少而细小，核质疏松、较大、位于虫体中央（图6-81～图6-84）。

（二）检查方法

从患者外周血液中检出疟原虫是确诊疟疾的依据。

1. 厚薄血膜染色镜检法 取患者耳垂或指尖血在同一张载玻片上制作厚、薄血涂片。Giemsa染色或Wright染色后镜检查找疟原虫。在Giemsa或Wright染色的标本中，疟原虫细胞核呈紫红色，细胞质为天蓝色至深蓝色，疟色素不着色。其中，Giemsa染色最常用，Wright染色次之。

厚薄血膜染色镜检法是WHO推荐的疟疾诊断的首选方法，是检测疟原虫的金标准。厚薄血膜染色镜检法的敏感性可达5个疟原虫/μL（血液）。恶性疟患者以发作时查血最为适宜，血涂片中可查到环状体和配子体。因在间歇期多数疟原虫进入内脏毛细血管，除重症患者外，恶性疟患者外周血液中很难查到疟原虫大滋养体和裂殖体；其余4种疟疾，无论在发作期和间歇期均可查到疟原虫，但以疟疾发作后数小时至10小时内采血检查为佳，血涂片中可查到环状体、大滋养体、裂殖体和配子体。

2. 荧光染色检查法 用荧光染料吖啶橙对疟原虫血涂片染色，在荧光显微镜下观察，疟原虫的细胞核呈黄绿色，细胞质呈橘红色。进一步发展起来的血沉棕黄层定量法（quantitative buffy coat，QBC），即通过离心将受染的红细胞浓集在正常红细胞的上层和白细胞的下层，加入荧光染料，在荧光显微镜下观察结果。此法有浓缩作用，故敏感性高，但该法难以鉴定虫种，且费用较高，在我国并未广泛采用。

3. 其他方法 目前，临床上也利用免疫学检查（间接免疫荧光试验、ELISA）、PCR、环介导等温扩增及基因芯片等技术开展疟疾检查。

三、刚地弓形虫检验

刚地弓形虫（toxoplasma gondii）属于机会致病寄生虫，在免疫功能低下患者可导致脑炎等严重病变，甚至死亡；若孕妇在怀孕期间感染弓形虫，可引起胎儿先天性弓形虫病，导致流产、死产和各种畸形。

（一）病原形态

弓形虫发育的过程有滋养体、包囊、裂殖体、配子体和卵囊5个阶段。其中，滋养体、包囊与诊断有关。外周血中可见弓形虫速殖子。

1. 滋养体 包括速殖子（tachyzoite）和缓殖子（bradyzoite）。游离的速殖子呈香蕉形或半月形，一端较尖，一端钝圆；一边扁平，一边较膨隆。速殖子长4～7μm，最宽处2～4μm。经Giemsa试剂染色后可见细胞质呈蓝色，细胞核呈紫红色、位于虫体中央。细胞内寄生的虫体呈纺锤形或椭圆形,以内二芽殖法不断繁殖,一般含数个至 20 多个虫体,这个由宿主细胞膜包绕的虫体集合体称为假包囊(pseudocyst),内含的虫体为速殖子(图6-85)。

2. **包囊**　呈圆形或椭圆形,直径 5～100μm,具有一层富有弹性的坚韧囊壁。囊内含数个至数千个滋养体,囊内的滋养体称为缓殖子,其形态与速殖子相似,但虫体较小,细胞核稍偏后。包囊可长期在组织内生存。

(二)检查方法

弓形虫可寄生于除成熟红细胞外的所有有核细胞,速殖子在细胞内增殖后亦可有部分散于细胞外而存在于体液之中,因而可取患者的体液(如血液、腹腔积液、胸腔积液、羊水、脑脊液、骨髓、活组织穿刺物)检查弓形虫。

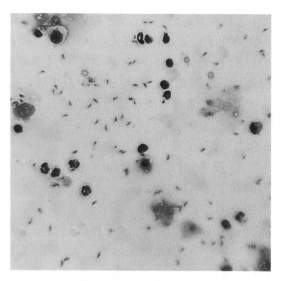

图 6-85　弓形虫速殖子

1. **直接涂片染色检查法**　可取患者的体液涂片,经染色,镜检弓形虫滋养体。该法简便,易漏检。

2. **其他方法**　除直接涂片染色检查方法外,还可以利用细胞培养法、ELISA、免疫金标试纸条、弓形虫染色实验、PCR 等方法进行弓形虫检验。

四、丝虫检验

寄生于人体的丝虫有 8 种,分别为寄生于淋巴系统的班氏丝虫(Wuchereria bancrofti)、马来丝虫(Brugia malayi)和帝汶丝虫(Brugia timori);寄生于皮下组织的盘尾丝虫(Onchocerca volvulus)、罗阿丝虫(Loa loa)和链尾丝虫(Dipetalonema streptocerca);寄生于体腔的常现丝虫(Dipetalonema perstans)和奥氏丝虫(Mansonella ozzardi)。由班氏丝虫与马来丝虫引起的淋巴丝虫病(lymphatic filariasis)及由盘尾丝虫所致的河盲症(river blindness)危害严重。我国仅曾有班氏丝虫和马来丝虫流行,下面仅讲述班氏丝虫和马来丝虫的检验方法。

班氏丝虫和马来丝虫寄生于人体淋巴系统可引起急性淋巴系统炎症(如淋巴管炎、淋巴结炎、丹毒样皮炎等)及慢性阻塞性病变(如象皮肿、乳糜尿、鞘膜积液等)。班氏丝虫与马来丝虫检验的标本来源为血液、尿液和各种体液,可从中检查微丝蚴。成虫寄生于淋巴管和淋巴结,难以查见,有时也可取淋巴结活检检查成虫。

感染期幼虫经蚊叮咬处皮肤侵入人体。一般认为,感染期幼虫能迅速移居于附近的大淋巴管和淋巴结内,经 2 次蜕皮发育为成虫。雌雄交配后,雌虫产出微丝蚴。大多数微丝蚴随淋巴液经胸导管进入血液循环,少数虫体可停留于淋巴系统或漫游到周围组织内。

(一)病原形态

1. **成虫**

(1)班氏丝虫:虫体细长如丝线,乳白色,雌雄异体,雌虫大于雄虫,头尾部较虫体中段略细,末端钝圆。表皮光滑,头尾可见横纹。头部略膨大,顶端有一微陷的口,口周围有两圈乳突,每圈 4 个。雌虫平均长 86.1mm、宽 0.25mm,颈部稍细,生殖器官为双管型。雄虫平均长 37.6mm、宽 0.13mm,尾部向腹面弯曲半圈至 3 圈。

（2）马来丝虫：其成虫与班氏丝虫成虫基本相似，但虫体较小。雌虫平均长56.1mm、宽0.19mm。雄虫平均长24mm、宽0.09mm，尾部向腹面弯曲2～3圈，生殖器官为单管型。

2. 微丝蚴

（1）班氏丝虫微丝蚴：体长244～296μm、宽度5.3～7.0μm，具鞘膜。微丝蚴虫体柔和，弯曲自然，无小弯，头间隙1：1或1：2，细胞核圆形或椭圆形，排列整齐且清晰可数，尾部后1/3处渐尖细，无尾核（图6-86）。

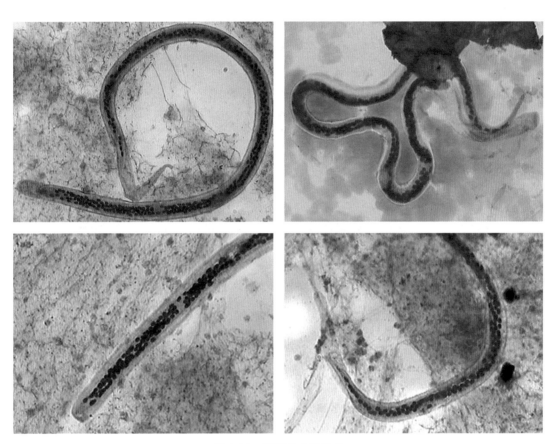

图6-86　班氏丝虫微丝蚴

（2）马来丝虫微丝蚴：体长177～230μm、宽度5～6μm，具鞘膜。微丝蚴虫体僵硬，大弯上有小弯，头间隙2：1，细胞核形态不规则，排列紧凑且互相重叠，不易分清，尾部自肛孔后突然变细，有前后排列的2个尾核，尾核处略膨大（图6-87）。

2种微丝蚴可从大小、体态、头间隙、体核及尾核等方面进行区别，鉴别要点见表6-26。

（二）检查方法

从患者外周血、乳糜尿液、抽出液或活检物中查出微丝蚴或成虫是诊断丝虫病的重要依据。从外周血液中检查微丝蚴是诊断丝虫感染的最常用方法。我国存在的2种丝虫微丝蚴均为夜现周期型（微丝蚴在外周血中表现为夜多昼少的现象），所以通常夜间采血检查。

1. 厚血膜法　为诊断丝虫感染最常用的方法。操作步骤：①硼砂亚甲蓝染液配制，取亚甲蓝2g、硼砂3g，置研钵内，边研磨边加水，待溶解后冲洗入瓶中，加蒸馏水100mL配成原液。②采血，晚上9时到次晨2时以采血针自耳垂采血6大滴（120μL）。③血膜制片，6大滴血分置于2张载玻片上（3滴/张），涂成厚薄均匀、边缘整齐、大小约3.5cm×1.5cm长椭圆形血膜，自然晾干。④染色，用清水将原液配成5%染液，滴加染液覆盖整个厚血膜染色3～5分钟，待血膜呈天蓝色，然后用清水轻轻冲去染液，晾干后镜检。⑤镜检，晾干后的玻

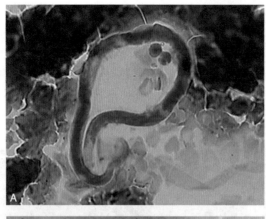

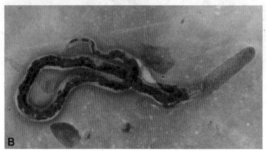

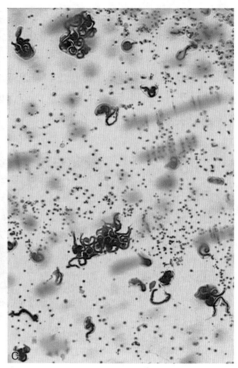

图 6-87 马来丝虫微丝蚴（A、B. 1 000×；C. 100×）

表 6-26 班氏丝虫微丝蚴与马来丝虫微丝蚴的鉴别要点

项目	班氏丝虫微丝蚴	马来丝虫微丝蚴
大小	（244~296）μm×（5.3~7.0）μm	（177~230）μm×（5.0~6.0）μm
体态	弯曲较大，柔和	有大弯及小弯，硬直
头间隙	长度与宽度相等或仅为宽度的一半	长度约为宽度的 2 倍
体核	圆形，较小，均匀，各核分开，排列整齐，清晰可数	卵圆形，大小不等，常相互重叠，排列紧密，不易分清
尾核	后 1/3 较尖细，无尾核	2 个尾核，前后排列，尾核处略膨大

片置于低倍镜下观察，见疑似微丝蚴后，转至高倍镜确认并鉴定虫种。硼砂亚甲蓝染色法省去溶血、固定等程序，可提高工作效率，而且经济。此外，还可采用 Giemsa 染色、Wright 染色等染色法进行染色检查。

2. **新鲜血滴法** 晚上 9 时到次晨 2 时取耳垂血 1 滴（约 20μL），置于载玻片上的生理盐水滴中（也可用清水溶解红细胞），盖上盖玻片后立即在显微镜下观察微丝蚴的活动情况。此法由于取血量少，检出率低，临床较少开展。

3. **静脉血浓集法** 晚上 9 时到次晨 2 时抽取静脉血 1~3mL，经溶血后，离心，取沉渣涂片后染色镜检。此法因取血量多，可提高检出率，其检出率较厚血膜法高。常用溶血剂为蒸馏水、20% 乙醇、2% 乙酸、2% 甲醛溶液（福尔马林）、2% 草酸钾和 1% 皂素等。

4. **薄膜过滤法** 常用的薄膜为孔径 5μm 的微孔薄膜和孔径 3μm 的核孔薄膜。操作步骤：以 10mL 注射器先吸 5% 枸橼酸钠抗凝剂 0.1mL，再抽受检者静脉血 1mL，充分混合，然后吸入 9mL 10% Teepol 溶血剂，混匀溶血，取下针头，连接在特制过滤器上，该过滤器装有直径 25mm、孔径 5μm 或 3μm 的薄膜，薄膜下垫有一层同样大小的滤纸；缓慢推动注射器活塞轻压过滤，使已溶血的悬液通过滤器，再用 10mL 生理盐水洗涤过滤器 3 次，取出滤膜，置于加温到56℃的0.1%苏木精染液中染色5分钟,清洗晾干,将已染色的薄膜置载玻片上,滴加少许二甲苯使之透明,加盖玻片后镜检。

5. 枸橼酸乙胺嗪白天诱出法　白天给待检者口服枸橼酸乙胺嗪50～100mg,于服药后30分钟进行血检。此法检出率较低,只适用于夜间采血不方便者。

丝虫微丝蚴也可见于各种体液,如鞘膜积液、淋巴液、乳糜尿、乳糜腹腔积液、乳糜胸腔积液、心包积液、乳糜血痰、眼前房水、尿液及骨髓等,故可在这些体液中作直接涂片,染色镜检,或采用离心浓集法检查沉淀物中微丝蚴;也可以通过从可疑淋巴结中抽取成虫,或在切除的可疑淋巴结中查找成虫的方式进行丝虫病检验。

五、锥虫检验

锥虫(trypanosoma)属血鞭毛原虫(hemoflagellate protozoan)。寄生于人体的锥虫有2种类型,一种是布氏冈比亚锥虫与布氏罗得西亚锥虫,是非洲锥虫病(African trypanosomiasis)或称非洲昏睡病(African sleeping sickness)的病原体;另一种为枯氏锥虫,可引起美洲锥虫病(American trypanosomiasis),又称恰加斯病(Chagas disease)。目前,中国没有锥虫病流行。但是,随着国内对外交流日益频繁,输入性寄生虫病病例增多。

（一）病原形态

1. 布氏冈比亚锥虫与布氏罗得西亚锥虫　布氏冈比亚锥虫与布氏罗得西亚锥虫同属布氏锥虫复合体,在人体内寄生的是锥鞭毛体(trypomastigote),具多态性,可分为细长型、粗短型和中间型3种类型(图6-88)。经Giemsa染色或Wright染色后,锥鞭毛体细胞质呈淡蓝色,有1个细胞核居中,呈红色或红紫色。动基体为深红色、点状。波动膜为淡蓝色。细胞质内有深蓝色的异染质颗粒。细长型锥鞭毛体大小(20～40)μm×(1.5～3.5)μm,前端较尖细,有一游离鞭毛可长达6μm,动基体位于虫体后部近末端。粗短型锥鞭毛体(15～25)μm×3.5μm,游离鞭毛短于1μm,或者鞭毛不游离,动基体位于虫体近后端。中间型锥鞭毛体形态介于细长型和粗短型之间。动基体为腊肠形,内含DNA,一端常生出细而长的线粒体。鞭毛起自基体。伸出虫体后,与虫体表膜相连。当鞭毛运动时,表膜伸展,成为波动膜。

2. 枯氏锥虫　枯氏锥虫在其生活史中,因寄生环境不同,分为无鞭毛体、上鞭毛体和锥鞭毛体3种不同形态。无鞭毛体(amastigote)存在于细胞内,圆形或椭圆形,大小为2.4～6.5μm,具有核和动基体,无鞭毛或有很短鞭毛。上鞭毛体存在于锥蝽的消化道内,纺锤形,长20～40μm,动基体在核的前方,游离鞭毛自核的前方发出。锥鞭毛体存在于宿主血液或锥蝽的后肠内(循环后期锥鞭毛体),大小(11.7～30.4)μm×(0.7～5.9)μm,游离鞭毛自核的后方发出。在血液内,外形弯曲如新月形(图6-89)。

（二）检查方法

1. 血液涂片染色镜检法

（1）布氏冈比亚锥虫与布氏罗得西亚锥虫:当血中虫数多时,锥鞭毛体以细长型为主,血中虫数因宿主免疫反应而减少时,则以粗短型居多。淋巴液、脑脊液、骨髓穿刺液、淋巴结穿刺物也可涂片检查。

（2）枯氏锥虫:在急性期,血中锥鞭毛体数量多,可以采用血涂片检查。

2. 其他方法　可利用动物接种法、PCR等进行锥虫病的检验。

六、巴贝虫检验

巴贝虫又称巴贝西虫,为寄生在人和脊椎动物红细胞内的原虫,感染人的主要有田鼠巴贝虫、分歧巴贝虫、邓肯巴贝虫、猎户巴贝虫等,引起人兽共患寄生虫病,主要经蜱传播。巴贝虫呈世界性分布。

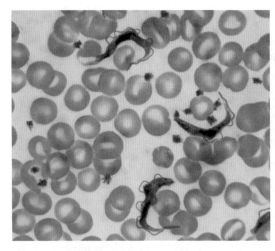
图 6-88　布氏锥虫锥鞭毛体

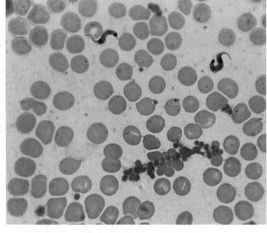
图 6-89　枯氏锥虫锥鞭毛体

（一）病原形态

　　巴贝虫在红细胞内形态多样。常见虫体形态有环形、圆形、杆形、点状、梨形、阿米巴形等。典型形态为梨形，常在一个红细胞内有多个虫体寄生，以 1～4 个虫体居多，可形成三联体或四联体，即马耳他十字形，且可为不同发育时期的虫体。经 Giemsa 或 Wright 染色后，细胞质呈蓝色，无色素点，染色质 1～3 个，呈紫红色或红色。根据虫体大小分为大型巴贝虫，体长 2.5～5μm，如分歧巴贝虫；小型巴贝虫，体长 1.0～2.5μm，如田鼠巴贝虫（图 6-90）。

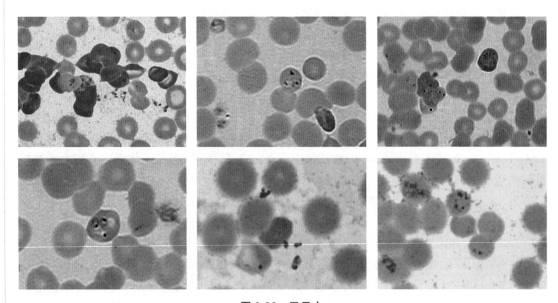
图 6-90　巴贝虫

（二）检查方法

　　1. 血液涂片染色镜检法　将染色后的血膜用光学显微镜检验。经 Giemsa 或 Wright 染色后，巴贝虫细胞质呈蓝色，核呈红色。常见虫体形态有环形、圆形、杆形、点状、梨形、阿米巴形等。检查到上述形态的巴贝虫为阳性。应注意与疟原虫相区别。

　　2. 其他方法　可利用 PCR、抗体法、动物接种法等进行巴贝虫病的检验。

小 结

血液一般检验是血液检验中最基础和最常用的检验项目,包括红细胞计数及形态检查、白细胞计数及形态检查、血小板计数及形态检查。血细胞比容测定、网织红细胞计数、红细胞沉降率测定也是临床常用血液检验项目。

手工法进行红细胞计数、白细胞计数及血小板计数的原理相似,均采用稀释、抗凝、破坏不相关的细胞后,在显微镜下计数牛鲍计数板上一定范围内的细胞,然后经换算而得。该法具有设备简单、费用低廉等优点,其缺点是费时费力,结果重复性较差,操作者的技术水平对结果影响较大,临床上已逐渐被血液分析仪所替代。但其作为显微计数的经典方法,常用于血液分析仪异常检查结果的复查。血红蛋白检测有多种方法,其中氰化高铁血红蛋白测定法是 ICSH 推荐的参考方法,十二烷基硫酸钠血红蛋白测定法因其无毒而成为临床常用方法。血细胞的数量变化和血红蛋白测定对贫血、感染、血栓等疾病的诊断、鉴别诊断和预后判断有重要临床意义。

病理情况下,红细胞、白细胞和血小板的形态会发生多种改变,这些异常形态常具有重要临床意义。各种形态特征是临床基础检验的重要内容。

网织红细胞计数的手工方法是通过活体染色后在显微镜下进行计数,设备要求不高,成本低,但其工作量大,耗时长,实验误差大,而 Miller 窥盘计数法可显著减轻工作量,减低误差,为 ICSH 推荐方法。网织红细胞计数可用于判断骨髓红系造血情况,监测贫血治疗效果。红细胞沉降率测定有魏氏法和自动血沉仪法。影响红细胞沉降率的因素很多,因而其特异性不高,但对于风湿性疾病的辅助诊断和动态观察有一定的价值。

在血液中存在的寄生虫主要包括疟原虫、微丝蚴、锥虫和巴贝虫等。在红细胞中检出疟原虫是疟疾诊断的重要方法,应在临床发作期及时进行采血镜检。进行外周血微丝蚴检查时,根据微丝蚴的夜现周期性采集标本。锥虫病主要流行于非洲、中南美洲,国内报道病例较少。巴贝虫的诊断需注意与疟原虫相鉴别。

思 考 题

1. 采用显微镜计数法进行红细胞计数、白细胞计数、血小板计数的原理是什么?计数时如何进行质量控制?

2. 血红蛋白测定有哪些方法?各有何优缺点?ICSH 推荐的血红蛋白测定参考方法是什么?

3. 血细胞形态检查的方法有哪些?显微镜法检查血细胞形态时应注意哪些问题?

4. 红细胞的异常形态有哪些?各有何临床意义?

5. 什么是红细胞沉降率?影响红细胞沉降率测定的因素有哪些?

6. 何为网织红细胞?影响网织红细胞计数的因素有哪些?

7. 采用显微镜计数法进行白细胞分类计数时需要注意哪些问题?

8. 嗜酸性粒细胞数量变化有哪些临床意义?

9. 外周血白细胞检验有何意义?

10. 外周血白细胞的异常形态有哪些?各有何临床意义?

11. 何为反应性淋巴细胞?其有哪几种形态变化?

(李小龙 毛红丽 吕逸斐)

第七章 血液分析仪

教学目标

知识目标 掌握电阻抗法、流式细胞术-激光散射法、射频电导法的基本原理；熟悉血细胞分析检验的结果显示和报警信息与解读；了解血液分析仪的发展历程，仪器维护保养过程。

能力目标 能熟练使用血细胞分析仪，正确解读直方图、散点图、异常结果报警等。

素质目标 培养学生正确使用检验新技术、新方法的能力，不断创新，提升血液分析仪的技术性能与检验质量。

自动血液分析仪（automated hematology analyzer，AHA）又称血细胞分析仪（blood cell analyzer，BCA），是国内外临床检验最常用的筛查仪器之一，可进行全血细胞计数及相关参数检测。

第一节 概　　述

20世纪50年代初，美国 W. H. Coulter 申请了粒子计数法的技术专利，研发了世界上第一台血细胞计数仪，开辟了血液分析仪的新时代，为血液细胞分析的快速发展奠定了基础。70余年来，血液分析仪功能不断完善，技术不断创新，从三分类到五分类，从直方图到散点图，从无数据存储到宏大的数据库，从无质控到多质控文件，实现了真正意义的全自动。

AHA 的强劲优势是精度高、速度快、操作易、功能强，可提供全血细胞计数、白细胞分类计数、有核红细胞计数、网织红细胞计数、未成熟粒细胞计数、幼稚粒细胞计数、造血干细胞计数、淋巴细胞亚群计数等，并能提供多项血细胞检测参数，还可与血涂片制备和染色仪进行组合，由后者完成血液分析仪检测后的形态学复检。

在临床检验中，尽管 AHA 有诸多优点，但仪器分析不能完全替代显微镜检验。国际血液学标准化委员会将血细胞人工计数及血涂片的人工显微镜检验确定为细胞计数和白细胞分类计数的参考方法，AHA 在疾病诊疗过程中起到的是筛查作用。此外，在检测过程中，仪器故障和试剂质量不稳定，均会影响结果的准确性和重复性；血液样本成分的异常也会干扰分析结果。当仪器检测结果出现异常变化或报警信号时，要进行人工计数和血涂片显微镜检验，并以后者检查结果上报，如果发现异常形态的红细胞、白细胞及血小板，必须作重点说明。

第二节 常用检验技术与原理

自动血液分析仪主要综合应用了电学和光学两大原理。电学原理包括电阻抗法和射频电导法；光学原理包括激光散射法和分光光度法。

一、电阻抗法

电阻抗原理（principle of electrical impedance）以欧姆定律 $U=I \times R$ 为理论基础，由美国 W. H. Coulter 提出，又称库尔特原理（Coulter principle）。

电阻抗法是三分类血液分析仪的主要检测原理：在电解质细胞悬液中，插入小孔管，管壁厚 75μm，小孔管下端有直径≤100μm 的宝石小孔，小孔管内外有正、负电极构成的电流回路。在接通电源后，位于小孔管两侧的电极产生稳定电流，由于悬浮在电解质溶液中的血细胞是不良导体，当细胞悬液经负压吸引通过小孔管上的宝石计数小孔时，通过一个细胞使小孔感应区内的电阻增高，瞬间引起电压变化形成一个脉冲信号，脉冲信号的数量即为通过宝石小孔的细胞数量，脉冲信号的强弱反映了计数细胞的体积。脉冲信号经过放大、阈值调节、甄别、整形、计数及自动控制保护系统，完成对血细胞计数和体积测定（图 7-1）。

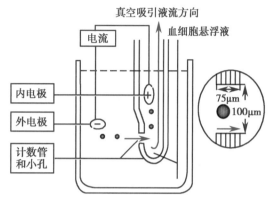

图 7-1　电阻抗法细胞计数原理

电阻抗型血液分析仪的检验结果以体积分布直方图呈现。该图形横坐标为血细胞体积（fL）、纵坐标为相应体积细胞出现的频率，可显示细胞群体的分布情况，提供较为直观的检验结果。

应用电阻抗法进行全血细胞计数时，红细胞和血小板体积差异明显，可通过限定阈值、浮动界标技术进行区分。不同类型的白细胞体积差异小，计数前需要在细胞悬液中加入溶血剂，使细胞液渗出，白细胞脱水，脱水后细胞的体积取决于细胞内有形物质的多少。其中，淋巴细胞为单个核细胞，颗粒少，细胞小，体积在 35～95fL，为小细胞群；中性粒细胞的核分叶多，颗粒多，胞体大，体积在 160～450fL，为大细胞群；单核细胞、嗜酸性粒细胞、嗜碱性粒细胞、原始细胞、幼稚细胞等，体积在 95～160fL，属于中间细胞群。所有类型的白细胞在体积分布直方图上呈现为 3 个群峰，实现了白细胞三分类计数（图 7-2）。

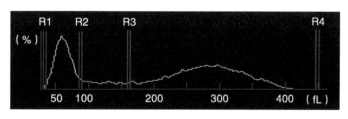

图 7-2　正常白细胞直方图

需要注意的是，电阻抗法以血细胞原始或脱水后的体积进行分类计数，小红细胞、大血小板、异型淋巴细胞等病理性细胞的大量出现会影响计数结果，因此，检验结果仅能作为"正常"与"异常"的初步筛查，检验医师可根据直方图的变化和仪器报警信号决定是否进行手工复查。

二、流式细胞术-激光散射法

1. 流式细胞术（flow cytometry，FCM）原理　细胞悬液在鞘流液的不断稀释下，形成

单个细胞流,在细胞流通路上对单个细胞的生物、物理性质进行检测。流式细胞术确保细胞能够单个经过检测窗,避免细胞重叠及湍流、涡流对结果造成的影响。

2. 激光散射法原理　当入射光波长符合"$2\lambda/\pi$＜球形物体直径＜$10\lambda/\pi$",可测定出光照射在该物体上形成的散射光强度。不同角度的信号检测器接收散射光强度并进行处理分析,能够提供细胞大小、颗粒等信息,提高细胞鉴别能力。

3. 流式细胞术-激光散射法是五分类血液分析仪的主要检测原理　将经试剂稀释、球形化、染色的细胞悬液注入鞘液流中央,在鞘液的稀释、包裹、帮助下,细胞逐个排列成单行,以恒定流速通过石英毛细管,经过检测区时,受激光照射激发,细胞因本身的各种特性(如体积大小、染色程度、细胞成分浓度或细胞核密度等),可阻挡或改变激光束的方向,产生与细胞特征相应的各种角度的散射光。来自低角度($2°\sim3°$)散射光(或称前向散射光)的信息,反映细胞(或颗粒)的数量和表面体积大小;来自高角度($5°\sim15°$)散射光(或称侧向散射光)的信息,反映细胞的内部颗粒、细胞核等复杂性。用荧光染料染色的细胞(或颗粒)被激光照射时,可产生不同波长的荧光散射,被荧光检测器接收。散射光和荧光信号经光电倍增管和探测器转变为电脉冲,形成各种参数,经软件分析后,以散点图方式呈现,可准确区分体积相同而类型不同的细胞(或颗粒)(图7-3)。

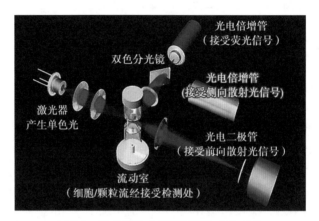

图 7-3　流式细胞术检测通道和光路系统

三、射频电导法

射频(radio frequency,RF)指射频电流,是每秒变化大于 10 000 次的高频交流电磁波。电导性(electrical conductivity)即电的传送性能。高频电流能通过细胞壁,高频电磁探针渗入细胞膜脂质层可测定细胞的导电性,提供细胞内部化学成分、细胞核和细胞质(如比例)、颗粒成分(如大小和密度)等特征性信息。电导性有助于鉴别体积相同、内部结构性质不同的细胞(或相似体积的颗粒)。如淋巴细胞和嗜碱性粒细胞两者直径均为 $9\sim12\mu m$,在高频电流检测时,因两类细胞不同核质比例,可出现不同的检测信号。

四、分光光度仪法

不同厂家血液分析仪的血红蛋白检测原理基本相同,均采用分光光度计法。在稀释的血液加入溶血剂后,红细胞溶解并释放出血红蛋白,血红蛋白与溶血剂中的某些成分结合形成血红蛋白衍生物,进入血红蛋白检测系统,在特定的波长(一般为 $530\sim550nm$)下进行比色,吸光度的变化与稀释液中的血红蛋白浓度成正比。血液分析仪通过计算可得出血红蛋白浓度。

五、光-电-化学染色联合法

（一）鞘流阻抗技术

鞘流阻抗技术以流式细胞术为基础，在单个细胞流通道上加设电阻抗检测窗，当血细胞排队单个通过宝石小孔时，根据库尔特原理产生相应的脉冲，后端处理装置将采集到的电脉冲信号进行处理，得到细胞分布直方图。与普通的电阻抗法相比，鞘流阻抗法检测效率更高、试剂更节省、信号质量更好、测量结果更准确。

（二）VCS 技术

VCS 技术是运用电阻抗法检测细胞体积（volume）大小，高频电导（conductivity）电磁探针检测细胞大小、化学特性和内部结构，激光光散射（light scatter）分析细胞结构、颗粒和核分叶等信息。对于每一个被测细胞，上述 3 种方法可出具 3 个检测数据，从而生成三维立体散点图，对细胞进行空间定位、精准区分。

（三）光散射与细胞化学染色联合技术

在血细胞分类计数过程中，最难以区分的是不同类型的白细胞，它们体积大小差异不显著，尤其在病理情况下，仅以物理性状区分尤为困难，细胞化学染色法在技术上解决了这一难题。

1. **DIFF/WNR 技术**　在 DIFF 通道，应用聚亚甲基蓝核酸荧光染料对细胞内部核酸物质进行染色，不同种类、不同成熟阶段或异常发育状态的细胞核酸含量不同，荧光染料的标记量也有所不同。经荧光染色处理的细胞应用流式激光散射法检测，可实现白细胞主要亚群（淋巴细胞、单核细胞、中性粒细胞、嗜酸性粒细胞）的区分，并对幼稚粒细胞、异常淋巴细胞、原始细胞等异常细胞进行识别和报警。WNR 通道则实现了嗜碱性粒细胞、有核红细胞的计数和分类，同时可进行白细胞裸核的计数。

2. **钨光源、激光散射技术**　在过氧化物酶染色通道，应用过氧化物酶染色液对有核细胞进行染色，活性强度为嗜酸性粒细胞＞中性粒细胞＞单核细胞，淋巴细胞、嗜碱性粒细胞无过氧化物酶活性。在光散射检测通道，钨光源散射法检测染色细胞的过氧化物酶活性，根据其活性强度散点图，可区分出嗜酸性粒细胞、中性粒细胞、单核细胞和淋巴细胞。在嗜碱性粒细胞/核分叶性通道，可准确计数嗜碱性粒细胞，其余白细胞裸核可因分叶不同在散点图上的位置有所差异。

3. **网织红细胞与血小板测定**　应用非荧光或荧光染料对网织红细胞和血小板内的核酸物质染色，流式细胞光散射法测定细胞的体积、内部信息及荧光强度。在精准计数的基础上，还可获得未成熟网织红细胞比率（immature reticulocyte fraction，IRF）、网织红细胞分布宽度（reticulocyte distribution width，RDW-r）、网织红细胞成熟指数（reticulocyte maturity index，RMI）及未成熟血小板比率（immature platelet fraction，IPF）、血小板分布宽度（platelet distribution width，PDW）、大血小板比率（platelet larger cell ratio，P-LCR）等参数指标，为临床诊疗提供更多的辅助诊断信息。

六、特殊技术

（一）多角度偏振光散射法

多角度偏振光散射法应用（氦氖）激光流式细胞术，分 4 个角度检测细胞。嗜酸性粒细胞颗粒丰富，可消除偏振光，以此与中性粒细胞相鉴别。鞘液中的 DNA 染料碘化丙啶可破坏有核红细胞膜，只留下裸核而将其染色。染料对有活性的白细胞只有极小渗透性或无渗透性，故其细胞核不染色。通过多散点图分析（MSA），可鉴别有核红细胞、无活性白细胞和脆性白细胞，计算活性白细胞比率和计数有核红细胞。

（二）血细胞数字图像自动分析系统

血细胞数字图像自动分析系统基于自动模式进行识别的神经网络分析方法运行，可实现自动涂片、染色，并将100～200个白细胞进行预分类计数，存储显示，还有助于排查异常白细胞、原始细胞和幼稚细胞，同时观察红细胞、血小板的形态，检查寄生虫感染情况等。该技术节约了实验室工作人员的时间，便于教学和远程读片会诊，最大限度地将血细胞分析工作自动化、标准化和直观化。

第三节 血细胞分析仪检验

现代血细胞分析仪主要有红细胞计数、血红蛋白检测、血小板计数、网织红细胞计数、白细胞计数及分类等功能，主要应用电阻抗、激光散射、射频电导或联合多种光散射、流式细胞化学技术等多种技术联合检验。

一、白细胞检验

血细胞分析仪进行白细胞总数测定和分类计数时，需要在溶液中加入溶血剂，破坏红细胞后进行分析。根据仪器的分类技术原理，可分为白细胞三分类计数和五分类计数。

（一）三分类血细胞分析仪

三分类血细胞分析仪主要依据电阻抗法对白细胞进行分类计数。在进行白细胞分类计数时，加入溶血剂处理后，红细胞迅速溶解，白细胞细胞质经过细胞膜渗出，细胞膜紧裹在细胞核和颗粒周围。脱水后的白细胞体积取决于脱水后白细胞内有形成分的多少，与其自然体积无关。血细胞分析仪可以将体积为35～450fL的白细胞分为256个通道，每个通道为1.64fL，根据白细胞大小分别置于不同的通道中，可初步确认相应的细胞群，并显示出细胞体积分布直方图。根据各群占总体的比例计算出白细胞各群的百分率，将白细胞各群的百分率与同一标本的白细胞总数相乘即可得到各细胞群的绝对值（表7-1）。

表7-1 电阻抗法白细胞三分类计数的主要细胞与特点

细胞群	体积/fL	主要细胞	脱水后细胞特点
小细胞群	35～90	淋巴细胞	单个核细胞，颗粒少，细胞小
中间细胞群	90～160	包括单核细胞、嗜酸性粒细胞、嗜碱性粒细胞以及各阶段幼稚粒细胞	单个核细胞或核分叶少，细胞中等大小
大细胞群	>160	中性粒细胞	核分叶多，颗粒多，细胞大

血液分析仪依据电阻抗法进行白细胞三分类计数，只是根据细胞体积的大小，将白细胞分成3个群体，在一个群体中可能以某种细胞为主（如小细胞群主要以淋巴细胞为主；大细胞群主要以中性分叶粒细胞为主），但由于细胞体积间的交叉，可能还存在其他细胞，如中间细胞群包括正常时的单核细胞、嗜酸性粒细胞、嗜碱性粒细胞，病理时的各种原始幼稚细胞、反应性淋巴细胞、淋巴瘤细胞、浆细胞等。因此，中间细胞群计数异常或报警时，需要进行血涂片镜检，以明确具体种类的细胞异常升高或降低。

（二）五分类血细胞分析仪

五分类血细胞分析仪常在电阻抗法的基础上，联合应用多种技术进行白细胞分类计数。临床上主要应用的技术原理为容量、电导、光散射法（VCS技术）。在白细胞进行分类计数时加入溶血剂、白细胞分类计数染液，采用鞘流技术，使溶血后白细胞在自然状态下随着鞘流单个通过检测通道。分别应用电阻抗技术（容量）检测细胞体积；电导（射频）技术检测细胞大小和内部结构；光散射技术（包括细胞化学成分和核体积）检测细胞在 10°～70° 的散射光，反映细胞内的颗粒性、核分叶性和细胞表面结构。

1. **4DIFF 通道**　利用半导体激光流式细胞术、核酸荧光染色技术，采用专用的溶血剂完全溶解红细胞和血小板，白细胞膜仅轻微受损。聚亚甲基蓝核酸荧光染料通过受损的细胞膜进入细胞内，使其 DNA、RNA 和细胞器着色，其中未成熟粒细胞和异常细胞荧光染色深，成熟白细胞荧光染色浅，从而得到 4DIFF 白细胞散点图。包括 4 个细胞群体，即中性粒细胞细胞群、淋巴细胞细胞群、单核细胞细胞群和嗜酸性粒细胞细胞群。若有未成熟粒细胞，则显示未成熟粒细胞细胞群。

2. **WBC/BASO 通道**　在酸性溶血剂作用下，除了嗜碱性粒细胞外的其他所有细胞均被溶解或皱缩，经流式细胞术计数嗜碱性粒细胞，从而得到白细胞总数和嗜碱性粒细胞百分率。

3. **WNR 通道**　在 WBC/BASO 通道的基础上进行溶血剂的改进，加入含有表面活性剂的溶血剂溶解红细胞膜。白细胞膜不被溶解，细胞质完整，保留细胞核。加入聚亚甲基蓝核酸荧光染料后，核酸物质被染色，在激光束照射下发出散射荧光。以前向散射光（代表细胞大小）为纵坐标、荧光强度（代表核酸含量）为横坐标，分别显示白细胞总数、嗜碱性粒细胞百分率和绝对值、有核红细胞百分率和绝对值。

二、红细胞和血小板检验（电阻抗法）

悬浮在电解质溶液中的血细胞具有相对非导电性，通过恒流电场时可引起电阻及电压的变化，从而产生脉冲信号。脉冲数量反映细胞数量，脉冲幅度反映细胞体积，以此即可进行红细胞计数和血小板计数。

根据电阻抗原理和计算机系统还可获得 MCV、MCH、MCHC、HCT、红细胞体积分布宽度（red blood cell distribution width，RDW）等红细胞参数，以及平均血小板体积（mean platelet volume，MPV）、血小板比容（plateletcrit，PCT）、血小板分布宽度等血小板参数。为避免大血小板、小红细胞、红细胞碎片之间的相互干扰，采用浮动界标技术以减少误差，提高了血小板计数的准确性。

三、血小板检验（光学法）

光学法计数一般是指光散射技术结合核酸荧光染色法。可以在网织红细胞/血小板通道（PLT-O）检测，也可以在低值血小板通道（PLT-F）检测。其技术原理主要采用染色剂对未成熟的血小板内核酸（DNA/RNA）进行染色，经流式细胞术分析，根据成熟和未成熟血小板核酸含量的差异将两者区分开，得到光学法血小板计数（PLT-O 或 PLT-F）、未成熟血小板比率，并显示 PLT 散点图。

四、网织红细胞检验

在网织红细胞/血小板检测通道，染色剂对网织红细胞内 RNA 进行染色，采用光散射等技术测定网织红细胞的数量和体积，并根据光散射（或光吸收）强度判断细胞内的 RNA 含量和血红蛋白浓度，进而分析不同成熟阶段的网织红细胞参数。根据细胞内核酸含量不同，荧光强度依次为白细胞＞网织红细胞＞成熟红细胞。结合细胞的大小，可对成熟红细胞、网织红细胞、血小板和白细胞进行区别，得到网织红细胞的绝对值和百分率、高荧光强度网织红细胞比率（high fluorescence intensity reticulocyte ratio，HFR）、中荧光强度网织红细胞比率（medium fluorescence intensity reticulocyte ratio，MFR）、低荧光强度网织红细胞比率（low fluorescence intensity reticulocyte ratio，LFR）、网织红细胞血红蛋白含量（Ret-He）、未成

125

熟网织红细胞比率和光学法血小板计数（PLT-O）等参数。

五、结果显示和报警信息与解读

血液分析仪除了能够完成全血细胞计数和白细胞分类（三分类或五分类）外，还能对幼稚粒细胞、网织红细胞、未成熟血小板、有核红细胞等进行检测，并提供大量有价值的检测参数和科研参数，供临床报告和研究。

（一）检测参数

不同类型血液分析仪检测参数不尽相同，主要分为可报告参数和科研参数两类。

1. 可报告参数 指经我国国家药品监督管理局批准可用于临床报告的血液分析仪参数，见表7-2。

表7-2 血液分析仪临床可报告参数

检测参数	英文全称	缩写	单位
红细胞相关参数			
红细胞计数	red blood cell count/concentration	RBC	$\times 10^{12}/L$
血红蛋白浓度	hemoglobin concentration	Hb	g/L
血细胞比容	hematocrit	HCT	%
平均红细胞体积	mean cell/corpuscular volume	MCV	fL
平均血红蛋白量	mean cell/corpuscular hemoglobin	MCH	pg
平均血红蛋白浓度	mean cell/corpuscular hemoglobin concentration	MCHC	g/L
红细胞体积分布宽度变异系数	coefficient of variation of red blood cell volume distribution width	RDW-CV	%
红细胞体积分布宽度标准差	standard deviation of red blood cell volume distribution width	RDW-SD	fL
单个红细胞平均血红蛋白量	corpuscular hemoglobin content	CH	pg
单个红细胞平均血红蛋白浓度	corpuscular hemoglobin concentration mean	CHCM	g/L
红细胞血红蛋白分布宽度	hemoglobin concentration distribution width	HDW	g/L
球形细胞平均体积	mean sphered cell volume	MSCV	fL
有核红细胞计数	nucleated red blood cell absolute concentration	NRBC#	$\times 10^9/L$
有核红细胞百分率	nucleated red blood cell absolute percentage	NRBC%	%
网织红细胞相关参数			
网织红细胞计数	reticulocyte count/concentration	Ret#	$\times 10^9/L$
网织红细胞百分率	reticulocyte count percentage	Ret%	%
平均网织红细胞体积	mean reticulocyte volume	MRV	fL
网织红细胞血红蛋白含量	reticulocyte hemoglobin equivalent	Ret-HE	pg
平均网织红细胞血红蛋白量	mean hemoglobin content of reticulocytes corpuscular hemoglobin concentration mean of reticulocytes	CHr CHCMr	pg
网织红细胞血红蛋白浓度分布宽度	reticulocyte cellular hemoglobin concentration distraction width	HDWr	g/L

续表

检测参数	英文全称	缩写	单位
未成熟网织红细胞比率	immature reticulocyte fraction	IRF	%, ×10⁹/L
低荧光强度网织红细胞比率	low fluorescence ratio	LFR	%
中荧光强度网织红细胞比率	middle fluorescence ratio	MFR	%
高荧光强度网织红细胞比率	high fluorescence ratio	HFR	%
低吸光度网织红细胞百分率	low absorption reticulocytes percent	LRET	%
中吸光度网织红细胞百分率	medium absorption reticulocytes percent	MRET	%
高吸光度网织红细胞百分率	high absorption reticulocytes percent	HRET	%
高散色光网织红细胞计数	high light scatter retic count	HLR#	×10⁹/L
高散色光网织红细胞百分率	high light scatter retic percent	HLR	%
平均荧光指数（网织红细胞）	mean fluorescence index	MFI	%
白细胞相关参数（三分类）			
白细胞计数	white blood cell count/concentration	WBC	×10⁹/L
中间细胞群计数	middle cell count	MID#	×10⁹/L
中间细胞群百分率	middle cell percent	MID	%
淋巴细胞群计数	lymphocyte count	LYM#	×10⁹/L
淋巴细胞群百分率	lymphocyte percent	LYM	%
粒细胞群计数	granulocyte count	GRAN#	×10⁹/L
粒细胞群百分率	granulocyte percent	GRAN	%
白细胞相关参数（五分类）			
单核细胞计数	monocyte count/absolute concentration	MOMO#	×10⁹/L
单核细胞百分率	monocyte percentage of WBC's	MONO	%
淋巴细胞计数	lymphocyte count/absolute concentration	LYMPH#	×10⁹/L
淋巴细胞百分率	lymphocyte percentage of WBC's	LYMPH	%
中性粒细胞计数	neutrophil count/absolute concentration	NEUT#	×10⁹/L
中性粒细胞百分率	neutrophil percentage of WBC's	NEUT	%
嗜酸性粒细胞计数	eosinophil count/absolute concentration	EO#	×10⁹/L
嗜酸性粒细胞百分率	eosinophil percentage of WBC's	EO	%
嗜碱性粒细胞计数	basophil count/absolute concentration	BASO#	×10⁹/L
嗜碱性粒细胞百分率	basophil percentage of WBC's	BASO	%
未成熟粒细胞计数*	immature granulocyte absolute count	IG#	×10⁹/L
未成熟粒细胞百分率*	immature granulocyte percent	IG/IMG	%
高荧光淋巴细胞*	high fluorescent lymphocyte count	HFLC	×10⁹/L
造血干细胞计数*	hematopoietic progenitor cell absolute count	HPC#	×10⁹/L
造血干细胞百分率*	hematopoietic progenitor cell percent	HPC%	%
大型未染色细胞计数	large unstained cell count	LUC#	×10⁹/L
大型未染色细胞百分率	large unstained cell percent	LUC%	%

续表

检测参数	英文全称	缩写	单位
平均过氧化物酶活性指数	mean peroxidase activity index	MPXI	
CD3 T 细胞计数	absolute number of T-cells（CD3$^+$lymphocytes）	CD3 T	×10⁹/L
CD4 T 细胞计数	absolute number of T-helper/inducer cells（CD3$^+$CD4$^+$lymphocytes）	CD4 T	×10⁹/L
CD8 T 细胞计数	absolute number of T-suppressor/cytotoxic cells（CD3$^+$CD8$^+$lymphocytes）	CD8 T	×10⁹/L
CD3 T 细胞百分率	percentage of lymphocytes that are T-cells（CD3$^+$lymphocytes）	CD3%	%
CD4 T 细胞百分率	percentage of lymphocytes that are T-helper/inducer cells（CD3$^+$CD4$^+$lymphocytes）	CD4%	%
CD8 T 细胞百分率	percentage of lymphocytes that are T-suppressor/cytotoxic cells（CD3$^+$CD8$^+$lymphocytes）	CD8%	%
CD4/ CD8 T 细胞比率	ratio of T-helper/inducer cells to T-suppressor/cytotoxic cells（ratio of CD3$^+$CD4$^+$lymphocytes to CD3$^+$CD8$^+$lymphocytes）	CD4/ CD8	/
中性粒细胞平均体积	mean channel of neutrophil volume	MNV	fL
中性粒细胞平均光散射	mean channel of neutrophil light scatter	MNS	
血小板相关参数			
血小板计数	platelet concentration	PLT	×10⁹/L
平均血小板体积	mean platelet volume	MPV	fL
血小板比容	plateletcrit	PCT	%
血小板体积分布宽度	platelet volume distribution width	PDW-CV	%
大血小板比率	platelet larger cell ratio	P-LCR	%
血小板计数（光学法）*	platelet concentration-optical method	PLT-O	×10⁹/L
血小板计数（荧光法）*	platelet concentration-fluorescent method	PLT-F	×10⁹/L
未成熟血小板比率*	immature platelet fraction	IPF	%
分化抗原61（血小板）	cluster of differentiation 61	CD61	%

注：*为科研参数。

2. **科研参数** 与红细胞、白细胞和血小板相关但暂未被纳入可报告参数范围的检测参数。随着检验原理、技术发展和临床应用证据的建立，科研参数（表 7-2）有可能转为临床应用的可报告参数。

（二）结果显示

结果显示包括检测参数的数据显示、图形显示和报警等。通常在临床报告中检测参数均以列表的形式显示，在检测结果的数据旁附有相应参数的参考区间和单位。若某一检测参数结果超出参考区间时，通常给予符号提示，用 ↑ 或 H 表示增高，用 ↓ 或 L 表示减低。图形显示主要包括直方图和散点图。

1. **直方图** 血液分析仪采用电阻抗法计数细胞的同时，能提供细胞群体体积分布曲线图形，称为细胞直方图，横坐标为细胞体积大小，纵坐标为细胞相对数量，可反映细胞体积大小的异质性。细胞直方图可直观反映检测结果,并为检验人员监控仪器工作状态及检测结果提供了直观的图形。同时应注意,由于不同类型、不同厂家的仪器所设置的参数和应用的试剂不同,提供的直方图可能存在差异;即使是同一份标本,在不同仪器上检测,其直方图形状不完全相同。

(1)白细胞直方图:血液分析仪通常在35~450fL范围内分析白细胞。根据正常白细胞在溶血剂作用后的体积大小,三分类血液分析仪将正常白细胞分为三群:小细胞群是位于正常白细胞直方图的左侧又高又陡的峰,跨越35~90fL,以成熟小淋巴细胞为主要特征细胞;大细胞群是位于最右侧又低又宽的峰,跨越160~450fL,以中性粒细胞为主要特征细胞,包含杆状核细胞和晚幼粒细胞;位于左、右两峰之间较平坦的区域,分布在90~160fL范围内,为中间细胞群,以单核细胞为主要特征细胞,也包含嗜酸性粒细胞、嗜碱性粒细胞及病理性白细胞等。由于正常血液中的白细胞以淋巴细胞、中性粒细胞和单核细胞为主,白细胞直方图显示为有3个峰的光滑曲线,而且在这三群细胞分布区域的交界处均存在1个低谷(即报警监测点)(图7-4)。

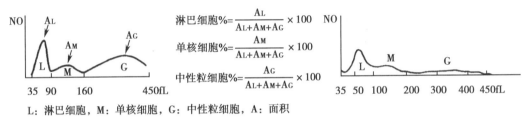

$$淋巴细胞\%=\frac{A_L}{A_L+A_M+A_G}\times100$$

$$单核细胞\%=\frac{A_M}{A_L+A_M+A_G}\times100$$

$$中性粒细胞\%=\frac{A_G}{A_L+A_M+A_G}\times100$$

L:淋巴细胞,M:单核细胞,G:中性粒细胞,A:面积

图7-4 电阻抗法白细胞三分类原理及直方图

当白细胞分类的比例出现异常或有异常细胞存在时,直方图会出现异常,包括曲线峰的高低、数量和低谷区的特征等变化,常伴随相应区域的报警信号,如"H(high)"或"L(low)"分别提示检测结果高于或低于参考区间。其他常见报警符号及其提示的可能原因见表7-3。

表7-3 常见报警符号及其提示的可能原因

符号	异常区域	可能原因
R1	淋巴细胞峰左侧	有核红细胞、未溶解红细胞、白细胞碎片、血小板聚集、巨大血小板、蛋白质或脂类颗粒
R2	淋巴细胞峰与单个核细胞峰之间	有异型淋巴细胞、浆细胞、非典型细胞、原始淋巴细胞及幼稚淋巴细胞,嗜酸性粒细胞增多,嗜碱性粒细胞增多
R3	单个核细胞区与中性粒细胞峰之间	有幼稚粒细胞、异常细胞亚群,嗜酸性粒细胞增多
R4	中性粒细胞峰右侧	中性粒细胞绝对值增多
RM	出现多部位警报	同时存在2种或2种以上的异常
MO/MID	单个核细胞区	单核细胞增多,嗜酸性粒细胞增多,有幼稚粒细胞

白细胞直方图可以指导检验技术人员做好血液分析仪的质量控制,判断检测结果是否需要"涂片复检"。当白细胞计数受到干扰时,直方图发生变化,其产生的报警符号可提示白细胞计数和分类结果均不准确,需要复查(图7-5)。

(2)红细胞直方图:通常在35~250fL范围内分析红细胞,横坐标表示红细胞体积,纵坐标表示红细胞相对数量。正常红细胞主要分布在50~150fL范围内,红细胞直方图形似

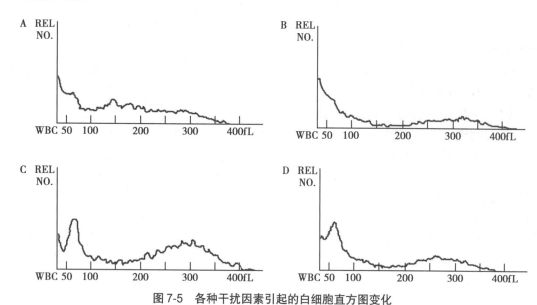

图7-5　各种干扰因素引起的白细胞直方图变化
A.聚集血小板干扰；B.不完全溶解的红细胞干扰；C.巨大血小板干扰；D.冷球蛋白干扰。

两侧对称的正态分布曲线。当红细胞的体积发生改变，峰可左移（MCV变小）或右移（MCV变大），或出现双峰（存在2个不同体积的红细胞群，RDW也变大）。

红细胞直方图结合检测参数分析，在判断贫血的类型和致病原因时具有重要价值。缺铁性贫血的红细胞直方图曲线峰左移，峰底变宽，显示小细胞不均一性，经铁剂治疗后，在3周左右时出现"双峰"形，峰底较宽，说明治疗有效；轻型地中海贫血直方图曲线峰左移，峰底变窄，显示小细胞均一性；铁粒幼细胞贫血的直方图曲线峰左移，可呈"双峰"形，峰底变宽；巨幼细胞贫血治疗前的直方图曲线峰变低、右移，峰底明显变宽，显示明显的大细胞不均一性；经叶酸或维生素 B_{12} 治疗后，正常红细胞群逐步释放进入外周血，而病理性红细胞并未完全消亡，检测的红细胞直方图可呈"双峰"形，说明治疗有效；急性失血性贫血的直方图曲线峰变低，其他特点与正常红细胞直方图一致，见图7-6。

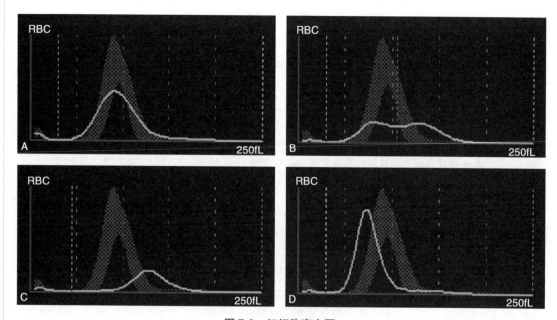

图7-6　红细胞直方图
A.峰底变宽：红细胞分布宽度增宽；B.双峰状：双峰红细胞；C.峰右移：大细胞性贫血；D.峰左移：小细胞性贫血。

（3）血小板直方图：血液分析仪通常在 2~30fL 范围内分析血小板。正常血小板主要集中在 2~15fL 内，在 25~30fL 的某一点与横坐标重合，直方图呈略左偏态分布的光滑曲线。正常血小板直方图见图 7-7。

由于红细胞和血小板在同一通道内检测，正常情况下二者体积差异明显，仪器可通过设定阈值进行区分。但红细胞群体中的小红细胞或细胞碎片可落在血小板的阈值内，巨大血小板或聚集的血小板也可被仪器误认为红细胞，这些均可从血小板直方图上反映出来。另外，乳糜微粒、冷球蛋白颗粒和红细胞冷凝集等也可干扰血小板计数结果，但血小板直方图无明显变化，见图 7-8。

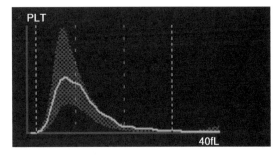

图 7-7　正常血小板直方图

2. **散点图**　散点图（scattergram/scatterplot）上的每一个点代表被测定的一个细胞或颗粒，其对应的横坐标、纵坐标代表细胞或颗粒的特征参数。由于细胞或颗粒类型不同，坐标也不同，若用不同颜色的点代表各类细胞或颗粒，则在二维散点图上可见不同区域彩色散

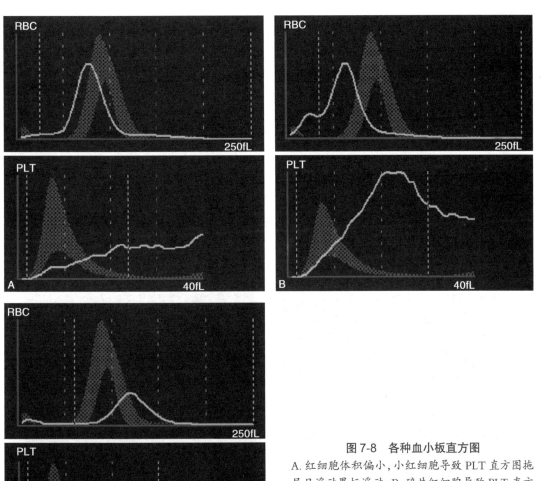

图 7-8　各种血小板直方图
A. 红细胞体积偏小，小红细胞导致 PLT 直方图拖尾且浮动界标浮动；B. 碎片红细胞导致 PLT 直方图拖尾且 PLT 数量假性增高；C. 红细胞体积偏大且 RDW 增高，存在大 PLT 导致 PLT 直方图拖尾且 PLT 数量假性减低。

点图,从而加以区分细胞或颗粒类型。某些型号仪器还可根据同时获取的3种参数(如前向散射光FS,侧向散射光SS,侧向荧光FL),每个白细胞占据1个独有的位置,将检测的细胞群体放在三维图中,构成三维散点。五分类血液分析仪均采用散点图来表达测定结果,散点所在象限平面图上的位置或散点群的疏密,均与相应型别的细胞形态、体积、内部结构、细胞核、细胞质及细胞内颗粒数量等特性相关,不同型号的仪器因检测原理组合不同,散点图表达形式也有显著差别。当存在病理性或非病理性因素干扰时,散点图可出现异常,需要结合临床和检验过程综合分析。

(1)白细胞散点图:包括白细胞分类计数(WDF)散点图(红细胞和血小板被溶解,白细胞膜仅部分溶解,核酸荧光染料进入白细胞内,使DNA、RNA和细胞器着色,着色后荧光强度与细胞内核酸含量成正比,所以未成熟粒细胞、异常细胞荧光染色深,成熟白细胞荧光染色浅,从而得到白细胞散点图)(图7-9)、嗜碱性粒细胞通道(WBC/BASO)散点图(除嗜碱性粒细胞外的所有其他细胞均被溶解或萎缩,经流式细胞术计数,可得到WBC/BASO百分率和绝对值及WBC/BASO散点图)(图7-10)、幼稚粒细胞(IMI)散点图(细胞悬液中加硫化氨基酸,幼稚细胞膜脂质含量高,结合硫化氨基酸的量多于较成熟的细胞,产生溶血剂抵抗,加入溶血剂后,成熟细胞被溶解,幼稚细胞和异型/异常淋巴细胞被留下)(图7-11)等。

(2)红细胞散点图:包括红细胞体积血红蛋白浓度(V/HC)九分区散点图(图7-12)、网织红细胞散点图(通过荧光核酸染色区分成熟红细胞与网织红细胞,并对后者进行分类)(图7-13)、WBC/BASO通道与有核红细胞(NRBC)通道整合的WNR通道散点图(可同时分类嗜碱性粒细胞、除嗜碱性粒细胞外的其他白细胞及有核红细胞)(图7-14)等。

(3)血小板相关散点图:网织红细胞的染色液也可作用于血小板,该通道可同时报告Ret及PLT相关参数。网织红细胞通道报告的血小板参数包括血小板光学法(PLT-O)散点图(图7-15)、单克隆荧光抗体检测散点图、血小板体积折射率散点图等。某些厂家的仪器还包括低值血小板(PLT-F)通道(图7-16),主要采用流式细胞术及特殊荧光染料,能特异性地与血小板中的线粒体DNA及核糖体RNA结合,因此比PLT-O计数更准确。

3. 报警(flag)　指当所检测的标本不能满足仪器的设定标准或不能满足用户所设定的检测标准,血液分析仪出现的提示。报警的意义在于提示仪器已经无法确定检测结果是否

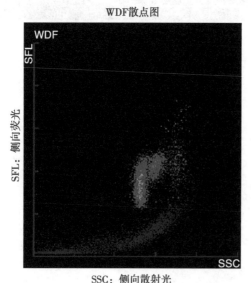

图7-9　白细胞通道WDF散点图及示意图

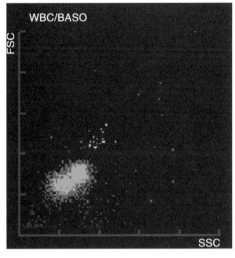

图 7-10　白细胞通道 WBC/BASO 散点图

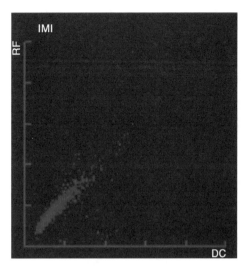

图 7-11　IMI 通道散点图

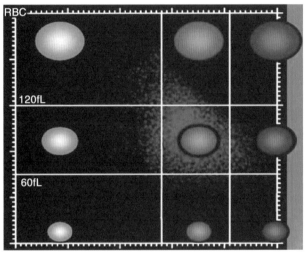

图 7-12　红细胞体积血红蛋白浓度九分区散点图

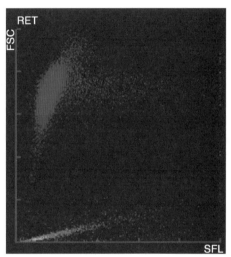

图 7-13　网织红细胞散点图

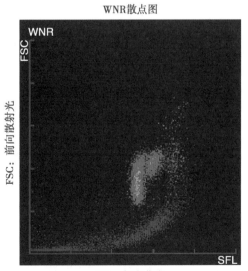

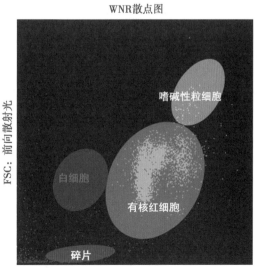

图 7-14　WNR 通道散点图

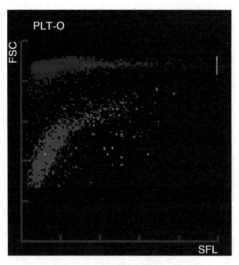

图 7-15　血小板光学法散点图

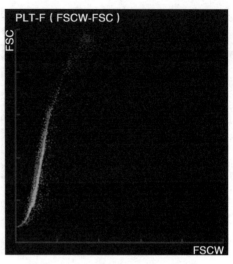

图 7-16　低值血小板通道散点图

正确，或提醒检验人员必须对检测结果作进一步复核才能报告。常见的报警方式主要有符号和文字提示。仪器型号不同，可能对同样报警内容采用不同的报警表达方式，需根据操作手册理解正确释义。

（1）报警符号：常见的报警符号见表7-4，不同仪器的具体信息应参见其相关的操作手册。

表 7-4　血液分析仪常见的报警符号

符号	含义	符号	含义
+, −	提示结果数据超出了标记界限，红色的 + 或红色的 − 提示数据超出了病理决定界限	PLT&	提示报告的结果是光学法检测的 PLT（PLT-O）
@	提示数据超出了线性界限	Wbc&	提示 WBC 数据纠正了有核红细胞
*	提示数据不可靠	LYMPH#&	提示 LYMPH# 数据纠正了有核红细胞
- - - -	提示因为分析错误没有数据显示	LYMPH%&	提示 LYMPH% 数据纠正了有核红细胞
++++	提示数据超过了显示界限	&	在显示结果后出现 & 提示数据经过了校正

（2）文字提示：常见的报警文字提示及含义见表7-5。

表 7-5　血液分析仪常见的报警文字提示及含义

白细胞			
IMM	不成熟粒细胞	Neutropenia	中性粒细胞减少
NE Blasts	原始粒细胞	Neutrophilia	中性粒细胞增多
MO Blasts	原始单核细胞	Lymphopenia	淋巴细胞减少
LY Blasts	原始淋巴细胞	Lymphocytosis	淋巴细胞增多
Variant LY	异型淋巴细胞	Monocytosis	单核细胞增多
Leukopenia	白细胞减少	Eosinophilia	嗜酸性粒细胞增多
Leukocytosis	白细胞增多	Basophila	嗜碱性粒细胞增多

红细胞

Nucleated RBCS	有核红细胞	Anisocytosis	红细胞大小不一
Dimorphic RBC Pop	红细胞群双峰异常	Microcytosis	小红细胞增多
Micro RBCs/RBC Fragments	小红细胞/红细胞碎片	Macrocytosis	大红细胞增多
RBC Agglutination	红细胞凝集	Poikilocytosis	红细胞形态不整
Anemia	贫血	Erythrocytosis	红细胞增多
Hypochromia	低色素	Pancytopenia	全血细胞减少

血小板

Platelet Clumps	血小板凝集	Small Platelet	小血小板
Giant Platelets	巨大血小板	Thrombocytopenia	血小板减少
Large Platelets	大血小板	Thrombocytosis	血小板增多

（3）报警处理：出现报警提示，可能确实是标本出现异常，必须根据实验室的复检规则进一步仔细检查，要特别注意出现白细胞、红细胞、血小板、有核红细胞、网织红细胞及相关参数的数量和形态异常的报警。检出结果出现报警，意味着血液分析仪的检测结果直接向临床报告的准确性已经明显降低。因此，对出现任何检测结果的报警，在没有复检确认或有效解释之前，不能直接向临床发出检测结果报告。

六、结果复检

自动血液分析仪在计数白细胞、红细胞、血小板和分类正常典型（成熟）白细胞方面具有优势，而显微镜检验可根据形态特征的微小差异进行细胞鉴别，对不成熟细胞的分类具有优势，因此显微镜检验是血常规工作中重要的复检手段，与仪器检测结果相辅佐，以便为临床提供全面正确的血常规报告。

采用显微镜检验等人工方法的复检标准应基于病理生理学方面的考虑。例如，当白细胞计数正常时，存在幼稚细胞的可能性要远远小于白细胞计数异常，尤其是明显增高时。复检标准还应考虑到自动血液分析仪的局限性。例如，仪器可以提示异常细胞的存在，但还需要复核，以便特异识别细胞类型，实现更准确分类计数。

2005年，国际实验室血液学学会（International Society for Laboratory Hematology，ISLH）提出了41条复核规则（表7-6～表7-8），以有效降低假阴性和假阳性结果，提高临床实验室血常规分析水平。各实验室应在这41条规则的基础上建立符合自身条件且满足临床需求的复检规则，保证报告的正确性，有效避免漏检并降低假阳性率。

表7-6　第一类复检规则：患者首次标本的血涂片复检（共19条）

项目	符合条件	措施1	措施2
新生儿	首个标本	血涂片复检	
WBC/（×10⁹/L）	<4.0或>30.0	血涂片复检	
PLT/（×10⁹/L）	<100或>1 000	血涂片复检	
Hb/（g/L）	<70或>年龄性别参考值上限20	血涂片复检	如有指征，验证标本完整性
MCV/fL	<75或>105（成人）和标本放置<24小时	血涂片复检	

续表

项目	符合条件	措施1	措施2
RDW/%	>22	血涂片复检	
中性粒细胞计数/(×10⁹/L)	<1.0 或>20.0	血涂片复检	
淋巴细胞计数/(×10⁹/L)	>5.0(成人)或>7.0(<12岁)	血涂片复检	
单核细胞计数/(×10⁹/L)	<1.5(成人)或>3.0(<12岁)	血涂片复检	
嗜酸性粒细胞计数/(×10⁹/L)	>2.0	血涂片复检	
嗜碱性粒细胞计数/(×10⁹/L)	>0.5	血涂片复检	
有核红细胞计数/(×10⁹/L)	任何测定值	血涂片复检	
网织红细胞绝对值/(×10⁹/L)	>0.100	血涂片复检	
报警标志(除了 IG/杆状核)	报警阳性和成人	血涂片复检	
报警标志	报警阳性和儿童	血涂片复检	
双形性红细胞	报警阳性	血涂片复检	
未成熟粒细胞报警	报警阳性	血涂片复检	
非典型/异型淋巴细胞	报警阳性	血涂片复检	
幼稚细胞报警	报警阳性	血涂片复检	

表7-7　第二类复检规则：第一个措施是血涂片复检(共10条)

参数	符合条件	措施1	措施2	措施3
WBC/(×10⁹/L)	<4.0 或>30.0 和 Delta 核查*失控	血涂片复检		
PLT/(×10⁹/L)	任何测定值和 Delta 核查失控	血涂片复检		
MCV/fL	>105(成人)和标本放置>24小时	血涂片复检大红细胞相关变化	若未见大红细胞相关变化,取新鲜血再检查	若无新鲜标本,则报告备注
未分类或分类不完全		血涂片复检并人工分类		
红细胞碎片	报警阳性和任何报警	血涂片复检		
血小板报警	PLT 和 MPV 报警(除 PLT 凝集外)	血涂片复检		
未成熟粒细胞报警	报警阳性和既往结果明确和 WBC Delta 核查失控	血涂片复检		
非典型/异型淋巴细胞	报警阳性和既往结果明确和 WBC Delta 核查失控	血涂片复检		
幼稚细胞报警	报警阳性和既往结果明确和 WBC Delta 核查失控	血涂片复检		
有核红细胞报警	报警阳性	血涂片复检	若阳性,计数有核红细胞,校正 WBC 数	

注：*Delta 核查指与历史结果比较

表7-8　第三类复检规则：其他规则（共12条）

参数	符合条件	措施1	措施2	措施3
WBC、RBC、Hb、PLT、Ret	超出仪器线性范围	稀释标本上机再测		
WBC、PLT	低于仪器线性范围	按操作规程处理		
WBC、RBC、Hb、PLT	仪器未能测出数值	检测标本有无凝块	再上机检测	仍异常，换检测方法
MCV	任何测定值和Delta核查失控和标本放置<24小时	验证标本的完整性/身份		
MCHC	≥参考值上限2个单位<30和MCV正常或升高	检查有无脂血、溶血、红细胞凝集、球形红细胞检查是否静脉输液污染或其他特殊原因		
WBC不可信报警	报警阳性和任何报警	验证标本完整性并重新检测标本	检查仪器的输出	血涂片复检，手工分类
红细胞不溶解	报警阳性和任何报警	复查WBC直方图/散点图	按标准操作验证（考虑网织红细胞计数有误）	血涂片复检异常红细胞形态
PLT聚集标志	任何计数值	检查标本有无凝块	血涂片复检（评估血小板数）	如见血小板凝集，按标准操作处理
左移报警	报警阳性	按标准操作程序处理		
幼稚细胞报警	报警阳性和既往结果明确；和Delta核查在控；和3~7天再次检测	按标准操作程序处理		
网织红细胞	异常类型	检查仪器输出	若为吸样问题，则重复测定	若继续异常，则血涂片复检

第四节　血细胞分析仪的校准、性能评价和质量保证

血液分析仪是临床实验室最常用的分析仪器之一，其检测结果是否准确对疾病的诊断、治疗和监测都有着直接或间接的影响。2011年由中华人民共和国卫生部发布并实施的《血细胞分析的校准指南》中作出相应的规定，相关要求具体如下。

一、校准

在规定的条件下，为确定测量仪器或测量系统所指示的量值，或实物量具或参考物质所代表的量值，通过检验、矫正、报告和调整来消除测量装置在准确度方面的偏差，与相对应的被测量的已知值之间关系的一组操作。

（一）校准物

校准物是用于校准血液分析仪的物质，具有稳定且可溯源的特点，为保证检测结果的准确性，通常使用与仪器配套的商品化校准物。对于校准物定值的来源，一是来自本仪器的配套校准物，二是来自新鲜全血标本，但定值要求直接或间接地溯源至国际标准。校准物稳定性在有效期间内不应发生变化，如果校准物开瓶之后可能发生改变，则应在校准物

标签上进行说明,标签上还需明确指出所适用的血液分析仪类型及型号。我国发布实施的 YYT0701—2008 文件中,规定血液分析仪用校准物(品)的主要指标有:①包装完整,标识清楚。②外观接近真实标本、均匀无凝块。③分装均匀,分装精密度一致性。④溯源性。参考方法测量结果的相对不稳定度及允许偏差(赋值准确性)。⑤生物安全。HBsAg、HIV1/HIV2 抗体及 HCV 抗体检测阴性。⑥有效期至少 30 天,开瓶后允许偏倚在允许范围内。

(二)校准方法

1. 校准前准备

(1)使用厂家提供的配套校准物:①将校准物从冰箱内(2~8℃)取出后,要求在室温(18~25℃)条件下放置 15~30 分钟,使其温度恢复至室温。②检查校准物是否超出有效期,是否有污染。③轻轻颠倒混匀,并置于两手掌间慢慢搓动,充分混匀校准物。④开瓶时防止血液溅出,若有溅出及时清理。⑤必要时可将两瓶校准物合在一起,混匀后再分装于 2 个瓶内备用。

(2)使用新鲜全血标本:①用 EDTA-K$_2$ 为抗凝剂的真空采血管取健康人新鲜血 10mL,需抗凝剂的浓度为 1.5~2.2mg/mL。要求新鲜血的 WBC、RBC、Hb、HCT 和 PLT 检测结果均在参考范围内。将新鲜血混匀后分装于 3 个管内,每管的血量为 3mL。②取其中 1 管,用二级标准检测系统或规范操作的检测系统连续检测 11 次,计算第 2~11 次检测结果的均值,以此均值为新鲜血的定值。③其他 2 管新鲜血作为定值的校准物,用于仪器的校准。

2. 上机检测 取 1 瓶校准物,连续检测 11 次,第一次检测结果不用,防止携带污染。仪器若无自动校准的功能,则手工记录第 2~11 次的各项检测结果,分别计算出均值,均值的小数点后数字保留位数较日常报告结果多一位。有自动校准功能的仪器可直接得出均值。

3. 校准因子调整 按照血液分析仪说明书的要求进行校准物测定,将测定值与真值比较,校准物的每项分析参数结果的均值(C)除以校准物的定值(R)可得到校准因子。若 $C/R > 1.0$,则当前校准因子必须成比例向下调节;若 $C/R < 1.0$,则当前校准因子必须成比例向上调节。将校准物定值的可信限与分析仪测得每项参数的可信限结合可得校准值的 95% 可信限。

4. 校准时机及频率 按照厂商说明书的要求,每年至少作 1 次校准。校准频率取决于实验室的规定,通常在血液分析仪投入使用前、仪器更换主要零件后、室间质评和室内质控证明仪器已发生明显漂移时都应考虑进行校准。

二、性能评价

血细胞分析仪在新安装或重要部件维修后,必须按照 ICSH 公布的血细胞分析与评价指标及《临床血液学检验常规项目分析质量要求》(WS/T 406—2012)对仪器的性能进行测试评价,这对充分发挥血细胞分析仪的正常作用,为临床提供准确检验信息起重要作用。评价的内容见表 7-9。

表 7-9 ICSH 规定的血液分析仪性能评价内容

项目	分析测量区间	精密度	携带污染	相关性	准确度	标本老化	干扰
血细胞计数	+	+	+	+	+	+	+
白细胞分类计数	+	+	+	+	+	+	+
网织红细胞	−	+	+	+	+	+	+
流式细胞仪检测免疫表型	−	+	−	+	+	−	−

（一）本底检测

本底检测（background check）又称空白检测限（limit of blank，LOB），指空白试剂和电子噪声的作用，是导致仪器检测结果假性增高的原因。评价方法：用稀释液作为样本在血液分析仪上连续检测 3 次，3 次检测结果的最大值应在允许范围内，检测要求见表 7-10。

表 7-10 血液分析仪本底检测的要求

检测项目	WBC	RBC	Hb	PLT
检测要求	$\leqslant 0.5 \times 10^9$/L	$\leqslant 0.05 \times 10^{12}$/L	$\leqslant 2.0$g/L	$\leqslant 10 \times 10^9$/L

（二）分析测量区间

分析测量区间（analytical measuring interval，AMI）也可用分析测量范围（analytical measuring range，AMR）表示，可评价血细胞分析仪的测定值与稀释倍数是否成比例关系，借此可求出仪器的最佳线性范围。该范围应包括正常及常见的病理范围，且该范围越宽越好。测量区间测定一般包括 RBC、WBC、Hb 和 PLT 4 项，将不同浓度的血液稀释混合后，取每个稀释度当作一个标本进行测定，将测定结果绘制在直角坐标纸上，理想结果为一条通过原点的直线。

（三）精密度

精密度（precision）包括批内（within-batch）、批间（between-batch）和总精密度（overall precision）。批内精密度是对同一批样本重复测定结果的评价。批间精密度是对两批或两批以上样本重复测定结果的评价。总精密度是指同一份标本多次测量后结果接近的程度。理论上，项目评价范围应覆盖整个生理和病理范围，并选择低值、中值、高值不同浓度的标本。低值、中值、高值标本必须分开进行测定，避免携带污染等因素的影响。评价方法如下。

1. 批内精密度 取 1 份正常浓度水平（参考范围浓度）的临床样本，按常规方法重复检测至少 11 次，舍去第 1 次，计算后面次数检测结果的算术平均值（Mean）和标准差（SD），按照公式计算变异系数。检测要求及判定标准见表 7-11。

$$CV = \frac{SD}{Mean}$$

式中，CV 为变异系数；SD 为标准差；Mean 为算术平均值。

表 7-11 批内精密度检测要求及判定标准

检测项目	检测范围	变异系数
WBC	$(4.0 \sim 10.0) \times 10^9$/L	$\leqslant 4.0\%$
RBC	$(3.5 \sim 5.5) \times 10^{12}$/L	$\leqslant 2.0\%$
Hb	$110 \sim 160$g/L	$\leqslant 1.5\%$
HCT	$35\% \sim 55\%$	$\leqslant 3.0\%$
PLT	$(100 \sim 300) \times 10^9$/L	$\leqslant 5.0\%$
MCV	$80 \sim 100$fL	$\leqslant 2.0\%$
MCH	$27 \sim 34$pg	$\leqslant 2.0$
MCHC	$320 \sim 360$g/L	$\leqslant 2.5$

2. 批间精密度 至少使用 2 个浓度水平（包含正常和异常水平）的质控品，在检测当天至少进行 1 次室内质控剔除失控数据（失控结果已得到纠正）后按批号或者月份计算在控数据的变异系数。判定标准见表 7-12。

表 7-12 批间精密度判定标准

检测项目	WBC	RBC	Hb	HCT	PLT	MCV	MCH	MCHC
变异系数	≤6.0%	≤2.5%	≤2.0%	≤4.0%	≤8.0%	≤2.5%	≤2.5%	≤3.0%

（四）携带污染

携带污染（carry-over）为前一个标本对其紧接的后一个标本的污染，主要是高浓度样本对低浓度样本的污染，通常用携带污染率（%）表示。用于评价携带污染的高值、低值样本通常取自临床，具体浓度范围参考《临床血液学检验常规项目分析质量要求》（WS/T 406—2012）（表 7-13），低值样本不能用质控品、空白稀释液代替，应该含有 RBC、WBC、Hb 和 PLT。评价方法：连续测定高值样本（标本 A）3 次，记录为 A_1、A_2、A_3，随后立即连续测定低值样本（标本 B）3 次，记录为 B_1、B_2、B_3。携带污染率越低，说明仪器此项性能越好。

$$携带污染率（\%）=\frac{B_1-B_3}{A_3-B_3}\times100\%$$

式中，A_3 为高值样本测定值；B_1、B_3 为低值样本测定值。

表 7-13 用于评价携带污染的高值、低值样本相关成分的浓度值

指标	高值	低值
RBC/（×10^12/L）	>6.2	>0 且 <1.5
WBC/（×10^9/L）	>90	>0 且 <3
Hb/（g/L）	>220	>0 且 <50
PLT/（×10^9/L）	>900	>0 且 <30

（五）可比性

可比性（comparability）又称相关性，是指血细胞分析仪检测结果与使用常规检查方法所测结果达到一致性的能力，我国发布的《医疗机构内定量检验结果的可比性验证指南》（WS/T 407—2012）也明确规定了可比性验证方案的使用条件、适用情况、验证方法和程序、验证结果不符合要求的处理措施。评价时应随机选择较多的样本例数，在待测（新系统）血液分析仪和比对（原系统）血液分析仪分别进行检测，对结果进行比较，如果比较之后无差别，说明相关性比较好，以确保新鲜血液样本交互核查结果的可比性，也常用于同台仪器不同检测模式（全血模式和稀释血模式、自动和手动）之间的比较和仪器准确度的评价。评价方法：新仪器使用前或常规仪器使用过程中应定期（至少半年），至少使用 20 份临床样本（浓度要求见表 7-14），分别使用临床实验室内部规范操作检测系统和被比对仪器进行检测，以内部规范操作检测系统的测定结果为标准，计算相对偏差，每个检测项目的相对偏差符合表 7-14 要求的比例应≥80%。相对偏差与比对样本的浓度要求见表 7-14。

表 7-14 相对偏差与比对样本的浓度要求

检验项目	浓度范围	样本数量所占比例	相对偏差
WBC/（×10^9/L）	<2.0	10%	≤10%
	2.0～5.0	10%	≤7.5%
	5.1～11.0	45%	
	11.1～50.0	25%	
	>50.0	10%	

检验项目	浓度范围	样本数量所占比例	相对偏差
RBC/(×10¹²/L)	<3.00	5%	≤3.0%
	3.00~4.00	15%	
	4.01~5.00	55%	
	5.01~6.00	20%	
	>6.01	5%	
Hb/(g/L)	<100.0	10%	≤3.5%
	100~120	15%	
	121~160	60%	
	161~180	10%	
	>181	5%	
HCT	—	—	≤3.5%
MCV	—	—	≤3.5%
MCH	—	—	≤3.5%
MCHC	—	—	≤3.5%
PLT/(×10⁹/L)	<40	10%	≤15.0%
	40~125	20%	≤12.5%
	126~300	40%	
	301~500	20%	
	500~600	5%	
	>601	5%	

（六）准确度

准确度（accuracy）是指测量值与真值一致，真值必须是用决定方法或参考方法测定所得到的，根据 ICSH 或 CLSI 规定，血细胞相关参数测定的参考方法见表 7-15。

表 7-15 血细胞相关参数测定的参考方法

量值	参考方法
红细胞计数	采用电阻抗原理的半自动单通道血细胞计数仪进行检测
白细胞计数	标本的稀释过程使用精密吸管、容量瓶等进行手工操作
血红蛋白测定	氰化高铁血红蛋白测定
血细胞比容测定	测定全血 Hb 和 MCHC，间接得到血细胞比容
血小板计数	CD41 和 CD61 单克隆抗体与血小板特异性结合，流式细胞仪检测血小板和红细胞比值，用参考方法计数红细胞，得到血小板值
白细胞分类计数	人工目视法

（七）标本老化

标本老化（sample ageing）是指静脉标本采集后，观察随时间增加测定结果的变化量。采集 10 份标本，其中 5 份来自正常个体，5 份来自影响各种检测参数的异常个体。标本分别贮存在室温和 4℃，并在 0、30 分钟、1 小时、2 小时、3 小时、4 小时、5 小时、6 小时、12 小时、24 小时、48 小时和 72 小时内检测。以百分率或绝对值-时间作图,观察参数的变化。

对异常标本和干扰物的评价:尽可能多测试能代表所有临床检验的预期范围的标本。可对异常标本或已知干扰物质的标本用仪器进行特殊研究。

(八)临床可报告区间

可报告区间(reportable interval)是为直接获取某种方法的分析测量区间,采用稀释、浓缩等方法处理标本后,检测到的可作为结果向临床报告的量值范围。若检测结果大于 AMI 上限,则需要稀释标本,直接测得 AMI 范围内的结果,经过计算后向临床报告;若检测结果小于 AMI 下限,则报告 AMI 下限值,但 AMI 下限不能小于最低检测线。

(九)参考区间

血液分析仪检测指标参考区间(reference interval, RI)的制订,不同于化学/免疫等具有方法依赖性的指标,制造商可提供相应信息,但用户必须对其在受检者人群中的适用性进行评价,包括年龄(特别是新生儿)、性别、种族等因素对血液分析仪检测结果的影响,并考虑个体内及个体间的差异。目前,我国血细胞分析参考区间参照 2012 年发布的《血细胞分析参考区间》和 2021 年发布的《儿童血细胞分析参考区间》。

(十)白细胞分类计数的性能评价

为了保证白细胞分类计数结果具有溯源性和准确性,我国在 2005 年制定并发布了《白细胞分类计数参考方法》(WS/T 246—2005)的行业标准。文件对标本的采集、血涂片的制备、计数方法、检验人员的要求等均作了具体描述,并通过统计学方法对血液分析仪白细胞分类计数性能(灵敏度和特异性)进行评价。评价内容见表 7-16。

表 7-16　白细胞分类计数评价内容

项目	内容
计数方法	每张血涂片应计数 200 个白细胞,如白细胞减少,应同时增加血涂片数量
血涂片检查限定量	检验人员每天按每张涂片分类计数 200 个细胞计,不超过 15～25 张
考核用血涂片标本	标本 1:含分叶核中性粒细胞、杆状核中性粒细胞、正常淋巴细胞、异型淋巴细胞、单核细胞、嗜酸性粒细胞、嗜碱性粒细胞
	标本 2:含少量有核红细胞
	标本 3:含少量未成熟白细胞
评价方案	标本制备、比较分类计数不准确度和不精密度、临床灵敏度、统计学方法

三、质量保证

血细胞分析仪在日常检验工作过程中需要处理大量临床样本,为了保证实验结果的准确性和精密度,必须具有严格全面的质量控制。这个过程从临床医生开具检验申请单开始至实验室完成检验,包括检验申请、标本采集、标本转运、标本接收、标本检测、报告审核及发布等,主要概括为分析前质量控制、分析中质量控制和分析后质量控制。

(一)分析前质量控制

1. 检验人员　检验人员应具备高素质,并做好与临床、患者的沟通工作,让准确、可靠的检验结果在患者的诊疗中发挥重要作用。

(1)上岗前应经过严格岗前培训,仔细阅读说明书,了解仪器原理,熟悉操作规程,注意检测结果数据、图像、报警信息的分析及临床意义。

(2)掌握采用参考方法校正仪器检测参数的原则,定期对仪器进行性能评价。

(3)参加培训并定期进行能力评估。

2. **检测环境** 必须满足仪器说明书里的具体要求,远离电磁干扰源及热源,防潮防阳光直射,台面稳固,通风条件好,温度应在15～25℃,湿度应＜80%。

3. **仪器状态** 仪器新安装或每次维修后,必须对仪器的技术性能进行测试、评价或校准,并做好相应记录,在仪器日常运行过程中规范有效地开展室内质控、参加室间质评,定期对仪器进行保养以保证仪器状态良好。

4. **配套试剂** 完成一个检测项目的测定所涉及的仪器、试剂、校准物、质控品、消耗品、操作层程序、质量控制程序、维护保养程序等组合称为检测系统,它是保证检测检验质量和解决结果溯源问题的关键。血细胞分析仪应使用与仪器配套,且在有效期内和批号一致的各种试剂,包括稀释液、染液、溶血剂、质控品、校准物等。不允许使用未经科学鉴定和认可批准的替代试剂。

5. **标本要求** 合格标本的要求见表7-17。

表 7-17　合格标本的要求

项目	要求
标本	尽可能采用静脉血,并保证血液质量和充足用量(包括复查用量),无明显的溶血、凝集及标本老化
采血容器	尽可能采用真空采血系统,减少干扰因素,保证生物安全,提高采血质量
抗凝剂	使用 ICSH 推荐的 EDTA-K$_2$(1.5～2mg/mL 血)
血液储存	
18～22℃	WBC、RBC、PLT 可稳定 24 小时,DCL 可稳定 6～8 小时,Hb 可稳定数天,但 2 小时后粒细胞形态即有变化,故需要显微镜检验分类者,应尽早制备血涂片
4℃	可延长贮存期,WBC、RBC 稳定 48 小时,DCL 可稳定 8～10 小时;当血标本不能及时转运和检验时,应在较低温度下保存,但不利于血小板的保存

（二）分析中质量控制

1. **仪器启动** 开机前检查仪器状态(包括电压、气压)是否正常,试剂量是否充足,各种连接是否完好,检查完后开启仪器,仪器自检后进行本底检测。

2. **室内质控** 检测临床样本前必须先作室内质控,具体要求详见《临床检验定量测定室内质量控制》(WS/T 641—2018),确定当日质控物各参数是否在规定范围内,只有在允许范围内才能进行样本的检测,如果出现失控,应积极查找失控原因并进行纠正,填写失控报告,纠正后再次进行质控检查,通过后才能继续检测样本。

3. **标本检测** 应严格按照实验室规定的标准化操作程序(SOP)进行,人人遵守,任何人不得擅自更改。

4. **仪器清洁** 检测中应随时清洁被血液标本污染的部位,检测结束后,除了仪器自动清洗外,还应做好仪器日常的保养维护工作。

（三）分析后质量控制

1. **样本保存** 样本检测结束后应保留原始样本,以备临床对检测结果有疑问时进行核对复查,有利于寻找检验结果异常的原因。

2. **结果分析** 结合国际血细胞分析仪检测结果显微镜复检规则标准,根据实验室制订的复检规则,进行检测结果的复核,如果存在数据、图形异常或者出现报警信息,都不能直接发出报告,必须作仪器复检和/或人工复查。分析有密切关联的参数之间的关系,如RBC、HCT 与 MCV, Hb、RBC 与 MCH, RDW 与红细胞形态一致性的关系等,以及白细胞与血小板数值是否与血涂片上白细胞、血小板分布情况相一致等;血涂片中是否存在异常细胞或血液寄生虫等。

3. 临床评价 遵循循证医学原则,定期征求临床医生意见,不断用临床最终诊断结果验证检验结果。记录和比较治疗前后检测结果(特别是血液病或化疗患者),有助于发现检测结果异常的原因。

4. 室间质评 通过参加室间质评可将本实验室血细胞分析仪的准确度和精密度与同类仪器进行比较,及时发现问题,有利于保证检验质量。

第五节 血细胞分析仪的维护与保养

血细胞分析仪是检验科最常用的检验设备之一。目前,几乎所有的血细胞分析仪均能在检测过程中进行主要部件的自动清洗。然而,为保证仪器有更好的运行状态,减少仪器故障率,提高结果准确度,还需严格按照操作手册要求作定期维护,并进行记录。

一、日维护

每天工作结束后,执行关机程序,使用配套清洁液进行管道清洗,若不能每日正常关机,则每隔24小时或检测100份样本后执行1次清洁液维护。如果清洁维护不到位,会因为蛋白质沉积而导致堵孔或漏液,从而导致测量结果不稳定。

二、周维护

每周对仪器表面污渍,尤其是对吸样针附近可能残留的血液样本溅出物进行处理,防止蛋白质沉积、霉变或污染。

每周对仪器检测管道用专用清洁液清洗1次,保证液路里面无蛋白质沉积。

三、年维护

每年的维护保养可以按照厂家提供的维护保养程序和内容进行,这对仪器保持良好的工作状态、延长仪器使用寿命是十分必要的。正确的保养是保持仪器处于最佳状态的有效方法。

四、不定期维护

不定期维护是指对一些容易磨损的消耗部件(如穿刺针)进行检查和更换。如果出现检测器小孔堵塞,必要时进行排空处理。

因此,对血细胞分析仪进行维护保养必须严格按照其相应的操作规范来完成,除了完成日常保养外还应根据实际情况进行检修、更换等操作,以最大限度地保证血细胞分析仪能够处于稳定、良好的工作状态,发挥其应有的作用。

第六节 血细胞分析仪流水线及自动审核

临床检验设备的发展是医学实验室发展的一个重要组成部分。血细胞分析仪的出现极大地提高了血细胞分析检测的工作效率。但是,随着医院规模的扩大以及样本量的日益增多,单台的血细胞分析仪已经难以满足临床对实验室内周转时间(turnaround time,TAT)和工作效率的需求,血细胞分析仪流水线应运而生。

血细胞分析仪流水线是指通过样本运输轨道,将多台血液分析仪连接在一起,使推染片机、阅片机、前处理仪、后处理仪、仪器管理模块等围绕血细胞分析的多台仪器纳入到一个统一的检测系统,实现血细胞分析、复查、复检多重需求的自动化检测系统(图7-17)。

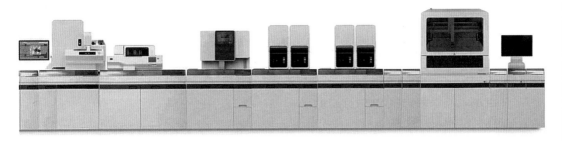

图 7-17　血细胞分析仪流水线

从左至右：全自动细胞形态学分析仪、全自动血涂片制备仪、特定蛋白分析仪、4 台全自动血细胞分析仪、样本管理系统。

血细胞分析仪流水线的出现实现了血常规分析由最初的手工操作到自动化分析的检验模式转变。为了保证报告质量，同时缩短 TAT，建立样本结果的自动审核系统是解决这一问题的有效方式。目前，临床检验自动审核系统多起步于生化报告的自动审核。血常规报告逻辑关系的复杂性及形态学镜检的需求，限制了自动审核在血常规报告审核的临床应用，致其起步较晚。近年来，随着技术的进步，血细胞分析也逐渐实现了报告的自动审核。

报告自动审核属于检验后过程。报告审核指检验结果在被授权者发布前的全面复核，是检验结束后必须要做的一件事情，也是检验后质量控制的关键环节。自动审核指在遵循操作规程的前提下，在实验室信息系统（laboratory information system，LIS）中设置检验结果自动审核模块，或将具有复审功能的软件与 LIS 相连，根据事先设定好的审核条件，完成检验报告自动发放的过程。利用实验室 LIS 软件和血细胞分析仪分析软件，将仪器检测结果、仪器科研参数、仪器报警、患者基本信息及诊断、患者历史信息、复检规则、危急值预警等多维参数进行综合分析、处理，建立能够满足临床需求的血液分析检验结果自动审核规则，在保证检验报告准确的前提下可提高效率，缩短实验室内周转时间。

一、设置自动审核的常见原则

设置自动审核的常见原则，包括但不限于以下几项。

1. 历史结果比较　对同一患者的历史数据进行回顾，设定允许变异值，若超过此结果，即出现提示信息，审核不通过。

2. 设置警告区间　根据医学决定水平设置某些项目的警告区间，当测定值超过其警告区间，审核不通过。

3. 检验项目间逻辑分析　对相关检验项目自动进行比较，包括但不限于同一张检验报告单内的比较与关联，若不符合这种关系，则说明结果有误，审核不通过，需要查找错误原因。

二、常见的自动审核规则

1. 自动审核非逻辑规则　触发以下规则自动审核不通过（表 7-18）。

表 7-18　自动审核非逻辑规则

序号	条件	处理措施
1	血液科/层流研究病房	自动审核不通过：①人工确认结果可靠性及完整性；②核实标本种类
2	结果包含特殊字符"–""*"	
3	"复检状态"=人工确认	

续表

序号	条件	处理措施
4	"推片状态"有结果,触发本室推片规则	
5	所报告项目的检测结果为"未做"或者CBC计数项目结果为空白值	
6	HCT>或=1;Ret#除以RBC计数×1 000不等于网织红细胞千分率; PLT=0;MCHC≥365	
7	标本种类"空缺"或不为"全血"	

2. 自动审核逻辑规则　主要聚焦15点,共50条。触发以下规则自动审核不通过(表7-19)。

表7-19　自动审核逻辑规则

细胞类型		条件	处理措施
原始细胞	1	Q-Flag(Blasts/Abn Lympho?)>165	白细胞及相关:①人工 审核确认;②推片镜检
	2	Q-Flag(Blasts?)>100	
	3	Q-Flag(Abn Lympho?)>100	
	4	IG%>5%	
异常淋巴细胞	5	Q-Flag(Blasts/Abn Lympho?)>165	
	6	Lymph%>70%	
	7	IG#>0.755	
幼稚粒细胞	8	IG#>0.2	
	9	IG%>5.0%	
异型淋巴细胞	10	Q-Flag(Atypical Lympho?)>195	
	11	HFLC%>1.5%	
中毒颗粒	12	NEWX>390.5	
	13	NESFL>58	
空泡变性	14	LYWX>766	
	15	NEWX>450	
	16	MONO#>2.69	
	17	LYZ>65	
有核红细胞	18	NRBC#>0.045	红细胞及相关:①人工 审核确认;②推片镜检
	19	NRBC%>1%	
红细胞形态	20	RDW-SD>70	
	21	RDW-CV>22%	
	22	OR Q-Flag(Fragments?)>99	
	23	MicroR>35 或 MCV<65 或 MCV>110	
	24	Ret Abn Scattergram>0	
	25	FRC%>1% 或 FRC≥0.772	

细胞类型		条件	处理措施
血小板聚集	26	Q-Flag(PLT Clumps?) ＞195	PLT 及相关：①人工审核确认；②推片镜检；③PLT 光学复查
	27	PLT ＜ 60×10⁹/L	
大血小板	28	Q-Flag(PLT Clumps?) ＞195	
	29	PDW ＞24.45	
	30	PDW= "----"	
14 天内前、后两次结果偏差百分比	31	RBC＞40%	Delta 核查：①人工审核确认；②核实标本来源及病情；③推片镜检
	32	Hb＞40%	
	33	HCT＞40%	
	34	MCV＞10%	
	35	MCH＞10%	
	36	MCHC＞10%	
	37	RDW-SD＞20%	
	38	RDW-CV＞20%	
	39	PLT≥100 时，差异百分率＞20%	
	40	PLT＜100 时，差异绝对值＞20×10⁹/L	
	41	原始细胞历史结果不为"/"	
血小板假性正常	42	PLT ＜ 60 and 无聚集报警	血小板干扰：自动复检
	43	PLT ＞ 500 and 无聚集报警	
	44	PDW= "----" and MicroR＞10% and PLT＜300	
	45	Micro R ＞15%	
原始细胞	46	Q-Flag(Blasts/Abn Lympho?) ＞100	白细胞：自动复检
WBC 不准确	47	Difference between WNR and WDF	
乳糜干扰/红细胞聚集/溶血	48	MCHC ＞365	RBC 相关干扰：标本性状检查
	49	MCHC ＞365	
	50	MCHC ＞365	
未触发自动审核条件		除上述 15 点 50 条之外所有结果	自动放行

　　自动审核使用过程中需进行质量控制。对于所有自动审核的检测结果，实验室需要确保适用的质控品在适当的时间内运行，结果可接受。可以通过以下方式来满足：计算机系统在自动审核前自动检查质控状态，或在任何质量控制结果不可接受后或当质量控制没有在要求的时间间隔内运行时手动禁用自动审核。

小　　结

　　自动血液分析仪主要应用了光学、电学两大原理，单独或组合了电阻抗法、流式细胞术 - 激光散射法、射频电导法等检测技术，能够对血液样本中的有形成分进行甄别和计数，实现临床和科研中大范围人群的血液标本筛查。

　　血液分析仪的校准、性能评价及质量控制贯穿于整个检测过程，从检验前、中、后各个环节进行严格把关。血液分析仪的校准是检测患者标本的前提,性能评价是仪器发挥正常作用的关键,质量控制是检测结果准确与否的保证,在国际上均有一系列的标准文件加以规定。评价血液分析仪白细胞分类计数性能采用标准化的手工白细胞分类计数方法;评价现代血液分析检测参数的临床应用价值应遵循循证医学原则。

目前国内关于血液分析仪的复检规则,通常都是参考国际实验室血液学学会(ISLH)、临床实验室标准化协会(CLSI)推荐的国际41条血细胞复检规则,在进行评估和修改的基础上制订的。对于仪器型号和病种不同的临床实验室而言,使用规则时均需要重新进行评估和修改。适合更多实验室的复检规则需要涵盖多病种、大规模、多中心的临床研究进行验证。

血液分析仪流水线能够实现血细胞分析、复查、复检多重需求。血液分析仪自动审核能够在保证检验质量的同时缩短TAT,提高血常规检验工作效率。在临床应用时,对于不同的检测系统,可结合检测系统的技术参数建立适合各自实验室的自动审核规则。

目前,我国自主研发的血液分析仪及配套试剂、校准物、质控品和血液分析仪流水线,已达到国际领先水平,打破了血液分析产品被国际品牌垄断多年的现状,为民族医疗产业在国际竞争中争得了一席之地。

思 考 题

1. 简述三分类血液分析仪与五分类血液分析仪的检测原理、适用范围及局限性。
2. 血液分析仪性能评价有哪些,具体评价项目有哪些?
3. 血液分析仪的质量保证包括哪些环节?

（曾婷婷　白雪飞　洪国粦）

第八章　尿液标本的采集和处理

知识目标　掌握尿液标本留取的方法、尿液标本的类型和质量控制标准；熟悉不同尿液标本采集的一般要求及影响检测结果的因素；了解尿液标本运送、保存、检测后处理及尿液检测的临床应用。

能力目标　能独立完成尿液标本采集的操作、具有尿液标本的临床应用和质量控制意识，初步具备尿液标本分析的能力。

素质目标　具有良好的职业道德，正确理解规范的尿液标本采集对临床疾病诊断的重要性。

尿液（urine）是血液经过肾小球滤过、肾小管和集合管重吸收及排泌所产生的终末代谢产物，是具有重要意义的排泄物。尿液的成分变化可以反映机体的代谢状况，并受机体各系统功能状态的影响。因此，尿液检测（urine examination）对泌尿系统、血液系统、内分泌系统、循环系统等的生理改变及病理改变具有重要意义，不仅对泌尿系统疾病，对其他系统疾病的诊断、疗效观察、预后判断都有重要参考价值。主要临床应用分析：①协助泌尿系统疾病诊断及疗效观察。泌尿系统炎症、结石、结核、肿瘤、肾脏移植的排斥反应及肾衰竭时，尿液成分及性状发生变化。治疗过程中，尿液检测相应指标也有不同程度改善。因此，尿液检测是泌尿系统疾病最常用的不可替代的首选项目。②协助其他系统疾病诊断。尿液来自血液，故凡可引起血液成分改变的疾病，均可引起尿液成分的改变，如糖尿病患者的尿糖检测、胰腺炎患者的尿淀粉酶检测、黄疸患者的尿胆红素检测、多发性骨髓瘤患者的尿本-周蛋白检测等。③协助用药监护。某些药物，如庆大霉素、卡那霉素、多黏菌素 B、磺胺等，可引起肾脏的损害，故用药前及用药过程中需观察尿液的变化，以确保用药的安全。④其他，用于职业病防治及健康人群的普查。

第一节　尿液标本的采集

尿液标本的采集和处理是尿液检测质量控制的重要部分，尿液标本的采集必须坚持全面质量管理（total quality management，TQM），正确、合理、规范化地采集、留取、运送和保存尿液标本，是尿液检测前质量控制的重要内容，对保证检验结果的可靠性十分重要，否则，无法正确反映患者的实际状态。因此，建立与完善尿液标本采集各个环节的标准要求与文件，并将文件分发给所有相关的工作人员，对提高尿液检测结果的质量具有重要意义。

一、尿液标本采集的容器

1. 容器要求　尿液标本采集器材，如尿杯、试管应严格按标准采购，推荐使用一次性容器,目前临床上为防止样本溢出导致生物安全污染或对样本的量无法准确控制及在样本运输过程中防止样本溢出等可以使用带密封装置的尿液采集桶和尿液采集管。①尿液标本采集桶:如需要采集 24 小时尿液量进行检测的标本,因采集的量较多,很容易产生沉淀,出现分层现象,导致取出的尿液浓度因位置不同出现偏差,从而影响检测结果,可以使用封闭式尿液标本采集桶,包括桶体及连接在桶体上的桶盖,桶盖上端留有弹性密封的橡皮膜,能插入搅拌装置的搅拌孔。②生物安全型尿液采集管:采集管带有试管盖,试管盖中心设有取样孔,原管上机,自动穿刺。尿液标本采集容器的指标与要求见表 8-1。

表 8-1　尿液标本采集容器的指标与要求

指标	要求
材料	①透明、不渗漏、无颗粒,不与尿液成分发生反应的惰性环保材料 ②儿科患者使用专用的清洁柔软的聚乙烯塑料袋
规格	①容积≥50mL,开口为圆形,直径≥4cm ②底座宽,适于稳定放置,安全且易于开启、密闭性好的装置 ③采集 24 小时尿时,容器的容积应为 3L 左右,且能避光
清洁度	容器应保证洁净,收集微生物检查标本的容器应干燥、无菌
标识	容器要标有患者姓名、病历号或门诊号、检验联号(条形码)、标本留取时间
其他	①用于细菌培养的尿液标本,容器采用特制的无菌容器 ②对于必须保存 2 小时以上的尿液标本,建议使用无菌容器

2. 离心管　用于尿液沉渣检查的离心管,应清洁、透明,有足够的强度,并有刻度,刻度上至少标明 10mL、1mL、0.2mL,容积应>12mL,试管底部呈锥形或缩窄形,试管口尽可能具有密封装置,最好使用不易破碎的一次性塑料试管。

3. 条形码　样本采集时,通过刷卡护士工作站显示患者检验医嘱,系统根据编码规则自动生成唯一的条形码,然后打印粘贴到相应容器上再采集样本。打印条码的不干胶应选用厚度薄、黏性好、防静电处理的材料。条形码信息标记如下:患者姓名、条码号、收集尿液的日期和时间、检测项目、送检部门、收集容器等内容。

二、患者准备

尿液标本采集前,首先应告知患者尿液标本采集的目的、采集的一般要求,并以书面的形式具体指导患者采集尿液标本。尿液标本采集对患者的一般要求见表 8-2。

表 8-2　尿液标本采集对患者的一般要求

项目	一般要求
患者准备	留取标本前要洗手,患者保持安静状态,常规生活、饮食,核对尿液收集容器上的标签姓名
生理状态	运动、性生活、月经过度、空腹或饮食、饮酒、吸烟及姿势和体位等可影响某些检测结果
避免污染	患者先洗手,并清洁外生殖器、尿道口及周围皮肤;女性患者要避免阴道分泌物或月经血;男性患者要避免精液混入尿液;要避免其他污染物混入,如表面活性剂、消毒剂、粪便等
采集时机	根据诊疗情况可采集晨尿、随机尿,用于细菌培养的尿液标本必须在使用抗生素治疗前使用无菌容器采集,以利于细菌生长
其他要求	需导尿或耻骨上穿刺留取尿标本时,医务人员应先告知患者及家属有关注意事项,然后由医务人员进行采集,采集婴幼儿尿液标本时,经儿科医护人员指导,用小儿专用尿袋采集标本

为了保证尿液检验结果的准确性，一定要充分考虑并排除标本采集时的影响因素，如患者状态、饮食、用药、尿液放置和保存的温度、时间，采用相应的标准化操作，规范尿液标本的采集和处理，以达到质量控制的目的。

1. 采集前患者生理状态的控制　在检测前质量管理过程中，患者的准备及生物学变异可直接影响检验结果的准确性。这不是检验人员所能控制的因素，需要医生、护士、患者共同配合，才能使标本完全反映患者的实际状态。患者生理状态对尿液检测的影响见表 8-3。

表 8-3　患者生理状态对尿液检测的影响

因素	影响
情绪	情绪紧张和情绪激动可以影响神经内分泌系统，使儿茶酚胺增高，严重时可出现生理性蛋白尿
年龄	不同年龄新陈代谢状态不同，其尿液成分存在明显的差异，因此应调查和设定不同年龄段参考区间，以消除年龄因素对结果的影响，如 50 岁以上的人内生肌酐清除率会随肌肉量的减少而降低
性别	男、女尿液有形成分参考区间不一，如女性尿液白细胞参与区间往往比男性大
月经	月经周期影响尿液红细胞检查
妊娠	妊娠期间 hCG 含量不断变化，7 天内难以检出，之后逐渐增高；在妊娠后期，由于产道内微生物代谢物的污染，使尿液白细胞定性检查出现假阳性

2. 生活习惯　日常生活中的饮食、饥饿、运动、饮酒等生活习惯可影响尿液检验结果。生活习惯对尿液检验的影响见表 8-4。

表 8-4　生活习惯对尿液检验的影响

因素	影响
饮食	高蛋白质膳食可使尿素、尿酸增高以及尿液 pH 降低；过量食用动物内脏可导致尿酸明显增高；进食大量香蕉、菠萝、番茄等可增加尿液中 5-羟吲哚乙酸含量，使餐后尿糖和尿液 pH 增高
饥饿	长时间饥饿可以使尿酸、酮体增高
运动	运动使人体各种生理功能处于一种与静止时完全不同的状态，可导致尿液成分发生改变，如长途跋涉后尿肌红蛋白增高、长时间站立或剧烈运动导致体位性尿蛋白的出现
饮酒	长期饮啤酒者尿液中的尿酸增高

3. 告知　为了使检验结果有效地辅助患者诊疗，医务人员应了解标本采集前患者的状态和影响检验结果的非疾病性因素，并将相关的要求和注意事项，以书面、影视宣传等方式告知患者。告知患者留取所需实验的最小标本量；指导患者留取标本后将容器盖好，防止尿液外溢，并记录标本留取时间；病原学培养的中段尿、24 小时计时尿的标准采集等，要求患者给予配合。尽可能减少非疾病性因素对标本的影响，以保证标本客观、真实地反映患者当时的疾病状态。

4. 控制　适当控制饮食、用药、活动、情绪等影响。

三、尿液标本采集的指南或专家共识

针对开展尿液标本检测的临床实验室规定、尿液标本的采集及处理的技术要求，可参见卫生行业标准 WS/T 348—2011 和 CLSI 指南 GP—16 A3。其中规范了相关术语和定义、标本采集标准操作、项目选择和申请等事项。

（一）标本采集标准操作程序

临床实验室要制订尿液标本采集的标准操作程序文件,内容包括患者准备、标本容器、留取尿液方式和要求、尿量、运送时间与地点等。相关标准操作程序文件、标本采集手册等应装订成册,并下发到各病区、门诊护士站。

（二）项目选择和申请

1. 检验项目的选择 尿液检验应根据病情需要,以循证医学的观点恰当地选择检验项目。在开具检验申请单时,应注意不同尿液标本的要求,如尿路感染患者需要分别开具尿液常规检查和细菌培养检查的申请单,方便患者以不同方式采集标本。

2. 检验申请单的填写 纸质检验申请单应由黑色钢笔或签字笔书写,要求字迹清晰、检验目的明确、不能涂改,申请医生要正确签名并盖章。医院信息系统（hospital information system, HIS）的电子检验申请单有效地解决手工书写容易出现的问题,激光打印的检验报告单还可以有效防止因申请单污染造成的交叉感染。因此,有条件的医院尽量用电子检验申请单。检验申请单应包括但不限于以下内容:

（1）患者基本信息:姓名、性别、年龄、科别、病历号、病房、病床床号、门诊或急诊号。

（2）标本类型及时间:晨尿、随机尿、计时尿（餐后尿、3 小时尿、12 小时尿、24 小时尿）等;收集尿液的日期和时间。

（3）申请单位:申请科室、申请医生签字或盖章等。

（4）检验目的:申请检验项目、临床诊断或疑似诊断、送检日期等。

（5）诊断或主要症状。

（6）服用的与尿液有关的药物（如维生素 C）。

3. 标识及条码管理系统 尿液标本误取是尿液检验最常见的错误。因此,尿液标本应采用唯一标识,这个标识除编号外,还应包括患者姓名、性别等与检验申请单一致的患者基本信息。条形码快速扫描既能防止标识错误,又能有效解决标本传送过程中的监控和签字责任的落实。因此,应用条形码系统是管理标识最好且最有效的方式。

四、一般检验尿液标本的留取

尿液标本的类型和采集方式的选择,取决于尿液检查的目的、就诊情况和检验要求。尿液检查通常包括一般性状检查、化学检验、有形成分检查、病原学检查、人绒毛膜促性腺激素检查和本周蛋白检查等。因外尿道寄居有正常菌群,故采集尿液时应注意无菌操作。临床常用的尿液标本的选择类型与应用范围见表 8-5。

表 8-5 尿液标本的类型和应用范围

标本类型	应用范围
晨尿	有形成分及化学成分筛检、早孕检查等
随机尿	常规筛检、细胞学检验
3 小时计时尿	尿液中有形成分排泄率检查,如白细胞排泄率等
12 小时计时尿	12 小时尿有形成分计数,但其检测结果变化较大,故较少应用
24 小时计时尿	化学物质定量检验、细胞学检验、清除率试验等
中段尿	常规筛检、细胞学检验、微生物培养
导管尿（经尿道）	常规筛检、微生物培养
导管尿（经输尿管）	鉴别肾脏与膀胱感染
耻骨上穿刺尿	微生物（厌氧菌）培养、常规筛检、细胞学检验

（一）晨尿

1. **晨尿** 晨尿（first morning urine）是指清晨起床后未进早餐和做运动之前第一次排出的尿液。晨尿在膀胱中的存留时间一般达 6～8 小时。因其浓缩、酸化、有形成分及化学成分浓度高，可获得较多信息，可用于肾脏浓缩功能的评价、人绒毛膜促性腺激素（human chorionic gonadotropin, hCG）的检测及细胞、管型、结晶、肿瘤细胞等有形成分的检测。

尿液检测一般以清晨首次尿为好，尤其是对住院患者。医护人员在标本采集前一天要为患者提供尿液采集容器和书面说明，如外阴生殖器清洗方法、采集中段清洁尿的注意事项等。晨尿采集后需在 2 小时内送检并检验完毕，否则应采取适当的防腐措施。晨尿中高浓度的盐类冷却至室温后可形成结晶，干扰尿有形成分的检查，需注意甄别。

2. **第 2 次晨尿** 第 2 次晨尿是指晨尿采集后 2～4 小时内的尿液，要求患者从前一天晚上至采集此次尿液标本时，只饮水 200mL，以提高细菌培养和有形成分计数的灵敏度。

（二）随机尿

随机尿标本（random urine specimen）指随时留取的尿液标本。患者无须任何准备，不受时间限制，但应有足够的尿量用于检测，容器上应标记收集尿液的准确时间，且随机尿易受饮食、运动、药物的影响，可导致低浓度或病理性临界值浓度的物质和有形成分的漏检。因而，随机尿不能准确反映患者的状况，但随机尿标本新鲜易得，多用于门诊和急诊患者的临时尿液筛查。

（三）计时尿

计时尿标本（timed urine specimen）是指在规定的时间段内收集的尿液标本。通常包括治疗后、进餐后、日间或卧床休息后 3 小时、12 小时或 24 小时内的全部尿液标本的采集。准确的计时和规范的操作，是确保计时尿检验结果可靠的重要前提，但需注意尿液的防腐处理、食物或药物禁忌等。计时尿常用于化学成分的定量测定、内生肌酐清除率试验和脱落细胞学检验等。

1. **餐后尿** 餐后尿是指午餐后 2～4 小时的尿液。餐后尿对于病理性尿胆原（最大分泌时间）、尿糖和尿蛋白质的检出更敏感。

2. **3 小时计时尿** 采集上午 6～9 时段的尿液标本，常用于尿液有形成分检测。

3. **12 小时计时尿** 晚 8 时排空膀胱并弃去尿液，此时以后采集至次日晨 8 时最后一次排出的全部尿液。女性采集标本前要清洗外阴，需要先加 40% 甲醛 1mL 防腐，检验当天除正常饮食外，不再额外饮水，以利于尿液浓缩（低渗会使部分红细胞和管型溶解）。12 小时尿多用于尿有形成分计数，如 Addis 计数、微量白蛋白、α_1-微球蛋白和 β_2-微球蛋白等排泄率测定。

4. **24 小时计时尿** 规范采集 24 小时尿液需要患者密切配合。

（1）采集方法：需明确告知患者尿液标本的采集步骤，并提供书面说明。标本采集步骤与要求见表 8-6。

表 8-6 24 小时尿标本的采集步骤与要求

步骤	要求
容器	容器最好 >4L，洁净、琥珀色，无化学污染，并预先加入合适的防腐剂，当浓盐酸作为防腐剂时，一定要在采集第一次尿液后再加入
方法	采集当日早晨 8 时排空膀胱，并弃去此次尿液，从此时开始计时采集此后直至次日早晨 8 时的全部尿液标本，收集在同一容器内
测定尿量	准确测量并记录尿液总量
混匀标本	将全部尿液送检，检测前必须将尿液充分混匀，再从中取出 40mL 用于检验
避免污染	儿童 24 小时尿液标本采集过程中，应特别注意防止粪便污染尿液

（2）主要用途：尿液中很多成分呈现昼夜规律性变化，如儿茶酚胺、17-羟类固醇和电解质在清晨时浓度最低，下午或稍后的时间内浓度最高。因此，需要采集24小时尿标本进行检查。24小时计时尿主要用于儿茶酚胺、17-羟类固醇、17-酮类固醇、尿白蛋白、内生肌酐清除率、尿素、香草扁桃酸（VMA）、电解质等化学物质定量检查或结核菌检查等。

五、特殊尿标本的留取

1. 尿三杯试验 患者一次连续排尿，分别采集前段、中段、末段的尿液，分装于三个尿杯中，第一杯和第三杯10mL，第二杯尿杯容量宜大，采集其余大部分尿液。尿三杯试验多用于泌尿系统出血部位的定位诊断和尿道炎的诊断。

2. 尿液红细胞形态检查 患者保持正常饮食，不要大量饮水。清晨5～6时清洁外阴后弃去第一次尿液，采集第二次晨尿的中段尿10mL，倒入一次性锥形刻度离心管中，1 500r/min水平离心10分钟，弃去上清液后留取0.25mL尿沉渣备用。此项检查主要用于泌尿系统出血部位的诊断。

3. 浓缩-稀释试验 患者普通饮食情况下，不再额外饮水，早晨8时排尿弃去，至当晚20时止，其间每隔两小时采集尿液1次，然后至次日晨8时合并采集1次，共7次尿液，记录每次尿液的尿量并测量比重。该项检查主要用于评价肾远端小管的浓缩稀释功能。

4. 中段尿 中段尿（midstream urine）是在排尿过程中，弃去前、后时段排出的尿液，以无菌容器收集中间时段的尿液。一般采集中段尿标本10～20mL，其目的是避免生殖道和尿道远端细菌的污染。

5. 导管尿 导管尿（catheterized urine）是采用无菌技术，将导管通过尿道插入膀胱后收集的尿液，从导出的尿液中取出一部分作为尿标本。一般插入导尿管后将尿丢弃15mL再留取尿标本，主要用于尿潴留或排尿困难患者的尿液标本采集，但应避免多次导尿所致尿路感染。注意两岁以下小儿慎用。

6. 直立性蛋白尿 对于有些无症状的尿蛋白质阳性者，采取卧位8小时后采集尿液标本，检测尿蛋白质，以确定是否有直立性蛋白尿。

7. 耻骨上穿刺尿 耻骨上穿刺尿（suprapubic aspiration urine）由医务人员采用无菌技术进行耻骨上穿刺，直接从膀胱抽取的尿液标本。对于厌氧菌的培养，采用耻骨上膀胱穿刺法收集、无菌厌氧小瓶运送。

8. 婴幼儿尿标本 使用儿科和新生儿尿标本收集袋作为儿科尿液收集容器，此收集袋上附有对皮肤过敏性低的胶条，适用于不能自行留尿标本的婴幼儿。

9. 尿培养 进行尿培养时患者应停用抗生素3～5天以后再进行检查，以避免抗生素对尿液中细菌的抑制作用，导致培养不出结果。尿培养最好取晨尿，尿液采集前先清洗外阴，女性清洗阴道旁的阴道口，男性清洗龟头，可用0.1%清洁液如苯扎溴胺等消毒尿道口，但不可用抗生素和肥皂等清洗尿道口，以免影响细菌的生存率。用接尿杯留取中段尿液标本，倒入无菌管以后把无菌管盖好，送到实验室进行培养，一般培养的时间是3～5天。根据尿培养的结果，再选取敏感的抗生素进行治疗。

10. 尿脱落细胞学检验 主要用于泌尿系统中肾盂、输尿管、膀胱肿瘤的早期诊断，寻找癌细胞，但尿脱落细胞学检验阴性，并不能完全排除泌尿系统肿瘤的可能。目前常用的采集方法是收集早晨的第一次和第二次的所有尿液，收集到的尿液，需及时离心，沉淀物涂片必须在尿液排出后1～2小时内完成，这样可以收集到更多的细胞成分提高检出率。如果不能够及时离心涂片，可以在尿液中加入浓甲醛或50%乙醇来进行固定，防止细胞破坏。

六、接收和拒收

（一）尿液标本的接收

1. 建立尿液标本的接收程序。

2. 申请单与容器标签上的信息应一致。

3. 从收集标本到实验室收到标本的时间，符合实验室要求。

4. 依据 WS/T 348—2011《尿液标本的收集及处理指南》：如运送延迟并要求微生物检验的标本应保存于冰箱或加入适当防腐剂，是否添加防腐剂应符合标本检测的要求。

5. 容器及其他条件符合要求，如大小、盖子、密封等。

6. 肉眼观察标本量是否适当，有无粪便或其他物质污染。实验室应制订鉴定不合格尿液标本的标准，以确定标本是否存在影响显微镜检验的污染物（如大量成熟鳞状上皮细胞、线索细胞和植物纤维等）。

7. 对不合格标本，实验室应立即与临床联系，以采取进一步措施。在与临床医护人员达成一致意见前，不能丢弃不合格标本。

8. 对不合格标本要及时再次采集，确有困难时，则可与临床协商后，继续检验，但必须在检验报告单上标注标本不合格的原因及检验结果，仅作参考的说明。

9. 注意以下情况：如婴幼儿休克、昏迷等特殊情况，只能留取少量尿液；女性患者在经期留取标本，且标本受经期污染时，经临床医生同意后，临床实验室方可接受尿标本并检验，但应在检验报告中标注。

（二）尿液标本的拒收

加强制度建设，严格执行标本检验制度，以下情况对不合格尿液标本可以拒收。

1. 标本标识内容与检验单内容不一致、申请单的项目不全。

2. 尿液标本类型错误、尿量不足、有粪便或杂物污染等。

3. 防腐剂使用不当、容器破损、标本流失等不合格的标本。

第二节 尿液标本的保存、运输和处理

尿液标本采集后应做好保存并及时送检，以免尿液标本在无防腐措施下发生变化，影响检测结果；运输要尽量缩短时间、防止细胞破坏及尿液渗漏等影响检测结果，避免生物安全问题的发生；检验后的尿液、容器等应做好相应处理。

一、尿液标本的保存

尿液标本应在采集后 2 小时内检验完毕，不能及时检验的尿液标本必须进行适当处理或保存，以降低因标本送检延时而引起的理化性状改变。尿液标本在无防腐措施下的潜在变化见表 8-7。

1. **冷藏** 冷藏是保存尿液标本最简便的方法，对于不能立即进行常规检测的标本，可将尿液标本置冰箱（2～8℃）保存 6～8 小时，但要避光加盖。注意，冷藏保存 24 小时内可抑制细菌生长，有些标本冷藏后可有磷酸盐、尿酸盐析出，干扰显微镜对有形成分的观察，影响检查结果。因此，不推荐在 2 小时内可完成检测的尿液标本进行冷藏保存。对于卧床的导尿患者，将尿袋置于冰袋上；如患者可走动，应定期排空尿袋，将尿液存放在 2～8℃条件下。

2. **防腐** 如遇特殊情况或进行特殊检查，可采取以下措施保存与防腐。尿液常规筛查尽量不要使用防腐剂（preservative），当计时尿标本和/或标本采集后 2 小时内无法进行尿液检查或被检查的成分不稳定时，可加入特定的化学防腐剂，并将尿液冷藏保存。

表 8-7　尿液标本在无防腐措施下的潜在变化

理化性质	变化及机制
颜色变化	物质氧化或还原、尿色原或其他成分分解或改变所致,如胆红素转化为胆绿素,血红蛋白转化为高铁血红蛋白,尿胆原转化为尿胆素
透明度	假性减低:细菌繁殖、溶质稀疏所致,如结晶和无定形物质
气味	假性增加:细菌繁殖或尿素分解形成氨所致
pH	假性升高:尿中的尿素经细菌分解后生成$(NH_4)_2CO_3$,使尿 pH 升高 假性降低:因细菌或酵母菌分解葡萄糖为代谢性酸类物质所致
葡萄糖	假性减低:尿中化学物质经细菌或真菌降解,如糖分解后可使病理性尿糖减低或消失
酮体	假性增高:因细菌将乙酰乙酸盐代谢成丙酮所致 假性减低:因丙酮挥发所致
胆红素	假性减低:因光氧化作用转变为胆绿素、水解为游离胆红素所致
尿胆原	假性减低:因氧化为尿胆素所致
亚硝酸盐	假性增加:因尿液标本采集后细菌繁殖所致,盐类可因久置而结晶析出,干扰显微镜检验 假性减低:因转变为氨所致
红/白细胞管型	假性减低:因细胞和有形成分分解,特别是稀释的碱性尿液
细菌	假性增加:因尿液标本采集后细菌繁殖所致

（1）甲醛:在 100mL 尿液标本中加入 40% 甲醛 0.5mL,对尿液中细胞、管型等有形成分有固定作用,能较好地保存细胞和管型。注意,因甲醛有还原作用,可干扰尿糖测定,所以不能用于尿液葡萄糖检测的防腐剂。

（2）甲苯:用于尿糖、尿蛋白质检测的防腐剂,在 100mL 尿液中加入甲苯 0.5mL,常用于尿糖、尿蛋白质等定性或定量检查。可在尿液表面形成一薄膜层,以阻止标本与空气接触。

（3）麝香草酚:尿液显微镜检验时,在 100mL 尿液中加入麝香草酚(<0.1g),用于结核分枝杆菌检查以及尿化学成分检测的尿液标本保存。过量麝香草酚使用可致加热乙酸法尿蛋白定性出现假阳性结果,以及干扰尿胆色素检测。

（4）浓盐酸:1L 尿液中加入 10mL 浓盐酸,常用于定量检测 17-羟类固醇、17-酮类固醇、肾上腺素或去甲肾上腺素、儿茶酚胺、草酸盐、钙、磷等化学成分定量检查。浓盐酸因可破坏有形成分,产生沉淀、溶脂及杀菌作用,不能用于常规筛查。

（5）硼酸:100mL 尿液中加入 1g 硼酸,在 24 小时内可抑制细菌生长。常用于蛋白质、尿酸、五羟吲哚乙酸、羟脯氨酸、皮脂醇、雌激素、类固醇等检查,但可有尿酸盐沉淀,不适用于 pH 检查。

（6）碳酸钠:24 小时尿液中加入 4g 碳酸钠,用于卟啉、尿胆原检查,不能用于常规筛查。

注意:如防腐剂有生物危害性,建议患者先将尿液收集于未加防腐剂的干净容器内,然后小心地将尿液倒入实验室提供的含有防腐剂的收集容器中;对尿液标本进行多项检测时,加入不同类型的防腐剂可能有干扰,当多种防腐剂对尿液检测结果有干扰时,应针对不同检测项目分别留取尿标本,可分次留取,也可一次留取,分装至不同容器中。

二、尿液标本的运输

1. 缩短转运时间　尽量减少运送环节和缩短保存时间。标本运送应由经过培训的专人负责,做到专业且有制度约束,以避免标本运送过程中的主观因素对检验结果的影响。

2. 防止气泡产生 如使用轨道传送或气压管道运送时,务必防止尿液产生过多泡沫,避免因此而引起的细胞破坏。

3. 注意生物安全 运送尿标本时,容器需有严密的盖子以防尿液渗漏,运送过程中同时要注意生物安全,应该意识到尿液是有潜在生物危害的标本,并应采取全面的预防措施。如防止标本漏出或侧翻,污染环境、器材和衣物等。用于微生物学检查的标本如不能立即送达实验室,应将部分尿标本移至含有防腐剂的抑菌管内再运送,如何操作应咨询实验室。

4. 标本保存时间和温度对检验结果的影响 随着保存时间的延长,尿液有形成分将会有不同程度的破坏,细胞、管型逐渐减少,而结晶、细菌逐渐增多。

三、尿液标本检验后的处理

按照《医疗废物分类目录(2021版)》规定,盛装尿液的尿杯不属于医疗废物。检测后感染性尿液经过 10g/L 过氧乙酸或漂白粉消毒处理后,才能排入下水道内;如果所用的容器及试管不是一次性的,必须在 30~50g/L 漂白粉或 10g/L 次氯酸钠溶液中浸泡 2 小时,也可用5g/L 过氧乙酸浸泡 30~60 分钟,再用清水冲洗干净。

四、尿液检测项目的选择与应用

1. 常规检查或健康体检 可选用尿液自动分析仪对尿液一般性状进行检查。对怀疑或已确诊泌尿系统疾病的患者必须进行尿沉渣检查,以免漏诊并准确了解病变程度。

2. 尿蛋白质定性检查 选择初次就诊患者现场快速检查。健康体检、疾病筛查等可采用干化学试带法或磺磺基水杨酸法。

3. 联合检查肾功能 对已确诊患有糖尿病、高血压、系统性红斑狼疮等可导致肾脏病变的全身性疾病患者,为尽早发现肾功能损害,易选择和应用较灵敏的尿液微量清蛋白、α_1- 微球蛋白、β_2- 微球蛋白等检查。

小 结

尿液是人体体液的重要组成成分。尿液检验是临床常用检验项目之一。通过尿液常规检验、特殊检验、早期肾损伤检验、肾功能检查等,有助于泌尿系统疾病的筛查、诊断与分期、鉴别诊断及疗效观察,对全身疾病如内分泌或代谢异常、黄疸等筛查或鉴别诊断具有重要意义。不同的尿液检测项目需要不同类型的尿液标本,尿液标本类型和采集方式取决于送检目的。临床常用的尿液标本有晨尿、随机尿、计时尿(餐后尿、3 小时尿、12 小时尿、24小时尿)等,采集后的尿液标本应在 2 小时内检验完毕。对于不能在 2 小时内完成检验的标本,需冷藏或者使用相应的防腐剂保存。尿液标本最简化的保存方式是冷藏,常见的保存方式是使用防腐剂,如甲醛、甲苯、麝香草酚、浓盐酸和氯化钠等。每一种防腐剂的用途和使用方法均不同,不能错用或者替代。

尿液检查受许多因素的干扰,不同检查方法之间亦会带来结果的差异。因此,尿液标本正确、合理、规范化采集和处理是尿液检验前质量控制的主要内容。尿液采集的质量控制包括标本采集过程对检验结果的影响、标本保存时间和温度对检验结果的影响、患者生理状态对检验结果的影响、生活习惯对检验结果的影响等。

随着实验室自动化程度的不断提高,尿液常规检验已发展为全自动干化学检测、全自动有形成分检测和显微镜检验三大部分。它们极大提高了尿液检验与分析的效率,具有快速化和自动化的优势,为临床疾病的快速诊断和监测相关疾病病情变化提供了必要的保证。

思 考 题

1. 尿液标本的防腐剂有哪些？有何临床应用？
2. 尿液标本采集的类型和采集方法有哪些？
3. 尿液的质量控制有哪几个方面？

（周艳丽）

第九章　尿液的一般检验

知识目标　掌握尿液理学、干化学检验原理和影响因素,尿液有形成分的检查方法和形态特征;熟悉尿液其他化学检验;了解尿液一般检验的质量控制。

能力目标　学会尿液一般检验的操作;能够识别常见尿液有形成分;能够分析尿液常规检测项目的临床应用。

素质目标　激发对尿液检验学习的热情和动力,以及培养遇到科学问题勇于探索和创新的精神,树立正确的人生价值观。

尿液是血液经过肾小球的过滤、肾小管和集合管的重吸收与分泌,由输尿管、膀胱和尿道排出的终末代谢产物。尿有形成分是指尿液排出体外能在显微镜下观察到的有形物。这些成分可来自饮食代谢的产物、泌尿系统脱落的正常或异常细胞,也有肾脏或其他脏器发生病理改变而形成的管型、结晶,以及感染的微生物、寄生虫等。尿液理学、化学和有形成分的检验对泌尿系统疾病、循环系统疾病及感染性疾病等具有重要的诊断和鉴别诊断价值。

第一节　尿液的理学检验

尿液理学检验一般包括尿量、外观颜色及透明度、比重、气味等项目。

一、尿量

尿量(urine volume)是指 24 小时内排出体外的尿液总量。在尿液形成过程中,肾小球滤过和肾小管重吸收功能起重要作用,两者维持一定的比例关系称为球-管平衡,使尿量保持在正常范围内。尿量一般与机体摄入的水量成正比,但也受机体内外环境多种因素的影响,如饮食、内分泌功能、精神因素、活动量、年龄、药物应用、环境的温湿度等,即使是健康人尿量的变化也较大。

(一)检测原理

使用量筒等刻度容器直接测定尿量。①直接法:将 24 小时内每次排出的全部尿液采集于一个容器内,然后测定尿液总量。②累计法:分别测定 24 小时内每次排出的尿液体积,最后计算尿液总量。③计时法:测定每小时排出的尿液量,或将特定时间段内一次排出的尿量换算成每小时尿量。

(二)方法学评价

直接法准确度较好,但需要加防腐剂。累计法需多次测定,误差较大,易漏测,可影响结果准确度。计时法常用于危重患者排尿量的观察。

（三）检测结果的临床应用分析

成人：1 000～2 000mL/24h，每千克体重每小时排出的尿液量约为 1mL/（h·kg）；儿童：按每千克体重计算排尿量，为成人的 3～4 倍，昼夜尿量之比为（2～4）：1。

1. 多尿　多尿（polyuria）是指成人 24 小时尿量超过 2 500mL，儿童 24 小时尿量超过 3 000mL。当肾功能正常时，但由于外源性或生理性因素所致的多尿属于生理性多尿，如饮水过多、食用含水量多的食物、静脉输液、精神紧张等，也可见于服用利尿剂、咖啡因、脱水剂等药物。病理性多尿常因肾小管重吸收功能和浓缩功能减退所致，病理性多尿的原因与发生机制见表 9-1。

表 9-1　病理性多尿的原因与发生机制

分类	原因	机制
肾脏疾病	慢性肾炎、慢性肾盂肾炎、肾小管性酸中毒 I 型、失钾性肾病、急性肾衰竭多尿期、慢性肾衰竭早期等	肾小管受损致使肾浓缩功能减退。肾性多尿患者夜尿量增多，昼夜尿量之比<2：1
内分泌疾病	尿崩症、原发性醛固酮增多症、甲状腺功能亢进等	抗利尿激素（ADH）严重分泌不足或缺乏，或肾脏对 ADH 不灵敏或灵敏度减低，肾小管及集合管重吸收水分的能力明显减弱
代谢性疾病	糖尿病	尿糖增多引起的溶质性利尿，尿比重和尿渗透压均增高

2. 少尿或无尿　少尿（oliguria）是指尿量<400mL/24h 或每小时尿量持续<17mL（儿童<0.8mL/kg）；无尿（anuria）是指 12 小时无尿或尿量<100mL/24h。无尿发展至排不出尿液称为尿闭。生理性少尿提示出汗多或饮水少。病理性少尿的原因与发生机制见表 9-2。

表 9-2　病理性少尿的原因与发生机制

分类	原因	机制
肾前性	休克、过敏、失血过多、心力衰竭、肾动脉栓塞、肿瘤压迫、重症肝病、全身性水肿、严重腹泻、呕吐、大面积烧伤、高热、严重创伤、感染（如败血症）等	肾缺血、血容量减低、血液浓缩、肾脏血流量减少、ADH 分泌增多
肾性	急性肾小球肾炎、急性肾盂肾炎、急性间质性肾炎、慢性肾炎急性发作等；慢性疾病，如高血压性和糖尿病性肾血管硬化、慢性肾小球肾炎、多囊肾等导致的肾衰竭；肌肉损伤（肌红蛋白尿）、溶血（血红蛋白尿）和肾移植（急性排斥反应）等	肾实质病变致肾小球滤过率减低
肾后性	肾或输尿管结石、损伤、肿瘤、药物结晶（如磺胺类药物）、尿路先天性畸形、单侧性或双侧性上尿路梗阻；前列腺肥大、膀胱功能障碍、前列腺癌等疾病	尿路梗阻

（四）质量保证

1. 测定容器应有清晰的容积刻度（精确到毫升）。
2. 必须采集全部尿液。
3. 24 小时尿量读数误差不能大于 20mL。

二、颜色与透明度

（一）检测原理

尿液颜色主要来源于尿色素、尿胆原、尿胆素及尿卟啉，并且随尿量的多少、饮食、药物及病变而变化,正常尿液的颜色由淡黄色到深黄色。尿液颜色的深浅一般与尿比重平行,与单位时间的尿量成反比,尿量少,颜色深,比重高。

透明度一般以浑浊度(turbidity)表示,可分为清晰透明、轻微浑浊(雾状)、浑浊(云雾状)、明显浑浊 4 个等级。正常尿液浑浊的原因主要为结晶所致。病理性浑浊尿的原因为尿液中含有白细胞、红细胞及细菌等。尿液中如有黏蛋白、核蛋白也可因尿液 pH 变化而析出产生浑浊。

(二)方法学评价

通过肉眼或尿液分析仪判断尿液颜色和透明度。因受尿液分析仪设计标准或检验人员主观因素的影响,故尿液颜色和透明度的判断很难统一,临床应用中仅作参考。

(三)检测结果的临床应用分析

尿液颜色受饮食、气候、药物等影响,正常情况下呈淡黄色,清晰透明。在摄入水量多或寒冷时,尿量多则颜色淡;运动、出汗时,尿量少则颜色深;食用大量胡萝卜、木瓜等可使尿液呈深黄色;食用芦荟可使尿液呈红色。不同药物对尿液颜色也有很大影响,见表 9-3。

表 9-3　药物对尿液颜色的影响

药物	尿液颜色
乙醇	苍白色
大黄蒽醌	暗红色(碱性)、黄褐色(酸性)
苯酚红	粉红色(碱性)
氯唑沙宗、去铁胺、酚酞	红色、紫色
B 族维生素、牛黄、小檗碱、呋喃唑酮、吖啶黄	黄色、深黄色
靛青红、亚甲蓝	蓝色
山梨醇铁、苯、酚、利福平	棕色
左旋多巴、激肽、甲硝唑、氯喹	暗褐色、黑色
番泻叶、山道年、苯茚二酮	橙色、橙黄色
酚磺酞、番泻叶、芦荟、氨基匹林、磺胺药	红色、红褐色
氨基甲酸酯	绿棕色

异常的尿液颜色和透明度改变,常提示患者的病理状态。

1. 红色　为最常见的尿液颜色变化,不同原因所致红色尿液的理化特性见表 9-4。

表 9-4　不同原因所致红色尿液的理化特性

项目	血尿	血红蛋白尿	肌红蛋白尿	卟啉尿
颜色	淡红色云雾状、洗肉水样或混有血凝块	暗红色、棕红色、酱油色	粉红色或暗红色	红葡萄酒色
原因	泌尿生殖系统出血	血管内溶血	肌肉组织损伤	卟啉
显微镜检验	大量红细胞	无红细胞	无红细胞	无红细胞
离心上清液颜色	清或微红色	红色	红色	红色
上清液隐血试验	弱阳性或阴性	阳性	阳性	阴性
尿蛋白质定性试验	弱阳性或阴性	阳性	阳性	阴性

（1）血尿：尿液内含有一定量的红细胞称为血尿（hematuria）。1 000mL 尿液内含有血液达到或超过 1mL，且尿液外观呈淡红色，称为肉眼血尿（macroscopic hematuria）。含血量不同，尿液可呈淡红色云雾状、洗肉水样或混有血凝块。排除女性月经血污染的情况，血尿常见于泌尿生殖系统疾病，如炎症、损伤、结石、出血或肿瘤等；出血性疾病，如血小板减少性紫癜、血友病等；其他如感染性疾病、结缔组织疾病、心血管疾病、内分泌代谢疾病、某些健康人剧烈运动后的一过性血尿等。

（2）血红蛋白尿：正常血浆中的血红蛋白低于 50mg/L，而且与结合珠蛋白结合形成复合物，因后者分子量较大，不能从肾脏排出，被肝细胞摄取后，经转化形成结合胆红素从胆管或肾脏排出体外。当发生血管内溶血时，血红蛋白增加超过结合珠蛋白结合能力，并超过肾阈值（约为 1.3g/L）时，这种游离的血红蛋白因分子量较小，可通过肾小球滤出形成血红蛋白尿（hemoglobinuria），尿液呈暗红色、棕红色、酱油色。血红蛋白尿的出现可提示蚕豆病、阵发性睡眠性血红蛋白尿（paroxysmal nocturnal hemoglobinuria，PNH）、血型不合的输血反应、阵发性寒冷性血红蛋白尿（paroxysmal cold hemoglobinuria，PCH）、行军性血红蛋白尿、免疫性溶血性贫血等，尿液隐血试验呈阳性。

（3）肌红蛋白尿：肌肉组织广泛损伤、变性，如挤压综合征、缺血性肌坏死、大面积烧伤、创伤等引起尿液呈粉红色或暗红色改变，称为肌红蛋白尿（myoglobinuria）。健康人剧烈运动后，也可偶见肌红蛋白尿。

（4）卟啉尿（porphyrinuria）：尿液呈红葡萄酒色，常见于先天性卟啉代谢异常等。

2. 深黄色　最常见于胆红素尿（bilirubinuria），外观呈深黄色，振荡后泡沫亦呈黄色。胆红素尿见于阻塞性黄疸和肝细胞性黄疸。服用维生素 B_2、大黄、黄连、呋喃唑酮及食用大量胡萝卜等均可使尿液呈亮黄色或深黄色，但尿液振荡后所产生的泡沫无色。

3. 白色

（1）脓尿（pyuria）：尿液中含有大量的脓细胞，外观可呈不同程度的白色或黄白色浑浊，放置后可有白色云雾状沉淀。脓尿见于泌尿生殖系统化脓性感染。显微镜检验可见大量的脓细胞，蛋白质定性常为阳性。

（2）乳糜尿（chyluria）和脂肪尿（lipiduria）：乳糜尿是由于泌尿系统淋巴管破裂或深部淋巴管阻塞致使乳糜液或淋巴液进入尿液，尿液呈乳白色浑浊。乳糜尿中有时含有多少不等的血液，称为血性乳糜尿或乳糜血尿（hematochyluria）。脂肪尿是指尿中出现脂肪小滴。

（3）结晶尿（crystalluria）：外观呈黄白色、灰白色或淡粉红色。由于尿液中含有较高浓度的盐类，尿液刚排出体外时透明，当外界温度较低时，盐类结晶很快析出使尿液浑浊。可通过加热、加乙酸来区分盐类结晶种类。若为尿酸盐结晶，加热后浑浊消失；若为磷酸盐和碳酸盐结晶，加热后浑浊增加，加乙酸后均变清，有气泡者为碳酸盐结晶，无气泡者为磷酸盐结晶。

4. 黑褐色　提示重症血尿、变性血红蛋白尿，也可见于酚中毒、黑尿酸尿症或黑色素瘤等。

5. 蓝色　小儿蓝尿布综合征（blue-diaper syndrome）是由于尿液内含有过多的尿蓝母衍生物靛蓝所致。另外，尿蓝母、靛青生成过多的某些胃肠疾病也可见到蓝色尿液。

6. 淡绿色　主要见于铜绿假单胞菌引起的尿路感染。

（四）质量保证

1. 标本新鲜　新鲜尿液标本有助于准确判断尿液颜色和透明度。尿液放置时间过长盐类结晶析出、尿素分解产氨、细菌繁殖、尿胆原和尿胆红素的转化等多种因素，均可影响检验结果。

2. 防止污染　采用无色、洁净且无化学物质污染的容器采集尿液标本，最好使用一次性尿杯。采集标本前3天禁服溴化物、碘化物等影响尿液颜色的药物,以防止出现假阳性。

3. **标准统一**　统一检验人员判断尿液颜色和透明度的标准。

三、气味

健康人新鲜尿液的气味来自尿液中挥发性酸及酯类。尿液气味可受到食物和某些药物的影响,如过多饮酒、进食葱蒜、服用某些药物等,可使尿液中出现相应的特殊气味;如果尿液标本久置,因尿素分解可出现氨臭味。一些疾病可使新鲜尿液出现异常气味,见表9-5。

表9-5　新鲜尿液出现异常气味的原因

气味	原因
氨臭味	慢性膀胱炎和慢性尿潴留
腐臭味	泌尿系统感染或晚期膀胱癌
烂苹果味	糖尿病酮症酸中毒
大蒜味	有机磷中毒
鼠尿味	苯丙酮尿症

四、比重

尿比重(specific gravity, SG)是指在4℃条件下尿液与同体积纯水的重量之比。尿比重受尿中可溶性物质的量及尿量影响,在病理情况下还受尿蛋白质、尿糖及细胞成分等影响。测定尿比重可粗略反映肾小管的浓缩稀释功能。

(一)检测原理

尿比重测定方法很多,如干化学试带法、折射计法、比重计法等。

1. **干化学试带法**　干化学试带法(reagent strip method)又称干化学法,试带模块中含有多聚电解质、酸碱指示剂(溴麝香草酚蓝)及缓冲物。尿液离子浓度与经过处理的多聚电解质的电离常数(pKa)改变相关,根据颜色变化换算成尿液电解质浓度,将电解质浓度再换算成比重。

2. **折射计法**　折射计(refractometer)法是利用溶液的比重与光线折射率有良好的相关性进行测定。

3. **比重计法**　又称为浮标法,尿比重计(urinometer)浮于尿液中时,其本身重力与排开的液体的重力相等。尿比重越大浸入尿液中的比重计部分越小,读数越大;反之浸入部分越大读数越小。

(二)操作步骤

1. **干化学试带法**　使用尿液分析仪,按照仪器说明书操作。

2. **折射计法**

(1)手提式折射计:在测量玻璃板上加一滴尿标本,然后把上面平板放下,紧压在液滴上,使两块玻璃板平行。手持仪器,面对光源,使光线通过标本和棱镜,旋转目镜使视场内刻度线清晰,读出明暗分界线在标示板相应标尺上的数值。

(2)座式折射计:开通光路后,按测定标本的程序,用蒸馏水调整基准线位置。测试标本时,滴加尿液2滴,盖上塑料盖(防产生气泡),即可在目镜中读出相应的比重值。

(3)数显折射计:将液体滴在盖板上,按开始键后可直接显示出所要读取的比重值。

3. **比重计法**　①充分混匀尿液后,沿管壁缓慢倒入小量筒或小量杯中,如有气泡,可用滴管吸去。②比重计放入杯中,使悬浮于中央,勿触及杯壁或杯底。③等比重计停稳后,读取与尿液凹面相切的刻度,即为被测尿液的比重。

(三)方法学评价

1. **干化学试带法**　操作简单、快速,不受高浓度的葡萄糖、尿素或放射造影剂的影响,但受强酸、强碱及尿液蛋白质影响较大;灵敏度低、精密度差、检测范围窄;只能作为尿比重的筛选实验,不能作为评价肾脏浓缩稀释功能的指标。

2. **折射计法**　为临床实验室标准化协会(Clinical and Laboratory Standards Institute,CLSI)及我国临床实验室标准化委员会推荐的参考方法;易于标准化、标本用量少(1~2滴),操作简单,测量准确,尤其适合少尿患者和儿科患者。

3. **比重计法**　操作简单;标本用量大,易受温度及尿糖、尿蛋白质、尿素或放射造影剂影响;准确度低,测定结果通常比折射计法高 0.002。CLSI 不建议使用此法。

(四)检测结果的临床应用分析

尿比重可粗略反映肾脏的浓缩稀释功能。由于影响尿比重的因素较多,因此,用于评估肾功能时,24 小时连续多次测定尿比重较一次测定更有价值。正常情况下,成人尿比重为随机尿 1.003~1.030、晨尿＞1.020,新生儿 1.002~1.004。

尿比重＞1.025 时,称为高比重尿或高渗尿(hypertonic urine)。尿量少、比重高提示急性肾炎、心力衰竭、休克、高热、脱水或大量排汗、肝脏疾病等;尿量多、比重高提示糖尿病、使用放射造影剂等。

尿比重＜1.015 时,称为低比重尿或低渗尿(hypotonic urine),提示慢性肾小球肾炎、肾盂肾炎等,由于肾小管浓缩功能减退而比重降低。尿崩症患者因下丘脑-垂体受损,抗利尿激素分泌减少,或由于肾小管的上皮细胞对抗利尿激素的灵敏度降低,大量水分从体内排出而使比重减低,常出现严重的低比重尿(＜1.003,可低至 1.001)。

尿比重常固定在 1.010±0.003(与肾小球滤过液比重接近),称为等渗尿(isosthenuria),提示肾实质破坏而丧失了浓缩功能,可见于急性肾衰竭多尿期、慢性肾衰竭、肾小管间质疾病、急性肾小管坏死等。

此外,右旋糖酐、造影剂、蔗糖等药物可引起尿比重增高;氨基糖苷类、锂、甲氧氟烷可使尿比重减低。

(五)质量保证

1. **干化学试带法**

(1)检测前:使用与仪器匹配、合格、有效期内的试带;每天用标准色带进行校准。

(2)检测中:试带法对过高或过低的尿比重不灵敏,应以折射计法为参考;如尿液pH＞7.0,测定值应增高 0.005 作为补偿。

2. **折射计法**　检测前要根据室温进行温度补偿。可用 10g/L、40g/L 和 100g/L 蔗糖溶液校正折射计,其折射率分别为 1.334 4、1.338 8 和 1.347 9。

3. **比重计法**

(1)检测前:新购比重计在规定的条件下观察其准确性。在 15.5℃时,蒸馏水的比重为1.000,8.5g/L 氯化钠液为 1.006,50g/L 氯化钠液为 1.035。

(2)检测中:①尿量要充足,以保证比重计悬浮于液面中央而不贴壁。②检测时液面无泡沫。③读数应准确。④校正测定温度及蛋白尿、糖尿。

五、尿渗量

尿渗量(urine osmolality,Uosm)是指尿液中具有渗透活性的全部溶质微粒(包括分子和离子)的总数量,与颗粒种类、大小及所带电荷无关,反映了溶质和水的相对排出速度,蛋白质和葡萄糖等不能离子化的大分子物质对其影响较小,但溶质的离子数量对尿渗量影响较大,故测定尿渗量能确切地反映肾脏浓缩稀释功能,是评价肾脏浓缩功能较好的指标。

(一)检测原理

任何物质溶于溶剂后与原来的纯溶剂相比,均有冰点下降、沸点上升、蒸汽压降低以及渗透压增高等改变,其改变的大小取决于溶质微粒的浓度。由于冰点下降法具有操作简便、样本用量少、测量精度高等特点,目前测定溶液中溶质微粒浓度的仪器大都采用冰点下降原理而设计。根据拉乌尔冰点下降原理,任何溶液,如果其单位体积中所溶解的颗粒(分子和离子)的总数目相同,引起溶液冰点下降的数值也相同。目前,检验尿液及血浆渗量一般采用冰点渗透压计的方法进行。尿渗量的单位为质量毫摩尔浓度[mmol/(kg·H_2O)或mOsm/(kg·H_2O)]。1渗量的溶质可使1kg水的冰点下降1.858℃,冰点下降的程度与溶质渗量成比例。

渗量值 = 观察取得冰点下降度数/1.858

(二)操作步骤

1. 测定前离心尿液以除去全部不溶性颗粒。在测定尿渗量的同时,常需测定血浆的血渗量,且必须用肝素抗凝,不可用草酸盐抗凝。

2. 使用时,应先接通标本冷却室的循环水,继而注入不冻液,调试并保持不冻液温度为 −8~−7℃后再开始测定标本。在测试过程中,要保持搅动探针的适当振幅(1.0~1.5cm)。

3. 用氯化钠(GR级)12.687g/(kg·H_2O)校正400mOsm/(kg·H_2O)读数。

4. 测定尿及血浆的渗量,记录读数。

(三)方法学评价

冰点渗透压计法测定的准确度高,样本用量少,测量精度高。但尿渗量检测步骤烦琐,不如尿比重简单、快速和经济,目前临床应用不如尿比重广泛。

(四)检测结果的临床应用分析

尿渗量主要与溶质颗粒数量相关,在评价肾脏浓缩稀释功能方面,较尿比重更理想,更能反映真实的情况。正常情况下,禁饮后:血浆渗量275~305mOsm/(kg·H_2O),平均300mOsm/(kg·H_2O);尿渗量600~1 000mOsm/(kg·H_2O)(相当于SG 1.015~1.025),平均800mOsm/(kg·H_2O);尿渗量/血浆渗量比值为(3.0~4.7):1.0。

健康人禁饮12小时后,尿渗量与血浆渗量之比>3,尿渗量>800mOsm/(kg·H_2O)则为正常,若低于此值,提示肾脏浓缩功能不全。等渗尿或低渗尿提示慢性肾小球肾炎、多囊肾、阻塞性肾病等慢性间质性病变。肾小管坏死导致肾性少尿时,尿渗量降低[<350mOsm/(kg·H_2O)]。肾前性少尿时肾小管浓缩功能无明显降低,故尿渗量较高[>450mOsm/(kg·H_2O)]。

值得注意的是,应结合血液电解质考虑,如糖尿病、尿毒症时,血液渗量升高,但尿 Na^+浓度下降。

(五)质量保证

质量保证包括仪器的校准、分析前标本的正确处理、分析中的质量控制。标本的正确处理包括:①标本采集。标本应采集于洁净、干燥、无防腐剂的有盖容器内,立即送检。②标本离心。去除标本中的不溶性颗粒,但不能丢失盐类结晶。③标本保存。若不能立即测定,应将标本保存于冰箱内,测定前置于温水浴中,使盐类结晶溶解。

第二节　尿液的化学检验

尿液分析是常用的临床检验项目,20世纪80年代以前,尿液分析只有简单的尿蛋白质、尿糖及显微镜检验,项目少且操作复杂,不利于临床快速综合诊断。随着科学技术的飞速发展,尿液分析方法已从传统的手工检测转变为自动化分析。自动化尿液分析在几分钟之内可完成十几项尿化学检测指标的检测,有利于临床的快速诊断。

一、尿酸碱值

尿酸碱值简称为尿酸度,通常用氢离子浓度的负对数(pH)来表示。

(一)检测原理

1. 试带法和 pH 试纸法 试带法采用双指示剂法,是目前临床实验室常规使用方法。膜块中含溴麝香草酚蓝和甲基红 2 种指示剂,其变色范围为 pH 5.0~9.0,色泽变化为黄色—绿色—蓝色,通常由仪器判读,也可经肉眼目测与标准色板比较判断。pH 试纸法通过浸渍有多种指示剂混合液的试纸条,色泽范围为棕红色至深黑色,与标准色板比较,肉眼可判断尿液 pH 近似值。

2. 指示剂法 采用酸碱指示剂原理。

3. 滴定法 采用酸碱中和反应原理。

4. pH 计法 又称电极法,是一种利用电极测量溶液中氢离子浓度的方法。

(二)操作步骤

1. 试带法和 pH 试纸法 试带法用于尿干化学分析仪,自动比色读取 pH 数值。pH 试纸法,将 pH 试纸浸渍于尿液中约 0.5 秒取出,按规定时间,在光线充足处与标准色板比色读取 pH。

2. 指示剂法 常用 0.4g/L 溴麝香草酚蓝溶液,将指示剂滴于尿液中,显黄色为酸性尿,显蓝色为碱性尿,显绿色为中性尿。

3. 滴定法 通常用 0.1mol/L 标准氢氧化钠溶液将定量尿液滴定至 pH 7.4 时,由 NaOH 消耗量求得尿 pH。

4. pH 计法 当在指示电极浸入尿液后,H^+ 通过玻璃膜,指示电极和参比电极之间产生电位差,经电压计测得后转为 pH 读数。

(三)方法学评价

1. 试带法 配套应用于尿液分析仪,是目前临床实验室尿 pH 检查常规使用的筛检方法。可检测尿液 pH 5.0~9.0 的变化范围。

2. pH 试纸法 操作简便,但试纸易吸潮而失效。

3. 指示剂法 受指示剂变色范围限制,当尿 pH 偏离范围时,检测结果不准确;黄疸尿、血尿直接影响结果判读。

4. 滴定法 操作复杂,不适用于临床快速检测。

5. pH 计法 结果精确可靠,可用于肾小管性酸中毒定位诊断、分型、鉴别诊断时 pH 的精确测定,但需特殊仪器,操作烦琐。

(四)检测结果的临床应用分析

尿 pH 检测可初步了解机体酸碱平衡和电解质平衡情况,是临床上诊断呼吸性或代谢性酸/碱中毒的重要指标。尿 pH 受食物摄取、机体进餐后碱潮状态、生理活动和药物的影响,常规饮食条件下晨尿多偏弱酸性,pH 5.5~6.5;随机尿,pH 4.5~8.0。进餐后,因胃黏膜分泌盐酸以助消化,通过神经体液调节使肾小管的泌 H^+ 作用减低和 Cl^- 重吸收作用增高,尿 pH 呈一过性增高,即为碱潮(alkaline tide)。病理性增高提示:①碱中毒,如呼吸性碱中毒;②肾小管性酸中毒;③尿路感染,如膀胱炎、肾盂肾炎等;④其他,如尿结石、严重呕吐等。病理性减低提示:①酸中毒、发热、慢性肾小球肾炎等;②代谢性疾病,如糖尿病、痛风等。

（五）质量保证

1. **检测前**　应确保标本新鲜、容器未被污染。放置过久的尿液标本可因尿 CO_2 挥发或细菌生长使 pH 增高；细菌和酵母菌可使尿葡萄糖降解为酸和乙醇，则 pH 减低。

2. **检测中**　①试纸法或试带法：应充分考虑试带检测范围能否最大限度满足临床对病理性尿液 pH 变化范围的需要；应定期用弱酸和弱碱检查试带灵敏度；应确保试纸或试带未被酸碱污染，未吸潮变质，并在有效期内使用。②指示剂法：因一般指示剂不易溶于水，指示剂解离质点状态与未解离质点状态呈现的颜色不尽相同，故在配制指示剂溶液时，应先用少许碱液（如 NaOH 稀溶液）助溶，再加蒸馏水稀释到适当浓度，以满足指示剂颜色变化范围的要求。

3. **检测后**　生理条件下，尿 pH<4.5 或>8.0 少见。尿 pH>8.0 要先排除标本防腐或保存不当，细菌大量繁殖并分解尿素产生氨，以及患者服用大量碱性制剂。

二、尿蛋白质

蛋白质检测是尿液化学成分检验中最重要的项目之一。正常情况下，由于肾小球毛细血管滤过膜的孔径屏障和电荷屏障作用，以及肾小管的重吸收功能，终尿中蛋白质含量很少，仅为 30～130mg/24h，常规尿蛋白质定性试验阴性。当尿蛋白质超过 150mg/24h 或超过 100mg/L 时，蛋白质定性试验呈阳性，称为蛋白尿（proteinuria）。

（一）检测原理

1. **试带法**　采用指示剂的蛋白质误差原理。pH 指示剂为溴酚蓝（pH 3.0～4.6，黄→蓝），在 pH 3.2 的条件下，溴酚蓝产生阴离子，与带阳离子的蛋白质结合生成复合物，引起指示剂进一步电离，当超越缓冲范围时，指示剂发生颜色改变。颜色的深浅与蛋白质含量成正比。

2. **磺基水杨酸法（sulfosalicylic acid method，SSA）**　又称磺柳酸法。磺基水杨酸是一种生物碱，在略低于蛋白质等电点的酸性环境下，磺基水杨酸根阴离子与蛋白质氨基端阳离子结合，形成不溶性蛋白盐而沉淀。沉淀生成量或溶液反应后的浑浊程度，可反映蛋白质含量多少，为尿蛋白质定性或半定量方法。

3. **加热乙酸法（heat and acetic acid method）**　蛋白质遇热变性凝固，加稀酸使尿液 pH 降低并接近蛋白质等电点（pH 4.7），使变性凝固的蛋白质在含有适量无机盐状况下进一步沉淀，同时消除了因某些磷酸盐和碳酸盐碱性条件下易析出所造成的浑浊干扰。

（二）操作步骤

1. **试带法**　为尿干化学分析仪的检测方法，使用配套尿液分析仪，按照仪器说明书操作。

2. **磺基水杨酸法**　①调 pH：用 pH 广泛试纸测试尿液酸碱值，最适 pH 为 5～6，必要时加酸或碱予以调节。②加尿液：取小试管 2 支，分别加入清晰尿液 1mL。③加试剂：于第 1 支试管内滴加磺基水杨酸溶液 2 滴，轻轻混匀，另 1 支试管不加试剂为空白对照。④判断结果：1 分钟后观察结果，并判断阳性程度。阴性：尿液外观仍清晰透明；微量（±）：可见轻微浑浊；阳性（＋）：明显白色浑浊，但无颗粒出现；阳性（2+）：稀薄乳样浑浊，出现颗粒；阳性（3+）：乳白色浑浊，有絮状沉淀；阳性（4+）：絮状浑浊，有大凝块下沉。

3. **加热乙酸法**　①加尿液：取试管 1 支，加清晰尿液约 5mL 至试管高度 2/3 处。②加热：用试管夹斜持试管下端，在酒精灯上加热尿液上 1/3 段，煮沸。轻轻直立试管，在黑色背景下观察煮沸部分有无浑浊。③加酸：滴加 5% 乙酸溶液 2～4 滴。④再加热：继续加热至煮沸，立即观察结果。⑤判断结果：按标准判断阳性程度及大致蛋白质含量。阴性：清晰透明；微量（±）：黑色背景下轻微浑浊；阳性（＋）：白色浑浊，但无颗粒出现；阳性（2+）：白色颗粒样浑浊,无絮状沉淀;阳性(3+):大量絮状沉淀,无凝固块;阳性(4+):出现凝固块并有大量絮片状沉淀。

(三)方法学评价

1. **试带法**　主要用于尿液分析仪,操作简便、快速、易于标准化,适于健康普查或临床筛检,目前临床实验室已普及应用。

(1)灵敏度和特异性:不同类型试带的灵敏度可有一定差异,一般为 70~100mg/L,可能与使用的酸碱指示剂有关。试带法对白蛋白灵敏,对球蛋白的灵敏度仅为白蛋白 1/100~1/50,容易造成本周蛋白漏检,故试带法不适用于肾脏疾病的疗效观察及预后判断。

(2)干扰因素:服用奎宁、奎宁丁、嘧啶等或尿中含聚乙烯、吡咯酮、氯己定、磷酸盐、季铵盐消毒剂等,致尿液呈强碱性,当尿 pH≥9.0 时易导致假阳性。若大剂量滴注青霉素或用庆大霉素、磺胺、含碘造影剂等,易导致假阴性。

2. **磺基水杨酸法**　操作简便、反应灵敏、结果显示快,与白蛋白、球蛋白、糖蛋白和本周蛋白均能发生反应。检测灵敏度可达 50mg/L,NCCLS 将其作为干化学法检查尿蛋白质的参考方法,并推荐为检查尿蛋白质的确证试验。

3. **加热乙酸法**　检测尿蛋白质特异性强、干扰因素少,与白蛋白和球蛋白均能反应,经典而准确,但操作烦琐复杂,敏感度较低,为 150mg/L。

应根据具体情况选择尿蛋白质定性试验方法。初次就诊患者、现场快速检测、健康体检、疾病筛检等,可采用化学试带法或磺基水杨酸法;当疾病已确诊、进行疗效观察或预后判断时,就不宜只采用试带法或磺基水杨酸法,可配合加热乙酸法,必要时还需进行尿蛋白质定量和特定蛋白质的分析。

(四)检测结果的临床应用分析

正常情况下,尿蛋白质定性试验为阴性。在一些生理情况下,因机体内、外环境因素的变化会出现尿蛋白质阳性,提示:①功能性。剧烈运动后、发热、寒冷刺激、紧张、过度兴奋等引起的暂时性轻度蛋白尿。②体位性。多见于青少年,如站立时间过长引起直立性蛋白尿,卧床休息后消失。③偶然性。见于尿中混入了白带、月经血、精液、前列腺液等。④摄入性。见于输注成分血浆、白蛋白及其他蛋白制剂、摄入过多蛋白质食品后。⑤妊娠性。见于妊娠期妇女,应注意随访,与妊娠状态有关,分娩后可消失。

病理性增高提示:

1. **肾前性**　①浆细胞病,如骨髓瘤、巨球蛋白血症等;②血管内溶血性疾病,如阵发性睡眠性血红蛋白尿;③急性肌肉损伤,如心肌梗死、挤压综合征等;④酶类增高性疾病,如急性单核细胞白血病、胰腺炎等。

2. **肾性**　①肾小球性蛋白尿,如肾病综合征、原发性肾小球肾炎(急性肾炎、慢性肾炎、膜性肾炎等)、继发性肾小球疾病(糖尿病肾病、狼疮性肾炎)。②肾小管性蛋白尿,如肾小管间质病变(间质性肾炎、肾盂肾炎、肾小管性酸中毒等)、重金属中毒(汞、铋、砷)、药物中毒、苯等有机溶剂中毒、器官移植。

3. **肾后性**　①泌尿生殖系统炎症,如膀胱炎、尿道炎、前列腺炎、精囊炎等。②泌尿系统结石、结核、肿瘤等。③泌尿系统邻近器官疾病,如急性阑尾炎、慢性盆腔炎、宫颈炎、盆腔肿瘤等,泌尿系统邻近器官炎症或肿瘤刺激。

(五)质量保证

1. **检测前**　患者正常饮食,无其他特殊要求。

2. **检测中**　①室内质量控制至少采用阳性质控品和阴性质控品。②如采用试带法,应严格遵循规范操作,浸渍时间符合要求,因时间过短、过长均可造成结果偏差。试带保存于阴凉、干燥处,注意使用有效期。③如采用加热乙酸法,也可因盐类析出产生浑浊而引起假阳性。④加热乙酸法和磺基水杨酸法，在操作时均需注意调节至适宜酸碱度。

3. 检测后　建立完善的报告审核制度，加强检验与临床的沟通。

尿蛋白质结果阳性在临床上具有特殊重要意义，必要时阳性结果要用另一种方法核实。尿液标本量特别多的实验室，应按比例抽取阳性标本进行核对和定期进行方法学比对。

三、尿糖

健康人尿中一般不含或仅含微量葡萄糖（＜2.8mmol/24h），用一般定性方法检测为阴性。当血糖浓度超过肾糖阈（正常人为 8.88mmol/L）时，尿中开始出现葡萄糖。尿糖定性试验呈阳性的尿液称为糖尿（glucosuria）。尿糖主要指葡萄糖，也有微量乳糖、半乳糖、果糖、蔗糖等。

（一）检测原理

1. 试带法　采用葡萄糖氧化酶 - 过氧化物酶（glucose oxidase-peroxidase，GOD-POD）法。试带膜块中含有葡萄糖氧化酶、过氧化物酶、色素原等。葡萄糖氧化酶使尿中葡萄糖与 O_2 作用生成葡萄糖酸内酯及 H_2O_2，过氧化物酶催化 H_2O_2 氧化色素原而呈现色泽变化，色泽深浅与葡萄糖含量成正比。不同色素原反应后的呈色色泽不同。

2. 班氏法（Benedict 法）　在热碱性溶液中，葡萄糖或其他还原性糖能将溶液中蓝色的硫酸铜还原为黄色的氢氧化亚铜沉淀，进而形成红色的氧化亚铜沉淀。根据沉淀有无和色泽变化判断尿糖含量。

（二）操作步骤

1. 试带法　为尿干化学分析仪的检测方法。

2. 班氏法　①加试剂：取试管 1 支，加入班氏试剂 1.0mL，加热沸腾 1 分钟，若试剂仍为清晰透明蓝色，可用于实验。②加尿液：加离心后尿液 0.2mL（约 4 滴）于班氏试剂中，混匀。③加热煮沸：继续煮沸 1～2 分钟，自然冷却。④判断结果：根据沉淀多少和颜色变化判断尿糖含量。阴性：试剂不变色，如有较高的磷酸盐可呈蓝色浑浊；微量（±）：冷却后呈绿色，但无沉淀；阳性（+）：呈黄绿色浑浊；阳性（2+）：煮沸 1 分钟呈黄绿色浑浊；阳性（3+）：煮沸 15 秒呈土黄色沉淀；强阳性（4+）：煮沸时即呈大量砖红色浑浊并迅速沉淀，上清液无色。

（三）方法学评价

1. 试带法

（1）灵敏度和特异性：常见色素原有邻联甲苯胺、碘化钾、4- 氯 -1- 萘酚、4- 氨基安替比林等，不同的色素原反应后色泽不同，有蓝色、红褐色、红色等。大多数色素原不与非葡萄糖还原物质发生反应，故试带法检测特异性强，灵敏度高，简便快速，适用于自动化分析。

（2）干扰因素：假阳性可见于尿标本容器残留漂白粉、次亚氯酸等强氧化性物质或尿比重过低。假阴性可见于：①标本久置后或高比重尿。②尿液酮体浓度过高（＞0.4g/L）。③尿液中维生素 C 浓度＞500mg/L 时，可与试带中的色素原竞争结合 H_2O_2，导致葡萄糖结果偏低或假阴性。

2. 班氏法　为非特异性测定葡萄糖的试验。可测定尿中所有还原性物质，包括：①还原性糖类，如半乳糖、果糖、乳糖。②非糖还原性药物，如水合氯醛、氨基比林、阿司匹林、青霉素、链霉素、维生素 C、异烟肼等。灵敏度低，当葡萄糖浓度达 8.33mmo/L 时才呈现弱阳性。班氏法稳定，试验要求和成本低，利用班氏法原理已生产出药片型试剂，检测便捷，目前已广泛应用于检测还原性物质，有助于筛查遗传性疾病（如半乳糖血症），如对 2 岁以下儿童尿糖检测筛查遗传性疾病时应通过班氏法试验进行确认。

（四）检测结果的临床应用分析

正常情况下，尿糖定性试验为阴性。尿糖阳性提示：①代谢性糖尿，如糖尿病。②内分泌性糖尿，如甲状腺功能亢进，餐后血糖增高，餐后尿糖阳性。腺垂体功能亢进、嗜铬细胞瘤、库欣综合征均可致血糖增高，尿糖阳性。③血糖正常性糖尿，因肾小管重吸收葡萄糖能力减低、肾糖阈减低所致，如家族性糖尿、新生儿糖尿、妊娠或哺乳期。暂时性尿糖阳性提示：①摄入性，如进食大量含糖食品、碳水化合物、饮料或静脉输注大量葡萄糖溶液后。②应激性，情绪激动、脑血管意外、颅脑外伤、脑出血、急性心肌梗死时，延髓血糖中枢受刺激或肾上腺素、胰高血糖素分泌过多，呈现暂时性高血糖和一过性糖尿。

（五）质量保证

1. **检测前** ①容器要清洁，不含有氧化性物质。②尿标本必须新鲜，标本久置，细菌繁殖消耗尿中葡萄糖，可造成假阴性。③维生素 C 对试带法和班氏法的影响结果相反，但排除其干扰的方法相同，将尿液煮沸几分钟后再进行检测。

2. **检测中** 采用阳性和阴性 2 种浓度水平进行室内质量控制。试带法原理为酶促反应，其测定的结果与尿液和试剂膜块的反应时间、反应温度有关。试带应妥善保存于阴凉、干燥处，注意使用有效期。班氏法强调严格操作和判读结果时间。

3. **检测后** 建立完善的报告审核制度，加强检验与临床沟通。

四、尿酮体

尿酮体（urine ketone bodies）是尿中乙酰乙酸（acetoacetic acid，占 20%）、β-羟丁酸（β-hydroxybutyric acid，占 78%）及丙酮（acetone，占 2%）的总称。机体首先形成的酮体是乙酰乙酸，然后外周组织代谢乙酰乙酸成为 β-羟丁酸和丙酮。酮体是机体脂肪氧化代谢产生的中间产物，当糖代谢发生障碍、脂肪分解增多、酮体产生速度超过机体组织利用速度时，可出现酮血症（ketonemia），血酮体浓度一旦超越肾阈值，就可产生酮尿（ketonuria）。

（一）检测原理

1. **亚硝基铁氰化钠法（改良 Rothera 法）** 又称酮体粉法，将亚硝基铁氰化钠、硫酸铵、无水碳酸钠混合研磨成粉。在碱性条件下，丙酮或乙酰乙酸与亚硝基铁氰化钠和硫酸铵作用，生成紫色化合物。本法不与酮体中 β-羟丁酸成分发生反应。

2. **试带法** 试带含甘氨酸、碱缓冲剂、亚硝基铁氰化钠。在碱性条件下，亚硝基铁氰化钠与尿乙酰乙酸、丙酮起紫色反应。

（二）操作步骤

改良 Rothera 法：①加酮体粉。于凹孔玻片上（或试管内），分别加入 1 小勺酮体粉于 2 个孔内，1 孔为测定孔，1 孔为对照孔。②滴加尿液。滴加尿液 2～3 滴于测定孔的酮体粉上，以完全将酮体粉浸湿为宜。③观察结果。观察测定孔酮体粉颜色变化，并与对照孔比较，5 分钟内出现紫色为阳性。

（三）方法学评价

1. **假阳性** 高色素尿，尿中肌酐、肌酸含量较高，或尿中含酞、苯丙酮、左旋多巴代谢物等。

2. **假阴性** 最主要原因是标本收集和保存不当；其次是亚硝基铁氰化钠对湿度、热度或光线很灵敏，或试带受潮失活。

（四）检测结果的临床应用分析

正常情况下，尿酮体定性试验为阴性。阳性提示：①不能有效利用碳水化合物，如糖尿病酮症酸中毒。尿酮体检查有助于糖尿病酮症酸中毒早期诊断（尿酮体阳性），并能与低血糖、心脑疾病、乳酸中毒或高血糖高渗透性糖尿病昏迷相区别（尿酮体阴性）。应注意的是，糖尿病酮症酸中毒早期的主要酮体成分是 β-羟丁酸,而乙酰乙酸很少或缺乏,此时测得结果可导致对总酮体量估计不足。而在糖尿病酮症酸中毒症状缓解之后,β-羟丁酸转变为乙酰乙酸,反而使乙酰乙酸含量比疾病早期增高,此时易造成对病情估计过重。②碳水化合物摄入不足,如饥饿、剧烈运动、寒冷等。③碳水化合物丢失,如频繁呕吐、肾脏重吸收功能障碍、消化系统疾病等。

（五）质量保证

1. 检测前　丙酮在室温下可以快速挥发,乙酰乙酸在菌尿中会被细菌降解,因此应使用新鲜尿标本并尽快检测。如保存应密闭冷藏或冷冻,检测时先将标本恢复至室温后再操作。

2. 检测中　阴性对照和阳性对照是获得可靠结果的重要保证。为防止肌酐、肌酸过多引起假阳性,可加入少许冰乙酸。试带应放阴凉、干燥处,注意使用有效期。

3. 检测后　酮体成分的多样性、不同检测方法的灵敏度、不同病程酮体成分的变化性,均要求检验者仔细审核结果,及时与临床沟通,对结果与病情分离等情况作出正确解释。

五、尿胆红素

胆红素（bilirubin）有非结合胆红素（unconjugated bilirubin, UCB）、结合胆红素（conjugated bilirubin, CB）和 δ-胆红素 3 种,血浆中以前两者为主。UCB 为脂溶性,在血中与白蛋白结合,不能通过肾小球滤过；CB 为水溶性,溶解度高,分子量小,可通过肾小球滤过,由尿排出。健康人血 CB 含量很低（小于 4μmol/L）,尿中不能检出；当血 CB 增高,超过肾阈值时,CB 即从尿中排出。

（一）检测原理

1. 偶氮法（偶联反应）　试带法多采用此原理。在强酸介质中,结合胆红素与重氮盐发生偶联反应生成紫红色偶氮化合物。颜色深浅与胆红素含量成正比。

2. 氧化法（Harrison 法）　胆红素被硫酸钡吸附而浓缩,与 $FeCl_3$ 反应,被氧化为胆青素、胆绿素和胆黄素复合物,呈蓝绿色、绿色或黄绿色。呈色快慢和深浅程度与胆红素含量成正比。

（二）操作步骤

Harrison 法：①加尿液。取尿液 5mL 加入 10mL 离心管中。②吸附胆红素。加 0.41mol/L $BaCl_2$ 溶液 2.5mL 于尿液中,充分混匀,此时出现白色硫酸钡沉淀（$BaSO_4$）。离心沉淀 3～5 分钟,弃去上清液。③加试剂。向沉淀表面加 Fouchet 试剂 2 滴,放置片刻后观察沉淀表面或沉淀颜色的变化。④判断结果。出现绿色或蓝绿色为阳性。

（三）方法学评价

1. 偶氮法　尿液颜色过深会影响结果判断,假阳性可见于：患者接受大剂量氯丙嗪治疗或尿中含有盐酸苯偶氮吡啶代谢产物时。假阴性见于：①尿维生素 C 浓度达 1.42mmol/L 和存在亚硝酸盐时,可抑制偶氮反应。②尿标本保存不当,尿胆红素遇光氧化。

2. 氧化法（Harrison 法）　灵敏度较高（胆红素 0.9μmol/L 或 0.5mg/L）,但操作稍烦琐。假阳性见于尿中存在水杨酸盐、阿司匹林、牛黄等,易使尿呈现紫红色,干扰结果。标本未避光保存可出现假阴性。

（四）检测结果的临床应用分析

尿胆红素检测主要用于黄疸的诊断和鉴别诊断。正常情况下,尿胆红素定性试验为阴性。阳性提示胆汁淤积性黄疸、肝细胞性黄疸,而溶血性黄疸时为阴性。

（五）质量保证

1. 检测前　胆红素在强光下易变为胆绿素,应使用避光棕色尿容器和新鲜尿标本检测尿胆红素。

2. 检测中　采用阳性和阴性 2 种浓度水平进行室内质量控制。试带应放阴凉、干燥处,密封避光保存,注意使用有效期。Harrison 法检测尿胆红素时,尿中要有充足的硫酸根离子,故当加入 $FeCl_3$ 后未见足够的 $BaCl_2$ 沉淀时,可加适量硫酸铵,促使沉淀产生。

3. 检测后　试带法操作简便,目前多作为定性筛检试验,如反应颜色不典型或结果可疑时,应用 Harrison 法验证。

六、尿胆原

结合胆红素随胆汁排入肠道,在肠道细菌作用下进行水解和还原反应,脱去葡萄糖醛酸和加氢生成无色的胆素原族化合物。所形成的胆素原族化合物大部分随粪便排出,10%～20% 可被肠黏膜重吸收,再经门静脉而转入肝脏,构成胆素原的肠肝循环,仅有极少部分胆素原进入体循环由尿排出。

(一)检测原理

尿胆原测定试剂带的主要成分是对-二甲氨基苯甲醛或对-甲氧基苯重氮四氟化硼。在强酸条件下,尿胆原和对-二甲氨基苯甲醛发生醛化反应生成樱红色缩合物;或尿胆原与对-甲氧基苯重氮四氟化硼发生重氮盐偶联反应生成胭脂红色的化合物。

(二)方法学评价

重氮药物、亚硝酸盐、对氨基水杨酸会导致尿胆原检测呈假阴性。吲哚、胆红素、胆色素原等内源性物质以及某些药物(如吩噻嗪、磺胺类药物)会产生颜色干扰,导致尿胆原检测出现假阳性。

(三)检测结果的临床应用分析

正常情况下,尿液尿胆原定性试验呈阴性或弱阳性。尿胆原检查结合血清胆红素、尿胆红素和粪胆原等主要用于黄疸的诊断和鉴别诊断(表 9-6);在反映肝细胞损伤上,尿胆原比尿胆红素更敏感。

表 9-6　不同类型黄疸的鉴别诊断

黄疸类型	血清			尿液			粪便	
	总胆红素	非结合胆红素	结合胆红素	颜色	尿胆原	尿胆红素	颜色	粪胆素
正常人	正常	正常	正常	浅黄色	阴性	阴性	黄褐色	正常
溶血性黄疸	增高	增高	增高/正常	深黄色	强阳性	阴性	深色	增高
肝细胞性黄疸	增高	增高	增高	深黄色	阳性	阳性	黄褐色/变浅	减低/正常
梗阻性黄疸	增高	正常/增高	增高	深黄色	阴性	阳性	变浅/白陶土色	减低/消失

(四)质量保证

试带法检测应使用新鲜尿液标本。为了避免尿胆原被氧化为尿胆素,必须在 2 小时内完成检验。可口服适量 $NaHCO_3$ 碱化尿液,午餐后 2～4 小时采集尿标本,提高尿胆原的检出率。

七、尿隐血

正常人血浆中游离的微量血红蛋白($50mg/L$)与结合珠蛋白形成 Hb-Hp 复合物,在单核巨噬细胞系统代谢,故尿中血红蛋白极微。尿液中混有 0.1% 以上的血液时,呈肉眼血尿的特征,血量在此以下需通过尿隐血或尿沉渣镜检加以诊断。

（一）检测原理

血红蛋白具有过氧化物酶样活性，可使过氧化物分解释放出新生态氧，使邻甲苯胺变成邻甲联苯胺，出现颜色变化。

（二）方法学评价

干化学法对于血红蛋白非常敏感，但是在高蛋白、高比重尿液中红细胞不溶解，就会影响检验结果。干化学法可与完整的红细胞反应，又能测定尿中的游离血红蛋白，与镜检法结果有差异，应加以区别。如果样本中存在大量维生素C（浓度超过100mg/L），会发生竞争性抑制反应，结果出现假阴性。如果尿液含有氧化剂、肌红蛋白、对热不稳定酶，或者因为被细菌感染而成为菌尿，可出现假阳性结果。

（三）检测结果的临床应用分析

正常情况下，尿隐血试验为阴性。阳性提示：①血尿。常见于尿路炎症（急性肾炎、尿道炎等）、结核、肿瘤，有白细胞时则表示有炎症；蛋白质阳性，尿沉渣中有肾上皮细胞、管型等时，应考虑肾炎，特别是有红细胞管型时，是肾实质出血的佐证。②血红蛋白尿。见于发作性血红蛋白尿症，还见于各种中毒、感染、链球菌败血症、疟疾（黑水热）、灼伤、溶血性输血反应等情况。

（四）质量保证

1. 应使用新鲜尿液标本，留尿后尽量立即检测，如含对热不稳定酶可将尿液煮沸2分钟。

2. 采用高、低2个水平的室内质量控制，设置阳性对照。

3. 验证所用试剂的有效期和可靠性。

八、白细胞酯酶

（一）检测原理

利用中性粒细胞内酯酶催化水解试纸中的吲哚酚酯，产生游离酚，游离酚氧化偶合，或与试纸中的重氮盐偶合而显色。

（二）方法学评价

试纸带只与粒细胞细胞质内的酯酶发生反应，所以干化学法只能测定尿液中的粒细胞，不能与单核细胞等反应。样本含有高浓度胆红素，或被甲醛污染，或患者使用了呋喃妥因等药物，干化学法可能出现假阳性结果。如果尿液含有维生素C或者大剂量的庆大霉素、先锋霉素Ⅳ等药物，或者尿蛋白质大于5g/L，可出现假阴性。

（三）检测结果的临床应用分析

白细胞酯酶定性试验用于检测尿路感染、肾炎、肾结石、尿路结石等损伤引起的炎症，正常情况下呈阴性，阳性提示生殖系统炎症。

（四）质量保证

标本必须新鲜、及时测定，以免白细胞被破坏，导致化学法与镜检法的误差。肾移植患者尿液中的粒细胞较少，可能呈现阴性结果，因此需要尿沉渣镜检明确诊断。

九、亚硝酸盐

肠菌科的大肠杆菌、副大肠杆菌、变形杆菌、产气杆菌、铜绿假单胞菌及部分厌氧菌均含硝酸盐还原酶，当尿路受此类细菌感染时，可将硝酸盐还原成亚硝酸盐。亚硝酸盐检测先决条件是，尿液中的致病菌必须含有硝酸盐还原酶。

（一）检测原理

尿液中的亚硝酸盐与试带中的对氨基苯砷酸或磺胺发生重氮化反应，生成重氮盐，生成的重氮盐再与试带上 N-1-萘基乙二胺盐酸盐或四氢苯并喹啉-3-酚偶合生成红色的偶氮化合物。

（二）方法学评价

亚硝酸盐检出率的 3 个影响因素：①尿中革兰氏杆菌要有硝酸盐还原酶；②尿潴留时间＞4 小时；③尿中有硝酸盐。符合以上 3 个条件，此试验的检出率为 80%，反之可能呈阴性结果。

（三）检测结果的临床应用分析

亚硝酸盐检测是尿路感染的过筛试验，正常情况下，尿亚硝酸盐定性试验为阴性。阳性提示大肠埃希菌引起的泌尿系感染，但不能完全肯定泌尿系统感染；阴性也并不能排除菌尿的可能。标本放置过久或污染可呈假阳性，应结合其他尿液检查结果综合分析，得出正确的判断。

（四）质量保证

1. 尽量留取晨尿标本，尽快检测，标本放置过久或细菌污染可呈假阳性。

2. 采用高、低 2 个水平的室内质量控制。

3. 验证所用试剂的有效期和可靠性。

十、尿维生素 C 检测

维生素 C 亦称为抗坏血酸、L-抗坏血酸，其分子式为 $C_6H_8O_6$，分子量为 176.12，属于水溶性糖类。维生素 C 是一种有力的抗氧化剂，能保持包括脂溶性维生素 A、维生素 E，以及必需的脂肪酸免受氧化剂氧化。

（一）检测原理

利用维生素 C 的还原性，在酸性条件中，使氧化态的 2,6-二氯酚靛酚变成还原态的 2,6-二氯二对酚胺，使试纸颜色由粉红色变成无色，颜色变化的强弱与尿中维生素 C 的浓度相关。

（二）方法学评价

1. 试带法只能测定还原性的维生素 C，可能与其他检测方法的测试结果不同。

2. 在 pH＞4.0 时，尿液中的酚和巯基化合物等内源性物质可干扰测试，使测试结果偏高。另外，半胱氨酸、硫代硫酸钠也可干扰测试，使测试结果偏高。

3. 当尿液中含有氧化性物质时，可氧化维生素 C，使测试结果偏低。

（三）检测结果的临床应用分析

尿液中维生素 C 浓度可反映最近的维生素 C 饮食摄入量，主要反映体内维生素 C 的营养状态。正常情况下，定性试验为阴性。尿维生素 C 长期增高，可能与肾结石形成有关。更有意义的是，尿维生素 C 浓度偏高，对分析干化学法其他膜块测定结果（如尿糖、尿红细胞、尿胆红素和尿亚硝酸盐）是否受其干扰具有鉴别作用。

（四）质量保证

1. 标本为随机尿，维生素 C 在碱性尿中极不稳定，容易分解，因此尿标本应及时检测。

2. 结果审核时，应根据维生素 C 试带法结果判断对隐血、胆红素、葡萄糖、亚硝酸盐、肌酐测定是否产生干扰。

十一、尿肌酐

肌酐（creatinine，Cr）主要是由肌肉产生的低分子量含氮化合物，是肌酸的终末代谢产物。血液中的肌酐通过肾小球滤过，从尿中排出体外，肌酐在体内含量较为恒定，在肾脏功能损伤不严重时，尿液中肌酐的排泄减少。

（一）检测原理

尿肌酐试验根据肌酐-铜离子结合物的类过氧化物酶活性催化分解过氧化物，使甲基联苯胺氧化呈色。

（二）方法学评价

血红蛋白或肌红蛋白达到或超过 10mg/dL，或见血尿时，可导致检测结果偏高；维生素C 浓度达到或超过 50mg/dL 时会抑制反应进行，可导致检测结果偏低。

（三）检测结果的临床应用分析

肌酐是人体代谢废物，其浓度的高低与排尿量成反比，正常情况下，为 10～300mg/dL。受尿液稀释以及浓缩的影响，通常用尿液中肌酐含量作为尿中其他物质排泄的参照物。随机尿的微量白蛋白结果受排尿量的影响，可引入肌酐以降低排尿量的影响，如用微量白蛋白或蛋白质的浓度除以肌酐的浓度可以降低排尿量对随机尿样测试结果的影响。

十二、尿钙

（一）检测原理

根据络合金属离子显色原理，采用邻甲酚酞络合酮为指示剂，与钙离子络合产生颜色变化。

（二）方法学评价

镁离子达到或超过 20mg/dL 可导致检测结果偏高。

（三）检测结果的临床应用分析

尿钙浓度的高低反映血钙浓度的高低，正常情况下在 10～30mg/dL。

十三、尿微量白蛋白

生理条件下尿液中仅出现极少量白蛋白。当尿白蛋白量低浓度升高，即尿白蛋白在 20～200mg/L 或者尿白蛋白排泄总量在 30～300mg/24h 时，称为微量白蛋白尿。尿微量白蛋白是指对常规方法无法检出的高于正常尿白蛋白的检测指标。

（一）检测原理

试带法根据染料结合的蛋白质误差法原理，采用一种高亲和力的酚磺酞染料与白蛋白结合形成复合物产生变色。

（二）方法学评价

微量白蛋白与蛋白质检测为同一分析物，当蛋白质结果为 ≥30mg/dL 时，以蛋白质结果为诊断依据；当蛋白质结果 ≤15mg/dL 时，微量白蛋白可以提供更准确的检测结果。血红蛋白或肌红蛋白达到或超过 10mg/dL，以及可见血尿、碱性尿和清洗剂之类物质都有可能使检测结果偏高。

（三）检测结果的临床应用分析

微量白蛋白的检测对多种疾病具有早期监测的意义，是预测糖尿病、高血压、心血管疾病、血管损伤的早期敏感指标。正常情况下为阴性。若尿液中偶然出现微量白蛋白，则可能是生理性蛋白尿，如饮食、运动、精神紧张等引起的功能性蛋白尿或体位性蛋白尿。

第三节　尿液的其他化学检验

尿液是一种化学成分十分复杂而又很不稳定的体液，它来自血液，也来自泌尿系统及生殖系统的组织及其分泌物。临床常用的尿液其他化学检验项目包括尿本周蛋白、尿乳糜试验、尿液人绒毛膜促性腺激素定性试验、尿含铁血黄素试验等。

一、尿本周蛋白

本周蛋白（Bence Jones protein，BJP）为免疫球蛋白的轻链单体或二聚体，有 κ 型和 λ 型，由 Bence Jones 于多发性骨髓瘤患者尿液中发现。BJP 分子量小，能自由通过肾小球滤过膜，当浓度增高超过近端小管重吸收的极限时，可自尿中排出，即本周蛋白尿。BJP 在 pH 4.9±0.1 条件下，加热至 40～60℃（通常为 56℃）时可发生凝固，温度升至 90～100℃时溶解，而温度降低至 56℃左右，又可重新凝固，故称凝溶蛋白。

（一）检测原理

1. 热沉淀 - 溶解法 基于本周蛋白在 56℃凝固，100℃溶解的特性。

2. 电泳法 醋酸纤维素薄膜电泳和十二烷基硫酸钠 - 聚丙烯酰胺凝胶电泳（SDS-PAGE）基于蛋白质电泳分离的检测原理。免疫固定电泳（IFE）基于区带电泳原理和特异性抗原抗体反应原理。

3. 对 - 甲苯磺酸法 基于对 - 甲苯磺酸能沉淀 BJP，而不与白蛋白和球蛋白起反应的原理。

（二）操作步骤

热沉淀 - 溶解法：①取新鲜尿液 4mL 加入玻璃试管中，加入醋酸盐缓冲液 1mL，混匀后放置 56℃水浴 15 分钟，观察有无浑浊。②如有浑浊，将试管中的尿液隔水煮沸，观察浑浊的变化，如浑浊变清或减弱，则提示本周蛋白阳性。③如煮沸后浑浊增加，将试管从沸水中取出，立即过滤，如滤液开始透明，温度下降后浑浊，再煮沸时又透明，提示本周蛋白阳性。

（三）方法学评价

热沉淀 - 溶解法简便易行，但敏感度较低，无法确定轻链的型别，目前较少用。检测尿游离轻链的最佳方法是免疫固定电泳法，可以判断出轻链是 κ 型还是 λ 型或两者均存在。

（四）检测结果的临床应用评价

正常情况下，尿 BJP 定性检测为阴性，阳性结果对多发性骨髓瘤（MM）、原发性淀粉样变性、巨球蛋白血症及其他恶性淋巴增殖性疾病的诊断和鉴别诊断有重要辅助价值。①MM：99% 患者在诊断时有血清 M- 蛋白或尿 M- 蛋白，早期尿 BJP 可呈间歇性排出，50% 患者大于 4g/24h。②巨球蛋白血症：80% 患者尿中有单克隆轻链。③原发性淀粉样变性：80%～90% 患者血清或浓缩尿中发现单克隆免疫球蛋白轻链。④其他：三分之二重链病患者尿中有 BJP。

（五）质量保证

1. 检测前 使用新鲜尿液标本，尿液浑浊时需离心取上清液。使用热沉淀 - 溶解法时若遇蛋白尿，须先用加热乙酸法沉淀普通蛋白质，然后趁热过滤，取上清液检查。使用电泳法，需预先浓缩尿液 10～50 倍。

2. 检测中 热沉淀 - 溶解法应严格控制 pH 在 4.5～5.5，最适 pH 4.9±0.1。电泳法操作时，需同时检测患者及健康人，以正确判断区带位置。

3. 检测后 肌红蛋白、溶菌酶、游离重链等也可出现类似于 M- 蛋白的区带，因此，当醋酸纤维素薄膜上出现波峰或怀疑有相关疾病时，应进行免疫电泳。

二、尿乳糜试验

乳糜尿（chyluria）是由于泌尿系统淋巴管破裂或深部淋巴管阻塞致使乳糜液或淋巴液进入尿液，尿液呈乳白色浑浊。脂肪尿是指尿中出现脂肪小滴。

（一）检测原理

乳糜由脂肪微粒组成，较大脂肪微粒可在显微镜下观察，过小的脂肪小滴不易在镜下观察，可利用其溶解于乙醚的特性，提取后再通过染色识别。

（二）操作步骤

试管中加入尿液与等量乙醚或氯仿提取乳糜，混合振荡后静置数分钟并离心，吸取分界层处滴于玻片上，加苏丹Ⅲ一滴染色，显微镜下观察有染成红色的脂肪小滴为乳糜阳性。

（三）检测结果的临床应用评价

正常情况下为阴性。阳性提示丝虫病、结核、肿瘤、腹部创伤或由手术等引起肾周围淋巴循环受阻。妊娠或分娩可诱发间歇性乳糜尿。糖尿病高脂血症、类脂性肾病综合征、长骨骨折后骨髓脂肪栓塞也可引起乳糜尿。脂肪尿见于脂肪挤压损伤、骨折和肾病综合征等。

（四）质量保证

1. 浑浊尿液中加少许饱和氢氧化钠，再加乙醚抽提有助于澄清。
2. 加苏丹Ⅲ醋酸乙醇液后，稍等几分钟镜检着色更为明显。

三、尿液人绒毛膜促性腺激素定性试验

人绒毛膜促性腺激素（human chorinonic gonadotrophin，hCG）是妊娠期由胎盘合体滋养细胞产生的一种糖蛋白。受精后第 6 天受精卵滋养层形成时，开始分泌微量 hCG。hCG 存在于孕妇的血液、尿液、初乳、羊水内，可通过孕妇血液循环而排泄到尿液中，血清 hCG 浓度略高于尿液，二者呈平行关系。测定尿中 hCG 是诊断妊娠较为可靠的指标。

（一）检测原理

尿液 hCG 定性试验一般采用单克隆抗体免疫胶体金技术，检测尿液中 hCG 判断是否怀孕。将羊抗 hCG 抗血清、羊抗鼠 IgG 分别固定在试带上，呈上、下排列的 2 条线，羊抗鼠 IgG 线在试带上方为阴性对照，羊抗 hCG 在试带下方为测定线。试带中含有均匀分布的胶体金标记的鼠抗 β-hCG 单克隆抗体和无关的金标记鼠 IgG。尿液中 β-hCG 上行至羊抗 hCG 抗体线处形成金标记的 β-hCG 单克隆抗体-β-hCG-羊抗 hCG 复合物，试带显示紫红色线条，为 hCG 阳性。金标记鼠 IgG 随尿继续上行至羊抗鼠 IgG 处，形成金标记抗原-羊抗鼠 IgG 复合物，显示紫红色的阴性对照线。

（二）操作步骤

取出试条，将有箭头标志的一端垂直浸入尿液中，直至箭头下端标志线处。当红色液体移行至测试区时，取出平放在干净的非吸水材料的平面。开始计时，规定时间内判断结果。试带上显示上、下 2 条紫红色线条为阳性，只显示上面一条紫红色线条为阴性。

（三）方法学评价

此法操作简便，灵敏度高（1.6～4.0ng/L），应用广泛，为 hCG 检查的早期筛检试验，可半定量。由于采用了 hCG 特异性的抗 β-hCG 单克隆抗体，故特异性高。此法与黄体生成素、卵泡刺激素等无交叉反应。

（四）检测结果的临床应用评价

男性和未怀孕的女性尿液一般为阴性。阳性提示：①早期妊娠诊断，在受孕 2～6 天即呈现阳性。②滋养层细胞肿瘤诊断及预后判断。③宫外孕时，hCG 低于正常妊娠，仅有 60% 阳性；过期流产或不完全流产，子宫内仍有活胎盘组织时，可呈阳性；人工流产后如果仍呈阳性，提示宫内尚有残余胚胎组织。④脑垂体疾病、甲状腺功能亢进、子宫内膜增生、宫颈癌及卵巢囊肿等时 hCG 也可出现阳性。

（五）质量保证

1. 试纸应在有效期内一次性使用。若对照线与检测线均不出现紫红色线条，表明试带失效。
2. 浑浊尿液应先离心，取上清液进行检测，以排除干扰。
3. 打开包装后，请勿将试纸置于空气中过久，以免受潮导致失效。

4. 检测线紫红色线条过浅者应复查。

四、尿含铁血黄素试验

肾小管上皮细胞可从血红蛋白尿中摄取血红蛋白，经代谢后转为含铁血黄素，再随肾小管上皮细胞脱落，出现在尿沉渣中。尿含铁血黄素试验（Rous test）是从尿液中查得血红蛋白的代谢产物，从而获得血红蛋白尿的直接依据，说明近期内曾有过血红蛋白尿。

（一）检测原理

尿中含铁血黄素是不稳定的铁蛋白聚合体，其中的高铁离子与亚铁氰化钾作用，在酸性环境下产生普鲁士蓝色的亚铁氰化铁沉淀。尿沉渣中肾小管上皮细胞内、外均可见直径1～3μm的蓝色颗粒。

（二）操作步骤

1. 取混匀的尿液 5～10mL，离心弃上清液。
2. 尿沉渣中加入新鲜配制的 20g/L 亚铁氰化钾溶液和 3% 盐酸各 2mL，充分混匀，静置10分钟。
3. 离心沉淀，取沉渣涂片，加盖玻片后用高倍镜检查。

（三）方法学评价

1. 试剂一定要新鲜配制（使用当天配制），以免失效造成假阴性；所有试管、玻片、试剂均应防止铁剂污染，否则出现假阳性。
2. 含铁血黄素颗粒直径大于 1μm，显微镜下方可观察到。所以含铁血黄素阴性不能完全排除血管内溶血，此时可做尿隐血试验。
3. 溶血初期，未形成含铁血黄素，本试验可为阴性。

（四）检测结果的临床应用分析

正常情况下，含铁血黄素定性试验为阴性。阳性提示慢性血管内溶血，如阵发性睡眠性血红蛋白尿症和其他血管内溶血可引起含铁血黄素尿。有时因尿中血红蛋白量少，隐血试验测不出，而本试验可为阳性。在溶血初期，虽然有血红蛋白尿，但由于血红蛋白尚未被肾上皮细胞所摄取，因而未能形成含铁血黄素，此时本试验可呈阴性反应。

（五）质量保证

1. 每次试验均应做阴性对照，如亚铁氰化钾与盐酸混合后即显深蓝色，表示试剂已污染。
2. 取晨尿或全部尿液沉渣检测，可提高阳性率。

第四节　尿液有形成分检验

目前，尿有形成分显微镜检验除了传统一般光学显微镜检验外，还有特殊显微镜的检查。①相差显微镜法：以光的衍射和干涉现象照射标本，产生明暗不同的反差进行识别，有助于辨别透明管型、不典型红细胞、新鲜尿中血小板。②偏振光显微镜法：利用光的偏振特性对具有双折射性的物体进行鉴别，如可显示盐类结晶的精细结构。③透射电镜法：利用电子束作为"照明波源"可明显提高分辨率，将尿沉渣标本切成超薄片在电子显微镜下观察，可准确分辨出细菌管型、白念珠菌管型、血小板管型、粗颗粒管型和细颗粒管型等。本节主要讲述普通光学显微镜检验法。

一、离心与涂片

（一）器材要求

1. **尿液离心管**　塑料或玻璃制成，材质有一定的硬度和强度，离心后不易破裂；清洁透明,带刻度(精确到0.1mL);容积大于12mL,小于15mL;试管底部锥形,便于浓缩沉渣;试管带盖,防止液体洒溢或形成气溶胶;建议使用一次性离心管。

2. 离心机　水平式有盖离心机,离心时的相对离心力应稳定在400×g。应每6个月对离心机进行一次校准。

3. 显微镜　应使用内置光源的双目显微镜,载物台能机械移动玻片,物镜能放大10倍、40倍,目镜能放大10倍。同一个实验室宜采用相同视场的显微镜,物镜和目镜放大倍数一致,以免造成实验室内部差异。

4. 尿沉渣板　须标准化,具有可定量沉渣液的计数池,并一次性使用。

5. 其他器材　载玻片、盖玻片宜清洁干燥,建议使用一次性移液管。

(二)离心与涂片方法

1. 准确取尿液10mL,标本量<10mL时,应在结果报告单中注明。

2. 在相对离心力400×g条件下离心5分钟。离心后,一次性倾倒或吸弃上清尿液,留取离心管底部液体0.2mL。

3. 充分混匀尿沉渣液,取20μL,滴在载玻片上,加盖玻片(18mm×18mm)置于显微镜下镜检,或取适量尿沉渣滴入定量计数板中镜检。

二、显微镜检验方法

尿液有形成分显微镜检验分为非定量检验法和定量检验法两大类,每一种方法又存在染色和未染色之分。

(一)未染色非定量显微镜检验法

1. 直接涂片法　将尿液混匀后直接取一滴涂片,加盖玻片分别在低倍镜、高倍镜下观察并计数各类有形成分的数量,注明"未离心",适用于浑浊的尿液标本,如肉眼可见的血尿、脓尿等。

2. 离心镜检法　尿液按标准程序离心后,取沉渣涂片镜检,分别在低倍镜、高倍镜下观察并计数各类有形成分的数量,是目前国内普遍使用的方法。

(二)未染色定量显微镜检验法

尿液有形成分未染色定量显微镜检验法主要采用标准定量计数板,将未离心的尿液或离心后的沉渣混匀后充池尿液有形成分定量计数板内,显微镜观察,计数一定范围内的细胞、管型等数量,然后换算成每微升中该成分的含量。下面介绍几种常见的定量计数板。

1. FAST-READ10计数板　一种专门用于尿液有形成分定量计数的计数板,见图9-1,使用较为普遍。大小与显微镜载玻片相似,每块计数板有10个计数池,一次可检测10个样本。每个计数池一侧有1个竖条长方形计数区,被分为10个中方格,每个中方格的面积为

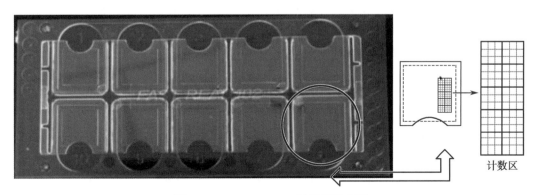

图9-1　FAST-READ10计数板示意图

$1mm^2$，深度为 0.1mm，因此每个中方格的容积为 0.1μL，1 个计数区的容积（0.1μL×10 个中方格）为 1μL，计数所得的有形成分数量即为每微升细胞或管型数。

2. 改良牛鲍计数板　计数上、下 2 个计数池 10 个大方格所得的有形成分数量即为每微升细胞或管型数。

3. Fuchs-Rosenthal（菲斯·罗森塔）计数板　用于血细胞计数的专业计数板，见图 9-2，分为 2 个计数池，每个计数池平均分为 16 个边长为 1mm 的中方格，面积 $16mm^2$、深度为 0.2mm、总容量为 $3.2mm^3$，每个中方格面积为 $1mm^2$、容积为 $0.2mm^3$，每个中方格又划分为 16 个小方格。此计数板适用于含有少量细胞，特别是有管型的尿液有形成分及其他体液细胞的计数，可以明显提高计数的准确度和精密度。2003 年，国际实验室血液学学会（ISLH）提出将 Fuchs-Rosenthal 计数板法计数尿中颗粒作为参考方法。

未染色显微镜镜检法方法学比较见表 9-7。

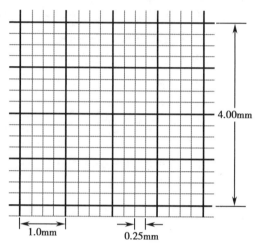

图 9-2　Fuchs-Rosenthal 计数板示意图

表 9-7　未染色显微镜镜检法方法学比较

方法	优点	缺点
未染色非定量直接涂片镜检法	简便、快捷、标本用量少、成本低	适用于外观明显浑浊、有形成分较多的尿液标本，难以标准化和准确定量，不推荐作为常规检验方法
未染色非定量离心镜检法	适用于外观清晰、有形成分较少的尿液标本，离心使有形成分得以浓缩，提高了阳性率，是国内普遍采用的尿沉渣检查方法	离心过程造成有形成分的破坏或丢失，难以标准化和准确定量
未染色标准化定量分析板法	可定量计数，重复性好，为推荐方法	成本较高，费时

（三）未染色法显微镜镜检报告方式与参考区间

1. 非定量报告方式

（1）先用低倍镜（10×10 倍）观察全片细胞、管型、结晶等有形成分的分布情况，再用高倍镜（40×10 倍）确认。

（2）管型以低倍镜计数至少 20 个视野所见的最低数至最高数的范围报告。

（3）细胞以高倍镜观察至少 10 个视野所见的最低数至最高数的范围报告。

（4）尿结晶等以每高倍镜视野所见数换算为半定量的"−、±、+、2+、3+"等级报告，见表 9-8。

2. 定量报告方式　利用尿沉渣定量计数板，计数所得的有形成分数量即为每微升细胞或管型数。

根据卫生行业标准 WS/T 806—2022《临床血液与体液检验基本技术标准》要求，尿液检验报告中的形态学检验项目，实验室应注明最终报告结果，必要时可加备注说明。尿沉渣显微镜检验以每高倍视野/低倍视野中有形成分的数量报告结果，但红细胞和白细胞计数宜使用定量计数板计数，以细胞数/μL 报告结果。

表 9-8　尿液结晶、细菌、真菌、寄生虫虫卵报告方式

成分	报告等级				
	−	±	+	2+	3+
结晶	0	—	1～4个/HPF	5～9个/HPF	>10个/HPF
原虫、寄生虫虫卵	0	—	1个/全片至4个/HPF	5～9个/HPF	>10个/HPF
细菌、真菌	0	整个视野散在可见	各视野均可见	量多、呈团状聚集	无数
盐类	无	罕见	少量	中等量	多量

3. **参考区间**　因各实验室所用尿标本量、离心力、尿沉渣量、尿沉渣计数板、显微镜视场各不相同,尿沉渣镜检参考区间应由实验室通过必要的验证或评估来确定。目前尚未统一标准,表 9-9 可供参考。

表 9-9　显微镜镜检法尿液有形成分参考区间

方法	红细胞	白细胞	透明管型	上皮细胞	结晶	细菌和真菌
直接涂片法	0～偶见/HPF	0～3个/HPF	0～偶见/LPF	少见,鳞状上皮为主	少见	—
离心镜检法	0～3个/HPF	0～5个/HPF	0～1个/LPF	少见,鳞状上皮为主	少见	—
定量分析板计数法(未离心)	男0～4.5个/μL 女0～7.5个/μL	男0～6个/μL 女0～13.5个/μL	0～1个/μL	男0～4个/μL 女0～28个/μL	—	—
定量分析板计数法(离心)	男0～4个/μL 女0～9个/μL	男0～5个/μL 女0～12个/μL	—	—	—	—

（四）染色法检查尿液有形成分

应用普通光学显微镜进行尿液有形成分检验是目前最常用的检查方法。由于尿液有形成分多采用湿片涂片检查法,一些有形成分因多种因素而造成难以辨认或漏检。因此,应用一些特殊的染色技术来突出或显示有形成分细微结构,更加易于辨认和防止漏检。下面介绍几种常用的染色方法。

1. **结晶紫-沙黄 Sternheimer-Malbin(SM)染色法**　染色液的主要染料有结晶紫和沙黄,两者均为碱性染料。SM 法为常用的染色方法,能辨别管型尤其是透明管型及各种形态的红细胞、上皮细胞,并能区别存活及死亡的中性粒细胞和检出闪光细胞。操作步骤如下:①尿液按照标准操作程序离心取沉渣。②取染色液 50μL,加入尿沉渣中,染色 3 分钟。③涂片、镜检。混匀后的沉淀物取 1 滴涂片、镜检,也可将沉淀物充入尿液有形成分定量计数板,进行定量计数。④染色效果。红细胞淡紫色,中性粒细胞核橙红色,细胞质内可见颗粒。闪光细胞淡蓝色或几乎无色,细胞质内可见布朗运动颗粒。上皮细胞核紫色,细胞质淡染。透明管型粉红色或淡紫色,颗粒管型紫蓝色,细胞管型深紫色。

2. **Sternheimer 染色法**　染色液的主要染料有阿利新蓝和派若宁 B。染色原理和操作步骤类似于 SM 法。不同厂家的染液染色时间略有不同。染色效果:红细胞染成红色或无色,中性粒细胞染成深蓝色、淡蓝色或无色,鳞状上皮细胞染成淡粉红色或紫红色,移形上皮和肾小管上皮染成紫红色,颗粒管型染成粉红色或深紫色,细胞管型染成淡蓝色或深蓝色。

3. 瑞氏、吉姆萨、瑞-吉复合染色法　染色原理和操作步骤与血涂片染色类似。红细胞和白细胞染色特点也基本等同于血涂片染色。染色效果：上皮细胞核染成红紫色—深紫色，核仁染色与细胞质类似但颜色略深，细胞质染成灰蓝—蓝紫色。蜡样管型和颗粒管型染成淡紫色—深紫色，细胞管型可看清管型内的红细胞、白细胞种类。可发现血小板管型，管型中血小板为紫红色颗粒状。

4. 巴氏染色法　巴氏染色操作相对复杂，主要有细胞固定、细胞核染色、细胞质染色、透明 4 个步骤。细胞核染料一般是苏木精。苏木精在不同的染色环境下与细胞核结合程度不一样而呈现不同的颜色。染色效果：红细胞染成鲜红色。白细胞细胞质染成淡蓝—绿色，细胞核染成深蓝黑色。上皮细胞细胞核染成深蓝—深紫色，核仁红色，细胞质着色因细胞的类型和分化程度不同，可染成橘黄色、粉红色或蓝绿色。透明管型染成淡蓝色或偶尔呈橙黄色。颗粒管型可染成蓝色—灰色，基质中含有细或粗大的折光性颗粒。肾小管上皮细胞管型的基质染成蓝色、灰色或橙色，透明或呈颗粒状，其间充满肾小管上皮细胞；蜡样管型染成一致性橘黄色或蓝色，并含有明亮的折射物，边缘有裂缝及切口状缺陷。脂肪管型染成蓝色、橙色、灰色或棕色，管型中大的空泡为不被染色的脂肪滴。红细胞管型基质染成蓝色，含有染成暗红色或橙红色的红细胞。白细胞管型基质呈淡蓝色、灰色或橙色，内含白细胞。

5. 其他特殊染色　尿沉渣结合细胞化学染色、荧光抗体染色和酶免疫化学染色，可清晰地辨别各种细胞、管型的形态结构。根据粒细胞含过氧化物酶的特点，细胞过氧化物酶染色可鉴别不典型的红细胞与白细胞，并可区别中性粒细胞管型及肾小管上皮细胞管型；酸性磷酸酶染色可区分透明管型与颗粒管型；阿利新蓝、中性红等混合染色可辨别白细胞种类和细胞存活情况，可区分正常红细胞、小红细胞、影红细胞及上皮细胞、管型种类。

三、尿液中各种细胞

尿液有形成分中的细胞主要包括红细胞、白细胞、巨噬细胞和各种上皮细胞等。2021 年发布的《尿液有形成分名称与结果报告专家共识》将尿液中的各种细胞进行了规范命名。

（一）红细胞

新鲜尿液中的红细胞形态与泌尿系统疾病有一定的关系，对肾小球性血尿或非肾小球性血尿的鉴别诊断有很重要的意义。尿液中的红细胞形态与尿液 pH、相对密度、渗透压、标本存放时间等有密切关系。

1. 正常形态红细胞　尿液中正常红细胞的形态与外周血相似，普通光镜下未经染色的红细胞形状为双凹圆盘状，浅黄色，直径为 6～8μm，见图 9-3。

2. 异常红细胞　尿液中出现异常形态红细胞的机制可能与肾小球基底膜的作用有关。肾小球毛细血管中的红细胞通过病变肾小球基底膜的狭窄裂隙处渗出，受到挤压和损伤后进入肾小管和集合管内，并反复受到微环境中尿液渗透浓度和 pH 的影响，致使红细胞出现明显的改变，形成大

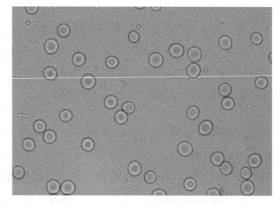

图 9-3　尿液中正常红细胞（400×）

小不一、形态不一、血红蛋白含量不一的异形红细胞，被排出体外。对于异形红细胞特征性改变的成因无统一的意见，但细胞膜出现棘状突起或生芽样改变、红细胞内所含血红蛋白不规则样缺损或溢出，从而导致红细胞出现多种异常形态变化，已经为肾脏病专家所认同。

在专家共识中,异常红细胞名称作了如下规范命名:将芽孢样红细胞、出芽形红细胞、棘形红细胞统称为棘细胞;将车轮状红细胞统称为锯齿状红细胞;将桑葚状红细胞、星芒状红细胞、草莓样红细胞、颗粒状红细胞统称为皱缩红细胞;将面包圈样红细胞统称为环形红细胞;将鬼脸红细胞、幽灵红细胞统称为影红细胞。以下是尿液中各种异常红细胞名称、形态学特点和临床意义。

（1）大红细胞:直径＞8μm,形态与正常红细胞无显著不同,见于低渗尿时红细胞膨胀、体积变大,或来源于患者血液中的大红细胞,见图9-4。尿液中大红细胞并非与特定类型的泌尿系统疾病相关,也可见于巨幼细胞贫血等。

（2）小红细胞:直径＜6μm,细胞体积变小,有的大小较一致,细胞膜完整,血红蛋白浓缩,形似小球,易发生聚集,有的大小不一,形态多变,见图9-5。小红细胞或来源于肾小球,或为患者血液本身的小红细胞,或高渗尿和酸性尿中红细胞脱水体积变小,需排除患者血源性因素后判定,多见于隐匿性肾炎、IgA肾病、紫癜性肾炎,也可见于缺铁性贫血等。

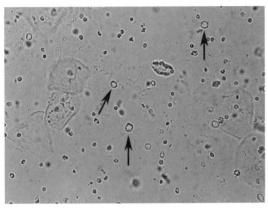
图9-4　大红细胞(400×)

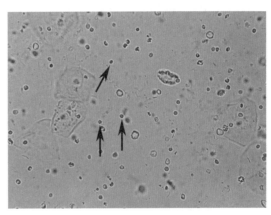
图9-5　小红细胞(400×)

（3）红细胞大小不等:细胞肿大、缩小或破碎,大小不一,可相差3~4倍,多来源于肾小球。需排除患者血源性因素后判定,多见于肾小球疾病,见图9-6。

（4）棘细胞:细胞大小不等,细胞边缘或中心部位带有一个或多个大小不等的棘状突起,或出现伪足,似芽孢;中心呈口形、靶形、不规则形,见图9-7。红细胞通过病变的肾小球基底膜时受到强力拉伸或挤压的机械损伤和受不同pH、渗透压持续变化的肾小管滤液的影响而发生形态改变,多见于肾小球疾病,是鉴别肾性与非肾性血尿的典型细胞,也是肾小球疾病的特征性标志性细胞。

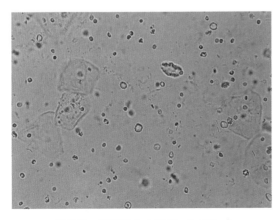
图9-6　红细胞大小不均一(400×)

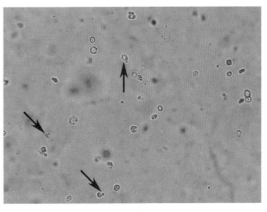
图9-7　棘细胞(400×)

（5）球状突起样红细胞：细胞大小不等，边缘有瘤状（小球状）突起，血红蛋白丰富，中心无或可见规则小孔，小球状突起也可与红细胞剥离，见图9-8。形成机制暂不明，可见于非肾小球源性血尿。此类红细胞应与棘细胞相区别。球状突起样红细胞呈球形，在边缘有明显的从细胞内向外突出的小球状突起，与细胞连为一体，细胞中心部位或无孔，或仅有一小孔。而棘细胞在细胞周边可以有多个大小长短不一的芽孢样突起，细胞中心部位有不规则的淡染区域，血红蛋白流失明显。

（6）锯齿状红细胞：细胞可大小不等，边缘出现数量多、大小和高低不等的突起，呈锯齿状、车轮状，多伴有中心淡染区扩大，见图9-9。此细胞来源于肾小球，多见于肾小球疾病。需要指出的是，并非每一个肾性血尿患者都会出现此种形态的红细胞，锯齿状红细胞并非是肾性血尿特异性细胞，只是在肾性血尿中可以见到多种异常形态的红细胞，锯齿状红细胞是其中一种。当尿液受到外界因素，如低渗尿或者久置的陈旧尿等影响，也可能会出现此种红细胞。

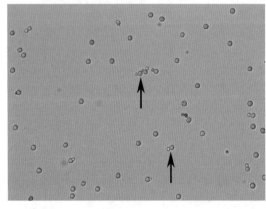

图9-8 球状突起样红细胞（400×）

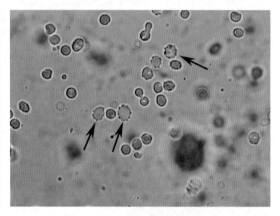

图9-9 锯齿状红细胞（400×）

（7）环形红细胞：大小不等，以中心呈圆形空心的面包圈环状为主，也可见中心呈三角形、十字形、古币形等空心环状或靶形环状等，红细胞内血红蛋白大量丢失或细胞质向四周聚集形成，多见于肾小球疾病，见图9-10。也有专家指出，共识中的环形红细胞强调了2点：一是外观呈圆形面包圈样，二是中心有形态的变化，如果是单一形态的圆环形红细胞，细胞轮廓清晰，应归属于非肾性红细胞。

（8）皱缩红细胞：细胞体积变小，膜皱缩，可见锯齿样突起，血红蛋白浓缩，有时呈桑葚状、草莓状、星芒状，高渗尿、酸性尿中红细胞因脱水形成，并非与特定类型的疾病相关，见图9-11。

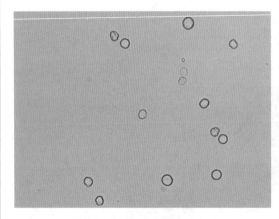

图9-10 环形红细胞（400×）

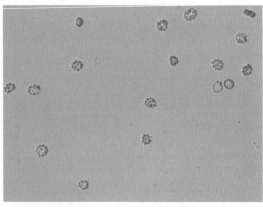

图9-11 皱缩红细胞（400×）

（9）影红细胞：大小不等，红细胞膜极薄，呈环状、淡影圆圈状，红细胞内血红蛋白溢出严重或基本丢失，常见于低渗尿、陈旧尿，也可见于肾小球疾病，见图9-12。

（10）红细胞碎片：细胞大小不等，形态改变无规律，常见半月形、盔形、三角形、新月形及不规则形，见于各种原因导致的红细胞破坏，如肾小球疾病、血栓性微血管病、溶血性疾病、心脏瓣膜溶血、弥散性血管内凝血等。

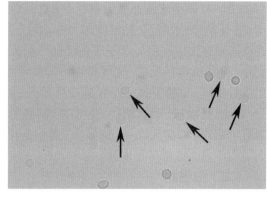

图 9-12　影红细胞（400×）

3. 血尿类型

（1）均一性红细胞血尿（非肾小球源性血尿）：红细胞外形及大小多正常，形态较一致。整个尿标本中红细胞形态不超过2种，见图9-13。

（2）非均一性红细胞血尿（肾小球源性血尿）：红细胞大小不一，体积可相差3～4倍，尿中可见2种形态以上红细胞，如大红细胞、小红细胞、棘细胞、球状突起样红细胞、锯齿状红细胞、环形红细胞等异常红细胞形态，见图9-14。

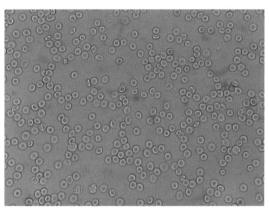

图 9-13　均一性红细胞血尿（400×）

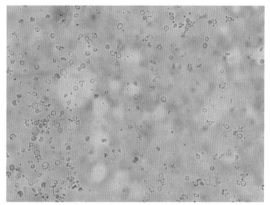

图 9-14　非均一性红细胞血尿（400×）

（3）混合性血尿：指尿中含有均一性红细胞血尿和非均一性红细胞血尿2类红细胞。

关于区分肾小球源性血尿或非肾小球源性血尿，仍无统一的标准。多数认为：肾小球源性血尿，异形红细胞≥80%，且大部分为2种以上异形改变，常伴有蛋白尿及管型。非肾小球源性血尿，异形红细胞≤50%，大部分红细胞为正常红细胞（或均一性红细胞），尿蛋白质增多不明显，管型少见。

近来，区分肾小球源性或非肾小球源性血尿的新方法有：①棘细胞百分率法，即棘细胞≥5%为肾小球源性血尿标准。②红细胞体积曲线法，肾小球源性红细胞体积呈不对称曲线，尿平均红细胞体积（MCV）小于静脉血MCV；非肾小球源性血尿，红细胞体积曲线法呈对称曲线，尿红细胞的MCV大于静脉血红细胞的MCV。③流式细胞术，测定抗血红蛋白抗体或抗Tamm-Horsfall（T-H）蛋白抗体染色的红细胞，以鉴别血尿来源。

4. 检测结果的临床应用评价　鉴别红细胞形态有助于判断血尿是肾小球源性疾病还是非肾小球源性疾病。

（1）肾小球源性血尿提示：急性或慢性肾小球肾炎、肾盂肾炎、红斑狼疮性肾炎、肾病综合征。肾小球源性血尿时，多伴尿蛋白质增多明显，而红细胞增多不明显，还常伴有管型，如颗粒管型、红细胞管型、肾小管上皮细胞管型等。

（2）非肾小球源性血尿提示：①暂时性镜下血尿，如健康人，特别是青少年在剧烈运动、急行军、冷水浴、久站或重体力劳动后。女性患者，还应注意是否有月经血污染尿，应通过动态观察加以区别。②泌尿系统自身疾病，如泌尿系统各部位的炎症、肿瘤、结核、结石、创伤、肾移植排斥反应、先天性畸形等均可引起不同程度的血尿。③其他各种原因引起的出血性疾病，如特发性血小板减少性紫癜、血友病、再生障碍性贫血、白血病合并血小板减少、DIC、高血压、动脉硬化、高热等；某些免疫性疾病如系统性红斑狼疮等；泌尿系统附近器官的疾病，如前列腺炎、精囊炎、盆腔炎等。非肾小球源性血尿的特点为尿红细胞增多，而蛋白不增多或增多不明显。

（二）白细胞

新鲜尿液中出现的白细胞主要是中性粒细胞，还有少量嗜酸性粒细胞、淋巴细胞和单核细胞。常规尿液检查无须对尿中白细胞进行分类，尿常规中所指的白细胞通常为中性粒细胞。

1. 白细胞形态

（1）中性粒细胞：①多形核白细胞或分叶核粒细胞。直径 12～16μm，圆形，细胞核不染色较模糊，染色后呈清晰分叶状，核分 2～5 叶；加乙酸可显示细胞核结构，细胞质颗粒清晰可见，见图 9-15A。此细胞来源于血液中性粒细胞，提示泌尿系统感染，其中急性感染多见，如肾盂肾炎、膀胱炎、前列腺炎、精囊炎、尿道炎、肾结核等。②闪光细胞（glitter cell）。比中性粒细胞略大，形状、细胞核同中性粒细胞，细胞质充满折光性较强颗粒，呈布朗运动，油镜下呈灰蓝色。闪光细胞是中性粒细胞的一种特殊形式，是炎症感染过程中发生脂肪变性的中性粒细胞，常提示肾盂肾炎。③脓细胞（pus cell）。直径 6～20μm，圆形或椭圆形，细胞核模糊、不易见，细胞质不染色为白色或黄色，结构模糊，充满粗大颗粒，见图 9-15B。在炎症过程，中性粒细胞吞噬物质后发生变性、坏死、退化、肿胀或破坏，被称为脓细胞，这些细胞常常边界不清，成团出现，常提示泌尿系统感染。④小吞噬细胞。大小同中性粒细胞或略大，形状、细胞核同中性粒细胞，细胞质含有吞噬的细菌等微小物体，来源于中性粒细胞，常提示泌尿系统感染。

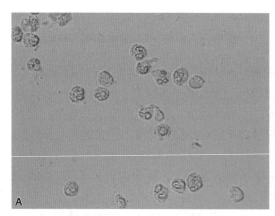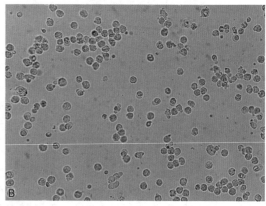

图 9-15　中性粒细胞（A.分叶核粒细胞；B.脓细胞；400×）

（2）淋巴细胞：直径多在 6～15μm，圆形或类圆形，一般形态变化不大。细胞质中颗粒成分很少，观察不到运动。新鲜不染色标本经稀冰乙酸透析后可看到明显的细胞核，常处于中心，也可看到偏位，细胞核圆形或类圆形，常提示肾移植排斥反应、新月体性肾小球肾炎等。

（3）嗜酸性粒细胞：直径多在 8～20μm，多为圆形或类圆形。细胞质有球状颗粒，具有折光性，球状颗粒分布在全细胞质中，未染色时不易识别，提示间质性肾炎、药物过敏和变态反应性泌尿系统炎症等。

（4）单核细胞：直径 12～20μm，圆形、椭圆形或不规则形。细胞核多呈圆形或椭圆形，常凹陷，细胞质丰富，含少许颗粒，常有吞噬空泡，新鲜标本不染色时细胞核不易观察，若用 1% 冰乙酸透析后，可见细胞核常偏位，呈肾形、马蹄形、飞镖形等，提示泌尿系统感染恢复期、前列腺疾病、肾小球疾病、肾病综合征等。

（5）巨噬细胞：直径 20～100μm，圆形或椭圆形。细胞核较大而明显，多呈圆形、卵圆形或马蹄形，常偏于细胞一侧，或位于中央，细胞质丰富，常有空泡，多含吞噬碎片，见图 9-16。组织损伤或感染时，单核细胞离开血流进入受影响的组织或器官，经过一系列分化和变化，转变成巨噬细胞，常提示泌尿系统感染、肾小球肾炎，如增殖性肾小球肾炎、IgA 肾病、肾盂肾炎等。

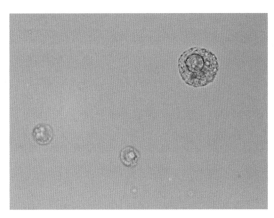

图 9-16　巨噬细胞（400×）

2. 检测结果的临床应用评价　尿白细胞检验主要用于泌尿系统及邻近组织、器官感染或炎症疾病诊断。

（1）肾盂肾炎：由细菌感染所致，尿细菌培养为阳性。有些肾盂肾炎首发症状为血尿或镜下血尿；在急性期尿白细胞明显增多，还可见小圆上皮细胞、闪光细胞等；多数有白细胞管型。

（2）膀胱炎：尿白细胞增多常伴有脓尿，可见表层或底层尿路上皮细胞、闪光细胞等，但无管型。急性期可有明显的肉眼脓尿。用尿三杯试验可区分脓尿部位：如脓尿出现于第三杯，提示为膀胱颈炎、膀胱三角区炎症；如三杯均为脓尿（全程脓尿），提示病变位于膀胱颈以上的尿路，见于膀胱炎、输尿管炎、肾盂肾炎、肾脓肿、肾积脓等。

（3）女性阴道炎、宫颈炎和附件炎：尿白细胞增多，常伴大量鳞状上皮细胞。在血尿中，如红细胞与白细胞比例为 500∶1，应考虑出血，如比例为 200∶1，应考虑为炎症。

（4）肾移植排斥反应：尿中可出现大量淋巴细胞及单核细胞。

（5）其他：药物性急性间质性肾炎时，尿单核细胞增多，而急性肾小管坏死时单核细胞减少或消失。嗜酸性粒细胞尿，见于某些急性间质性肾炎、药物所致变态反应等。

（三）上皮细胞

尿液中脱落的上皮细胞来自泌尿系统上皮细胞衰老更新或泌尿系统疾病引起的上皮细胞损伤。上皮细胞包括尿路上皮细胞、肾小管上皮细胞、柱状上皮细胞，组织学上肾盏、肾盂、输尿管、膀胱及前列腺部尿道的上皮细胞均为移行上皮细胞，现《尿液有形成分名称与结果报告专家共识》中将移行上皮细胞更名为尿路上皮细胞。

1. 上皮细胞形态

（1）鳞状上皮细胞：形体扁平而薄，又称复层扁平上皮细胞，来自输尿管下部、膀胱、尿道和阴道的表层。胞体在尿上皮细胞中最大，形状不规则，多边多角，边缘常卷折；细胞核很小，呈圆形或卵圆形，有时可有 2 个以上小核，全角化者细胞核更小或无核，为上皮细胞中胞核最小者；细胞质丰富，见图 9-17。

（2）尿路上皮细胞：由肾盂、输尿管、膀胱和尿道近膀胱段等处的移行上皮组织脱落而来，分为以下 3 种类型。

1）表层尿路上皮细胞：大小 15～40μm，胞体大，多为圆形或不规则形。细胞核较小，圆形或卵圆形，居中，细胞质中等、较厚、颗粒状、网眼状，明显的细胞边界，旧称移形上皮表层或大圆上皮细胞,见图9-18。此细胞来源于膀胱、尿道近膀胱处。健康人尿液中可有少量脱落的表层尿路上皮细胞,增多提示膀胱炎。

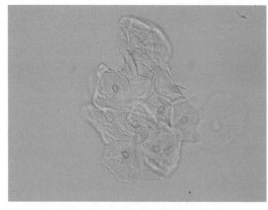
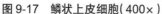

图9-17　鳞状上皮细胞(400×)

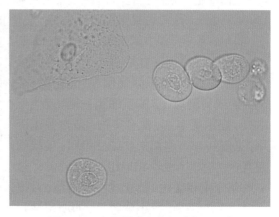

图9-18　表层尿路上皮细胞(400×)

2)中层尿路上皮细胞:大小20～30μm,呈圆形、纺锤状、带尾状、梨形等。细胞核稍大,圆形或椭圆形,常偏于细胞一侧,细胞质中等,多呈颗粒状,明显的细胞边界,旧称移形上皮中层或尾形上皮细胞,见图9-19。此细胞来源于肾盂、输尿管、膀胱颈部。中层尿路上皮细胞增多提示肾盂肾炎、膀胱炎等。

3)底层尿路上皮细胞:大小15～30μm,呈圆形或矩形。细胞核稍大,圆形或卵圆形,居中或偏位,细胞质丰富,明显的细胞边界,旧称移形上皮底层或小圆上皮细胞,较肾小管上皮细胞略大,但细胞核较小,与肾小管上皮细胞较难区分,见图9-20。此细胞主要来源于肾盂、输尿管、膀胱、尿道。底层尿路上皮细胞增多提示肾盂肾炎、膀胱炎等。

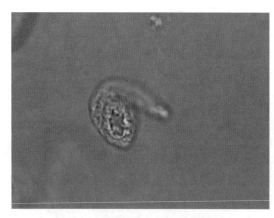

图9-19　中层尿路上皮细胞(400×)

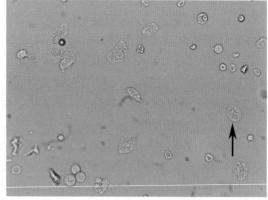

图9-20　底层尿路上皮细胞(400×)

(3)肾小管上皮细胞:来自近端小管、髓袢、远端小管、集合管和肾乳头的单层肾小管上皮。大小10～30μm,细胞形态不一,多为圆形、不规则形或多边形。细胞核为单个核,细胞核较大而明显,多呈圆形,核膜厚且清晰易见,细胞质含不规则颗粒,有时颗粒甚多,看不清核,见图9-21。健康人尿液中有时可见少量肾小管上皮细胞,增多提示肾小管损伤或坏死性病变,如急性肾小管坏死、肾病综合征、肾小管间质性炎症等。

2. 检测结果的临床应用评价

(1)鳞状上皮细胞增多:尿中大量出现或片状脱落,或伴白细胞、脓细胞,多提示尿道炎;女性患者,应排除阴道分泌物的污染。

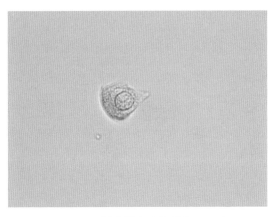

图9-21　肾小管上皮细胞（400×）

（2）尿路上皮细胞增多：尿中出现大量尿路上皮细胞时，提示有相应部位的炎症或坏死性病变。膀胱炎时，可见大量表层尿路上皮细胞或成片脱落；肾盂肾炎时，常见中层尿路上皮细胞增多。

（3）肾小管上皮细胞增多：尿中一旦增多，即提示肾小管病变，见于急性肾小管肾炎、肾病综合征、肾小管间质性炎症，如肾小管上皮细胞成堆出现提示肾小管有坏死性病变；慢性肾小球肾炎；肾移植术后1周，尿内可出现较多的肾小管上皮细胞，随后逐渐减少至恢复正常，但若发生排斥反应，则尿中可再度大量出现肾小管上皮细胞及管型；若肾小管上皮细胞中见含铁血黄素，则提示有慢性心力衰竭、肾梗死、血管内溶血等。

（四）其他细胞

1. **柱状上皮细胞**　大小15～30μm，多呈圆柱形，上宽下窄，细胞边缘呈角形。细胞核偏于一侧，位于中下或接近底部，细胞质颗粒状或均质状，常有小颗粒，来自男性尿道中段、尿道球腺、前列腺、精囊及女性的子宫颈部分、子宫体等处。健康人尿液中柱状上皮细胞罕见，增多提示慢性尿道炎、慢性膀胱炎或前列腺炎等。

2. **脂肪颗粒细胞**　大小10～40μm，多为圆形、类圆形等。细胞核不清晰，细胞质出现较多数量不等、大小不一、分布不均的脂肪颗粒或脂肪滴样小空泡，未染色时小脂肪颗粒呈黑色或褐色，大脂肪颗粒呈黄色；苏丹Ⅲ染色呈橙色或红色，见图9-22。此细胞来源于脂肪变性的肾小管上皮细胞和吞噬大量脂肪的巨噬细胞。脂肪颗粒细胞增多同时伴明显蛋白尿是肾病综合征典型特征，也可见于肾小管慢性损伤、肾梗死、晚期糖尿病肾病、多囊肾病等。

3. **诱饵细胞**　大小15～100μm，胞体增大，多为圆形、类圆形、不规则形。细胞核特点：①细胞核增大，偏位，核质比增高，核膜增厚，肿大的胞核有空泡样改变，可见嗜碱性核内包涵体；②染色质向核膜聚集（即边缘化）；③染色质结构破坏，呈大小、形状和排列不规则的粗颗粒样。细胞质存在囊泡，见图9-23。此细胞来源于人多瘤病毒感染后脱落的尿路上皮细胞和肾小管上皮细胞。诱饵细胞增多见于肾移植后BK多瘤病毒感染和恶性肿瘤免疫力低下者。

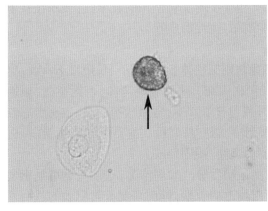

图9-22　脂肪颗粒细胞（400×）

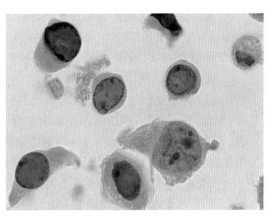

图9-23　诱饵细胞

4. 含铁血黄素颗粒细胞 大小 10～30μm，呈圆形、不规则形、多边形等。细胞核多数不易见到，细胞质含有粗糙的黄褐色含铁血黄素颗粒，用普鲁士蓝染色，颗粒呈蓝色，见图 9-24。此细胞来源于大量含铁血黄素颗粒沉积的肾小管上皮细胞或吞噬大量含铁血黄素颗粒的吞噬细胞。尿液含铁血黄素颗粒细胞阳性提示阵发性睡眠性血红蛋白尿症、行军性肌红蛋白尿、自身免疫性溶血性贫血、严重肌肉疾病等，也可见于大量输血后、心脏瓣膜置换术患者。

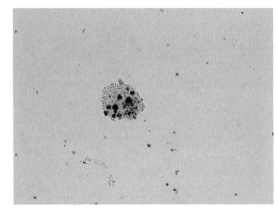

图 9-24 含铁血黄素颗粒细胞

5. 多核巨细胞 大小 20～200μm，呈多角形或椭圆形。细胞核椭圆形，数个到数十个，细胞质丰富，有时可见嗜酸性包涵体或嗜碱性包涵体，来源于尿路上皮细胞。正常尿中无此细胞，增多提示病毒性感染，如疱疹病毒感染；也可见于放射治疗、导管插入治疗后。

6. 尿路上皮肿瘤细胞 体积常增大，但大小不一。细胞核增大、大小不一，细胞核染色质中、重度深染，粗糙、团块状，核膜明显不规则；可见多个突出的核仁，核质比高，提示尿路上皮癌或不典型增生。

四、尿液中各种管型

管型(cast)是有机物或无机物，如蛋白质、细胞或结晶等成分，在肾小管(远端小管)和集合管内凝固、聚合而形成的圆柱状物体，因此也被称为圆柱状体(cylinder)。管型是尿液中重要的病理性成分，尿液中出现管型往往提示肾脏有实质性损害。管型一般多为直或弯曲的圆柱形体，其长短粗细不一，但两边多平行、末端多钝圆。因管型只在肾小管或集合管内形成，其长短和粗细基本可反映肾小管和集合管内腔的形状。

(一)管型形成机制和条件

1. 尿蛋白质和 T-H 蛋白浓度增高 尿蛋白质和 T-H 蛋白是形成管型的基础物质，其中 T-H 蛋白最易形成管型的核心。病理情况下，由于肾小球基底膜的通透性增高，大量蛋白质由肾小球进入肾小管，肾小管的重吸收功能减低，过多的蛋白质在肾远端小管和集合管内积聚。

2. 尿浓缩和肾小管内环境酸化 尿浓缩可提高尿蛋白质的含量，盐类增多，而尿酸化后又促进蛋白质凝固、沉淀，由溶胶变为凝胶并进一步固化，致使尿流速减慢，促使肾小管远端形成管型。

3. 有可供交替使用的肾单位 病理情况下，也需要有交替使用的肾单位，使尿在肾单位的下部有足够的停留时间，蛋白质等物质才能浓缩、沉淀形成管型。

(二)管型种类、形态和临床应用分析

1. 透明管型 透明管型(hyaline cast)一般呈规则圆柱体状，但大小、长短很不一致，见图 9-25；通常两边平行、两端钝圆(但有时一端可稍尖细)，平直或略弯曲，甚至扭曲，质地菲薄，但也有少许颗粒或少量细胞黏附在管型外或包含于其中；通常较窄而短，也有形态较大者；折光性较差，镜下观察时应将显微镜视野调暗，否则易漏检。主要由 T-H 糖蛋白、白蛋白及氯化钠在酸性和浓缩尿环境下，在肾小管内沉淀、凝固形成。

透明管型偶尔可见于健康成人浓缩尿、激烈运动后等。病理情况：透明管型可见于发热、麻醉、心力衰竭、肾受刺激后；如大量持续出现透明管型，同时可见异常粗大的透明管型和红细胞，提示肾小管上皮细胞有剥落现象，肾脏病变严重，可见于急性肾小球肾炎、慢

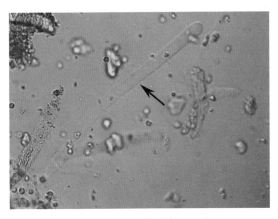

图 9-25　透明管型（400×）

性肾小球肾炎、慢性进行性肾衰竭、急性肾盂肾炎、肾淤血、恶性高血压、肾动脉硬化、肾病综合征等。

2. 颗粒管型　颗粒管型（granular cast）内含大小不等的颗粒物。颗粒物含量超过 1/3 管型面积以上时，称为颗粒管型。颗粒来自崩解变性的细胞残渣、血浆蛋白质及其他物质，这些物质直接聚集于 T-H 糖蛋白基质。颗粒管型常较透明管型短而宽大，呈淡黄褐色或棕黑色。按颗粒的粗细又分为粗颗粒管型和细颗粒管型 2 种，前者充满粗大颗粒，常呈暗褐色，见图 9-26A；后者含许多微细颗粒，不透明，呈灰色或微黄色，见图 9-26B。

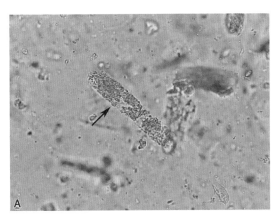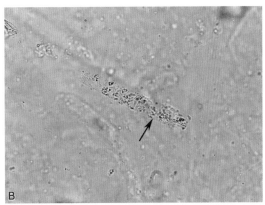

图 9-26　颗粒管型（A.粗颗粒管型；B.细颗粒管型；400×）

健康人尿中无颗粒管型。颗粒管型的出现和增多提示肾脏有实质性病变，常见于急性肾小球肾炎、慢性肾小球肾炎、肾病综合征、肾小球硬化症、药物中毒等，但发热和剧烈运动后也可偶见。

3. 细胞管型　细胞管型（cellular cast）指脱落细胞黏附于凝结的蛋白质之中而形成的管型。根据细胞不同可分为红细胞管型、白细胞管型及肾小管上皮细胞管型 3 类。也有 2 种或 2 种以上的细胞成分出现在同一管型内的，称为混合管型。管型内的细胞可完整，也可残缺不全，有时候细胞会聚集于管型一端。一般细胞堆积量占整个管型 1/3 以上时，可被称作某种细胞管型。

（1）红细胞管型：管型中以包含完整红细胞为主，容量在 1/3 以上；外观略带黄褐色；红细胞较多时常密不可分，多在管型边缘见到完整红细胞。红细胞经肾小球基底膜漏出，在肾小管中因各种原因被包裹于管型内，见图 9-27。

正常尿中无红细胞管型。见到红细胞管型，提示肾实质性出血，特别是肾小球疾病，常见于急性肾小球肾炎、慢性肾小球肾炎、急性肾小管坏死、肾移植排斥反应、狼疮性肾炎、肾梗死、肺出血-肾炎综合征等。

（2）白细胞管型：管型中以包含完整白细胞为主，容量在 1/3 以上，灰白色；有时可见分叶核，但大多核质结构不清；细胞较多时可密集成团，相互重合。形成机制为肾小球通透性增加导致的血液滤出及炎症感染时渗出的白细胞被包裹进入管型，见图 9-28。

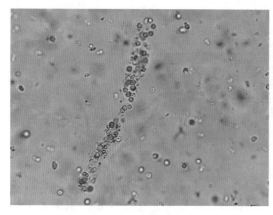

图 9-27　红细胞管型（400×）

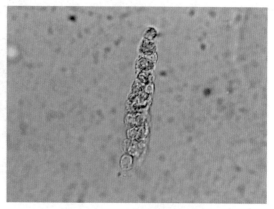

图 9-28　白细胞管型（400×）

正常尿中无白细胞管型。出现白细胞管型，提示肾实质炎性病变。以中性粒细胞为主时常见于急性肾盂肾炎、间质性肾炎、肾病综合征、狼疮性肾炎、急性肾小球肾炎等；以淋巴细胞为主时多见于肾移植排斥反应。

（3）肾小管上皮细胞管型：管型中以包含肾小管上皮细胞为主，容量在 1/3 以上，可见单个或呈瓦片状排列。管型内肾小管上皮细胞大小不等、形态各异，如圆形、椭圆形、多边形等，见图 9-29。可分为两大类：一类管型是由脱落肾小管上皮细胞与 T-H 糖蛋白组成，成片上皮细胞与基底膜分离，脱落细胞粘连在一起；另一类管型为急性肾小管坏死时，胞体较大，形态多变，典型的上皮细胞呈瓦片状排列，可充满管型，细胞大小不等，核形模糊，有时有浅黄色，此管型常难与白细胞管型区别，但管型

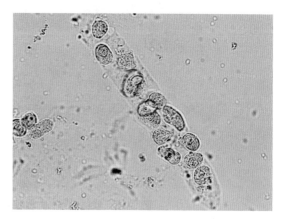

图 9-29　肾小管上皮细胞管型

内细胞比白细胞大，其大小和形态变化比白细胞复杂，可以用加酸的方法使细胞核的核形显现出来；肾小管上皮细胞酯酶染色呈阴性，过氧化物酶染色呈阴性，借此可与白细胞管型鉴别。

正常尿中无肾小管上皮细胞管型。肾小管上皮细胞管型增多，常提示肾小管病变，如急性肾小管坏死、急性肾小球肾炎、间质性肾炎、肾病综合征、子痫、肾淀粉样变性、慢性肾炎晚期、重金属（如镉、汞、铋等）及其他化学物质中毒、药物中毒等。肾移植患者，在移植术 3 天内，尿出现肾小管上皮细胞管型为排斥反应的可靠指标之一。

（4）脂肪颗粒细胞管型：旧称复粒细胞管型，管型内含有脂肪颗粒细胞，管型内肾小管上皮细胞因摄入脂肪小滴或出现脂肪变，提示肾小管上皮细胞出现坏死性脱落。

4. 蜡样管型　管型呈半透明状、质地厚、均质状、浅灰色或淡黄色蜡质感；轮廓清晰，大小长短不一；边有切迹，易折断，一般略有弯曲，两端常不平齐；内含少许颗粒或杂质，见图 9-30。蜡样管型由细颗粒管型或细胞管型进一步衍化而来，也有学者认为，来自淀粉样变性的上皮细胞溶解后逐渐形成的管型，或者是透明管型在肾小管内停留时间较长演变而成。

正常尿中无蜡样管型。出现蜡样管型，提示肾小管严重坏死或肾单位慢性损害，多见于慢性肾小球肾炎晚期、慢性肾衰竭、肾淀粉样变性、肾移植慢性排斥反应、恶性高血压等。

5. 脂肪管型　管型内可见大小不等、折光性很强的圆形脂肪滴。管型内脂肪滴主要来源于游离脂肪滴、肾小管上皮细胞吞噬脂肪滴及肾小管上皮细胞脂肪变性崩解产生的脂肪滴。管型内可见大小不等的折光性很强的脂肪滴,当脂肪滴较大时,用偏振荧光显微镜检验,可见马耳他"十"字,脂肪滴较小时则互相重叠,用苏丹Ⅲ染色染成橙红色或红色,见图9-31。

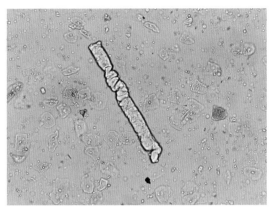

图 9-30　蜡样管型(100×)

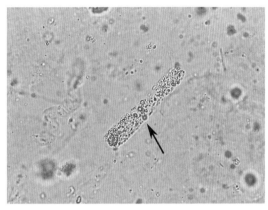

图 9-31　脂肪管型(100×)

正常尿中无脂肪管型。脂肪管型出现多伴有明显蛋白尿,可见于亚急性肾小球肾炎、慢性肾小球肾炎、中毒性肾病等,尤多见于肾病综合征。还可见于因挤压伤导致的脂肪破坏严重的急性损伤。

6. 宽大管型　宽大管型是来自破损扩张的肾小管、集合管或乳头管,多数宽大管型由颗粒管型和蜡样管型演变而来,但也可由其他管型演变而成。其宽度可达50μm 以上,是一般管型的2~6倍,既宽又长,可横跨整个视野,不规则,易折断,有时呈扭曲形。

正常尿中无宽大管型。出现宽大管型,常提示肾脏疾病晚期、肾衰竭。多见于急性肾损伤患者多尿早期、输血后溶血反应导致急性肾损伤、挤压伤综合征、大面积烧伤后急性肾损伤、终末期肾病等。常表示预后不良,故又称"肾衰管型"。

7. 其他管型

(1)血液管型:管型内以破碎红细胞为主,碎片为大小不等的颗粒状;多呈血色、橙红色、褐色及咖啡色,主要由管型内的红细胞破碎演变而来,临床意义同红细胞管型,见图9-32。

(2)血红蛋白管型:管型中以血红蛋白为主,多为血色、黄色、深棕色、褐色等,管型内红细胞破坏并均质化,或过多游离血红蛋白进入肾小管后形成,见于各种原因的溶血性疾病,如血型不符的输血反应、溶血反应、急性肾小管坏死、肾移植排斥反应等。

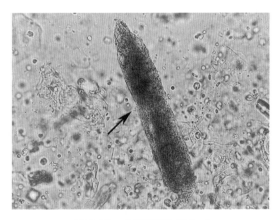

图 9-32　血液管型(400×)

(3)肌红蛋白管型:呈淡橘红色,形态上不易与血红蛋白管型区分,由于肌肉组织损伤、大面积烧伤等产生的大量肌红蛋白进入肾小管并沉积,形成肌红蛋白管型。采用饱和硫酸铵尿肌红蛋白定性试验判定是否有肌红蛋白出现,或单克隆抗体免疫胶体金法隐血试验鉴别是否为血红蛋白;更敏感和特异的方法是使用抗肌红蛋白抗体进行酶联免疫吸附测定或放射免疫法测定尿肌红蛋白含量。肌红蛋白管型多见于急性心肌梗死、肌肉创伤、多发性肌炎、行军性肌红蛋白尿、进行性肌营养不良、遗传性特发性肌红蛋白尿、海蛇咬伤等。

（4）蛋白管型：特指除白蛋白、T-H蛋白以外的蛋白质为基质形成的管型，其质地与蜡样管型相似，形态多为扭曲、麻花、大颗粒聚集样，较长，来自血浆中的免疫球蛋白、本周蛋白、纤维蛋白、结合珠蛋白、转铁蛋白、淀粉样蛋白等，在肾小管内浓缩和凝集沉淀，还可因颗粒管型内的颗粒变性形成。其构成基质不可仅凭形态学来鉴别，一般统称为蛋白管型。蛋白管型常见于多发性骨髓瘤肾病、淀粉样变性、轻链沉积病、重链沉积病等；偶见于代谢紊乱性肾损害、高黏滞血症（高球蛋白血症）、肾静脉血栓、慢性肾小管损伤、肾组织浆细胞浸润、肾盂肾炎等。

（5）混合管型：指管型内同时含有不同细胞及其他有形成分，见图9-33。正常尿中无混合管型。混合管型见于肾小球肾炎反复发作、出血和血管坏死、肾梗死、肾移植急性排斥反应等。

（6）嵌套管型：2个或2个以上管型相互嵌套或包裹在一起，各自有相对独立的边缘和内含物，管型内含物成分可相同或不同，见图9-34。在肾小管上端形成的管型随尿流移至肾小管下端，堆积后被卡在更粗大的肾小管内，再次停留形成较粗的嵌套管型。嵌套管型见于尿液中管型含量较多的肾脏疾病及慢性肾病。

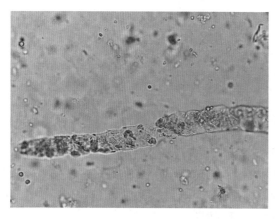

图9-33　混合管型（400×）

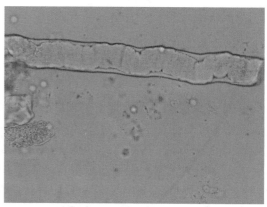

图9-34　嵌套管型（400×）

（7）细菌管型和真菌管型：正常尿中无细菌或真菌管型。出现细菌管型提示肾脏有病原体感染，常见于肾脓毒性疾病；出现真菌管型提示真菌感染。

（8）结晶管型：正常尿中无结晶管型。出现结晶管型的临床意义类似相应的结晶尿，多见于代谢性疾病、中毒或药物所致的肾小管内结晶沉积伴急性肾衰竭、隐匿性肾小球肾炎、肾病综合征等。

（9）泥棕色管型：管型长短、粗细、大小不一，呈棕黄色、咖啡色、泥棕色，不透明，管型内几乎无完整细胞，以各种细胞碎片及粗大颗粒密布为主要特点，多以红细胞碎片为主，见图9-35。来自各种细胞管型的破坏、断裂，或肾小管内出现大量细胞的脱落和破碎，提示急性肾小管损伤。当泥棕色管型大量出现时，对急性肾小管坏死具有高度诊断价值。

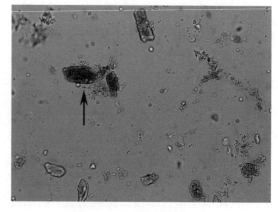

图9-35　泥棕色管型（100×）

（10）胆红素管型：管型基质中含有金黄色胆红素颗粒或被胆红素染色。相差显微镜下可见管型由折光的非晶体胆红素颗粒和低折光性的透明基质及黏液构成，来源于血中结合胆红素增高，在肾小管内和管型成分融合在一起，形成黄染的胆红素管型。胆红素管型见于严重阻塞性黄疸患者，尿胆红素试验常强阳性，可伴亮氨酸结晶和酪氨酸结晶。

（11）空泡变性管型：管型内可见大小不一的空泡，有的基质为蜡样，类似打孔机打出的光滑孔洞。常源于空泡变性的肾小管上皮细胞，其空泡来源于细胞中糖原发生脂肪变性、融合、丢失或纤维蛋白溶解。空泡变性管型多见于糖尿病肾病、肾功能不全，也见于原发性肾小球肾炎、系统性红斑狼疮、多发性骨髓瘤等。

（12）血小板管型：主要见于弥散性血管内凝血。

8. 类管型物质

（1）黏液丝：长线条形，边缘不清，末端尖细卷曲，大小不等，常见暗淡纹，见图9-36。黏液丝可见于正常尿中，尤其妇女尿中较多；如大量存在，常表示尿道受刺激或有炎症反应。

（2）假管型：非晶形尿酸盐、磷酸盐等形成的圆柱体，其外形与管型相似，但无管型的基质，边缘不整齐、两端破碎，其颗粒粗细不均、色泽发暗，加温或加酸后即消失，而真管型不变，见图9-37。

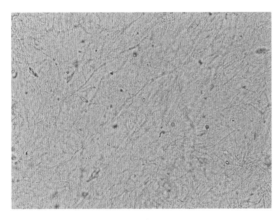
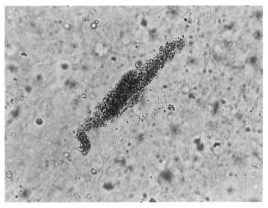

图9-36 黏液丝（100×）　　　　　　　图9-37 假管型（100×）

（3）圆柱体：又称为类管型，其形态与透明管型相似，但一端尖细，有时有扭曲或弯曲，如螺旋状，常伴透明管型同时出现。圆柱体见于急性肾炎、肾血循环障碍或肾受刺激的患者。

五、尿液中的各种结晶

（一）尿结晶形成和检验方法

1. 尿结晶形成　食物产生各种酸性产物，与钙离子、镁离子、铵离子等离子结合生成各种无机盐及有机盐，再通过肾小球滤过、肾小管重吸收及分泌，排入尿中可形成结晶（crystal）。结晶的形成与尿的pH、温度、结晶物质及其胶体物质浓度和溶解度有关。

2. 尿结晶检验方法　尿中有大量盐类结晶时，肉眼可见尿色浑浊或有沉淀，部分结晶经加热、加酸等处理后可变清。尿酸盐结晶：在浓缩的酸性尿中遇冷时会出现淡红色结晶析出，加热到60℃后浑浊消失。磷酸盐或碳酸盐结晶：尿液呈碱性或中性时，可析出灰白色结晶，加酸后两者均可溶解，若为碳酸盐结晶，加酸溶解后可产生气泡。检验尿结晶的常用方法是肉眼观察尿沉渣外观,在光学显微镜下观察结晶形态,必要时可采用相差显微镜、干涉显微镜或偏振光显微镜观察。

3. 尿结晶种类 为了便于临床应用,将结晶分为生理性结晶和病理性结晶。

(二)生理性结晶

生理性结晶多来自食物及机体正常的代谢,一般无临床意义,但当大量持续出现于患者新鲜尿内时,可成为尿路结石诊断依据之一。

1. 草酸钙结晶 无色、方形、闪烁发光的八面体,有时呈菱形,偶见哑铃形或饼状,与红细胞相似,见图9-38。草酸钙结晶溶于盐酸而不溶于乙酸和氢氧化钠,与红细胞区分的方法:加浓度为30%的乙酸后红细胞溶解而草酸钙保持不变。草酸钙结晶属于正常代谢成分,但在新鲜尿中大量出现此结晶伴随红细胞,而又有肾或膀胱的刺激症状,多为肾结石或膀胱结石的征兆,尿路结石约90%为草酸钙结晶。

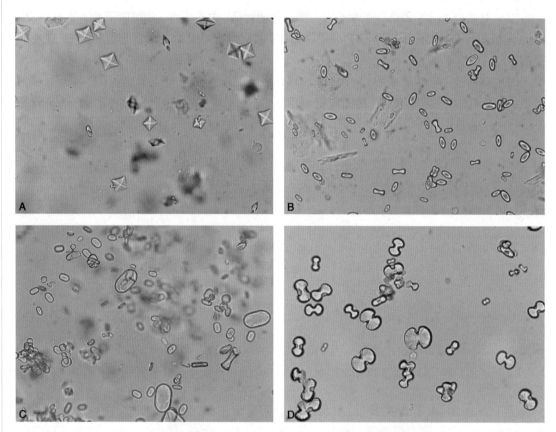

图9-38 草酸钙结晶(A、B、C、D为各种形态的草酸钙结晶)(400×)

2. 尿酸结晶 尿酸是核蛋白中嘌呤代谢的产物,以尿酸或尿酸盐的形式经尿排出体外。尿酸结晶在尿中呈黄色、暗棕色;形状有三棱形、哑铃形、蝴蝶形、腰鼓形、"X"形及不规则形,见图9-39。尿酸结晶溶解于氢氧化铵溶液,而不溶于乙酸或盐酸,加稀氨溶液溶解后又形成尿酸铵结晶。

正常情况下,如多食含高嘌呤的动物内脏可使尿中尿酸增高,一般无临床意义。尿中尿酸浓度增高,可引起尿酸结晶增多(高尿酸结晶)。大量尿酸沉淀于肾小管及间质中,可产生高尿酸肾病及尿酸结石,高尿酸亦可见于急性痛风、儿童急性发热、慢性间质性肾炎等。

3. 非结晶性尿酸盐 外观呈黄色的非晶形颗粒状沉淀物。

4. 尿酸铵结晶 呈黄色,不透明,有球状、哑铃形、树根状等形态,见图9-40。尿酸铵

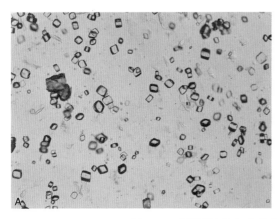
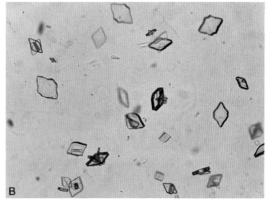

图 9-39　尿酸结晶(A、B 为各种形态的尿酸结晶)(100×)

结晶常见于陈旧尿中,一般无临床意义,如在新鲜尿见到大量尿酸铵结晶,提示膀胱有细菌感染。

5. **尿酸钠结晶**　无色至浅黄色,细长铅笔状和棱柱状,两末端多平齐,可单独出现,也可为几个构成的小聚集体,见图 9-41。尿酸钠结晶多见于酸性尿,由尿酸与钠离子结合而形成,是尿酸盐的一种独特形式,一般无临床意义,食用较多的高嘌呤食物可见。

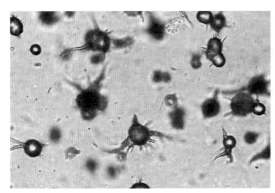
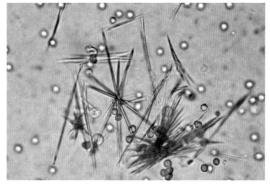

图 9-40　尿酸铵结晶　　　　　　　　　　图 9-41　尿酸钠结晶

6. **马尿酸结晶**　无色或黄褐色,形态与结晶形成速度有关,呈针状、板状、斜方柱状或三棱状,也可聚集成束。马尿酸结晶可出现在酸性尿和中性尿中,是苯甲酸与甘氨酸结合而形成的产物,罕见,一般无临床意义。素食者尿中可偶见。

7. **磷酸盐类结晶**　正常尿成分,来源于食物和机体代谢组织分解。磷酸盐类结晶可见于碱性尿或近中性尿中,长期出现时,应注意有形成磷酸盐结石的可能。

（1）磷酸钙结晶:常见于弱碱性尿、中性尿,有非结晶形、粒状形、三棱形,排列成星状或束状,见图 9-42。如长期在尿中见到大量磷酸钙结晶,应考虑甲状旁腺功能亢进、肾小管性酸中毒、长期卧床骨质脱钙等。

（2）磷酸铵镁结晶(三联磷酸盐):呈方柱状、信封状或羽毛状,无色,有很强的折光性,一般无临床意义,见图 9-43。

（3）非晶形磷酸盐:白色颗粒状,一般无临床意义。

8. **碳酸钙结晶**　小球形、哑铃形、四联体交叉形或非晶形颗粒形,无色或黄褐色,有较强双折光性,在 pH 7 以上尿中可见。碳酸钙结晶易出现在食用大量蔬菜者碱性尿中,罕见,无临床意义。

9. **硫酸钙结晶**　与磷酸钙结晶相似,为无色薄针状或棱柱形,可呈放射状排列。硫酸

197

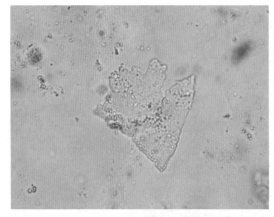

图 9-42　片状磷酸钙结晶（400×）

图 9-43　磷酸铵镁结晶（100×）

钙结晶仅出现在酸性尿中，罕见，无临床意义。

（三）病理性结晶

尿出现病理性结晶，与各种疾病因素和某些药物在体内代谢异常有关。

1. **胆红素结晶**　外形为成束的针状或小块状，黄红色，由于氧化，有时可呈非结晶体色素颗粒，见图 9-44。胆红素结晶见于各种黄疸、肝癌、肝硬化和有机磷中毒等。

2. **胱氨酸结晶**　无色、六边形，边缘清晰、折光性强的薄片状结晶，见图 9-45，由蛋白质分解而来。正常尿中少见，大量出现多为肾结石或膀胱结石的征兆。

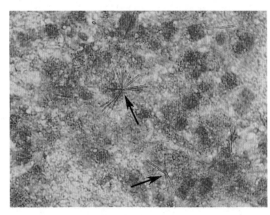

图 9-44　胆红素结晶（瑞氏染色）（400×）

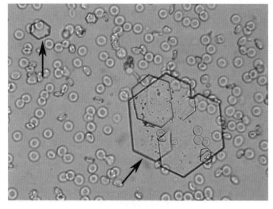

图 9-45　胱氨酸结晶（400×）

3. **亮氨酸结晶与酪氨酸结晶**　亮氨酸结晶与酪氨酸结晶为蛋白质分解产物，见图9-46。亮氨酸结晶呈淡黄色或褐色小球形或油滴状，并有密集辐射状条纹，折光性强。酪氨

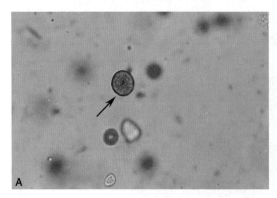

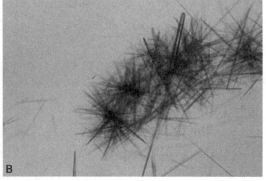

图 9-46　亮氨酸结晶（A）与酪氨酸结晶（B）（400×）

酸结晶为略带黑色的细针状结晶,成束、成团或羽毛状。亮氨酸结晶与酪氨酸结晶可见于组织大量坏死的疾病,如急性肝坏死、急性磷中毒、糖尿病昏迷、白血病或伤寒等。

4. 胆固醇结晶　外形为缺角的长方形或方形,无色透明,常浮于尿的表面,呈薄片状,见图9-47。胆固醇结晶可见于膀胱炎、肾盂肾炎或有乳糜尿的患者,偶见于脓尿患者。

5. 含铁血黄素　黄色小颗粒状,存在细胞内,可用亚铁氰化钾染色进行鉴别。当体内红细胞大量破坏时,各组织中均可有含铁血黄素沉积,当沉积于肾脏时,即可在尿中见到。

6. 药物结晶

(1)放射造影剂:如使用碘泛影剂、尿路造影剂后尿中出现束状结晶、球状结晶、多形性结晶。

(2)磺胺类药物结晶:①乙酰基磺胺嘧啶(SD)。易在酸性尿中形成结晶。磺胺嘧啶结晶呈棕黄色、不对称的麦秆束状、球状,但其束偏在一侧,两端不对称,有时呈贝壳状,见图9-48。②磺胺甲基异噁唑结晶。无色透明、长方形或正方形的六面体结晶,似厚玻璃块,厚度大,边缘有折光阴影,散在或集束成"+""×"形等排列。如在新鲜尿中查到大量磺胺结晶,同时与红细胞或管型并存,多提示肾脏已受磺胺类药物损害,应立即停药,大量饮水,服用碱性药物使尿碱化,以保护肾不受进一步损害。

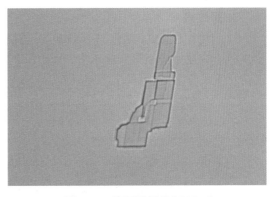

图 9-47　胆固醇结晶(400×)

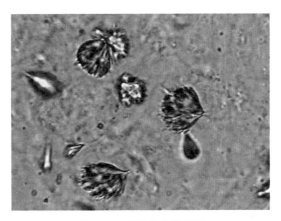

图 9-48　磺胺类药物结晶

(3)其他药物结晶:需要结合用药史进行鉴别。①青霉素类药物结晶:如氨苄西林结晶、阿莫西林结晶、阿莫西林/克拉维酸结晶;②抗病毒类药物结晶:如阿昔洛韦结晶、茚地那韦结晶;③抗菌药物结晶:如头孢曲松结晶。

六、尿液中其他有形成分

(一)微生物

1. 细菌　呈薄杆状或短圆杆状,单个或呈链状分布。可结合革兰氏染色或抗酸染色等方法加以确认,见图9-49。健康人采用自然排尿法,尿液细菌的菌落计数$<10^4$ 个/mL时,多数是因为污染,无临床意义。若按无菌要求采集尿液,检出菌落数$\geq 10^5$ 个/mL的革兰氏阴性杆菌,或菌落计数$\geq 10^4$ 个/mL的革兰氏阳性球菌,则有诊断价值。

2. 真菌

(1)酵母样真菌:可见无色椭圆形酵母

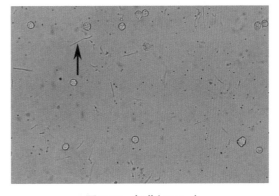

图 9-49　杆菌(400×)

样孢子,折光性强,直径 3～6μm,可见藕节状假菌丝。酵母样真菌见于糖尿病患者和泌尿系统真菌感染,或由女性阴道分泌物污染而来,见图 9-50。

　　(2)镰刀菌:丝状真菌中的镰刀菌,形似镰刀,可引起人慢性中毒。

　　3. 寄生虫

　　(1)阴道毛滴虫:无色,10～30μm,较白细胞大 2～3 倍,呈纺锤形,有鞭毛及轴柱,见图 9-51。在夏季的新鲜尿标本中,可见其呈波浪状或螺旋状活泼运动。阴道毛滴虫主要出现在女性尿液中,也可见于男性尿液,可引起尿路感染。

　　(2)微丝蚴:乳糜尿中可检出微丝蚴。

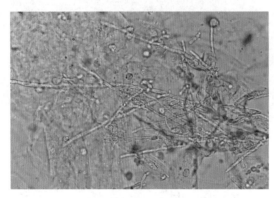
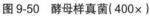

图 9-50　酵母样真菌(400×)

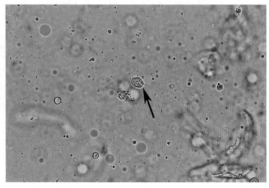

图 9-51　阴道毛滴虫(400×)

　　(3)寄生虫虫卵:如果尿液被粪便污染,有时可检出肠道寄生虫虫卵,如溶组织内阿米巴、蛔虫虫卵、蓝氏贾第鞭毛虫等。

　　(4)血吸虫虫卵:可直接由膀胱壁黏膜进入尿液。

　　(二)污染物

　　1. 纤维　如毛发、棉花和织物等都是各种类型的纤维。体积大,中度或高度折光性,边缘暗而厚实,见图 9-52。

　　2. 油滴　妇科疾病患者做完妇科检查后留取的尿液中可能含有石蜡油滴,尿有形成分分析仪往往会误认为红细胞,见图 9-53。

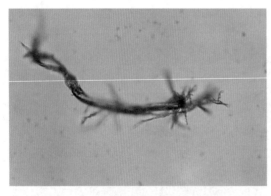

图 9-52　纤维(400×)

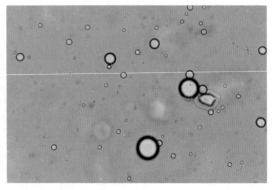

图 9-53　油滴(400×)

　　3. 花粉　外界的植物孢子污染,各种不同的植物产生的花粉孢子形态不尽相同,有的似寄生虫虫卵,见图 9-54。

　　4. 精子　多见于男性遗精后及性交后尿液,见图 9-55。

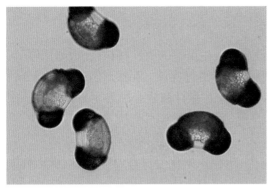

图 9-54 松花粉孢子(400×)

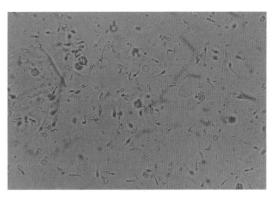

图 9-55 精子(400×)

第五节 尿液一般检验的质量保证

影响尿液一般检验的因素很多,要保证尿液分析检查结果的准确可靠,必须建立全面质量管理体系的概念,严格做好尿液分析检验前、检验中和检验后的质量保证。

一、检验前质量保证

检验前质量管理是我国目前医学实验室管理的薄弱环节,也是影响检验结果的重要因素,一组统计学数据表明,实验误差 60% 以上来源于检验前。所谓检验前,指从临床医生开出医嘱开始到检验程序启动时的步骤,包括检验申请、患者准备、标本采集与转运、标本处理等。

1. 检验申请 临床医生医嘱中至少包括以下信息:①患者的信息,如性别、年龄、临床资料。②样本的类型和原始解剖部位(适当时)。③申请的检验项目。④申请日期和时间。

2. 患者准备 尿液标本一般由患者或护理人员按照医嘱留取,实验室应制订标本采集指导书用来指导患者和临床医护人员正确采集标本。要求如下:①清洁标本采集部位。②避免污染,如女性应避开月经期,防止阴道分泌物的污染,不能从尿布或便池内采集标本。③使用合格的容器。④婴幼儿使用小儿尿袋采集,由医护人员指导。

3. 标本采集与转运

(1)根据不同检验目的,正确合理地采集尿液标本。①晨尿:睡眠 8 小时以上的标本,这种标本较为浓缩,有利于有形成分、激素等检验,但因尿液在体内停留时间过长,经过浓缩且偏酸,特别在泌尿系统感染的情况下,细菌生长,引起有形成分的破坏,因此有人提出第二次晨尿更有利于尿液有形成分检查。②随机尿:不受时间的限制,适合门、急诊患者的尿液筛查,但此尿液只反映某一时间段的情况,易受多种因素的影响。③计时尿:根据诊断和疾病观察需要,按特定时间采集尿液标本。

(2)标本采集后应及时转运到实验室,一般在 2 小时之内,宜放置在试管架上直立转运,避免标本洒溢污染。

4. 标本处理 尿液一般检验应及时分析,一般不加防腐剂,非冷藏条件下放置时间不能超过 2 小时,否则不利于有形成分检查。因尿液久置可发生碱变,红细胞、白细胞和管型等有形成分在相对密度(比重)低于 1.010 的碱性尿中容易溶解。若遇特殊情况,标本不能及时检查,应加防腐剂并冷藏保存,有形成分检查一般在 1L 尿中加 400g/L 甲醛 5mL 进行防腐。但是,冷藏会导致盐类结晶析出,影响有形成分显微镜镜检,因此时间也不宜过长,最好不要超过 6 小时,甲醛的用量不宜过大,否则会影响检验结果。

二、检验中质量保证

1. 器材标准化 使用清洁、干燥的不与尿液成分发生反应的惰性材料,制成盛尿容器、标准离心管和移液管,不含干扰物质,一次性使用,带有密封装置。观察形态或有形成分计数采用一次性尿有形成分定量计数板。容器、离心管、定量计数板必须易于标记识别。采用有盖水平式离心机,离心机转速显示应准确、直观,定期校正。

2. 制订规范标准化的操作程序 实验室应统一尿液检查操作程序和方法,力求对所有标本处理的条件一致。在普通玻片上滴尿沉渣液,再加盖玻片的检查方法,难以提供标准化、重复性好的检测结果。

3. 开展室内质量控制和参与室间质量评价 采用可靠的尿液有形成分质控物(含一定量而且保存完好的红细胞、白细胞及管型等),开展室内质量控制活动。如无质控物也可用新鲜尿液作重现性考核,其各成分应在允许的范围内,当结果有差异时应重新考核。参加地区、国内尿液有形成分室间质评活动,动态掌握本实验室检验水平。定期对实验室内工作人员进行形态学培训和考核,定期进行人员显微镜镜检比对。

三、检验后质量保证

1. 综合分析检查结果 尿液有形成分显微镜检验、干化学分析仪检查结果和各种细胞化学、免疫化学染色技术检查的结果相互对比、综合分析。①如尿液在膀胱内贮存时间过长,中性粒细胞可能破坏,释放酯酶到尿中,导致尿干化学检验结果白细胞阳性,而显微镜检验则为阴性,此种情况应以干化学分析仪检查结果为准。②肾移植排斥反应可致尿中出现大量淋巴细胞,淋巴细胞无酯酶,干化学分析结果为白细胞阴性,而显微镜检验则有白细胞,应以显微镜检验为准。③肾脏疾病时,尿中红细胞常被破坏而释放出血红蛋白,因此显微镜检验可无红细胞存在,而干化学分析血红蛋白(隐血)呈阳性,应以后者结果为准。

2. 核对申请单(报告单) 填报检查报告时应认真核对患者的临床资料、检查编号及结果是否相符。

3. 检查结果及时反馈 及时将检查结果或疑问反馈到临床,加强与临床科室的联系沟通,结合病情及进展综合、动态分析检查结果。

4. 检查结果的备份、记录 做好检查结果的备份、记录,进行回顾性阶段性资料分析。

小 结

尿液理学检验主要包括尿量、颜色和透明度、比重及尿渗量等。尿液化学成分的检测已成为尿液检验的重要内容,目前已有多个项目成为临床的常规检测项目,如尿酸碱值、蛋白质、葡萄糖、酮体、胆红素、尿胆原、血红蛋白、亚硝酸盐、白细胞酯酶和维生素 C 等。随着检验项目的不断更新,越来越多的新项目进入临床,如微量白蛋白、尿肌酐等。尿液化学检测方法受多种因素干扰,不可避免地出现假阳性、假阴性问题,且有些干扰对此项目产生假阳性,对另一项目或方法产生假阴性,因此须掌握每种检测方法的原理及影响因素,才能正确分析出现假阳性、假阴性结果的原因,保证结果的可靠性。尿液有形成分指通过尿液排出体外能在显微镜下观察到的成分。观察尿液红细胞形态可以帮助判断血尿产生来源,对泌尿系统疾病的诊断、治疗和预后判断有重要的意义。尿液白细胞的观察分析可以了解泌尿系统炎症或其他病变的性质。尿液上皮细胞常能提示相应解剖部位有病变。管型对急性或慢性肾炎、肾病综合征有较重要的诊断意义。尿液结晶反映了生理或病理的物质代谢。影响尿液有形成分显微镜检验的因素很多,必须严格按照检查前、检查中和检查后的质量保证体系做好全程质量保证。

随着研究的进步,越来越多的尿液化学成分检测被运用到临床,借助人工智能以及云审核,越来越多的有形成分被识别。未来,实验室有望通过模拟专家系统,将输入的检测数据进行整合,提供给临床的不再是单纯的检测数值,而是较高水平的综合诊断信息。

思　考　题

1. 临床上哪些原因可引起蛋白尿?
2. 尿液化学分析中哪些检测项目可出现结果与临床症状不符? 原因是什么?
3. 维生素 C 可对哪些尿化学检测项目产生干扰?

（汪桂华　虞培娟）

第十章 尿液分析仪

尿液分析仪包括两大类，一类是尿液干化学分析仪，另一类是尿液有形成分分析仪。尿液干化学分析仪与多项尿试带配套使用，操作简便、结果易判断，简化和加速了尿液干化学分析的检测步骤，缩短了标本周转时间。尿液有形成分分析仪能定量分析尿液中有形成分，可提高尿液有形成分的检测速度、增加检测项目，检测结果重复性好，有利于临床综合分析病情准确诊断与鉴别诊断。随着尿液自动化检验仪器的飞速发展，尿液有形成分分析仪与尿液干化学分析仪联合形成流水线或一体机模式，尿液分析自动化程度日新月异。但是，尿液自动化技术目前仍不能完全取代传统化学检验和尿有形成分显微镜检验，只能起初筛作用，显微镜检验仍是尿有形成分检查的金标准。

第一节 尿液干化学分析仪

尿液干化学分析即尿试带配套尿液干化学分析仪检测尿液相应成分的快捷分析方法，是在同一试带上完成多项目测定后利用干化学分析仪读取检测数据。尿液干化学分析试带和干化学分析仪统称为尿液干化学分析系统。在方法学上，除某些全自动尿液干化学分析仪的尿比重测定法为折射仪实测法之外，其余检测项目均为定性或半定量测定项目，故尿液干化学分析系统一般归为定性分析检测系统。完整意义的尿液干化学分析系统包括尿液干化学分析仪、尿液干化学分析试带、校准物、质控品、质控程序、操作程序及仪器维护保养程序等。目前，尿液干化学分析仪亦可与尿液有形成分分析仪组成全自动尿液分析系统，一键测试即可完成尿液有形成分、干化学、理学等多项参数的检测，将尿液分析推进了自动化时代。

一、结构和组成

1. 尿液干化学分析仪 尿液干化学分析仪通常由机械系统、光学系统、电路系统三部分组成。

（1）机械系统：包括齿轮传输、胶带传输、机械臂传输等。全自动尿干化学分析仪还包括自动进样传输装置、样本混匀器、定量吸样针等。机械系统主要功能是在计算机的控制下，将待测试带送入预定的检测位置，测定后将试带输送到废物中。

（2）光学系统：为尿液干化学分析仪的核心，包括光源、单色光处理、光电转换三部分。其工作原理是光源照射到已产生化学反应的试剂块上，其反射光被检测器接收。因各试剂块的显色深浅不同，表现为试剂块上的反射光强度不同，故反射光强度与各试剂块的颜色深浅成反比。根据光电比色原理，不同强度的反射光经过接收装置转换为电信号并进行放大处理。光学系统主要有 4 种：卤钨灯滤光片分光检测系统、电荷耦合器件（charge couple device，CCD）检测系统、发光二极管（light emitting diode，LED）检测系统、冷光源检测系统。

（3）电路系统：将光信号转换成电信号放大，经模/数转换为数字信号后送中央处理器（CPU）处理，计算出最终检测结果，然后以定性或半定量方式输出结果到屏幕显示。

2. 尿液干化学试带

（1）单项试带：单项试带是干化学试带发展初期的基本结构形式。它以滤纸为载体，将各种试剂成分浸渍、干燥后作为试剂层，再在表面覆盖一层纤维膜作为反射层。尿液浸入试带后与试剂发生反应，产生颜色变化。

（2）多联试带：将多个检测项目的试剂膜块，按一定间隔、顺序固定在同一个试带上，可同时检测多个项目。多联试带采用多层膜结构（表 10-1），基本结构模式见图 10-1。不同型号的尿液干化学分析仪应使用配套的专用试带，通常试带上的试剂膜块比检测项目多 1个空白块，以消除尿液本身颜色在试剂膜块上产生的检测误差；有些仪器还附一个位置参照膜块。

表 10-1　尿液干化学法多联试带多层膜结构及主要作用

膜结构		主要作用
尼龙膜层		起保护作用，防止大分子物质对反应的污染
绒制层	试剂层	含有试剂成分，主要与尿液中的化学物质发生反应，产生颜色变化
	酸盐层	可破坏维生素 C 等物质的干扰
吸水层		可使尿液均匀快速地渗入，并能抑制尿液渗透到相邻反应区
支持层		由尿液不浸润的塑料片作成，起支持作用

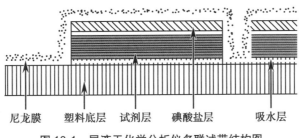

尼龙膜　塑料底层　试剂层　碘酸盐层　吸水层

图 10-1　尿液干化学分析仪多联试带结构图

3. 校准试带　尿液干化学分析试带常配有相应校准试带，应定期（每周 1 次）采用配套校准试带校准仪器。校准试带由厂商提供，一般是白色膜块和灰度膜块 2 种校准试带，也有厂商仅提供一种校准试带。校准试带主要是检测仪器对反射信号的接收能力，通常在仪器上按"校准"键即进入校准模式，将校准试带放入检测区域，仪器自动读取试带反射率，白色膜块反射率接近 100%，灰色膜块反射率小于 100%。所有膜块反射率应位于厂商规定允许范围内（表 10-2），若超出此范围，则校准失败，仪器提示"重新校准"。校准试带验证未通过而进行尿液标本检测，仪器会在打印报告中提示校准"未通过"。仪器显示校准"未通过"，不可使用该仪器报告检验结果。

表 10-2　校准试带的允许范围

波长	430nm	500nm	565nm	635nm	760nm
白色校准试带允许范围	90%～110%	90%～110%	90%～110%	90%～110%	90%～110%
灰色校准试带允许范围	33%～41%	33%～41%	33%～41%	33%～41%	33%～41%

二、检测参数与检测原理

1. 检测参数　尿液干化学分析仪检测参数随配套尿液试带的试剂项目膜块增加而增多。目前常用的检测参数主要包括 pH、比重、蛋白质、葡萄糖、酮体、胆红素、尿胆原、红细胞（血红蛋白或隐血）、亚硝酸盐、白细胞、维生素 C 等。根据检测参数的多少，可将尿液干化学分析仪分为 8 项、9 项、10 项，甚至 13 项或 14 项分析仪等，不同尿液干化学分析仪及商品化试带的灵敏度有差异。尿液干化学分析仪检测参数及原理见表 10-3。

表 10-3　尿液干化学分析仪检测参数及原理

参数	英文缩写	反应原理	参考区间
pH	pH	酸碱指示剂法	随机尿：4.5～8.0
比重	SG	多聚电解质离子解离法	1.015～1.025
蛋白质	PRO	pH 指示剂的蛋白质误差法	阴性
葡萄糖	GLU	葡萄糖氧化酶-过氧化物酶法	阴性
胆红素	BIL	偶氮反应法	阴性
尿胆原	URO	醛反应、重氮反应法	阴性或弱阳性
酮体	KET	亚硝基铁氰化钠法	阴性
亚硝酸盐	NIT	Griess 法	阴性
隐血或红细胞	BLD	血红蛋白亚铁血红素类过氧化物酶法	阴性
白细胞	LEU	酯酶法	阴性
维生素 C	Vit C	吲哚酚法	阴性

2. 检测原理　尿液的化学成分与试带上的试剂膜块发生特异性呈色反应，当试带进入尿液干化学分析仪比色槽时，光源发出的特定波长光照射在试剂带相应的试剂膜块上，试剂带膜块依次受到仪器光源照射并产生不同的反射光，颜色越深，吸收光量值越大，反射光量值越小，反射率越小；反之，颜色越浅，吸收光量值越小，反射光量值越大，反射率也越大。颜色深浅与尿液中相应物质浓度成正比。仪器接收不同强度的光信号后，将其转换为相应的电信号，经计算机处理，计算出各检测参数的反射率，与标准曲线比较校正，最后以定性或半定量方式自动输出结果（图 10-2）。

$$R(\%) = \frac{Tm \times Cs}{Ts \times Cm} \times 100\%$$

式中：R 为反射率；Tm 为试带试剂膜块对检测波长的反射强度；Ts 为试剂膜块对参考波长的反射强度；Cm 为标准膜块对检测波长的反射强度；Cs 为标准膜块对参考波长的反射强度。

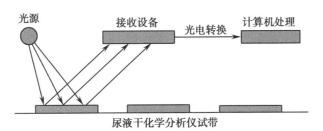

图 10-2　尿液干化学分析仪检测原理示意图

由于电荷耦合器件（CCD）具有非常好的光电转换特性，目前新型的尿液干化学分析仪采用光学元件 CCD 技术进行光电转换。反射光最先分解为红绿蓝（RGB：610nm、540nm、460nm）三原色，又将三原色中的每一种颜色分为 2 592 色素，最后整个反射光被分为 7 776 色素，可精确分辨颜色由浅到深的各种细微变化。此光电转换识别类似于数码拍照模式，通过每个试纸反应颜色的变化，由数字相机拍摄并识别颜色深浅变化，进而通过计算得出尿中相应的化学成分含量，某些项目还可以换算为半定量检测结果。某些仪器甚至可通过 CCD 相机记录及保存尿液干化学各个项目反应颜色信息的图像资料。

三、方法学评价

尿液干化学分析法的主要优点：检测项目多、标本用量少、检测速度快、重复性好、准确性较高，适用于大批量尿液标本的筛检。

尿液干化学分析法的局限性有：①不能代替病理性尿液标本的显微镜检验，对白细胞、管型和结晶的检测属于间接检测。②蛋白质膜块检测尿蛋白质以白蛋白为主，对球蛋白、黏蛋白不敏感，对本周蛋白无反应，不适用于肾病、骨髓瘤患者的检查。③葡萄糖膜块只对尿液中葡萄糖产生反应，对乳糖、半乳糖、果糖及蔗糖无反应。④胆红素及尿胆原膜块灵敏度比 Harrison 手工法低。⑤酮体膜块对乙酰乙酸最敏感，丙酮次之，对 β-羟丁酸无反应。⑥亚硝酸盐膜块只检出有硝酸盐还原酶的细菌，对假单胞菌属和革兰氏阳性菌等无反应，易出现尿道感染漏诊。⑦隐血膜块检测的是血红蛋白过氧化物酶，对完整红细胞及血红蛋白均有反应，很难判断尿液红细胞的形态特征，高渗性红细胞容易被漏检；不稳定酶、肌红蛋白、菌尿可导致假阳性结果。⑧白细胞膜块测定的是中性粒细胞和巨噬细胞细胞质中含有的酯酶，对淋巴细胞无反应；容易漏检肾移植早期排斥反应出现的淋巴细胞。⑨尿比重膜块只能反映尿中阳离子多少，与比重计结果不一；对婴儿尿等低比重尿不敏感。⑩易受药物、外源性物质或人为因素等的干扰，出现假阳性或假阴性结果，当维生素 C 浓度＞100mg/L 时，葡萄糖和隐血等测定可出现假阴性结果。大量使用头孢菌素或庆大霉素等药物时，白细胞测定可出现假阴性。青霉素可干扰尿蛋白质的检查（干化学法出现假阴性、磺柳酸法出现假阳性）。由于尿液干化学分析法受以上多种因素的影响，因此仅作为初筛试验应用于临床尿液常规检验。其检测结果出现假阳性或假阴性的常见原因见表 10-4。

尿液干化学分析仪的质量和特性与相应的尿液干化学试带密切相关，因此必要情况下，对某些不确定结果应进行复核，如通过显微镜检验法、湿化学法、折射计法对化学成分和有形成分进行确认。

表 10-4　尿液干化学分析仪检测假阳性、假阴性的常见原因

参数	假阳性	假阴性
pH	与食物及放置时间过久有关	试剂浸带时间过长
比重	尿蛋白质、尿糖增高	尿素＞10g/L、尿液 pH＜6.5
蛋白质	奎宁、嘧啶、聚乙烯、吡咯酮、氯己定、磷酸盐、季胺类消毒剂、尿液 pH＞9.0	大量青霉素尿、尿液 pH＜3.0
葡萄糖	强氧化性清洁剂污染、H_2O_2 污染	左旋多巴、大量水杨酸盐、尿酮体＞0.4g/L、高比重尿、维生素 C＞500mg/L、氟化钠
胆红素	酚、噻嗪类或吩嗪类药物	维生素 C＞500mg/L、亚硝酸盐、光照、大量氯丙嗪、盐酸苯偶氮吡啶
尿胆原	吲哚、吩嗪类、维生素 K、磺胺药、胆色素原	亚硝酸盐、重氮药物、光照、对氨基水杨酸
酮体	酞、苯丙酮、左旋多巴代谢物、甲基多巴	试带受潮、陈旧尿液
亚硝酸盐	陈旧尿液、亚硝酸盐或偶氮剂污染、含硝酸盐丰富的食物	尿胆原、尿液 pH＜6.0、尿量过多、食物含硝酸盐过低、维生素 C、尿液在膀胱中贮存＜4 小时
隐血 / 红细胞	肌红蛋白、菌尿、氧化剂、不耐热触酶	蛋白质、维生素 C＞100mg/L
白细胞	甲醛、毛滴虫、氧化剂、高浓度胆红素、呋喃妥因	蛋白质、维生素 C、大量庆大霉素、头孢氨苄、葡萄糖

第二节　尿液有形成分分析仪

尿液有形成分分析是尿液常规检验中重要组成部分,包括尿液中有机成分(如细胞、管型、细菌、真菌、寄生虫、精子、脂肪球等)和无机成分(如盐类结晶、病理结晶、药物结晶等)的形态学分析检查。尿液有形成分分析一般需要对尿液先进行离心处理,然后取尿沉渣进行人工显微镜镜检,技术上称之为"尿沉渣"分析。近年,随着计算机人工智能技术的进展,数字图像技术、神经网络技术、大数据分析等现代化技术的综合应用,各类高效能尿液有形成分分析仪相继问世,专业名称上也修正为"尿液有形成分"分析。目前,尿液有形成分分析仪主要有三大类:①显微数码拍摄图像分析技术尿液有形成分分析仪;②流式细胞技术尿液有形成分分析仪;③流式-显微数码拍摄图像技术尿液有形成分分析仪。

一、显微数码拍摄图像分析技术尿液有形成分分析仪

1. 结构和组成　包括电路控制模块、显微镜模块、数据处理模块、液路模块、机械模块。其中,电路控制模块用于自动控制各个机械模块的有序运行,并配合数据处理模块进行各种数据的综合处理;显微镜模块由显微镜机身、高低倍物镜、光学流动计数(OSA)组成;数据处理模块由计算机、图像处理仪及系统软件组成;液路模块包括吸样针、连接管道、泵、电磁阀;机械模块包括进样组件、加样组件等组成。系统软件完成友好的人机交互界面,同时负责对拍摄图像的数据分析、显示、存储打印功能。机械模块是自动化处理的基础,整个系统各个模块功能的实现需要在机械结构的有效配合下完成。其主要组成及检测流程见图 10-3。

2. 检测原理与检验参数　显微数码拍摄图像分析技术尿液有形成分分析仪与人工显微镜检验原理基本相似,靠仪器视觉系统来直观地观察尿有形成分的形态,采用 10×、20×、40× 不等的放大倍率,以全视野画面格式呈现图像,并设置多通道的计数板以提高镜检效

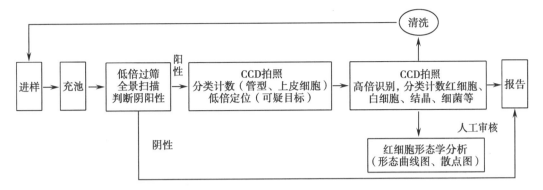

图 10-3　显微数码拍摄图像分析技术尿液有形成分分析仪主要组成及检测流程

率。在尿液被自动混匀充入计数池后,全自动显微镜通过计数池的前后左右移动调焦距、高低倍物镜自动转换、调聚光镜等功能对样本进行快速扫描和拍照。样品初步沉淀时,在低倍镜下用数字摄像机对其快速扫描过筛,若在设置的检测量内未发现目标则作阴性处理,不需进一步沉淀镜检;若发现有形成分,则等其完全沉淀到一个层面后进行低倍扫描采图,对较大目标采集其形态学特征参数供识别,对较小目标定位并转高倍镜跟踪放大后采集其特征参数。可设置多通道计数池并行处理,提高仪器的分析速度。计算机对采集到的有形成分特征参数进行处理、分析、统计,与计算机系统中已建立的各种有形成分的特征参数进行运算拟合,最后进行分类识别和计数。当标本中出现一定数目的红细胞时,仪器还可描绘单个参数的形态特征曲线和多个参数的散点分布图,这些特征曲线和散点图若与正常红细胞的曲线和散点图差异较大,仪器则将其表达为标本中的红细胞异常。同时仪器采集的图像中若出现识别可疑、错误的目标,可通过细化分类补充特征参数建立数学模型并重新训练,仪器就能学习并记忆该特征进行识别,不断提高识别和分类的准确度。

显微数码拍摄图像分析技术尿液有形成分分析仪检测参数如下:

（1）红细胞:正常红细胞、芽孢红细胞、小红细胞等。还可提供红细胞大小、形状和色度等特征分布曲线图及色度-大小分布散点图。

（2）白细胞:正常白细胞、白细胞团、脓细胞。

（3）上皮细胞:柱状上皮细胞、小圆上皮细胞、其他上皮细胞。

（4）管型:透明管型、颗粒管型、细胞管型、蜡样管型、可疑管型。

（5）结晶:草酸钙结晶、三联磷酸盐结晶及其他结晶。

（6）其他:黏液丝、真菌、细菌。

二、流式细胞技术尿液有形成分分析仪

1. 结构和组成　流式细胞技术尿液有形成分分析仪包括光学检测系统、液压系统、电阻抗检测系统和电子分析系统,其结构见图 10-4。

（1）光学检测系统:由激光(波长 488nm)、激光反射系统、流动池、前向光收集器和前向光检测器组成。激光发出的光束直接由 2 个双色反射镜反射,然后被聚光镜收集汇聚于流动池中的样本上。通过流动池的尿有形成分被氩激光照射产生前向光,前向光收集器收集后发送至前向光检测器,然后被双色过滤器分为前向散射光和荧光。光电倍增管为光电转换元件,接受光照后转化为电子按照指数递增,从而将电信号放大,然后输送到微处理器进行处理。

（2）液压系统:反应池染色样本随着真空作用进入鞘液流动池。尿液中的细胞逐个纵向排列通过加压的鞘液输送到流动池,鞘液形成一股涡流,包围在尿液样本外周。2 种液体

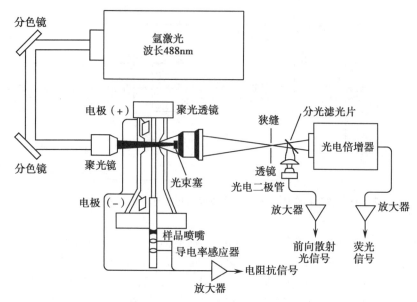

图 10-4　流式细胞技术尿液有形成分分析仪检测系统组成

相互不混合，保证了尿液有形成分在鞘液中心通过。

（3）电阻抗检测系统：包括测定细胞体积的电阻抗系统和测定尿液导电率的传导系统。当尿液细胞通过流动池小孔时，在电极之间产生的阻抗使电压发生变化。尿液中细胞通过小孔时，细胞和稀释液之间存在较大的传导性或阻抗的差异，阻抗的增加与电压的改变成正比。

电阻抗检测系统的另一功能是采用电极法测量尿液的导电率，在样本两侧各个传导性传感器接收尿液样本中的导电率电信号，并将电信号放大直接送至微处理器。这种传导性与临床使用的尿渗量密切相关。

（4）电子分析系统：光电二极管将从尿液细胞中获得的前向散射光直接转变成电信号。从尿液细胞中获得的前向荧光很弱，需要使用极敏感的光电倍增管将前向荧光转变成电信号并放大。从尿液中获得的电阻抗信号和传导性信号被传感器接收后直接放大输送给微处理器。所有这些电信号输送给微处理器汇总，得出每种细胞的直方图和散点图，通过计算得出每微升各种细胞的数量和形态。

2. 检测原理　定量吸入的尿液中各颗粒成分经荧光色素染色后，在鞘液的包围下通过喷嘴以单柱形式喷出，使每个有形成分沿中心轴线依次快速通过鞘液流动池，并暴露在高度密集的氩激光束照射之下。仪器通过检测单个颗粒的电阻抗变化，捕捉它们不同角度的荧光和散射光强度，各个系统捕捉到以下光信号来区分相应颗粒的大小、长度、体积和染色质强度并转变为电信号。①前向散射光信号（FSC）反映颗粒大小信息。②侧向散射光信号（SSC）反映颗粒内部复杂性信息。③荧光信号（FL）反映颗粒 RNA/DNA 的染色信息。与此同时，计算机计算信号信息。前向散射光脉冲宽度（FSCW）反映颗粒长度信息。荧光脉冲宽度（FLW）反映颗粒内容物荧光染色区域的信号宽度。而后得到基于光强度的尿液有形成分的直方图和散点图，并给出红细胞、白细胞、上皮细胞、管型和细菌等的散点图报告和定量报告。其中无核成分检测通道检测管型、红细胞、结晶等无核成分，有核成分检测通道检测白细胞、细菌、上皮细胞等有核成分（图 10-5）。目前，有仪器采用沉渣和细菌双通道检测，并配合特殊试剂分别检测细胞和细菌成分，提高对尿中细菌检查的准确度。

对尿液有形成分进行染色使用荧光染料菲啶和羧花氰。荧光染料菲啶和羧花氰的共性

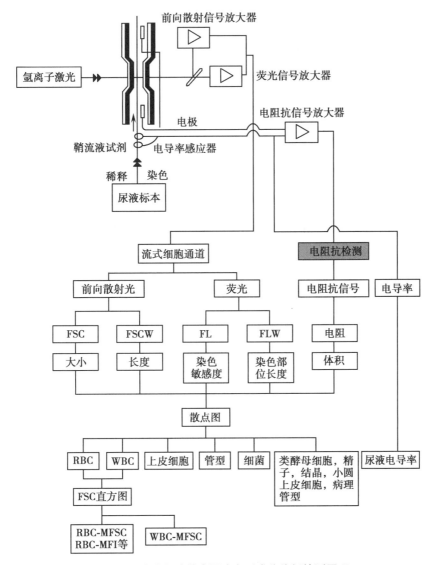

图 10-5 流式细胞技术尿液有形成分分析检测原理

是:反应速度快(染料与细胞结合快)、背景荧光低、细胞发出的荧光强度与细胞和染料的结合程度成正比。菲啶主要使核酸成分染色,染料插入并结合于碱基对之间,导致构象改变抑制核酸合成,在 480nm 光波激发时,产生 610nm 橙黄色光波。染料染色性与碱基对组成无关,而与细胞中核酸含量有关,以此区分细胞核的有无和多少,如白细胞与红细胞、病理管型与透明管型。羧花氰穿透能力强,与细胞膜、核膜和线粒体的脂质成分结合,在 460nm 光波激发时产生 505nm 绿色光波,用于区分细胞大小,如上皮细胞与白细胞等。两者的作用与意义见表 10-5。

表 10-5 菲啶、羧花氰的作用与意义

染料	作用	意义
菲啶	使细胞核酸成分 DNA 着色,在 480nm 光波激发时,产生 610nm 的橙黄色光波	区分有核细胞和无核细胞,如白细胞与红细胞、病理管型与透明管型等
羧花氰	穿透能力强,与细胞膜、核膜和线粒体的脂质成分结合,在 460nm 光波激发时,产生 505nm 的绿色光波	用于区分细胞大小,如上皮细胞与白细胞等

3. 检测参数 流式细胞技术尿液有形成分分析仪可提供多个检测参数,如定量参数、标记参数和其他参数(表10-6)。同时仪器会给出测定结果的散点图和直方图信息。

表10-6 流式细胞技术尿液有形成分分析仪检测参数

分类	参数
分析参数	红细胞、白细胞、上皮细胞、管型、细菌
标记参数	病理管型、小圆上皮细胞、类酵母细胞、结晶、精子
其他参数	红细胞信息和红细胞分析参数、白细胞分析参数、电导率、散点图、直方图等

(1)红细胞:在尿液中直径约 $8\mu m$,无细胞核和线粒体,因机械损伤、渗透压、pH 及疾病的关系,部分溶解成小红细胞碎片,呈现明显的大小不等,故分布会有很大差异,且只有细胞膜被试剂染色,因此荧光较弱,分布在散点图中荧光强度较低的区域。红细胞信息主要提示红细胞的均一性,对鉴别血尿来源有一定过筛作用。70% 红细胞前向散射光强度 RBC-P70 FSC≤70ch,且红细胞前向散射光强度分布宽度 RBC-FSC-DW＞50ch,提示为肾小球性血尿;RBC-P70 FSC≥100ch,且 RBC-FSC-DW≤50ch,提示为非肾小球性血尿;70ch≤RBC-P70 FSCW≤100ch,且 RBC-FSC-DW ≥50ch,为混合性红细胞。由此得到均一性红细胞(isomorphic RBC)百分率、非均一性红细胞(dysmorphic RBC)百分率、非溶血性红细胞数量(non-lysed RBC)、非溶血性红细胞百分率(non-lysed RBC%)、红细胞平均荧光强度(RBC-MFI)、红细胞平均散射光强度(RBC-MFSC)和红细胞荧光强度分布宽度标准差(RBC-FL-KWSD)。

(2)白细胞:尿液中的白细胞直径约 $10\mu m$,有细胞核且居中。白细胞和红细胞形态各异,前向散射光强度和侧向荧光强度分布于散点图上较广的区域。白细胞细胞核的一部分和细胞膜被染液染色,分布于散点图中荧光强度较高的区域。根据白细胞散点图信息以及仪器给出的白细胞定量指标,可初步判断是急性或慢性泌尿系统感染。①白细胞＞10 个/μL,且白细胞呈现出前向散射光强和前向荧光弱,提示多为急性泌尿系统感染;②白细胞≥10 个/μL,白细胞呈现前向散射光弱和前向荧光强,多为慢性泌尿系统感染。泌尿系统感染时,尿中除了白细胞增高,还同时存在细菌。

(3)上皮细胞:细胞体积大,细胞核多居中,分布在散点图中标有上皮细胞的部分,具有较强的荧光强度。可报告上皮细胞的定量结果,并标出小圆上皮细胞。小圆上皮细胞、肾小管上皮细胞、尿路上皮细胞等,其大小与白细胞接近、形态较圆,且各种光信号以及电阻抗信号变化范围大,仪器并不能准确区分,故均归为小圆上皮细胞。因此当仪器提示这类细胞到达一定数量时,必须触发镜检规则进行人工镜检并准确分类。

(4)细菌:体积虽比红细胞、白细胞小,但含有少量 DNA 和 RNA,因此前向散射光强度比红细胞、白细胞弱,荧光强度比红细胞强但弱于白细胞。死细菌的染色灵敏度较活细菌强,所以死亡细菌所产生的荧光强度较强。仪器可定量报告细菌数,但不能鉴别菌种,需作细菌培养及鉴定才能明确。有的仪器配置有专用的细菌分析通道,用配套的稀释液和染色液,可获得较高精度的分析。

(5)管型:透明管型体积大且不含内容物,表现为极高的前向散射光脉冲宽度和微弱的荧光脉冲宽度;病理管型含有白细胞、红细胞、上皮细胞或其他内容物,表现为极高的前向散射光脉冲宽度和荧光脉冲宽度。它们出现在同一散点图中的不同高度区域。仪器可定量报告管型数量,但仅能凭荧光强度的强弱区分透明管型和病理管型,并不能对病理管型作分类。尿液中存在病理管型时,提示肾实质损害,需按尿液复检的标准化操作规程,在显微镜下对管型进行准确识别和分类。

（6）结晶：不被染色，分布于低于红细胞荧光强度的区域，结晶大小各异，其散射光强度的分布区域较广。具有复合多面内部结构的结晶分布在侧向散射光强度较高的区域范围，可将其与红细胞区分开来。草酸钙结晶在散点图中的分布区域贴近 Y 轴，尿酸盐结晶在散点图中的分布与红细胞有重叠。因此，当尿酸盐浓度增高时，部分结晶会干扰仪器的红细胞计数。仪器对结晶也不能准确区分，同样在结晶给出一定数量时需按操作规程离心镜检，人工识别和判断。

（7）酵母细胞和精子：都含有核酸，具有很高的荧光强度，而它们的散射光强度与红细胞、白细胞相差不大，故在散点图中分布区域位于红细胞、白细胞之间。精子比酵母酵母染色更灵敏，因此其荧光强度分布聚集在比酵母细胞更高的位置，以此区分两者。但是，低浓度时区分酵母细胞与精子细胞较难，高浓度时酵母细胞 FSC 与红细胞类似，会对红细胞计数产生干扰。

（8）电导率：反映的是尿液中溶质质点电荷，即代表总粒子中带电荷的部分，与渗量密切相关。尿渗量代表溶液中溶质的质点数量，两者既相关又有差异。电导率在鉴别诊断糖尿病和尿崩症时有重要价值；电导率长期增高，需警惕结石发生的可能。

（9）其他：仪器还提供了白细胞平均散射光强度以及散点图和直方图信息。

三、流式-显微数码拍摄图像技术尿液有形成分分析仪

1. 结构和组成　该类仪器主要由下列模块构成。①显微成像模块：由相机、20 倍和 40 倍物镜、管镜、流动池及调节机构、照明系统和光源组成，负责数字成像功能。②样本自动进样模块：实现检测标本的自动运输、判断、回收的功能。③探针模块：担负取样和加样功能。④液路模块：将吸取的样本送至有形成分检测系统的检测区域。⑤数据处理模块：对拍摄的图像进行处理和分析，完成形态学分类识别和定量计数。

2. 检测原理　当尿液颗粒被特殊鞘液包裹高速通过流动池时，鞘液流使颗粒避免重叠，保障每个有形成分以正面、单层、独立的方式通过样本流动计数池，使尿液颗粒最大限度地处于显微镜镜头的焦距范围内，以便捕获到清晰的有形成分数字图像（图 10-6）。利用显微镜数码成像技术，即将尿液标本有形成分放大 400 倍，每个标本拍摄 500～2 000 张照片（相当于显微镜下 320～1 000 个/HPF），进行有形成分检测和图像分割，以提高检测精度（图 10-7）。接着，仪器从每张照片中自动隔离出每个颗粒，运用智能识别颗粒软件，根据颗粒的大小、对比度、形状、质地 4 个条件对其进行分析，得到一系列描述该粒子形态、频域及纹理等特征的相应数值（图 10-8）。之后，仪器把这些数值与数据库中的数值作比对，通过反向传播（back propagation，BP）神经网络对有形成分进行识别训练后自动将有形成分分成 12 类（图 10-9），并可进一步扩展为 27 个亚分类。仪器为复查提供了所有分类的具体形态学图像，方便对检测结果进行查看。

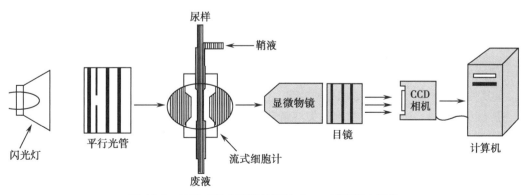

图 10-6　流动式数字影像拍摄技术——捕获数字图像

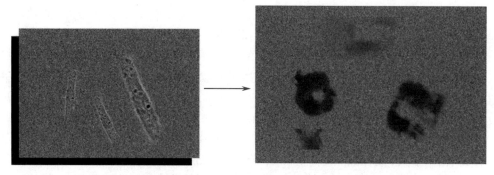

图 10-7 流动式数字影像拍摄技术——有形成分检测和图像分割

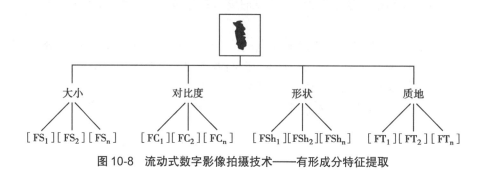

图 10-8 流动式数字影像拍摄技术——有形成分特征提取

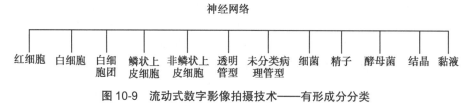

图 10-9 流动式数字影像拍摄技术——有形成分分类

3. 检测参数 目前,该类仪器的有形成分可报告参数已达 39 项,包括 12 项自动分类参数和 27 项需人工进一步确认分类参数。仪器均可提供这些参数的定量计数结果。

(1)12 项可自动分类参数:包括红细胞、白细胞、白细胞团、鳞状上皮细胞、非鳞状上皮细胞、透明管型、未分类病理管型、细菌、精子、黏液、结晶及酵母菌。

(2)27 项需人工进一步确认分类参数:主要包括以下几个方面。①结晶:草酸钙结晶、三联磷酸盐(磷酸铵镁)结晶、磷酸钙结晶、亮氨酸结晶、尿酸结晶、碳酸钙结晶、胱氨酸结晶、酪氨酸结晶、无定形盐类结晶。②病理管型:红细胞管型、白细胞管型、细胞管型、颗粒管型、脂肪管型、蜡样管型、上皮细胞管型、宽大管型。③上皮细胞:肾上皮细胞、尿路上皮细胞。④酵母:假菌丝、芽殖酵母。⑤其他:毛滴虫、脂肪滴、椭圆形脂肪小体、红细胞凝块、异形红细胞及无临床意义颗粒。

四、方法学评价

尿液离心后人工镜检仍是尿液有形成分检查的金标准,但因操作烦琐、费时费力、误差大、重复性差、不能定量、受人为因素影响、无统一质控物、难以进行室内质量控制等,同时存在影红细胞、离心过程中红细胞丢失溶解造成假阴性等,不适合大批量标本的检测。

尿液有形成分分析仪具有快速、准确度高、重复性好、生物污染少的优点,但尿液标本有形成分的复杂性、不稳定性及尿液有形成分分析仪检测原理的局限性,使得检测结果有一定的假阴性率或假阳性率,只能起到尿液检查的过筛作用,不能完全取代传统的化学检验和尿有形成分显微镜检验。如流式细胞技术尿液有形成分分析仪不能检出滴虫、胱氨酸、脂肪滴或药物结晶等,也不能鉴别异常细胞和分类病理管型,草酸钙结晶、精子、酵母菌容易造成红细胞假阳性,上皮细胞、酵母菌和滴虫可引起白细胞的假阳性,大量细菌、酵母菌可干扰红细胞计数,黏液丝对管型计数影响明显。显微数码拍摄图像分析技术尿液有形成分分析仪与流式细胞技术尿液有形成分分析仪相比,可直观地在计算机上看到有形成分的图像,但并非所有成分都能全视野实景图像形态学显示,计数存在客观误差,且分析内容有限,对细菌数等无法检测,当尿液中存在大量结晶、黏液丝、细菌时,也会导致一些检测参数有假阳性或假阴性图像出现。

第三节　尿液分析仪的质量保证

尿液干化学分析仪和尿液有形成分分析仪的应用提高了检验工作的速度与结果准确性。但尿液分析仪检验存在的局限性和影响因素较多,容易产生假阳性或假阴性结果。尿液分析仪的检测过程应保证分析前、分析中、分析后全过程质量控制,尽可能减少和消除引起的结果偏差。

一、分析前质量保证

分析前质量控制指从医生申请至将尿液送到检验科的过程质量控制,包括标本的采集、运送、保存等环节。尿液标本采集可依据的行业标准是 WS/T 348——2011《尿液标本的收集及处理指南》,包括正确的收集方法、有效的标本标记与识别、适宜的防腐或冷藏保存、规定时限内完成检测(尿液标本放置时间过长对干化学检验项目的影响见表 10-7)。实验室技术人员在操作仪器前,还必须熟悉尿液分析仪的工作原理及尿液检测的标准操作规程。

表 10-7　尿液标本放置时间过长对干化学检验项目的影响

项目	结果	原因
pH	升高	细菌繁殖产氨
葡萄糖	降低	细菌繁殖分解利用糖
酮体	假阴性	酮体挥发
胆红素、尿胆原	假阴性	胆红素经阳光照射变为胆绿素 尿胆原氧化成尿胆素
亚硝酸盐	假阳性	体外细菌繁殖
蛋白质	假阳性或假阴性	尿液 pH 改变时尿液过碱或过酸
隐血	假阴性	过氧化物酶活性减弱
	尿试带阳性而镜检阴性	红细胞破坏
白细胞	假阴性	白细胞酯酶失活
	尿试带阳性而镜检阴性	粒细胞破坏,特异性酯酶释放入尿液

二、分析中质量保证

(一)性能验证

新仪器安装时、仪器故障维修后、检测结果发生偏倚时及定期维护后必须对仪器性能参数进行验证后才能对临床发布检测结果。

215

1. 尿液干化学分析仪性能验证　按国家医药行业标准 YY/T 0475—2011《干化学尿液分析仪》、YY/T 0478—2011《尿液分析试纸条》、WS/T 229—2002《尿液物理、化学及沉渣分析》、GB/T 22576.3—2021《医学实验室　质量和能力的要求　第 3 部分：尿液检验领域的要求》及 CNAS-CL02-A002：2018《CNAS 医学实验室质量和能力认可准则在体液学检验领域的应用说明》的要求。

性能验证参数宜包括：

（1）准确度：按仪器规定的测定范围配制一定浓度的标准液，在严格操作的前提下，每份标准液重复检测 3 次，观察其符合程度。

（2）精密度：取低浓度、高浓度尿液质控液和自然尿液标本（正常和异常尿各 1 份），连续检测 20 次，每份标本每次检测是否在靶值允许的范围内（一般每次检测最多相差一个定性等级）。

（3）敏感性（阳性符合率）、特异性（阴性符合率）和符合率：将尿液干化学分析仪与参考方法检查结果进行对比，以参考方法为基础，计算仪器检测的敏感性、特异性和符合率。

（4）建立仪器检测参数的参考范围：以传统法为基础，结合多联试带检测范围，建立符合本实验室尿液干化学分析的参考范围。

2. 尿液有形成分分析仪性能验证　按国家医药行业标准 YY/T 0996—2015《尿液有形成分分析仪（数字成像自动识别）》、WS/T 229—2002《尿液物理、化学及沉渣分析》、GB/T22576.3—2021《医学实验室　质量和能力的要求　第 3 部分：尿液检验领域的要求》及 CNAS-CL02-A002：2018《医学实验室质量和能力认可准则在体液学检验领域的应用说明》的要求。性能验证参数及标准如下。

（1）精密度：按 YY/T 0996—2015《尿液有形成分分析仪（数字成像自动识别）》要求，取不同细胞浓度的液标本，连续检测 20 次，计算 20 次检测结果的变异系数。验证通过标准：细胞浓度水平为 20 个 /μL 的样本，$CV \leqslant 25\%$；细胞浓度水平为 200 个 /μL 的样本，$CV \leqslant 15\%$。

（2）检出限：按 YY/T 0996—2015《尿液有形成分分析仪（数字成像自动识别）》要求，分别对红细胞、白细胞浓度为 5 个 /μL 的尿液样本重复检测 20 次，计算样本检测结果的检出率（检测结果大于 0 个 /μL 的次数与总检测次数的比值）。验证通过标准：红细胞、白细胞浓度水平为 5 个 /μL 的样本，检出率应 ≥90%。

（3）携带污染率：按 YY/T 0996—2015《尿液有形成分分析仪（数字成像自动识别）》要求，取细胞浓度 5 000 个 /μL 的尿液样本和生理盐水，先对浓度为 5 000 个 /μL 的尿液样本连续检测 3 次，检测结果分别为 i_1、i_2、i_3；紧接着对生理盐水连续检测 3 次，检测结果分别为 j_1、j_2、j_3；按照公式计算携带污染率。验证通过标准：细胞的携带污染率应 ≤0.05%。

$$携带污染率 = \frac{j_1 - j_3}{i_3 - j_3} \times 100\%$$

（4）单项结果与镜检结果的符合率：按 YY/T 0996—2015《尿液有形成分分析仪（数字成像自动识别）》要求，取 150 份临床尿液样本，分别对红细胞、白细胞和管型符合率进行评价。其中，红细胞评价时标本至少有 90 份为红细胞病理样本，白细胞评价时至少有 90 份为白细胞病理样本，管型评价时至少有 30 份为管型病理样本，分别按照公式计算红细胞、白细胞和管型仪器检测阴、阳性结果与镜检阴、阳性结果的符合率。验证通过标准：红细胞符合率 ≥70%；白细胞符合率 ≥80%；管型符合率 ≥50%。

$$符合率 = \frac{t_1 + t_2}{t_总} \times 100\%$$

式中：t_1为镜检阳性结果同时待检仪器测试阳性结果的样本数量；t_2为镜检阴性结果同时待检仪器测试阴性结果的样本数量；$t_总$为总样本数量。

（5）假阴性率：按 YY/T 0996—2015《尿液有形成分分析仪（数字成像自动识别）》要求，取至少 200 份随机尿液对红细胞、白细胞和管型检测，以显微镜镜检为"金标准"测试结果，按照公式计算检测结果的假阴性率。验证通过标准：假阴性率≤3%。

$$假阴性率 = \frac{t_{假阴性数}}{t_总} \times 100\%$$

式中：$t_{假阴性数}$为红细胞、白细胞和管型镜检阳性结果而待检仪器测试阴性结果的样本数量；$t_总$为总样本数量。

镜检结果阴阳性判定的临界值为：红细胞 3 个/HPF、白细胞 5 个/HPF、管型 1 个/LPF。

（6）可报告范围（线性）：可报告范围的验证可采用 EP6-A2《定量检测系统的线性评价》和 WS/T 408—2012《临床化学设备线性评价指南》进行。

（7）参考范围的验证：应至少使用 20 份健康人尿标本验证尿液有形成分分析仪检验项目的生物参考区间。

（二）室内质量控制

1. 尿液干化学分析

（1）质控品选择：尿液干化学分析推荐使用配套质控品。质控品应满足：检测项目应覆盖检测全部内容，质控品基质应与患者样品相同或接近，性质稳定，瓶间差异小，保质期长。若使用非配套质控品和自制质控物，应评价其质量和适用性。

（2）质控品浓度水平：尿液干化学分析至少使用阴性、阳性质控物，最好能采用弱阳性质控物。

（3）失控判断规则：阴性质控样本检测结果为阴性，阳性质控样本检测结果为阳性，且阳性结果不超过 1 个数量级，否则为失控。

2. 尿液有形成分分析

（1）质控品的选择：尿液有形成分分析推荐使用配套质控品。质控品应满足：检测项目至少包括红细胞、白细胞等；质控品成分应与患者样品相同或接近、稳定期长、重复性好、同源性强。若使用非配套质控品和自制质控物，应评价其质量和适用性。

（2）质控品浓度水平：至少使用 2 个浓度（正常和异常）水平，宜覆盖临床决定水平。

（3）失控判断规则：①警告规则（1_{2S}规则），1 次质控结果超过 $2SD$ 为报警。②$1_{3S}$规则，1 次质控结果超过 $3SD$ 为失控。③$2_{2S}$规则，同天 2 个质控结果同方向超过 $2SD$ 为失控或同一质控结果连续 2 次超出 $2SD$ 为失控。④Westgard 其他规则。

（4）靶值和控制限：质控物的靶值和控制限必须遵循医学实验室质量和能力认可准则在各检验领域中的应用说明和 GB/T 20468—2006《临床实验室定量测定室内质量控制指南》要求，对新批号质控品确定靶值和控制限。每个检测系统应建立自己的靶值，相同检测系统不同仪器设备的靶值设置应相近。

（5）绘制质控图：在质量控制图纵坐标上标出 X、$X\pm SD$、$X\pm 2SD$、$X\pm 3SD$ 的数值，标注 $X\pm 2SD$ 和 $X\pm 3SD$ 线。在图下方"日期""测定值""操作者"栏内按原始记录填入相应内容。数据顺序应严格按实际操作填写。

3. 尿液形态学检查室内质量控制　　显微镜镜检是尿液有形成分分析的"金标准"，每份尿液标本如有可能应全部进行显微镜有形成分检查。此项目无合适的质控品，且人为因素影响大，因此加强人员管理至关重要。

（1）加强培训规范操作：形态学检验质量易受标本操作、人员技术水平的影响，镜检技术人员培训是做好形态学检验工作的前提和基础。

（2）形态学能力评估：实验室要对镜检技术人员进行形态学能力评估，确保检测结果的准确度。考核推荐使用红细胞、白细胞、管型等异常成分的临床标本，也可采用室间质量评价或参考资料中的图片。人员能力评估应覆盖所有镜检技术人员和有形成分所有检测范围。

（3）定期比对：实验室应定期对不同的检验人员采用相同标本进行实验室内人员比对，观察报告结果的一致性。

4. 室内质量控制的操作

（1）操作方法：操作人员每天按检验项目的作业指导书及专业实验室质量控制操作规程进行室内质量控制（在样品检测之前或随患者样品一起测定），并将当天室内质量控制操作日期、检测结果和操作记录显示在质量控制图上（定性方法除外），并将质控结果标明在图上的对应点，用直线将该点与前一天的点连接，同时分析当天质控情况，确认合格后，才能发出当天检查结果的报告。尿液干化学分析室内质量控制流程见图10-10。

（2）质控频率：检测当日至少1次或依据分析批长度选择质控频率。一般检测项目每天至少检测1次，但当更换新批号试剂应加一次质控，24小时开展的常规项目应增加质控频率。

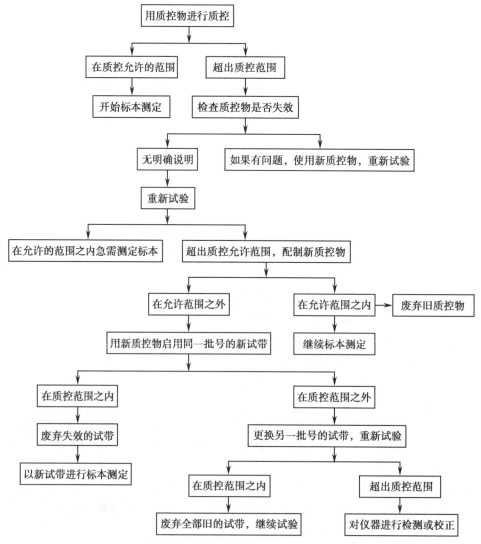

图10-10 尿液干化学分析室内质量控制流程

5. 室内质量控制失控处理 室内质量控制主要用于精密度监测,失控后应立即停发检验报告,分析原因采用纠正措施进行处理。

(1)分析失控原因:综合分析失控点之前的所有质控数据,鉴别失控为系统误差还是随机误差、误差的表现形式(趋势、漂移、离散程度)及其他项目、不同水平质控数据的情况等,排查失控原因(主要包括试剂、校准品、质控品、仪器状态、人员操作等)。

(2)失控纠正处理:基于失控原因,采取相应的纠正措施。通常采取以下思路:①单项目、单水平失控考虑质控品因素;②单项目、多水平失控考虑试剂因素;③多项目、多水平失控首先考虑质控品质量,然后考虑仪器状态和校准问题,失控原因仍不能解决,及时向技术主管或科主任汇报。失控如涉及人员操作,应重新培训并考评。

(3)失控检验结果及报告处理:出现失控信号提示,实验室应首先查明原因,判断真失控或假失控。若为假失控时检测结果不用处理。如果为真失控,则应:①当天未作标本,不必处理;②当天已作标本但报告未发,实验室暂停发布,通过重新测定或其他评审方式验证其合格后方可发出报告;③当天检验结果已经被患者取走或临床利用,立即与患者或临床联系,说明原因撤回检验结果,采取必要的措施,包括重测标本,重发检验结果;与临床医生沟通,共同评价检验结果对临床诊断和治疗的影响。

(4)填写失控报告:室内质量控制及失控处理应有记录。当事人或者指定责任人应及时记录失控报告,失控后检验结果验证应有原始记录。

6. 室内质量控制的总结 应定期(每月1次)对室内质量控制进行总结,监控和评审质控数据,发现可能提示检验系统问题的检验性能变化趋势,应采取预防措施并形成记录。室内质量控制监控和评审内容重点:①当月所有项目的原始质控数据的平均数、标准差和变异系数(适用时)及当月所有项目的失控数、失控处理情况;②当月平均数、标准差和变异系数(适用时)与实验室设置的累积平均数、标准差和变异系数的关联、趋势;③本月质控存在的主要问题及下月持续改进的建议。

(三)室内比对

1. 室内比对要求 实验室应定期或不定期按 GB/T 22576.3—2021《医学实验室 质量和能力的要求 第3部分:尿液检验领域的要求》和 WS/T 407—2012《医疗机构内定量检验结果的可比性验证指南》的要求进行室内比对。比对的原则:①多台仪器(或多种方法)检测生物参考区间相同的检测项目定期进行可比性验证;②多台仪器(或多种方法)检测生物参考区间不同的检测项目定期进行符合性验证。

2. 定期比对

(1)频率与方法:①设备比对。尿液有形成分检测仪器每年至少1次,至少使用20份临床样品(定量项目覆盖测量范围,包括医学决定水平);尿液干化学检测仪器每半年至少1次,至少使用5份临床样品(覆盖正常和异常)。②人员比对。每半年1次,每次至少使用5份临床样品(包括正常和异常水平)。

(2)结果计算:①可比性验证。定量检验项目以某一台仪器设备为靶值,其他检测系统检测结果与其进行偏倚分析,计算出相对偏倚(%)或绝对偏倚。定性检验项目以某一台仪器为靶机,其他检测系统检测结果与其进行一致性分析(符合或不符合),以阴性不能为阳性、阳性不能为阴性、阳性检测偏差不超过1个数量级(或1个滴度)为标准判定符合。②符合性验证。当相同项目2种不同方法(仪器)检测时,其参考区间不同,以各自参考区间对同一份标本进行比对分析。同一份标本2种不同方法(仪器)检测都为正常或阳性为符合,否则为不符合。③形态学实验项目。由该领域经验最丰富的人员作为基准,其他人员检测结果与其比较,通过预先设置的置信区间判定符合程度,否则为不符合。

(3)可接受性能判断:符合率不低于80%为合格标准,否则为不合格。

3. 不定期比对 下列情况下实验室应对检验项目进行比对：①检测系统发生变更,如影响仪器检测性能的重大维修、试剂类型更换、检测程序改变等;②室内质量控制结果有漂移趋势或室间质量评价结果不合格;③临床医生和患者对检测的可比性有疑问时。不定期检验项目比对方案可只检测5份临床样本,其他均与定期比对相同。

4. 比对报告 专业实验室负责组织设备和人员比对,质量控制小组负责监督比对结果并进行综合分析,专业实验室组长审核并签字。比对过程应有记录,应保持原始数据。若比对结果不合格或发现存在偏倚趋势,应分析原因,立即采取措施进行纠正。

（四）室间质量评价

1. 室间质量评价要求 实验室每年应按照 CNAS-RL02《能力验证规则》中能力验证（PT）和外部质量评价（EQA）的计划,参加国家及省级临床检验中心外部室间质量评价活动。

2. 室间质量评价操作实施 质量控制小组负责在指定的时间内完成能力验证和外部质量评价的质控品检测并回报结果。能力验证和外部质量评价的质控品检测必须与常规检验患者标本同等对待。能力验证和外部质量评价的质控品不能交给其他实验室检测,在结果上报截止日期之前禁止与其他实验室交流。

3. 室间质量评价替代方案 无实验室间比对计划可利用时,实验室应采取下列方案并提供客观证据确定检验结果的可接受性：①有证标准物质/标准样品;②以前检验过的样品;③与其他实验室的交换样品。通过与其他实验室的交换样品互换方式进行比对时,选择实验室原则是已获得认可或使用相同检测系统的实验室,比对的频率、样品数量及操作方法同能力验证和外部质量评价。

4. 室间质量评价总结评估 能力验证和外部质量评价的结果发布后,质量控制小组和专业实验室认真对照检查,评估能力验证和外部质量评价的结果,由质量控制小组完成室间质量评价总结报告,交科主任审阅。评估内容包括：①室间质量评价的基本信息,如达标情况、偏倚程度和存在潜在不符合的趋势;②室间质量评价工作建议。如室间质量评价结果未通过,专业实验室组织负责查找原因并制订纠正措施并实施。质量控制小组和质量与技术监督小组负责监督纠正措施的有效性,形成室间质量评价纠正报告。如涉及人员操作,应重新培训并考评。如显示出存在潜在不符合的趋势,应采取预防措施。

三、分析后质量保证

检验后过程又称为分析后阶段,指标本检测后检验报告单的发出到临床应用这一过程,包括结果审核、结果报告、结果发布和标本的保存及处理等。检验后质量管理是临床实验室全程质量控制的重要部分,是全面质量控制的进一步完善和检验工作服务于临床的延伸。

（一）人员的培训

实验室应做好人员培训工作,确保技术人员在原有基础上不断更新技术知识储备,掌握各项尿液有形成分的形态学变化、参考值区间和临床意义的同时,按照实验室制订的镜检规则规范复查、审核和签发报告。

（二）结果的审核

检验结果发布前的全面复核,是检验后质量控制的关键环节。结果的审核包括制订复核标准（筛选标准）、结果审核。

1. 尿液分析复核标准（筛选标准）制订 每份尿液样本原则上应进行显微镜有形成分检查,但实际工作中因标本量大,检验技术人员不足,报告时效性要求等,不可能每份样本均进行显微镜有形成分检查。尿液分析仪即通过筛选的手段,解决镜检工作的"供需矛盾"。筛选的目的是筛出正常与镜检病理性标本。因此,筛选原则是不能出现假阴性,否则就会漏诊。假阳性标本镜检复核后可纠正,但假阳性的结果过多,镜检复核量过大达不到筛选目的,因此制订适用的复核标准非常关键。复核标准在检测系统质量合格、检验人员相对稳定的条件下制订,此标准视为仪器分析结果在正常范围内,免除复核。目前常用的筛选方法为尿液干化学检测结果镜检筛选和利用尿液干化学与尿有形成分检测系统镜检联合筛检。

（1）尿液干化学检验结果镜检筛选:尿液干化学分析法和显微镜镜检结果存在互不相符的情况,原因见表10-8。中华医学会检验分会制订的尿液干化学镜检筛选指南建议:"尿液干化学检验结果白细胞、红细胞、亚硝酸盐、蛋白4项指标同时皆为阴性时,可视为尿内有形成分大致在正常范围内,可免除镜检,直接报告尿液内有形成分大致在正常范围内"。实践证明,只要检测系统（干化学尿液分析仪和配套试带）符合质量标准,这种筛选方法在临床检验工作中适用性好。后又使用上述4项加尿液颜色和浊度共6项作为尿液干化学筛选标准。

表10-8 尿液干化学分析法和显微镜镜检不符合情况与原因

参数	干化学分析法	显微镜镜检法	原因
白细胞	+	−	尿液在膀胱中贮存时间过长,致白细胞破坏、粒细胞酯酶释放
	−	+	尿液以淋巴细胞或单核细胞为主,见于肾移植患者
红细胞	+	−	尿液红细胞被破坏,释放血红蛋白,尿液中含易热性触酶,肌红蛋白尿（将尿液煮沸冷却后再检测可以排除酶的影响）
	−	+	少见,见于维生素C＞100mg/L或试带失效时

（2）用尿液干化学与尿有形成分检测系统镜检联合筛检:随着尿液干化学分析仪和尿液有形成分分析仪一体机在临床实验室上广泛应用,"干化学与尿液有形成分"检查的筛选标准逐渐形成,弥补了尿液干化学筛选标准的缺陷。2016年中国医疗器械协会检验医学分会形态学自动化分析专业委员会在丹东达成《尿液和粪便有形成分自动化分析专家共识》:"应重视尿液有形成分分析仪检测结果的复检及审核问题"。尿液有形成分复杂且多变,规范的显微镜检验是尿液有形成分检测的金标准。使用数字图像法仪器检测的结果为阳性时,需对仪器拍摄的实景图像进行人工审核并确认。使用非数字图像法仪器检测结果为阳性时,须用尿液有形成分检测的参考方法进行镜检:①当尿液干化学分析结果隐血（红细胞）、粒细胞酯酶（白细胞）、蛋白质均为阴性时,尿液有形成分分析仪检测尿红细胞、白细胞和管型的结果在参考范围内,可免除样本图像审核或显微镜检验。②尿液有形成分分析仪检测尿红细胞、白细胞、管型等结果呈阳性,均需进行图像审核,对于不能提供图像审核的仪器,需显微镜镜检确认。③当尿液干化学检验的隐血（红细胞）、粒细胞酯酶（白细胞）检测结果与尿液有形成分分析仪检查结果出现不符时,需进行图像审核,对于不能提供图像审核的仪器,需显微镜镜检确认。④尿液干化学分析仪测得尿蛋白质结果为阳性,需对尿液有形成分分析仪测得的结果进行实景图像审核,为满足鉴别要求,应使用标准的尿沉渣检查方法进行显微镜镜检,必要时采用染色法或特殊显微镜法进行鉴别。⑤临床特殊要求镜检的尿液样本（如免疫抑制剂使用、肾病、泌尿系统疾病、糖尿病等）,需进行样本图像审核或显微镜镜检,必要时采用特殊鉴别方法确认。

（3）镜检筛选方法的原则:根据实际情况制订标准,各实验室应据工作量与技术员的比例、实验室条件合理选择筛选方法。例如,卫生院、社区医疗中心实验室标本量较少,只要条件允许,最好能直接镜检,因再严格的筛选方法也会有漏诊。标本量相对较多的实验室,建议使用尿液干化学分析仪和尿液有形成分分析仪检测结果综合分析制订复核标准。

2. 尿液筛选标准的局限性 近年来,尿液自动化分析仪器快速发展,提高了检测速度和质量,但由于尿液分析仪检测方法学的局限性,下列情况不能完全替代显微镜镜检。

(1)临床医生要求以镜检结果为诊断依据或观察疗效时,不宜使用尿液干化学分析仪和尿液有形成分分析仪过筛。

(2)实验室规定如肾病科、泌尿外科等患者尿液不适合用尿液干化学分析仪和尿液有形成分分析仪过筛,须全部进行显微镜镜检。

(3)尿液分析仪检测结果无法确认或有疑问时,患者尿液样本须显微镜镜检复核。

(4)尿液干化学分析仪和尿液有形成分分析仪筛选标准具有"检测系统"属性,每个检测系统均应建立自己的筛选标准,即使引用相同检测系统的筛选规则,本实验室使用之前也要经过验证,确认引用的标准符合本实验室质量要求后方可使用。

总之,在充分发挥尿液自动化分析优势的同时,设置合理的复核(筛选)规则,从而才能实现智能化筛选出需人工镜检复查的标本,缩短尿液分析检测时间,提高检验质量,使尿液分析逐步规范化、标准化。

小 结

尿液干化学分析仪是检测尿液化学成分的自动化仪器,其主要优点是标本用量少;速度快、检测项目多;重复性好,准确度较高;适用于大批量标本的筛检。它的不足主要表现在不能对尿液有形成分进行直观分析,且检测结果准确与否受很多因素的影响。

尿液有形成分指通过尿液排出体外且能在光学显微镜下观察到的成分,显微镜检验一直是金标准。目前,尿液有形成分分析仪主要有3类:一是显微数码拍摄图像分析技术尿液有形成分分析仪,二是流式细胞技术尿液有形成分分析仪,三是流式-显微数码拍摄图像技术尿液有形成分分析仪。尿液有形成分分析仪具有快速、准确度高、重复性好、生物污染少的优点,但因检测原理的局限性,会出现假阳性或假阴性的干扰,仍只能起到尿液检查的过筛作用。

目前,尿液干化学分析仪和尿液有形成分分析仪大都整合成一体机应用于尿液检查,显著提高了尿液检验工作的效率。但是,尿液分析仪检验存在的局限性和影响因素较多,容易产生假阳性或假阴性结果。因此,质量控制流程应贯穿于分析前、分析中、分析后全过程。分析前质量控制包括标本的采集、运送、保存等环节;分析中质量控制包括性能验证、室内质量控制、室间质量评价及室间比对等环节;分析后质量控制包括结果审核、结果报告、结果发布和标本的保存及处理等。各实验室应做好分析过程各阶段的质量控制并根据自身具体情况设置合理的复检规则,以保证检验质量,使尿液分析仪检验逐步标准化、规范化。

思 考 题

1. 简述尿液分析仪的性能验证。
2. 说出显微镜检验是尿液有形成分检测的金标准的理由。
3. 试述3种不同尿有形成分分析仪的方法学优劣与临床应用异同。

(杨丽华)

第十一章　粪便标本的采集与处理

知识目标　掌握粪便常规检验、寄生虫检验、化学检验、微生物检验标本的采集方法及其质量控制；熟悉粪便的主要成分及标本的保存、运输和处理；了解消化道微生态研究、非靶向代谢组学研究、粪便人体细胞研究等标本的采集、保存与运输要求。

能力目标　能正确、有效采集粪便标本；能运用适宜的方法对粪便进行保存和运输。

素质目标　树立责任意识、服务意识，提升医患有效沟通质量、体现敬业精神与职业素养；培养无菌意识、自我防护意识、环境意识，提升社会责任感与职业道德。

粪便（feces）由食物经消化道被消化吸收营养成分后剩余的产物及消化道分泌物与肠道菌群等组成。粪便的主要成分有：①水分，通常占粪便的 3/4。②未被消化的食物残渣，如植物细胞、植物纤维、肉类纤维、淀粉颗粒等。③已消化但未被吸收的食糜。④食物分解产物，如吲哚、粪臭素等。⑤消化道分泌物，如酶、胆色素、黏液、无机盐等。⑥肠道脱落的上皮细胞。⑦细菌，包括肠道寄生菌（如大肠埃希菌、肠球菌等）和一些过路菌（如金黄色葡萄球菌等）。⑧真菌，通常为条件致病菌，当机体免疫力下降或肠道菌群失调时可致病，如白念珠菌等。病理情况下，粪便中还可见血液、脓液、寄生虫、致病菌和结石等。由于粪便成分很复杂，在标本采集、保存、运输和处理等方面都要注意规范操作。

第一节　粪便标本的采集

粪便标本采集的质量可直接影响检验结果的准确度和可靠程度，采集时应根据不同的检验项目采取不同的采集方法。采集容器应使用一次性无吸水性、无渗漏、无污染物的有盖干净容器，容器大小适宜；用于细菌培养的标本容器应无菌；容器上标识要明显。

粪便标本类型主要有 3 种：①为临床诊断用途而采集的粪便/肛拭子标本，主要用于常规检验、寄生虫检验、化学检验和微生物学检验。②为临床治疗用途而采集的健康人群捐赠的，经过标准化处理后的粪便标本，主要用于粪菌移植。③为临床科研及基础医学研究用途而采集的粪便标本，主要用于消化道微生态研究（如肠道菌群）、非靶向代谢组学研究（如短链脂肪酸）、粪便人体细胞研究（如肿瘤早期筛查）等。

一、常规检验标本的采集

常规检验一般包括外观和显微镜检验，通常采集自然排出的新鲜粪便。被采集人排便前先排尽尿液，尽可能使用洁净的蹲式便器。事先在便器底部垫上纸张，再将一张干净的保鲜膜放在铺好的纸上，粪便留于保鲜膜上。①外观无异常的粪便：必须从表面、深处及粪端多处随机取材,取 3～5g 粪便送检。②外观异常的粪便:采集含有异常成分的粪便,如黏液或脓血等;对于不成形、水状的粪便,宜用滴管吸取。

标本采集过程应无污染,不得混有尿液、消毒剂及污水,以免破坏有形成分,致病原菌死亡或污染腐生性原虫。标本采集后应及时送检,并于 1 小时内检查完毕,避免因 pH 改变、消化酶、细菌等影响导致有形成分破坏分解。

二、特殊检验标本的采集

1. 寄生虫检查标本　粪便病原学检查是诊断寄生虫病的基本检查方法。用于寄生虫检查的粪便标本应新鲜。若不能立即送检,体外保存不宜超过 24 小时,且应有相应的保存方法。此外,原虫和某些蠕虫有周期性排卵现象。临床可疑寄生虫感染,但未查到寄生虫和虫卵时,应连续送检 3 天,以免漏诊。如果需要检查寄生虫虫体并作虫卵计数,应采集 24 小时粪便。检查虫体时应仔细寻找或筛查,检查虫卵时应混匀标本后检查,坚持"三送三检"。

(1)阿米巴滋养体:采集脓血和稀软部分,立即送检;采集、运送及检查过程中均需保温,保持滋养体活力以提高检出率。

(2)血吸虫毛蚴:采集脓液、血液或黏液处标本至少 30g,必要时取全份标本送检。

(3)蛲虫虫卵:因雌虫夜间至肛门周围产卵,故用浸泡生理盐水棉签或透明薄膜拭子,于晚 12 时或清晨排便前自肛门皱襞处拭取粪便,以避免大便后因大便黏滞、清洁臀部而造成虫卵被清除,导致检查失败。此外,蛲虫并非每天均爬出肛门产卵,故应连续检查 2～3 天,以提高检出率。

2. 隐血试验(化学法)标本　标本新鲜,被检者于检查前 3 天禁食肉类、动物血、生鲜蔬菜、水果并禁服铁剂、铋剂、维生素 C 等。

3. 粪胆原定量标本　应连续收集 3 天粪便,每天混匀称重,取约 20g 送检。

4. 脂肪定量标本　连续脂肪膳食 6 天,每天 50～150g,从第 3 天起开始收集 72 小时粪便,将收集的标本混合称重,从中取出约 60g 送检。如果采用简易法,可在正常膳食情况下收集 24 小时粪便,混合后称重,从中取出约 60g 粪便送检。

5. 微生物检查标本　应采用无菌有盖容器:①普通细菌培养标本取脓血或黏液部分 3g 以上,液体粪便取 3mL 以上,置于无菌瓶中,立即送检。②难辨梭菌培养及难辨梭菌毒素检测,粪便标本应充盈整个无菌瓶,立即送检。

6. 无粪便标本　无粪便排出而又确需检查时,可经直肠指诊或采便管拭取标本。

7. 宏基因组研究标本与人体脱落细胞研究标本　新鲜粪便分装成每管 1～2g,不能立即冻存时,可采用特定保存液进行保存,标本量与采集方法均按保存液要求进行。

8. 非靶向代谢组学研究标本　新鲜标本分装成每管 200mg～1g,立即 –80℃或 –20℃冻存。

第二节　粪便标本的保存、运输和处理

粪便标本保存与运输方式的正确与否直接影响检验结果的准确度和可靠程度,检测后的粪便标本处理需符合生物安全与医疗废物管理要求。

一、粪便标本的保存

常规检验的标本保存容器应清洁、干燥、有盖,不吸水、不渗漏。细菌学检查的标本要用无菌有盖的容器。

1. **常规检验标本** 采集后可常温保存,立即送检并于标本采集后 1 小时内检验完毕,否则由于消化酶、pH 变化及细菌等影响导致有形成分破坏分解。

2. **寄生虫检查标本** 如检查溶组织内阿米巴等肠内原虫滋养体,采集、运送及检查过程中均需保温(35～37℃),保持滋养体活力以提高检出率。

3. **消化道微生态研究、非靶向代谢组学研究、粪便人体细胞研究标本**

(1)冷冻保存法:新鲜粪便标本应在采集后 30 分钟内冷冻预处理并在 2 小时内低温运送至生物样本库 –80℃保存,防止粪便在室温条件下放置过久而导致菌群结构比例变化和/或粪便中 DNA 酶降解粪菌 DNA 等。若保存不当,细菌 DNA 降解会造成标本中菌群种类与多样性下降,影响结果准确性。

(2)冷藏保存法:4℃低温条件下可以降低细胞内核酸内切酶活性以避免 DNA 被快速降解。粪便标本采集后若不能立即 –80℃保存,或在运输过程中,可使用 4℃冷藏箱或 0℃冰袋保存。

(3)保存液保存法:当粪便采集后不能立即送检且难以实现快速低温冷冻又无低温运输条件时,应采用含特定保存液采集管进行保存。随着技术的发展,保存液被广泛用于常温条件下的标本采集、保存和运输。常用的粪便保存液有乙醇、RNAlater、EDTA 盐及柠檬酸钠等。乙醇能快速渗入细胞,凝固降解 DNA 相关的酶而不损伤 DNA。RNAlater 能够迅速渗透组织,抑制细菌生长,稳定和保护未冷冻标本中的细胞 RNA,同时防止 DNA 降解,达到较好的标本保存效果。

二、粪便标本的运输

粪便标本广泛用于临床常规检验、寄生虫检验、化学检验、微生物检验、消化道微生态宏基因组研究、非靶向代谢组学研究、人体脱落细胞研究等。用于临床诊断而采集的粪便/肛拭子标本,通常要求采样后立即送检;原虫滋养体等寄生虫检验标本还应注意保温送检。

用于消化道微生态宏基因组研究、非靶向代谢组学研究的粪便标本,通常采样后立即(30 分钟内)送检,低温冷冻运输,2 小时内送达生物样本库。若无法实现低温冷冻运输,则采用特定的粪便保存液,室温条件下稳定粪便中的核酸质量。不同运输条件下粪便标本的保存方法见表 11-1。

表 11-1 不同运输条件下粪便标本保存方法

运输条件	运送时间	保存方法
–20℃冷链运输	2 小时内能送达生物样本库	不分装或分装成每管 1～2g 后直接置于 –80℃或更低温度条件下保存,或将标本加工处理成 DNA 分装保存
无 –20℃冷链运输,需用含特定保存液采集管	严格遵循说明书要求	将含特定保存液的采集管直接置于 –80℃或更低温度条件下保存,或将标本加工处理成 DNA 分装保存

三、粪便标本的处理

粪便检验后应将粪便和纸类或塑料类容器投入焚化炉中烧毁;搪瓷容器、载玻片等应浸泡于消毒液中(如 0.5% 过氧化乙酸或苯扎溴铵等),24 小时后弃消毒液,再煮沸消毒后清洗干净,晾干或烘干备用。

小 结

影响检查结果准确度与可靠性的主要因素是标本的质量,因此粪便标本的采集、运输与处理过程应遵循严格的质量控制。

1. 标本要新鲜,不得混有尿液、消毒剂和污水等,以免破坏粪便的有形成分和病原体等。

2. 标本采集过程中尽量无菌操作,用无菌竹签挑取粪便。

3. 应选取含有黏液、脓液和血液等病理成分的部分,外观无异常的粪便可于其表面、深处及粪端多部位采集标本。

4. 标本采集后及时送检,并于采集后 1 小时内检查完毕,避免因消化酶、pH 改变及细菌作用等因素的影响导致粪便有形成分破坏。

5. 寄生虫虫卵检查应尽量用浓集检查法,以提高检出率。

6. 若要排除一些病原体的携带状态,需要连续 3 份标本阴性,且 2 次采集标本应间隔48 小时。

7. 可疑肠道感染,应在感染急性期采集腹泻粪便标本。

8. 集体腹泻或食源性疾病暴发人群粪便采集,应根据人数决定标本采集的数量,并尽量在急性腹泻期及用药前采集。

9. 采集标本的容器应清洁、干燥、有盖,不吸水、不渗漏;细菌学检查要采用无菌有盖的容器。

10. 任何标本都应视为潜在的高危病原菌感染源,采集标本时应注意自我防护。粪便运输过程中务必使用合适的器具,避免被感染或污染环境。

思 考 题

1. 临床上哪些疾病需要作粪便检查?

2. 粪便中能够检出的寄生虫种类有哪些?其粪便标本采集过程中应注意哪些方面?

3. 粪便标本若保存不当,会对哪些项目的检测结果产生重要影响?

（朱琳琳）

第十二章　粪便的一般检验

知识目标　掌握粪便隐血试验的主要检测方法、方法学评价和质量保证，粪便显微镜检验方法和质量保证；熟悉粪便理学检验的基本内容，粪便人轮状病毒、钙卫蛋白的常用检测方法和质量保证，常见粪便寄生虫虫卵的形态鉴别；了解粪便脂肪试验，粪便检验的新进展。

能力目标　掌握粪便一般检验基本方法的理论知识，具有实际操作能力和分析问题、解决问题的能力。

素质目标　从对粪便检验全面质量保证的认识，树立不断为患者和临床提高检验服务质量的意识；从对粪便检验中存在难点和疑点的认识，养成认真学习专业知识和科学严谨研究的态度；从对粪便检验方法存在局限性的认识，形成主动加强与临床沟通合作的观念；从对粪便检验新技术的初步认识，提高科研创新的思维和热情。

粪便检验是最常见的临床检验项目之一，对许多疾病，尤其是消化系统疾病的诊断与鉴别诊断、疗效观察及预后判断有重要的临床价值。粪便检验主要用于：①了解食物消化状况，判断胃肠、胰腺、肝胆系统的功能状况；②鉴别消化道出血性质；③辅助诊断下消化道感染；④筛检寄生虫感染；⑤消化道肿瘤筛查；⑥协助鉴别黄疸类型；⑦了解肠道微生态情况等。

第一节　粪便的理学检验

粪便的理学检验内容主要包含粪便量、性状、颜色、寄生虫、气味和食物残渣等方面。检验报告项目至少要包括颜色和性状的描述，发现其他的异常情况应加以报告。

一、量

健康成人排便次数一般为每天 1～2 次，大多数为 1 次；粪便量每天 100～300g。婴儿排便次数会较多，粪便量较少。粪便量的多少与食物种类、进食量等相关。进食较多粗糙粮食及纤维素丰富的蔬菜等食物，粪便量会较多；若进食以精细粮食、肉类及植物纤维含量少的食物为主，则粪便量相对较少。在消化器官功能紊乱、炎症或肠道肿瘤等情况下，排便次数与粪便量等方面都可能发生改变。

二、性状

粪便性状用肉眼观察，主要从成形程度、软硬度或水样等描述。成形粪便形状以柱状、狭窄带状、小圆形或大块状等进行描述。粪便外观有明显的黏液、血液等异常情况时，常用这些异常特征加以描述。粪便未成形且含有较多液体的,可归为水样便,常结合液体浓稠度情况和颜色等进行描述。出现泡沫、悬浮或油脂等,应一并描述。

粪便性状与食物种类、消化道功能状态及在肠道潴留时间等有关。健康成人粪便多为成形柱状软便;婴儿常为糊状便。异常情况下粪便性状发生变化,常见主要原因分析见表12-1。

表 12-1 异常粪便性状及主要原因分析

性状	外观特点	主要原因
块状便	大块状,硬	粪便潴留时间过长,水分被过度吸收,一时性便秘
变形便	小圆形(羊粪蛋样),硬	习惯性便秘、老年人排便无力
	狭窄带状	肠道梗阻、直肠或肛门狭窄、肠痉挛、直肠癌
鲜血便	有明显鲜红色血液	痔疮、肛裂、直肠息肉、结肠癌
脓血便	脓样、脓血样、黏液血样、黏液脓血样	细菌性痢疾、阿米巴痢疾、溃疡性结肠炎、肠结核、结直肠癌
	脓中带血,以脓和黏液为主	细菌性痢疾
	血中带脓,以血为主,呈暗红色稀果酱样,有特殊腥味	阿米巴痢疾
黏液便	黏液稀便	肠壁受刺激、肠炎、痢疾、急性血吸虫病
	黏液脓血便,以黏液为主	细菌性痢疾
	暗红色黏液便,可带脓	阿米巴痢疾
胨状便	黏胨状、膜状或纽带状物	肠易激综合征、过敏性肠炎、慢性细菌性痢疾
乳凝块状便	黄白色乳凝块或蛋花状	婴儿消化不良、腹泻
柏油样便	黑色,表面有光泽,质软	上消化道出血
白陶土样便	灰白色或苍白色,黏土样	阻塞性黄疸、钡餐或食用过量脂肪
水样便	稀汁样或稀糊状	轮状病毒或产毒素细菌感染、急性腹泻、脂肪泻
	脓样,含有膜状物	假膜性肠炎
	洗肉水样	副溶血弧菌食物中毒
	米泔样(白色淘米水样)	霍乱、副霍乱
	红豆汤样	出血性小肠炎
	稀水样	隐孢子虫感染
	泡沫样、悬浮样	乳糖不耐受或脂肪泻,过多气体产生

三、颜色

粪便颜色的标准描述用语主要有淡黄色、灰色、白色、红色、黑色、绿色和棕色等。由于肉眼判断有时较难仅从这几种颜色准确表达,也可用类似色如灰白色、黄绿色等描述;同类颜色有深浅不同,也可加以描述,如鲜红色、暗红色等。实验室应参照规范用语进一步规定明确对粪便颜色的描述,以确保报告的规范性和一致性。

健康成人粪便因含粪胆素而呈浅棕色,婴儿粪便因含胆绿素而呈黄绿色或金黄色。粪便颜色改变受饮食、药物或疾病的影响,常见主要原因分析见表12-2。

表 12-2　粪便颜色改变及主要原因分析

颜色	食物或药物因素	病理因素
红色	食用大量西瓜、西红柿、红辣椒等红色食物	痔疮、肛裂、直肠癌等引起的下消化道出血
暗红色	食用大量红心火龙果、咖啡、巧克力等	肠套叠、阿米巴痢疾等引起的慢性出血
黑色	食用较大量动物血或肝脏、口服钾盐、铁剂等	上消化道出血
绿色	食用大量绿色蔬菜	婴儿肠炎，胆绿素来不及转化为粪胆素
淡黄色	服用大黄、山道年等	胆红素未氧化、脂肪不消化
灰白色	食用过量脂肪，服用硫酸钡造影剂等	胆道堵塞、阻塞性黄疸、肠结核

四、寄生虫（成虫）

粪便中虫体较大的肠道寄生蠕虫如绦虫（图 12-1）、蛔虫（图 12-2）等或其片段，肉眼可辨认出来；而钩虫虫体等，一般需筛洗粪便或在显微镜下才能见到。

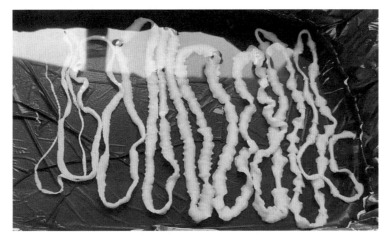

图 12-1　绦虫

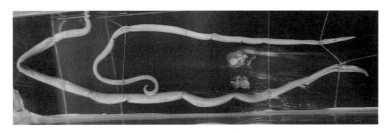

图 12-2　蛔虫

第二节　粪便的化学检验和免疫学检验

一、粪便隐血试验

消化道少量出血，红细胞由于在胃肠道被消化分解破坏或未被采集到，显微镜下未见到红细胞，而粪便外观也未见到血液，此即称为粪便隐血。粪便隐血需采用化学法、免疫学法等进行检验证实，这些试验统称为粪便隐血试验（fecal occult blood test, FOBT）。粪便隐血试验主要是测定粪便中的血红蛋白，检测转铁蛋白等项目也在逐步得到应用。

（一）检测原理

1. **化学法** 有湿化学法和干化学试带法。湿化学法主要有邻联甲苯胺法、邻甲苯胺法、联苯胺法、匹拉米洞法、还原酚酞法及无色孔雀绿法等。干化学试带法主要有四甲基联苯胺法（TMB 法）、愈创木酯法等。各种方法的基本原理相似。以 TMB 法为例，试纸上包被一层四甲基联苯胺显色染料和过氧化物膜，血红蛋白中的亚铁血红素有类似过氧化物酶的活性，能催化过氧化物膜释放出氧，将无色的四甲基联苯胺氧化成有色的联苯胺蓝，呈蓝绿色。呈色的深浅可反映血红蛋白的多少，亦即出血量的多少。

2. **免疫法** 有胶体金法、流式荧光发光法、酶联免疫吸附法、胶乳凝集法、反向间接血凝法、免疫扩散法及免疫斑点法等。目前，采用单克隆抗体免疫胶体金法检测血红蛋白或转铁蛋白，已在临床实验室普遍、常规使用。以检测血红蛋白为例，其技术原理：胶体金是由氯化金和枸橼酸等合成的一种紫红色胶体物质，胶体金与羊抗人血红蛋白单克隆抗体（羊抗人 Hb 单抗）和鼠 IgG 吸附在特制的醋酸纤维素膜上，形成一种有标记抗体的胶体金物质；在试带的上端包被着羊抗人 Hb 多抗和羊抗鼠 IgG 抗体。检测时，将试带浸入粪悬液中，悬液通过层析作用，沿着试带上行；如粪便中含有 Hb，在上行过程中与胶体金标记羊抗人 Hb 单抗结合，待行至羊抗人 Hb 多抗体线时，形成金标记抗人 Hb 单抗-粪便 Hb-羊抗人 Hb 多抗复合物，在试带上显现一条紫色线（被检测标本阳性）；试带上不与 Hb 结合的金标记鼠 IgG 随粪悬液上行至羊抗鼠 IgG 抗体处时，与之结合形成另一条紫红色线，即试剂质量控制对照线。

3. **其他方法** 卟啉荧光血红蛋白定量试验（Hemo-Ouant test, HOT）、放射性核素铬（⁵¹Cr）法、HemeSelect 免疫法等可用于检测血红蛋白，但方法复杂，不宜推广，仅在个别实验室研究使用。

（二）方法学评价

目前，粪便隐血试验国内外仍无统一的临床标准化方法。不同方法的灵敏度和特异性等存在一定的差异，临床应用价值也有所不同。

1. **方法学比较** 不同粪便隐血试验的方法学比较见表 12-3。

表 12-3 粪便隐血试验的方法学评价

试验方法	灵敏度	应用评价
邻联甲苯胺法	0.2~1mg/L	湿化学法中最常用，但邻联甲苯胺为 2B 类致癌物，临床上使用应注意安全
邻甲苯胺法	0.2~1mg/L	邻甲苯胺为 1 类致癌物，临床上应慎用
还原酚酞法	1mg/L	还原酚酞不稳定，不适合用于临床
四甲基联苯胺法	2mg/L	TMB 安全，稳定性好，是目前最常用的色原试剂，广泛应用于临床，干化学试带法也已用于居家监测
联苯胺法	2mg/L	联苯胺为 1 类致癌物，临床上应慎用
匹拉米洞法	1~5mg/L	目前临床较少采用，可用于研究
无色孔雀绿法	1~5mg/L	目前临床较少采用，可用于研究
愈创木酯法	6~10mg/L	特异性较好，干化学试带法使用简便，AGA、NACB 推荐用于消化道肿瘤的筛检
血红蛋白胶体金法	30~200μg/L	使用简便，微量出血即可检出，广泛应用于临床，AGA、ACS 推荐方法
转铁蛋白胶体金法	40μg/L	使用简便，微量出血即可检出，转铁蛋白抗菌能力强，稳定性高于血红蛋白，可检出上消化道出血
流式荧光发光法	1μg/L	血红蛋白和转铁蛋白均可定量检测，具有很高的检测灵敏度、线性范围和精密度，可有效避免 HOOK 效应，需专用设备

注：AGA 美国胃肠病学学会；ACS 美国癌症学会；NACB 美国临床生物化学学会。

2. 干扰因素 化学法和免疫法检测结果受食物等因素干扰的情况有所不同,主要原因见表12-4。

表12-4 粪便隐血试验的主要干扰因素

方法学	假阴性	假阳性
化学法	服用大量维生素C或其他具有还原性的药物 标本陈旧或血液在肠道停留过久,血红蛋白被消化酶降解,血红素消失	食用动物血、含过氧化物酶蔬菜等 服用铁剂、铋剂等 消毒剂污染等
免疫法	消化道大量出血,粪便血红蛋白浓度过高,抗原过剩出现HOOK效应 上消化道出血,血红蛋白被肠道消化酶降解变性,丧失原有免疫原性或免疫原性被改变 患者的抗原与单克隆抗体不匹配	极少出现,不受饮食和药物等因素干扰

3. 联合检测

(1)双联法:化学法和免疫法2种方法学的联合应用可以提高检测的灵敏度,特异性也可以得到更好保证。目前,可以同时在试带(或测试卡)上作化学法(TMB法)和免疫法(胶体金法)的双试剂联合检测血红蛋白,且已广泛在临床使用,其检测结果可以得到更好的分析,见表12-5。

表12-5 粪便隐血试验(双联法)最终结果分析

顺序	免疫法	化学法	结果	分析与处理
1	+	+	+	消化道有出血
2	+	−	+	样本中Hb含量较低
3	−	+		将样本稀释100倍后再测
			+	若免疫法显示阳性,则表明消化道有大量出血,HOOK效应导致第1次的假阴性
			−	若免疫法仍为阴性,则结果判读为阴性,有可能是其他干扰,或上消化道极少量的出血,需结合临床进行其他的检测或跟踪
4	−	−	−	消化道无出血
5	无效		无效	重新测试
6		无效	无效	重新测试

(2)血红蛋白和转铁蛋白联合检测:采用胶体金法或流式荧光发光法定量检测。联合检测可以提高消化道出血检出率,也有助于进一步判断上消化道或下消化道出血,见表12-6。

表12-6 粪便血红蛋白和转铁蛋白联合检测最终结果分析

血红蛋白	转铁蛋白	结果	结果分析
+	+	+	消化道有出血
−	+	+	上消化道出血
+	−	+	患者本身血浆中转铁蛋白含量较低,或下消化道微量出血,转铁蛋白含量低于最低检测限
−	−	−	消化道无出血

（三）质量保证

1. 粪便标本的采集和保存，要符合方法学要求。

2. 选用试验的方法前应明确其灵敏度和特异性等分析性能。

3. 使用试带进行粪便隐血试验，试带应在密闭、防潮的条件下保存，在有效期内使用。

4. 应按试剂说明书要求的比例使用稀释液或等渗盐水对标本进行稀释。当明显柏油样标本的检测结果呈阴性时，应调整稀释倍数后再次进行检测。

5. 目前已有商品化质控品，应尽可能采用第三方质控品作室内质控。

6. 检测临床标本前应至少进行阴性和弱阳性水平的室内质控并保证结果在控。应按说明书规定的时间和标准进行结果判断。

7. 当一种方法的检测结果与临床不符时，宜采用另一种方法进行验证。

8. 检测后有疑问应及时与临床沟通。

二、粪便脂肪试验

粪便脂肪包括中性脂肪、结合脂肪酸和游离脂肪酸，主要来自食物，部分由胃肠道分泌、细菌代谢或细胞脱落等。胰腺疾病、肝胆疾病、小肠病变和消化性溃疡等可导致脂肪消化吸收不良，粪便脂肪量明显增加。粪便脂肪试验可用于了解胃肠道消化吸收功能和辅助判断消化系统疾病。健康成人脂肪吸收率大于 95%；粪便总脂肪酸 2～5g/24h，超过 6g 时称为脂肪泻（steatorrhea）。

（一）检测原理

1. **显微镜法** 通过显微镜观察粪便脂肪球。

2. **称量法** 操作步骤：①粪便经盐酸处理后，结合脂肪酸变为游离脂肪酸；②石油醚或乙醚等有机溶剂萃取中性脂肪及游离脂肪酸；③蒸发除去萃取物中的有机溶剂；④天平称重量。

3. **滴定法** 操作步骤：①粪便加入氢氧化钾乙醇溶液一起煮沸，脂肪皂化；②冷却后加入过量的盐酸，使脂肪皂变成脂肪酸；③石油醚或乙醚等有机溶剂提取脂肪酸；④蒸发除去有机溶剂，其残渣用中性乙醇溶解；⑤用氢氧化钠滴定，计算总脂肪酸含量。

4. **计算吸收率** 从测定前 2～3 天开始至最后一次粪便采集结束，每天给予脂肪含量 100g 的标准膳食，连续 3 天收集 24 小时粪便作总脂测定。吸收率计算公式：

$$脂肪吸收率（\%）＝\frac{膳食总量－粪便总量}{膳食总脂量}×100\%$$

（二）方法学评价

粪便脂肪试验的方法学评价见表 12-7。

表 12-7 粪便脂肪试验的方法学评价

方法	评价
显微镜法	定性方法，简单易行，但检出率和准确度较低，仅作为筛检试验，不能作为诊断依据
称量法和滴定法	定量方法，操作复杂，准确度高，但检测的是总脂肪酸，不包含中性脂肪中的甘油部分，一般临床实验室不易开展

（三）质量保证

1. 粪便标本的采集要符合要求。

2. 按照标准操作过程规范操作。

3. 吸收率计算,患者必须严格坚持并按指导进行脂肪饮食。

4. 检测后,必须结合临床信息进行分析,有疑问及时与临床沟通。

三、人轮状病毒检验

人轮状病毒(human rotavirus,HRV)属于呼肠孤病毒科轮状病毒属,共分为 A～G 7 群(组)。A 群轮状病毒是引起婴幼儿急性腹泻的主要病原体。感染轮状病毒后,粪便中可检出病原体。

(一)检测原理

1. A 群轮状病毒抗原检测 检测方法有免疫胶体金法、酶联免疫法、胶乳凝聚试验等。最常用的是胶体金法,采用免疫层析双抗体夹心法原理。在硝酸纤维素膜上的检测区包被 A 群轮状病毒抗体,同时用胶体金标记 A 群轮状病毒单克隆抗体。检测时,如果样本内含有 A 群轮状病毒,样本中的病毒抗原可与检测卡前端的"胶体金-抗体"结合,形成免疫复合物,复合物沿膜带层析移动,并在包被了抗体的检测区形成一条红色线,判为阳性;如样本内不含有 A 群轮状病毒时,检测区不会形成红色线,判为阴性。

2. 核酸检测 常用检测方法,详见分子生物学技术相关教材的介绍。

3. 电镜与免疫电镜检验 粪便悬液超速离心,沉渣经乙酸钠染色后进行电镜观察或免疫电镜观察。

4. 聚丙烯酰胺凝胶电泳 提取病毒 RNA 后,经聚丙烯酰胺凝胶电泳硝酸银染色,根据电泳形成的 11 条基因片段区带的特殊分布进行分析,判断是否感染轮状病毒。

(二)方法学评价

人轮状病毒检验的方法学评价见表 12-8。

表 12-8 人轮状病毒检验的方法学评价

方法	评价
抗原检测	胶体金法:简单方便,已用于快速检测,不能定量 酶联免疫法:灵敏度高、操作耗时较长 胶乳凝集试验:特异性较好,但不及 ELISA 法灵敏
核酸检测	定量,可用于诊断,又可用于分型
电镜与免疫电镜检验	电镜下观察到轮状病毒即可确诊,设备昂贵,主要用于科研实验室
聚丙烯酰胺凝胶电泳	可用于诊断,又可区别不同型病毒感染,但是 RNA 提取较难成功且操作烦琐耗时,一般实验室不易开展

(三)质量保证

1. 粪便标本的采集和保存,要符合方法学要求。

2. 试剂的保存和使用,必须严格按照说明书。

3. 胶体金法抗原检测,仅用于粪便上清液的检测;对照线不显色时,无论检测线是否显色,均判为无效,需重复试验。

4. 核酸检测、电镜与免疫电镜检验、聚丙烯酰胺凝胶电泳等,对检验人员的能力要求高,需经过培训并取得相应的资质。

5. 检测后,必须结合临床信息进行分析,有疑问及时与临床沟通,必要时重新采样复查。

四、粪便钙卫蛋白检验

粪便钙卫蛋白(fecal calprotectin,FC)是一种急性期蛋白。钙卫蛋白约占中性粒细胞可溶胞质蛋白的 60%,在肠道炎症时容易被释放到粪便,且在粪便中显示出很好的稳定性,在室温下可稳定 1 个星期。粪便钙卫蛋白能够较好地反映肠道的炎症程度,已经确定为炎症性肠病(IBD)的标志物,有助于与非炎症性肠病如肠易激综合征(irritable bowel syndrome,IBS)作鉴别。

(一)检测原理

1. 免疫胶体金法 采用双抗体夹心反应原理及胶体金免疫层析分析技术来定性或半定量检测人粪便样本中钙卫蛋白。试纸条含有被预先固定于层析膜上检测区(T)的抗钙卫蛋白包被单抗、对照区(R)和质控区(C)羊抗兔 IgG 抗体,标记垫上含有预先包被的胶体金标记抗钙卫蛋白标记单抗和胶体金标记兔 IgG 抗体。检测阳性样本时,样本中的钙卫蛋白可与胶体金标记抗钙卫蛋白标记单抗混合,形成免疫复合物,在层析作用下,复合物及样本在硝酸纤维素薄膜内部向吸水纸方向流动。当复合物经过检测区时与包被的抗钙卫蛋白包被单抗结合,形成"抗钙卫蛋白包被单抗-钙卫蛋白-胶体金标记抗钙卫蛋白标记单抗"复合物而聚集显色,显色强度与样本中的钙卫蛋白的含量呈正相关。胶体金标记兔 IgG 抗体层析到对照区和质控区被羊抗兔 IgG 抗体捕获,在对照区和质控区内都会出现一条红色条带。红色条带是判定是否有足够标本、层析过程是否正常的标准,同时也可作为试剂的内控标准。

2. 荧光免疫层析法 反应原理与免疫胶体金法相似。硝酸纤维素膜上包被鼠抗人钙卫蛋白单克隆抗体(T 线)和质控线多克隆抗体(C 线);结合垫上包被有荧光标记的鼠抗人钙卫蛋白单克隆抗体。通过免疫分析仪读取结果。

3. 酶联免疫法 应用双抗体夹心法,基于不同位点的 2 种单克隆抗-人钙卫蛋白抗体。标准品、质控品和稀释后的待测样本加入具有高亲和力的单克隆抗-人钙卫蛋白抗体包被的微孔板微孔内。在第 1 次孵育步骤中,样本中钙卫蛋白被固相抗体捕获。加入酶联物后第 2 次孵育时,形成以下复合体——捕获抗体-人钙卫蛋白-酶标抗体结合物。接着加入 TMB 底物进行显色,加入酸液终止液终止显色反应,溶液变成黄色。黄色亮度与样本中钙卫蛋白浓度成正比。最后在酶标仪 450nm 波长处测量吸光度。作出标准品浓度对相应 OD 值的标准曲线,计算出样本浓度。

(二)方法学评价

目前缺乏统一的参考检测方法和对应的标准操作规程,定量结果的一致性较差,量值结果不具备可比性。几种不同检测方法的比较见表 12-9。

表 12-9 粪便钙卫蛋白检验的方法学评价

方法	评价
免疫胶体金法	简单便捷,已用于快速检测,定性或半定量
荧光免疫层析法	操作简便,可快速出定量报告,但需配套分析仪
酶联免疫法	操作较烦琐,费时,定量,适合较大批量样本检测

(三)质量保证

1. 粪便钙卫蛋白在清晨的样本中浓度最高,推荐将清晨第 1 次排便的标本作为检测样本。

2. 未能及时检测的标本低温保存。

3. 对内部质控品性能指标进行评估。

4. 试剂的保存和使用,必须严格按照说明书。

5. 粪便钙卫蛋白在结肠息肉、肿瘤、服用非甾体抗炎药及高龄状态下也会有不同程度增高,检测后必须结合临床信息进行分析,必要时主动与临床沟通。

第三节　粪便的显微镜检验

粪便显微镜检验是粪便常规检验最重要的基本内容,通过观察粪便中的有形成分,如发现红细胞、白细胞等数量异常,或发现寄生虫、虫卵或肿瘤细胞等,可以为消化系统疾病的诊断提供直观依据,也可根据观察到的食物残渣情况帮助判断胃肠道消化功能。

一、涂片制备

1. 直接涂片法　最常用的是生理盐水涂片法。在洁净的载玻片上滴加生理盐水 1～2 滴,以竹签选取含有血液或黏液等可疑的部分,粪便外观正常的则应在多个不同部位挑取,总挑取量约半个米粒大小,与生理盐水混匀制成涂片,厚度以通过混悬液能看清纸上的字迹为准。必要时加上盖玻片。

2. 湿片染色法

(1)苏丹Ⅲ染色:直接涂片镜检时,如发现有疑似粪便脂肪颗粒,可在涂片上滴加 1 滴苏丹Ⅲ染液混匀,加盖盖玻片后直接镜检辨认。

(2)碘染色:直接涂片镜检时,如发现有疑似原虫、包囊,可在涂片上滴加 1 滴碘液混匀,加盖盖玻片后进一步镜检鉴别。

3. 虫卵及包囊浓集法

(1)自然沉淀法:取粪便 20～30g,加清水制成悬液;经 40～60 目金属筛过滤至 500mL 锥形量杯中,用水清洗筛上残渣;量杯中加水接近杯口,静置 25～30 分钟;倾去上层液体,再加水;15～20 分钟后,倾去上层液体并再加水,如此反复操作几次,直至上层液澄清为止;倾去上清液,取沉渣制成涂片。若要检查原虫、包囊,换水间隔时间宜延长至 6～8 小时。

(2)离心沉淀法:取粪便 0.5～1g 于容器内,加入适量清水搅动制成混悬液;混悬液经 2～3 层湿纱布或金属筛过滤至另一容器内;混悬液置离心管内离心,弃去上清液,沉淀物加清水搅匀后再离心,如此反复操作几次,直至上清液清晰;弃去上清液,取沉渣制成涂片。

(3)饱和盐水漂浮法:取黄豆大小的粪便于瓶中,加入少量饱和盐水调匀;慢慢加入饱和盐水,直至液面略高于瓶口但不溢出;洁净载玻片覆盖于瓶口,静置 15 分钟后,将载玻片提起并迅速翻转,置显微镜下观察。

二、细胞

1. 红细胞　正常粪便中无红细胞。粪便中的红细胞一般呈略带折光性的草绿色双凹圆盘状(图 12-3),有时可受粪便渗透压、pH、时间等影响而增大或呈皱缩状。下消化道的疾病,如肛裂、痔疮、溃疡性结肠炎、痢疾、急性血吸虫病、直肠息肉或结肠癌等,粪便可出现数量不等的红细胞。而上消化道出血时,红细胞由于胃液的消化作用而被破坏,显微镜下见不到红细胞。消化道由于炎症损伤出血时,红细胞、白细胞同时存在;阿米巴痢疾时,红细胞数量多于白细胞,且大多粘连成堆出现,并有破碎现象;

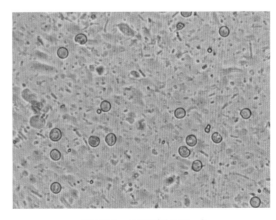

图 12-3　红细胞(400×)

细菌性痢疾时，红细胞数量少于白细胞，大多分散存在，且形态正常。镜检时，应注意结合临床信息加以分析。

2. **白细胞** 正常粪便中可偶见白细胞。粪便中的白细胞主要以中性粒细胞为主，形态完整者与血液中的中性粒细胞未见明显差异（图 12-4）。慢性炎症或急性炎症后期，可见一些退化变形的白细胞，其胞体肿胀、细胞核结构破碎不清楚、细胞质内充满细小的颗粒、细胞边缘不完整，此类白细胞即称为脓细胞，常成堆出现（图 12-5）。白细胞数量与炎症轻重及部位有关。一般肠炎时，白细胞增多不明显，常小于 15 个 /HPF，大多分散存在；细菌性痢疾、溃疡性结肠炎时，可见大量白细胞，甚至出现成堆的脓细胞；肠易激综合征、肠道寄生虫病（尤其是钩虫病及阿米巴痢疾）或过敏性肠炎时，粪便经涂片染色，可见较多的嗜酸性粒细胞，可伴有夏科 - 莱登结晶（Charcot-Leyden crystal）。

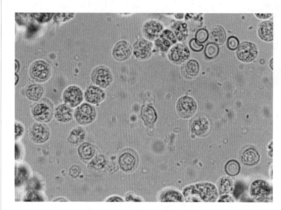

图 12-4 白细胞（400×）

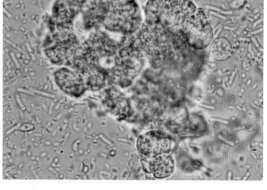

图 12-5 脓细胞团（400×）

3. **巨噬细胞** 正常粪便中无巨噬细胞。巨噬细胞也称为大吞噬细胞，由单核细胞吞噬了较多异物颗粒后形成（图 12-6）。胞体大，直径一般 20μm 以上，可为中性粒细胞体积 3 倍或以上；呈圆形、卵圆形或不规则形，有时可见伪足样突起；细胞核 1～2 个，常偏于一侧；常含有吞噬的颗粒、细胞碎屑或较大的异物；可散在分布或成群出现，细胞多有不同程度退化变性现象。形态有时与溶组织内阿米巴滋养体相似，应特别注意鉴别。粪便中出现巨噬细胞，主要见于急性细菌性痢疾或急性出血性肠炎，偶见于溃疡性肠炎。

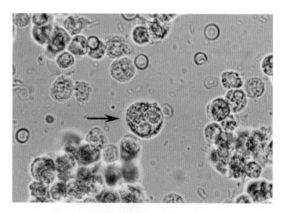

图 12-6 巨噬细胞（400×）

4. **上皮细胞** 正常生理情况下，少量脱落的上皮细胞在粪便镜检时大多已破坏，较难见到完整的上皮细胞。粪便中的上皮细胞一般为肠黏膜柱状上皮细胞。除直肠段被覆复层鳞状上皮外，整个小肠、大肠黏膜上皮细胞均为柱状上皮，呈卵圆形或短柱状，两端钝圆，细胞较厚，结构较模糊，一般夹杂于白细胞之间。柱状上皮细胞增多，主要见于结肠炎症或假膜性肠炎。假膜性肠炎的粪便黏膜块中可见到数量较多的肠黏膜柱状上皮细胞，同时会有较多的白细胞出现。

5. **肿瘤细胞** 直肠癌、乙状结肠癌患者的血性粪便经涂片染色，可见到成堆的癌细胞，但形态多不太典型，判断较难。肿瘤细胞的报告必须慎重，要经过有资质的形态学技术主管审核,有必要时向病理科医生请教确认。

三、食物残渣和结晶

1. 食物残渣 在正常粪便中,食物残渣主要为已充分消化后的无定形细小颗粒。显微镜下常见的未经充分消化的食物残渣主要有以下几种。

（1）淀粉颗粒:颗粒外形为圆形、椭圆形或多角形等,大小不等,在盐水涂片中一般可见同心形的折光条纹（呈贝壳状）,无色,具有一定折光性,滴加碘液后呈黑蓝色,若部分水解为糊精者则呈棕红色（图 12-7）。

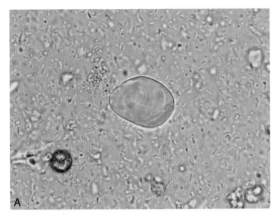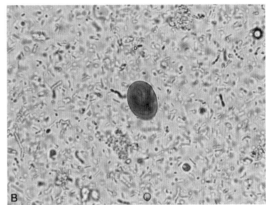

图 12-7 淀粉颗粒（400×）
A. 未染色；B. 碘染色。

（2）植物纤维和植物细胞:植物纤维多呈螺旋纤维导管状（图 12-8）;植物细胞则形态繁多,可呈圆形、长圆形、多角形或蜂窝状（图 12-9）。慢性胰腺炎等消化系统疾病时,消化功能减退,缺乏胃蛋白酶或脂肪酶等,造成消化不良,粪便中可见到植物纤维、植物细胞及肌肉纤维等食物残渣增多。肠炎、肠蠕动亢进引起的腹泻、脂肪泻等的粪便中,也常见到较大块状的植物纤维、植物细胞等。

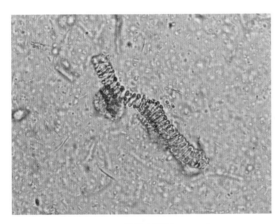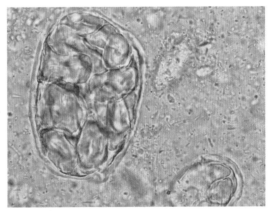

图 12-8 植物纤维（400×） 图 12-9 植物细胞（400×）

（3）脂肪:粪便中的脂肪有中性脂肪、游离脂肪酸和结合脂肪酸 3 种。中性脂肪即脂肪滴,在显微镜下可为大小不一、圆形、折光性强的小球状,苏丹Ⅲ染色后呈橘红色或朱红色（图 12-10）。游离脂肪酸可呈片状、针束状结晶,加热后即溶解;片状者苏丹Ⅲ染成橘黄色,针束状者不着色。结合脂肪酸是脂肪酸与钙、镁等结合形成的不溶性物质,呈黄色、不规则块状或片状,加热不溶解,不被苏丹Ⅲ染色。

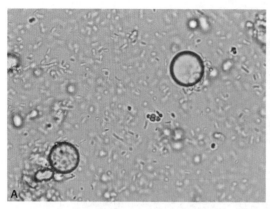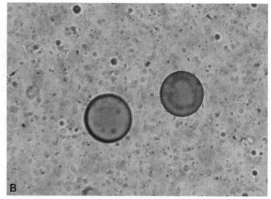

图 12-10　中性脂肪（400×）

A. 未染色；B. 苏丹Ⅲ染色。

（4）肌肉纤维：粪便中的肌肉纤维多为淡黄色条柱状或片状，两端圆形或钝状，有不清晰的纤细横纹，大小与食入的肉品种类有关（图 12-11），如加入伊红可染成红色。在消化不良、腹泻或肠蠕动亢进的粪便镜检时，可见到肌肉纤维明显增多。

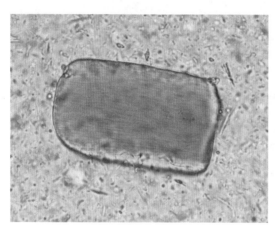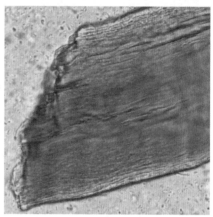

图 12-11　肌肉纤维（400×）

2. **结晶**　粪便中可见到多种少量的结晶，如草酸钙、碳酸钙、磷酸盐结晶等，一般无临床意义。夏科-莱登结晶为无色或浅黄色、两端尖而透明具有折光性的菱形结晶，大小不一（图 12-12）。胆固醇结晶形态主要为薄片状、缺角的长方形或方形，无色透明（图 12-13）。

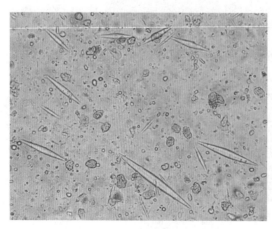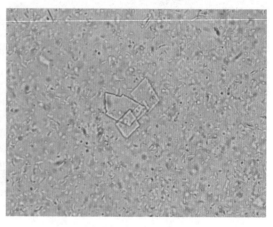

图 12-12　夏科-莱登结晶（400×）　　　　　图 12-13　胆固醇结晶（400×）

粪便中如出现夏科-莱登结晶、胆固醇结晶或血红素结晶等，是消化道出血的依据，主要见于阿米巴痢疾、钩虫病及过敏性肠炎，镜下还可同时见到嗜酸性粒细胞。夏科-莱登结晶在阿米巴感染粪便中最易检出。

四、寄生虫和虫卵

1. **蛔虫** 即似蚓蛔线虫，成虫似蚯蚓，圆柱形，活时呈粉红色，死后呈灰白色，头尖细，尾稍钝（图12-2）。雌虫长 20~35cm，有的可达 49cm，直径为 3~6mm；雄虫长 15~31cm，直径为 2~4mm。蛔虫虫卵分为受精卵和未受精卵（图12-14）。受精蛔虫虫卵呈宽椭圆形，长 45~75μm、宽 35~50μm，最外面为凹凸不平的蛋白膜，被宿主胆汁染成棕黄色。向内依次为无色的受精膜、壳质层、蛔甙层，但在光镜下不能区分。卵内含 1 个大而圆的卵细胞，细胞两端与卵壳间可见新月形空隙。未受精蛔虫虫卵多呈长椭圆形，长 88~94μm、宽 39~44μm，卵壳及蛋白质膜较薄，卵内充满大小不等的折光颗粒。蛔虫虫卵的蛋白质膜可以脱落，成为无蛋白膜蛔虫虫卵，观察时应注意与钩虫虫卵等其他虫卵相鉴别。

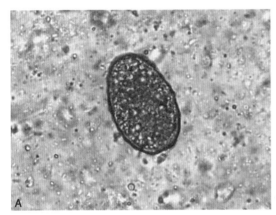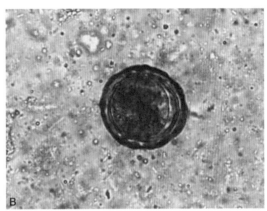

图 12-14 蛔虫虫卵（400×）
A.未受精蛔虫虫卵；B.受精蛔虫虫卵。

2. **鞭虫** 即毛首鞭形线虫，成虫前段细长，后段粗大，形似马鞭。活体鞭虫呈淡灰色。雌虫长 35~50mm，尾端钝圆。雄虫长 30~45mm，尾端向腹面呈环状卷曲。雌、雄成虫的生殖系统均为单管型。虫体可见口和一细长的咽管，咽管外有呈串珠状排列的杆细胞组成的杆状体包绕。虫卵呈纺锤形，长 50~54μm、宽 22~23μm，黄褐色，卵壳较厚，两端各具一透明塞状突起，卵内有尚未分裂的卵细胞（图12-15）。

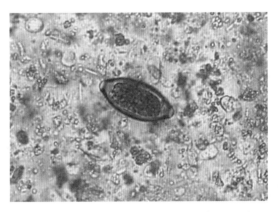

图 12-15 鞭虫虫卵（400×）

3. **蛲虫** 即蠕形住肠线虫，成虫呈乳白色，线头状，体表角皮具横纹，前端角皮膨大，形成头翼，口周具 3 个小唇瓣，咽管末端膨大呈球形（图12-16）。雌虫较大，长 8~13mm，宽 0.3~0.5mm，尾端直而尖细，尖细部占虫体总长的 1/3，生殖系统为双管型。雄虫较小，长 2~5mm，宽 0.1~0.2mm，后端向腹侧卷曲，有一根交合刺，生殖系统为单管型。蛲虫虫卵呈不对称椭圆形，一侧较平，一侧稍凸，无色透明；长 50~60μm、宽 20~30μm；卵壳较厚，从内到外为脂层、壳质层和蛋白质膜透明层（图12-17）。

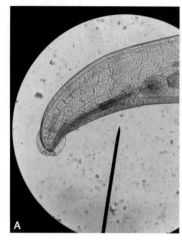
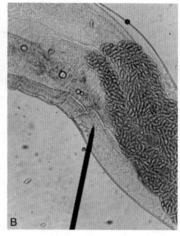
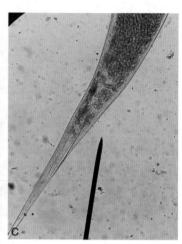

图 12-16 蛲虫
A. 头部；B. 体部；C. 尾部。

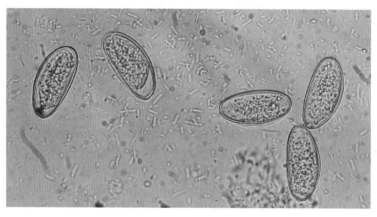

图 12-17 蛲虫虫卵(400×)

4. 钩虫 在人体小肠寄生的钩虫主要是十二指肠钩虫和美洲钩虫 2 种。成虫细小、线状，长约 1cm，雌虫略大于雄虫，半透明，活虫呈肉红色，死后呈灰白色。虫体头端略向背面仰曲，头顶端有一发达的角质口囊，十二指肠钩虫口囊腹侧缘有两对钩齿，美洲钩虫有一对板齿，亦称切板。钩虫幼虫简称钩蚴，分杆状蚴和丝状蚴 2 个发育阶段(图 12-18)。十二指肠钩虫虫卵与美洲钩虫虫卵的形态不易区别。钩虫虫卵呈椭圆形，壳薄，无色透明；长 56～76μm、宽 36～40μm；卵壳与卵细胞间可见明显空隙；新鲜粪便中虫卵内有卵细胞 4～8 个(图 12-19)。

5. 粪类圆线虫 有成虫、虫卵、杆状蚴和丝状蚴 4 个阶段。寄生世代成虫仅见雌虫，长约 2.2mm、宽 0.03～0.07mm，体表具细横纹，尾尖细，末端略呈锥形，口腔短，咽管细长，生殖器官为双管型。虫卵与钩虫虫卵相似，但较小，部分卵内含 1 条胚蚴。杆状蚴头端钝圆，尾部尖细，长 0.2～0.45mm，咽管为双球形。丝状蚴即感染期幼虫，虫体细长，长 0.6～0.7mm，咽管约为体长的 1/2，尾端具微型小叉(图 12-20)。粪类圆线虫的丝状蚴与钩虫和东方毛圆线虫的幼虫极为相似，镜检时应注意鉴别。

6. 绦虫 人体寄生绦虫主要是链状带绦虫，又称为猪肉绦虫、猪带绦虫或有钩绦虫。成虫雌、雄同体，背腹扁平，带状，前端较细，向后渐扁阔，乳白色，略透明，长 2～4m，由头节、颈部和链体三部分组成(图 12-1)。虫卵近圆形，大小 50～60μm。卵壳薄而透明，易破碎，从孕节散出后多已脱落。一般粪检时查到的虫卵为不完整的虫卵，近圆球形，直径

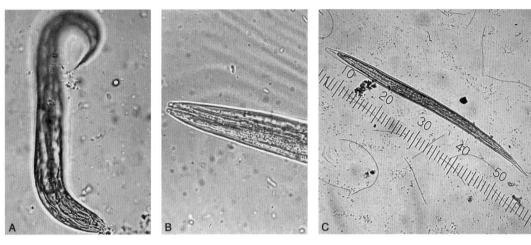

图 12-18　钩虫

A.十二指肠钩虫杆状蚴；B.十二指肠钩虫丝状蚴头部；C.美洲钩虫丝状蚴。

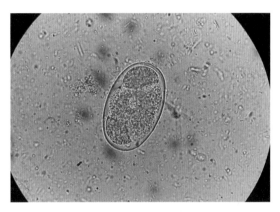

图 12-19　钩虫虫卵（400×）

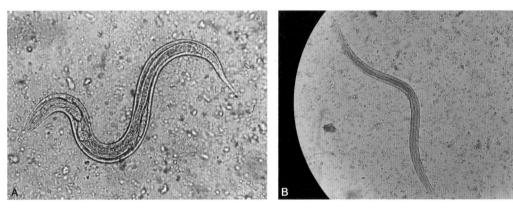

图 12-20　粪类圆线虫

A.杆状蚴；B.丝状蚴。

31～43μm，胚膜较厚，棕黄色，具放射状条纹，内含 1 个有 3 对小钩的六钩蚴（图 12-21）。

　　7. 阿米巴　肠道阿米巴主要有溶组织内阿米巴和结肠内阿米巴。溶组织内阿米巴又称为痢疾阿米巴。粪便中常见滋养体和包囊。溶组织内阿米巴滋养体大小为 20～40μm，形态多变，运动时常伸出一伪足，作单一定向运动，并可吞噬红细胞；成熟包囊为 4 个核，为感染期包囊；包囊的直径 5～20μm，平均约 12μm。结肠内阿米巴滋养体直径 10～50μm，略大

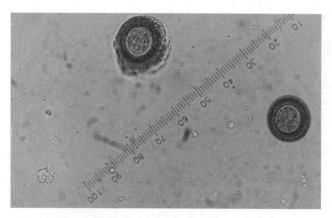

图12-21　绦虫虫卵（400×）

于溶组织内阿米巴滋养体；细胞质呈颗粒状，内外质不分明，活动迟缓，内质含大量细菌、酵母菌及淀粉粒等食物泡，但不含红细胞；经染色后可见核周颗粒粗细不匀，排列不齐，核仁稍大，常偏位；包囊球形，直径10～30μm或更大（图12-22），明显大于溶组织内阿米巴包囊。

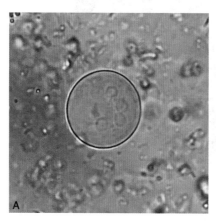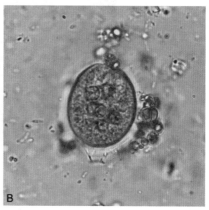

图12-22　结肠内阿米巴包囊（1 000×）
A.未染色；B.碘染色。

8. **贾第虫**　即蓝氏贾第鞭毛虫，有滋养体和包囊2个阶段（图12-23）。滋养体呈纵切的倒置梨形，两侧对称，前端宽钝，背面隆起，腹面扁平，后端尖细；长9～21μm、宽5～15μm；虫体有1对轴丝，纵贯虫体中部，不伸出体外，在轴柱中部可见2个半月形的中央小体；轴柱前端、两核之间有8个基体，形成基体复合器，分别向外发出前侧、后侧、腹侧和尾鞭毛各1对。包囊呈椭圆形，长8～14μm、宽7～10μm，囊壁较厚，囊壁与虫体之间有明显的空隙，未成熟包囊有2个核，成熟包囊有4个核多偏于一端；囊内可见鞭毛和中央小体的早期结构。

9. **肝吸虫**　即华支睾吸虫，虫卵形似芝麻粒，黄褐色；长27～35μm、宽11～19μm，平均为29μm×17μm。卵一端较窄且有卵盖，稍隆起，盖周围卵壳增厚突起形成肩峰；另一端钝圆，有一似结节状小突起（图12-24）。灵芝孢子长8.5～11.2μm、宽5.2～6.9μm，外轮廓形状与肝吸虫虫卵相似，但没有小突起（图12-25）。食用灵芝及其制品时，粪便中可见到较多的灵芝孢子，观察时应注意与肝吸虫虫卵辨别，主要可以从体积大小的明显不同区分。

10. **人芽囊原虫**　人芽囊原虫形态多样，直径多数为4～15μm，大的可达40μm，体外培养时可见空泡型、颗粒型、阿米巴型、复分裂型与包囊型。在粪便中常见空泡型，镜下所见的空泡型虫体呈圆形或卵圆形，中央有一透亮的大空泡，有时可见空泡较小或呈网状结构，外围一环形细胞质，细胞核数目1～4个不等，呈月牙状或块状（图12-26）。

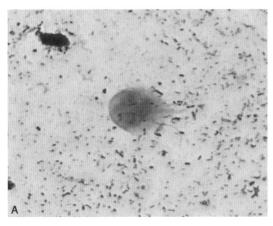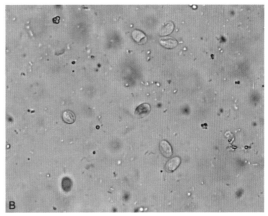

图 12-23　贾第虫
A. 滋养体（瑞-吉染色，1 000×）；B. 包囊（未染色，400×）。

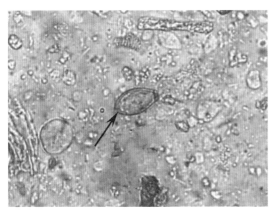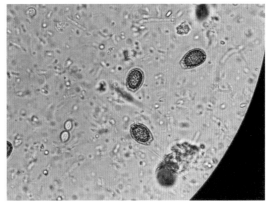

图 12-24　肝吸虫虫卵（400×）　　　　图 12-25　灵芝孢子（1 000×）

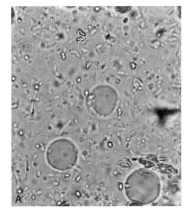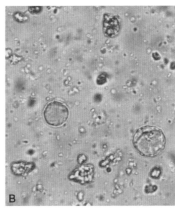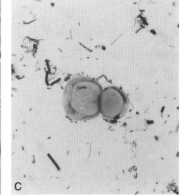

图 12-26　人芽囊原虫空泡型（1 000×）
A. 未染色；B. 碘染色；C. 瑞氏染色。

五、质量保证

1. **人员资质**　参与粪便检验的专业技术人员应有本专业的教育经历。粪便形态学检查技术主管应有专业技术培训（如进修学习、参加形态学检查培训班）及考核记录（如合格证、学分证及岗位培训证）；其他参与形态学检查人员应有定期培训、人员比对及考核记录。

2. **涂片标准**　制备标本涂片时，应使用洁净的载玻片和新鲜的等渗盐水；涂片应厚薄适宜,以能透视纸上字迹为宜,加盖玻片。必要时进行染色(如白细胞检查时宜使用亚甲蓝染色)。

3. 镜检顺序　应按"城垛"式顺序,先用低倍镜观察全片,再用高倍镜观察 10 个以上视野,查找各种细胞、寄生虫虫卵、真菌、细菌和原虫等病理成分。

4. 虫卵描述　查见寄生虫虫卵时,应描述虫卵的形态特征。遇到可疑虫卵或罕见虫卵时应请上级检验人员复核,或送至技术水平更高的实验室进行确认。使用集卵法(适用于各种虫卵)、饱和盐水漂浮法(适用于检出钩虫虫卵)、自然沉淀法或离心沉淀法处理标本可提高寄生虫虫卵的检出率。

5. 结果报告　应报告有无病理成分,如各种细胞、寄生虫及虫卵和原虫等;细胞以"最低数~最高数/HPF"进行报告。因肠道有较多的正常菌群,且粪便极易受到细菌、真菌等污染,故一般情况下细菌与真菌只在大量出现时才报告,并应提示临床如有需要作微生物学检验进一步确证。

6. 沟通工作　检测后如发现结果可疑或与临床信息不符合,应主动与临床沟通,有必要时重新留样送检。

小　结

粪便检验是临床检验的最基本项目之一,检验方法涉及理学检验、化学检验、免疫学检验和显微镜检验等。隐血试验对于消化道出血的诊断与消化道肿瘤的筛选,显微镜检验对于寄生虫病等的诊断,轮状病毒、钙卫蛋白等试验对于消化道炎症和腹泻等的快速辅助诊断,都体现了粪便检验的重要临床价值。当然,由于方法学的局限性,工作中还会遇到难点和疑点,这要求工作人员做好全面质量控制,加强与临床的及时沟通,不断提高为患者提供优质服务的能力。

自动粪便分析工作站逐步得到重视和使用,促进了粪便检验工作的规范化管理,也提高了工作效率。2020 年国家癌症中心发布的《中国结直肠癌筛查与早诊早治指南(2020,北京)》明确了粪便免疫化学法(fecal immunochemical test,FIT)隐血试验、多靶点粪便 DNA 检测等作为肠癌的筛查技术,这同样也推动了粪便检验新技术的发展。近年来,采用粪便标本进行肠道微生态、非靶向代谢组学等的研究报道也逐渐增多。随着新技术的不断出现,更多灵敏度高、特异性好的粪便快速检测技术将会加快进入临床应用,帮助临床提高诊断能力,造福于患者。

思　考　题

1. 如何正确发出粪便理学检验报告?
2. 如何正确评价粪便隐血试验的方法学优缺点?
3. 如何做好粪便检验的质量保证?

(梁小亮)

第十三章　粪便分析仪

知识目标　掌握粪便分析仪的工作原理及工作流程；熟悉粪便分析仪性能验证的内容及方法；了解粪便分析仪的日常维护内容。

能力目标　能够正确使用粪便分析仪对粪便各成分进行分析；能够对仪器检测结果准确度进行验证；培养学生动手能力，规范实验室操作。

素质目标　接受粪便分析仪操作技能训练，胜任临床检验技术工作，树立严谨规范的工作态度和质量控制意识。

随着科技的发展，为满足临床对检验的需求，医学检验的自动化程度也愈加普及。粪便常规是临床检验三大常规项目之一。传统的手工操作进行粪便检查，过程烦琐，工作效率低。近年来，全自动粪便分析仪已开始应用于粪便检验，其操作简单，可自动完成粪便前处理，进行理学、隐血及有形成分等项目的检测分析，提高了检测速度及工作效率，生物安全性也得到了更好的保障。

现代化的粪便分析仪使用了多项技术保证检测结果的准确度：一是具备高清摄像功能，采用精密丝杠调整焦距的自动显微镜，其运动轴可实现自动控制，使显微镜可控精度大幅提高，保证仪器能快速稳定地捕捉到清晰图像。二是仪器的自动识别软件能有效准确识别各种有形成分，并有持续提高的自动识别能力。三是为确保测试结果的准确度和重复性，仪器通过注射泵精准控制吸取微量样本，并采用独立混匀系统应用于粪便分析之中，为防止交叉污染，具备完善彻底的管路、采样针内外壁自动清洗功能。

粪便分析仪自动化程度高，操作程序简便，配备自动送样装置和液路报警装置，从进样、稀释、混匀、点样、采集图像、清洗均可全部由仪器自动完成（图 13-1）。多功能粪便分析工作站自动化程度高，有利于减轻检验工作人员的工作强度，使粪便检验更加标准化、规范化。

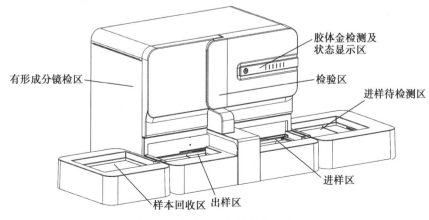

图 13-1　全自动粪便分析仪示意图

第一节　粪便分析仪的结构与组成

粪便分析仪按功能模块进行分区,一般包括标本处理、形态学检测、免疫学检验和废液处置四大功能模块。标本处理指将固态、半固态的粪便处理成有代表性的应用液,满足形态学检测和免疫学检验需求。形态学检测指使用显微镜观察标本应用液的微观形态,常见的有全自动显微镜系统(自动获取图片供操作人员审查)和准自动显微镜系统,人工实时观察、选择性拍照。免疫学检验,一般使用胶体金法,定性分析粪便标本应用液,常用的粪便胶体金检测项目有隐血检测、转铁蛋白检测、轮状病毒抗原检测、腺病毒抗原检测、幽门螺杆菌抗原检测等。废液处置指通过对废液的控制,改善实验室环境。

一、粪便分析仪的结构

粪便分析仪按系统部件及功能单元进行分类,主要由电子控制系统、光学流动计数池、吸样针、样本收集杯、连接管道、泵、电磁阀、电源、全自动生物显微镜、CMOS 图像处理仪(摄像头)组成。控制系统主要完成对粪便样本的自动稀释、混匀、吸样、清洗、图像拍摄等工作过程;液体管路部分主要完成整个测试过程中的液体引导与排放;内置的计算机及其显示组件主要完成友好的人机交互界面,同时负责对拍摄图像的数据分析、显示、存储等功能。整个系统则需要在机械结构的有效配合下功能才能得以实现,每个结构单元的作用具体如下。

1. **电子控制单元**　控制电磁阀的开启与关闭,用于液路的通断控制;控制泵的开启与关闭,为液路提供动力;控制进样步进电机的运行,为自动进样系统提供动力;控制显微镜步进电机的运行,为显微镜的自动运行提供动力;控制光源,为显微镜的光源进行调节;控制摄像头,自动设置摄像头的相关参数并采集图像;控制所有光、电开关的运行。

2. **显微镜成像单元**　主要由显微镜、摄像头、流动计数池等组成。流动计数池为样本提供载体;显微镜对样本中的有形成分进行放大;摄像头对显微放大后的图像进行采集。

3. **系统控制单元**　由计算机主板及存储介质(硬盘、内存条等)和显示器组成。仪器安装有系统控制软件、数据库等。与电子控制单元进行通信,控制仪器的运行。对采集的图像进行保存。接收其他医疗仪器的检测结果,与 LIS 通信,实现人机交互。

4. **管路单元**　主要由电磁阀、泵、注射器、采样针组成,为样本、试剂、废液提供通路和载体。

二、粪便收集杯

为快速准确分选粪便有形成分,粪便分析仪一般需配备专用样本采集杯。大多数仪器有样本收集杯专利性产品,一是保证样本的准确定量收集,二是可以初步过滤掉粪便残渣。

三、仪器配套的试剂

粪便分析仪配套的主要试剂有稀释液、清洗液和保养液。

1. **稀释液**　稀释液是一种稳定的等渗溶液。可满足如下测试需求:①对样本进行稀释;②在测量过程中保持细胞形态;③提供背景图片;④用作仪器的常规清洗,即对采样针内外壁、计数池、液路进行冲洗,防止交叉污染。

2. **清洗液**　用作仪器的关机维护,即每天退出程序前,仪器会自动将所有计数通道充入清洗液。再次开机时,仪器自动会将管路中的清洗液排出,并用稀释液清洗管路。

3. 保养液 保养液一般由高效氧化物组成,用作仪器的强力清洗,主要是在计数池或管路系统发生严重污染时才使用,如镜下图像中污点数很多或有较多的黏滞物,而清洗液又不能冲掉或清除。

为保持仪器的最佳性能,粪便分析仪的试剂一般在室温下保存才能保持最理想的化学性能。所有试剂在保存过程中应避免过冷、过热及阳光直接照射,温度低于0℃易造成试剂结冰,引起试剂的化学性能、导电性能发生改变。在使用过程中,为了最大限度地减少试剂蒸发、降低外界对试剂的污染,盛放试剂的容器需用容器盖盖紧,管路通过容器盖插入试剂中。试剂的质量会随着时间的推移发生变化,所有试剂必须在有效期内使用。

第二节 粪便分析仪的工作原理与工作流程

一台粪便分析仪能在1小时内分析60~100份样本,使用工业相机和USB摄像头分别进行镜检图片和胶体金项目图片的拍摄,并能在屏幕上显示出数据和清晰的图像,并由仪器对保存的图片进行识别和自动判读,可定量报告检测结果。仪器可检出的指标主要有粪便颜色、性状;粪便隐血、转铁蛋白、轮状病毒、腺病毒、幽门螺杆菌、红细胞、白细胞、真菌、脂肪球、食物残渣、结晶及肠道寄生虫虫卵、幼虫、原虫等20多个参数。

一、仪器工作原理

仪器采用粪便镜检影像分析原理,自动检测粪便的颜色及性状后,对样品进行前处理,通过两侧分布大、小孔径的双面滤网,在搅拌过程中形成对冲液流,对病理成分(尤其是虫卵)进行富集回收。随后吸取一定量的样本分别滴注在一次性计数板和检测卡上,进行有形成分、化学成分及微生物成分的检测,对结果辅以人工审核,最后形成图文并茂的检测报告。仪器对粪便颜色、性状及粪便隐血、转铁蛋白、轮状病毒、腺病毒、幽门螺杆菌等胶体金检测卡显色图像进行CCD拍摄,对粪便有形成分进行显微数码CCD拍摄,进行图像采集并通过图像处理,识别软件对粪便颜色和性状进行识别,对隐血、转铁蛋白、轮状病毒等项目检测结果进行阴性、阳性判断,对有形成分进行自动识别与分类计数。

二、仪器工作流程

由程序控制自动进样装置将样品送入指定采样位,经过注射器配合采样针对样本进行稀释混匀后,再由注射器配合采样针将一定量的待检样品依次吸入到流动计数池中,并对胶体金检测卡进行点样。粪便分析仪采用多通道计数池,各通道两端具备强制截止功能,计数池中的样本快速静止,配合仪器的辅助沉降功能,可以实现有形成分的快速沉降。通过显微镜对流动计数池中的成分进行显微放大,由计算机控制摄像头对分布在视野内的样本采集多幅图像进行保存,根据图像处理结果形成标准粪便分析报告。仪器检测流程见图13-2。

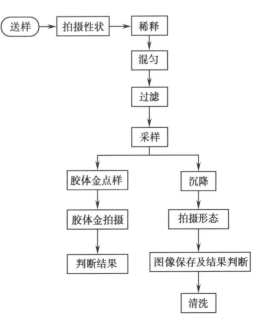

图 13-2 全自动粪便分析仪检测流程

第三节 粪便分析仪的性能验证

性能验证是指进行恰当的方法学验证,以保证准确度、精密度、灵敏度、线性范围、抗干扰及参考范围设定等各项技术参数均能符合临床使用需求。其目的是验证仪器性能指标是否符合厂家声明的性能,判断是否适用预期用途,能否达到质量要求。粪便分析仪性能验证的主要评价内容有:①粪便有形成分分析性能指标,包括检出限、重复性和携带污染率;②粪便隐血性能指标,粪便隐血的灵敏度;③临床应用指标,粪便隐血项目符合率和有形成分检出符合率。

一、仪器检出率性能验证

1. 要求 分析仪对检出限样品(灵敏度质控品或模拟标本)的检出率应≥90%。

2. 试验方法 按模拟样本配制方法准备红细胞浓度为 10 个/μL 左右的模拟样本,按照仪器正常测试方法测定 22 次,采用人工或计算机自动识别与分类,审核后得出仪器测定结果,去除 2 次离群值,统计结果大于 0 的次数 N,计算检出率,应符合≥90% 的要求。

$$检出率 = \frac{N}{20} \times 100\%$$

3. 试验结果 检测结果记录见表 13-1。

表 13-1 检出率记录结果

样本号	1	2	3	4	5	...	20
是否检出							

4. 试验结论 根据试验结果,得出分析仪对检出限样品(灵敏度质控品或模拟标本)的检出率。

二、仪器重复性性能验证

1. 重复性要求 粪便中有形成分重复性检测要求见表 13-2。

表 13-2 有形成分重复性检测要求

浓度	CV/%
50～200 个/μL	≤20
>200 个/μL	≤15

2. 重复性试验方法 按模拟样本配制方法准备红细胞浓度分别为 100 个/μL 和 300 个/μL 左右的模拟粪便标本或质控物,按分析仪正常测试方法分别测试每种浓度的样本各 22 次,各去除 2 次离群值,计算变异系数(CV,%),应符合检测要求。

$$CV = \frac{S}{\overline{X}} \times 100\%$$

$$S = \sqrt{\frac{\sum_i^n (X_i - \overline{X})^2}{n-1}}$$

式中: $\overline{X}$ 为测量结果的算术平均值; X_i 为每次实测结果; n 为实测的次数。

3. 试验结果 粪便中红细胞重复性检测结果记录见表 13-3。

表 13-3　粪便中红细胞重复性记录结果

	1	2	3	…	20	均值	*SD*	*CV*	标准	结论
100 个 /μL									≤20%	
300 个 /μL									≤15%	
检出数										

4. 试验结论　红细胞浓度分别为 100 个 /μL 和 300 个 /μL 左右的模拟粪便标本或质控物,根据测定后的变异系数(CV,%)结果,判断是否符合检测要求。

三、携带污染率性能验证

1. 要求　分析仪的携带污染率应≤0.05%。

2. 试验方法　按模拟样本配制方法准备红细胞浓度为 5 000 个 /μL 左右的模拟样本和生理盐水,先对浓度为 5 000 个 /μL 左右的模拟样本连续检测 3 次,检测结果分别为 i_1、i_2、i_3;接着对生理盐水连续检测 3 次,检测结果分别为 j_1、j_2、j_3;计算携带污染率,应符合≤0.05% 的要求。

$$携带污染率 = \frac{j_1 - j_3}{i_3 - j_3} \times 100\%$$

3. 试验结果　粪便携带污染率检测结果记录见表 13-4。

表 13-4　粪便携带污染记录结果

样本	i_1	i_2	i_3	j_1	j_2	j_3
携带污染						
携带污染率						
结论						

4. 试验结论　根据结果,判断粪便分析仪的携带污染率是否≤0.05%,判断是否符合检测要求。

四、胶体金项目符合率

1. 要求　胶体金检测项目采用人工或计算机自动识别后的结果的符合率＞90%。

2. 试验方法　取 20 份隐血为阴性的粪便,每份约 1g。其中 10 份每份中添加 20μL 正常人血液样本,制成 10 个隐血为阳性的样本,剩余 10 个隐血为阴性样本。对 20 个样本进行检测,采用人工或计算机自动识别后的结果,计算符合率(p),应符合＞90% 的要求。

$$p = \frac{n}{N} \times 100\%$$

式中:n 为结果符合的样本数量;N 表示总样本数量。

3. 试验结论　以人工判断为准,根据仪器检测结果的相符性,判断胶体金项目是否符合要求。

五、检出符合率验证

1. 要求　将粪便分析仪对各种病理有形成分与人工标准显微镜镜检方法检出结果进

行比较,检出符合率应≥80%。

2. 试验方法 采集临床粪便标本不少于60例(其中阳性标本不少于30%),分别用分析仪和人工标准显微镜镜检方法对标本进行分析,检出阳性标本的例数为$N_{阳性}$,计算仪器和人工镜检的阳性检出率,再将2种方法的阳性检出率进行比较,计算检出符合率,应符合≥80%的要求。

$$阳性检出率 = \frac{N_{阳性}}{N} \times 100\%$$

$$检出符合率 = \frac{分析仪阳性检出率}{人工镜检阳性检出率} \times 100\%$$

注意:当临床标本的阳性比例低于30%时,可以增加标本收集并删除部分阴性标本,以保证阳性标本比例。

3. 试验结论 以人工判断为准,根据仪器检测结果的相符性,判断检出符合率是否符合要求。

附:模拟样本配制方法

1. 设备与材料准备 配制前,准备以下设备和测试所需的足量材料。

(1)血球分析仪1台;

(2)移液枪及若干支Tip头;

(3)烧杯、量筒等配液容器;

(4)血球用质控物或新鲜血常规(EDTA抗凝)标本若干支;

(5)等渗生理盐水若干袋。

2. 配制方法

(1)取血常规标本,在经过校准的血球分析仪上机检测5次,取均值作为理论靶值。若采用血球用质控物,可直接进入下一步。

(2)将上述血常规标本(或血球用质控物)按适当比例稀释至各浓度(10个/μL、50个/μL、200个/μL、5 000个/μL)的模拟样本。

注意:如模拟样本浓度太低时,可考虑先稀释至合适浓度再稀释至目标浓度,以减少误差。

示例:假定血球分析仪计数红细胞(5次计数的均值)为4.0×10^{12}/L,即为4.0×10^{9}个/mL=4.0×10^{6}个/μL。稀释请按以下步骤进行操作(表13-5)。

表13-5 稀释步骤

	配制方法	稀释倍数	理论浓度	浓度代码
RBC计数	4.0×10^{6}个/μL	0倍	4.0×10^{6}个/μL	原液
步骤1	50μL原液+19 950μL生理盐水	400倍	10 000个/μL	A
步骤2	5 000μL A液+5 000μL生理盐水	2倍	5 000个/μL	B
步骤3	1 000μL B液+24 000μL生理盐水	25倍	200个/μL	C
步骤4	1 000μL C液+3 000μL生理盐水	4倍	50个/μL	D
步骤5	1 000μL D液+4 000μL生理盐水	5倍	10个/μL	E

3. 测试注意事项 各浓度模拟样本上机测试前应充分混匀;测试需在4小时内完成(如需长时间进行测试时,需将红细胞进行醛化以保持其形态)。

第四节 粪便分析仪的质量保证

开展室内质量控制是保证粪便检验质量的必要措施。粪便分析仪具备配套的粪便分析质控品、粪便隐血质控品及转铁蛋白质控品，可对仪器进行质量控制，以保证检测结果的准确性。

一、质控品

粪便分析质控品由阴性质控物、灵敏度质控物及精密度质控物组成，分别用于阴性对照、检出率验证及重复性验证。粪便隐血质控品及转铁蛋白质控品为多水平非定值，均含阴性、低值、中值及高值4个浓度，分别用于粪便隐血及转铁蛋白检测项目的阴性对照、灵敏度检测、中等浓度及高浓度验证。

（一）粪便有形成分质控品

有形成分质控品一般由阳性有形成分质控品与高、低2个水平的红细胞质控品组成，阳性质控品分别为蛔虫虫卵（受精）阳性质控品、鞭虫虫卵阳性质控品、肝吸虫虫卵阳性质控品和白细胞阳性质控品，另外再加高、低2个水平红细胞质控品组成一套，经过特殊处理后均以液态保存，稳定期较长。用于实验室检测的内部质量控制，观察和控制检测过程的精密度，评估粪便分析仪检测系统的稳定性。质控品一般通用，适用于所有机型。

（二）粪便隐血多水平非定值质控品

质控品采取特殊工艺，通过干粉固化人血红蛋白保证了很好的稳定性，复溶后使用方便，复溶后血红蛋白可稳定5天左右。一组质控品由阴性对照质控品、低值质控品、高值质控品、超高值质控品4个水平组成，验证粪便隐血（fecal occult blood, FOB）项目的阴性对照、低值灵敏度的检测、高值反应峰值的验证、超高值钩状效应的限性验证。该质控品既适用于免疫层析法，同样适用于化学法。FOB多水平非定值质控品适用于所有类型粪便隐血试剂的粪便分析仪。

（三）转铁蛋白多水平非定值质控品

质控品通过干粉固化保证了很好的稳定性，复溶后使用方便，复溶后转铁蛋白可稳定5天左右。一组质控品由阴性对照质控品、低值质控品、高值质控品、超高值质控品4个水平组成，验证转铁蛋白（transferrin, TF）项目的阴性对照、低值灵敏度的检测、高值反应峰值的验证、超高值钩状效应的限性验证。该质控品既适用于免疫层析法，同样适用于化学法。此质控品为通用型，适用于所有类型粪便转铁蛋白试剂的粪便分析仪。

二、仪器常规的质控操作

（一）设置质控品信息

初次进行质控和更换批号时需在质控信息编辑界面里建立质控文件，文件里包含批号、型号、规格、创建时间、失效时间等。定性项目采用的质控规则：采用正负N规则（阳性不能为阴性，阴性不能为阳性，阳性不超过1个数量级）。

（二）质控品测定

根据质控品说明书对质控品进行预稀释、混匀等处理后，取下质控品的盖子、瓶塞，按照新建待检质控样本的顺序依次将待检质控品放到质控架上，仪器会在自动识别专用质控标本架后完成质控检测。如果观察质控结果不好，经分析可能是由于随机误差，或者非仪器或试剂原因导致，应严格进行质控品准备后点击重新分析再次进行质控。

（三）质控结果保存

质控结果传送到LIS系统"当天结果"中，操作者选择接收到对应质控物文件中，点击

"质控图",遵循 Westgard 质控规则观察质控是否在控。确认质控在控后可进行日常操作,如果失控,请参照《临床实验室室内质控控制程序》进行失控原因分析,查找并纠正原因后再次进行质控检测,结果在控后方能进行日常工作。

（四）质控资料存档

参照《临床实验室室内质控控制程序》,将每月质控图及原始质控数据存档。

三、检测结果的修正与复检

（一）复检操作

复检的粪便标本采集量不能过多,因过多的标本需要取出重新稀释检测或者重新采样。复检的粪便标本采集量亦不能过少,因再次稀释可能导致结果不准确,可使用不稀释复检方式进行复检。

（二）人工镜检

将粪便样本混匀后打开专用样本采集杯盖,使用一次性吸管吸一滴滴在玻片上进行镜检。

需镜检复检的标本在人工复检后,应在 LIS 软件系统"检验报告"中将镜检复检项目的结果记录在"复检"记录栏中,并按"保存"键保存。

第五节　粪便分析仪的维护与保养

仪器的保养和维护对仪器的正常使用至关重要,执行每日检查,按要求进行维护。

一、每次开机保养维护

1. **通道清洗**　仪器每次开机都会自动灌注清洗,若有需要,可多次执行清洗。
2. **通道保养**　仪器工作完毕,在关机时会执行通道保养。如果不关机或非正常关机,仪器将不进行通道保养,次日开机需再次执行通道保养。

二、仪器每周保养维护

1. 每周至少进行 1 次显微镜对焦。
2. 每周对仪器的表面污渍进行清理、清洁,特别是进样托盘和采样针周围可能残留的污渍,防止霉变和污染。注意:禁止使用有腐蚀性的酸、碱和强挥发性的有机溶剂(如丙酮、乙醚、三氯甲烷等)擦洗仪器表面,只能使用中性洗涤剂。
3. 每周对计数池表面进行除尘。
4. 当仪器警报通道较脏时执行此操作。点击"维护"→"保养"→"计数池擦拭",用小羊毛刷或干净的棉签将计数池表面擦拭干。注意:用力过猛会把计数池划花、压裂。擦拭时必须沿一个方向,严禁来回擦。
5. 每周至少进行 1 次保养。当计数视野有许多污点,通过计数池擦拭方法不能清除时也可以执行此操作。点击"维护"→"试剂",手工将粪便分析仪试剂包中的保养液倒入 1 个干净的采集瓶内,并放置在急诊位;点击"保养",仪器会自动吸入保养液对计数池及管路进行浸泡;浸泡时间在倒计时 5 分钟完成后,仪器自动清洗。

三、仪器每季度保养维护

每季度对仪器内部进行 1 次除尘,检查仪器状态,进行 1 次深度保养,并再执行 1 次日保养和周保养内容。

四、仪器每年保养维护

每年良好的保养、维护，对于保持仪器的最佳工作状态，延长仪器的使用寿命是十分必要的。由于每年保养、维护工作的要求较高，一般由授权的工程师进行，主要保养内容包括仪器全面检修、操作性能确认及校准等。

五、故障处理

发生故障时，停止操作，简单问题查看操作说明书，如无法解决，及时联系技术支持或维修工程师。

小　结

粪便检验以手工涂片镜检为主，操作烦琐，工作量大，检验前处理棘手，生物安全等级低，且受主观因素影响大，阳性检出率低。粪便分析仪具有以下优点：①对样本自动进行前处理，一次性完成理学、化学及有形成分检测，自动化程度高，检测速度快，工作效率高；②粪便标本取样量大，对有形成分进行富集，提高阳性检出率；③检验人员无须接触标本，避免对检验人员的危害和环境污染，提高生物安全性；④理学和化学检测结果可拍照存储，有形成分检测可提供镜下实景图，便于人工审核和修改，方便用于科研和教学。但是，目前粪便分析仪品质参差不齐，部分仪器有较好的自动识别能力，部分仪器由于技术壁垒，尚不能全自动识别检测结果，需依靠人工判读，或自动识别能力不强，过度依赖人工辅助判断。因此，检验人员需对使用的仪器进行评估，同时提高自身形态学水平，对最终检测结果质量进行把控。

思　考　题

1. 简述粪便分析仪的工作原理。
2. 粪便分析仪的性能验证应包括哪些内容？

（廖生俊）

第十四章 阴道分泌物检验

知识目标 掌握阴道分泌物标本采集的要求，阴道分泌物显微镜检验和化学检验的方法；熟悉阴道分泌物微生态检验的方法；了解阴道分泌物检测仪的原理、检测内容及质量控制。

技能目标 能够正确判定阴道的清洁度；学会正确表达并科学分析阴道分泌物检验结果的方法；能将阴道分泌物检验结果与临床应用相联系。

素质目标 通过对阴道分泌物检验结果的报告方式培养学生的辩证思维和综合分析问题、解决问题的能力，并要求学生树立严谨、求实的科学态度。

阴道分泌物（vaginal discharge，VS）是女性生殖系统分泌的液体，主要由阴道黏膜、宫颈腺体、前庭大腺及子宫内膜的分泌物混合而成，俗称"白带"（leucorrhea）。

在生理状态下，健康女性的阴道本身具有自净作用，可抵御外界病原微生物的侵袭。正常阴道分泌物应呈弱酸性，阴道乳酸杆菌较多，鳞状上皮细胞较多，而白细胞及球菌较少。在上述这种自然的防御机制受到破坏后，病原体即可趁机侵入，从而引起阴道炎症。阴道分泌物检验常用于雌激素水平的判断和女性生殖系统炎症、肿瘤的诊断和性传播疾病的检查。

第一节 阴道分泌物标本的采集与处理

阴道分泌物检验结果的准确度直接关系到疾病的诊断和治疗，为保证其结果的准确度，正确、合理、规范地采集和处理阴道分泌物标本，对保证阴道分泌物检验结果的质量具有重要意义。

一、标本采集

阴道分泌物由妇产科医生采集，根据不同的检查目的可从不同部位取材。一般采用消毒刮板、吸管、消毒棉拭子自阴道深部或穹隆后部、宫颈管口等部位采集标本，以能清晰看到分泌物附着在拭子上为准，浸入盛有1～2mL生理盐水的无菌试管内，立即送检。标本留取后宜用条形码标签进行唯一标识，可包括但不限于患者姓名、年龄、ID号、医嘱、标本类型、检验项目等信息。为保证质量，在标本采集过程中需注意以下几个问题。

1. **减少干扰因素** ①标本采集前，停用干扰检查的药物；②月经期间不宜进行阴道分泌物检验；③检查前24小时内禁止性交、盆浴、阴道灌洗、局部用药、使用阴道润滑剂等；④标本采集后要防止污染，采集用于细菌学检查的标本时，应无菌操作。

2. **标本容器要符合要求** 采集标本所用的消毒刮板、吸管、棉拭子或试管等必须清洁干燥,不含有任何化学药品或润滑剂。

3. 采集部位 建议于阴道侧壁上 1/3 处旋转采集阴道分泌物,也可根据不同检验目的在不同部位采集标本。如细菌性阴道病检查时应采集阴道侧壁分泌物,滴虫性阴道炎检查时应采集后穹隆分泌物。有肉眼可见的病变及脓性分泌物时,应从病变部位采集及直接取脓性分泌物进行检查。阴道分泌物检验应避免采集宫颈黏液,以免引起 pH 改变。

二、标本运送及接收

标本采集后,在室温下应尽快送检,途中注意生物安全防护,避免管体破裂。如需进行阴道毛滴虫检测,则要注意保温(37℃)、保湿并立即送检,送检时间不超过 1 小时。

标本接收时需核对标本信息和采样时间,同时注意检查标本质量是否符合要求。如标本不合格,实验室应拒收,及时与临床采样医生沟通并说明不合格原因,并做好相关记录;如为让步标本,也应做好记录。不合格标本可包括但不限于无标识或标识错误、容器破裂、涂片未见上皮细胞、送检超过规定时间等。

三、标本处理

检查后标本及使用的器材要浸入消毒液处理,注意生物安全。

第二节 阴道分泌物检查

阴道分泌物检查包括理学检验(颜色与性状)、显微镜检验、化学检验及阴道微生态检验等。

一、颜色与性状

肉眼观察阴道分泌物的颜色和性状,正常阴道分泌物为白色稀糊状、无气味,量多少不等,性状随着月经周期略有变化,即与雌激素水平高低及生殖器充血情况有关,见表 14-1。阴道分泌物的性状易受取样和运送的影响,如难以在实验室判断,可建议临床医生进行妇科检查时观察。阴道分泌物颜色及性状观察结果与临床应用分析见表 14-2。

表 14-1 阴道分泌物性状与女性生理周期关系

生理周期	性状
临近排卵期	分泌物量多、清澈透明、稀薄似蛋清
排卵 2~3 天后	分泌物量少,浑浊黏稠
行经前	分泌物量增加
妊娠期间	分泌物量增加

表 14-2 阴道分泌物颜色及性状观察结果与临床应用分析

检测结果	临床应用分析
白色稀糊状	提示正常情况
大量无色透明黏性	提示应用雌激素药物后或卵巢颗粒细胞瘤
脓性白带	黄色或黄绿色,味臭,提示滴虫或化脓性感染 泡沫状,提示滴虫性阴道炎 也可提示慢性宫颈炎、老年性阴道炎、幼儿阴道炎、阿米巴性阴道炎、子宫内膜炎、宫腔积脓及阴道异物引发的感染

续表

检测结果	临床应用分析
豆腐渣样	提示真菌性阴道炎,常伴外阴瘙痒
血性	白带带血、血量不等、有特殊臭味,提示宫颈息肉、子宫黏膜下肌瘤、老年性阴道炎、慢性重度宫颈炎、阿米巴性阴道炎、恶性肿瘤及使用宫内节育器的不良反应等中老年女性患者需要警惕恶性肿瘤
黄色水样	提示病变组织变性坏死所致。常见于子宫黏膜下肌瘤、宫颈癌、宫体癌、输卵管癌等
灰白色奶油样	黏稠度很低,稀薄均匀,提示阴道加德纳菌感染

二、显微镜检验

(一)涂片制备

1. **湿片制备** 可按需向试管内滴加大约 0.5mL 生理盐水溶液洗脱阴道拭子制成悬浊液,或直接滴加 1~2 滴生理盐水溶液至洁净载玻片上,再将拭子放在溶液中混合,制成厚薄适宜的涂片,以能透视纸上字迹为宜,盖上盖玻片待检。

2. **干片制备** 直接将阴道拭子均匀涂布在洁净的载玻片上,制成厚薄适宜的涂片,待自然晾干后,利用酒精灯快速烘干固定,再进行革兰氏染色,或根据临床需求和病原微生物特点选择其他染色方法进行染色,待载玻片干燥后镜检。

(二)阴道清洁度检查

阴道清洁度(cleaning degree of vagina)指阴道清洁的等级程度。正常情况下,阴道内有大量的乳酸杆菌,也可有少量棒状菌、非溶血性链球菌、肠球菌、表皮葡萄球菌、大肠埃希菌和加德纳菌、消化菌、类杆菌、梭杆菌、支原体和假丝酵母菌等,这些需氧菌与厌氧菌形成一种平衡状态,组成正常阴道菌群。在病原生物感染、机体抵抗力低下、内分泌水平变化或其他某种因素破坏这种平衡后,杂菌或某种病原生物增多,阴道杆菌减少,球菌增多,上皮细胞减少,白细胞或脓细胞增多,此时阴道清洁度下降,通过对阴道清洁度检查,可了解阴道有无炎症病变。阴道清洁度根据阴道分泌物的上皮细胞与白细胞、阴道乳酸杆菌与杂菌的数量对比进行分级。

1. **检测方法** 采用涂片镜检法,先用低倍镜观察整个涂片的细胞等有形成分的分布情况,评估涂片质量。再用高倍镜进行仔细辨认,随机选择至少 10 个高倍镜视野,镜下观察上皮细胞、杆菌、球菌、白细胞以进行清洁度分级,同时观察是否存在线索细胞及阴道毛滴虫、真菌等病原微生物。

2. **报告方式** 按照阴道清洁度判断标准(表 14-3,图 14-1~图 14-4)来判断阴道清洁度,并以"Ⅰ~Ⅳ"度方式报告。

表 14-3 阴道清洁度判断标准

清洁度	杆菌	球菌	白(脓)细胞	上皮细胞
Ⅰ	多	无	0~5 个/HPF	满视野
Ⅱ	中	少	5~15 个/HPF	1/2 视野
Ⅲ	少	多	15~30 个/HPF	少量
Ⅳ	无	大量	>30 个/HPF	无

3. **方法学评价** 检查方法主要有湿片法及涂片染色法。湿片法简便、快速,临床常用,但阳性率较低,重复性较差,易漏检。涂片染色法,对细胞结构和细菌观察清楚,结果准确

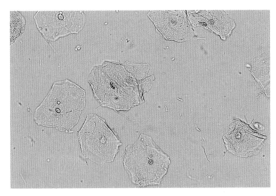

图 14-1　阴道分泌物清洁度Ⅰ度

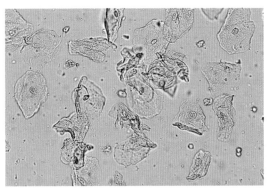

图 14-2　阴道分泌物清洁度Ⅱ度

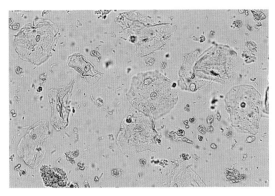

图 14-3　阴道分泌物清洁度Ⅲ度

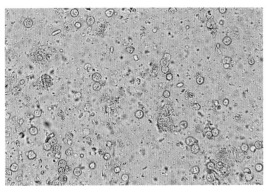

图 14-4　阴道分泌物清洁度Ⅳ度

客观,推荐使用,但较复杂、费时。

4. 检测结果及临床应用分析　正常情况下阴道清洁度在Ⅰ~Ⅱ度。排卵前期,雌激素逐渐增高,阴道上皮细胞增生,糖原增多,乳酸杆菌随之繁殖,pH 下降,杂菌消失,阴道趋于清洁。当卵巢功能不足(如经前及绝经期后)或感染病原体时,阴道易感染杂菌,导致阴道清洁度下降,故阴道清洁度的最佳检查时间应为排卵期。

清洁度Ⅲ度提示炎症,如阴道炎、宫颈炎。Ⅳ度多见于严重阴道炎,如滴虫性阴道炎、淋菌性阴道炎等。但在细菌性阴道病时,仅为乳酸杆菌的减少、杂菌的增多,而白细胞不增多,上皮细胞却增多,故不能仅用阴道清洁度作为判断是否存在感染的唯一标准,还应根据不同疾病的诊断标准和检查结果进行综合分析。

5. 质量保证

(1)检测前:载玻片必须干净,生理盐水要新鲜。标本要新鲜,防止被污染。

(2)检测中:涂片应均匀平铺,不能聚集成滴状;先用低倍镜观察全片,选择薄厚适宜的区域,再用高倍镜检查;观察标准和报告方式应一致,避免漏检。

(3)检测后:对可疑或与临床诊断不符的标本应进行复查。

(三)真菌检查

真菌呈卵圆形,为革兰氏阳性孢子或与出芽细胞相连接的假菌丝,呈链状及分枝状菌丝。85% 阴道真菌为白色假丝酵母菌。当阴道抵抗力减低或局部环境改变时,易引起真菌性阴道炎,并可通过性交传染。真菌性阴道炎时,阴道分泌物呈凝乳状或"豆腐渣"样。诊断真菌性阴道炎以找到真菌为依据。

1. 检测方法　阴道分泌物真菌检查常用涂片镜检法。将阴道分泌物湿片或革兰氏染色涂片置于显微镜下找真菌的假菌丝和孢子(图 14-5)。也可在检查清洁度和滴虫后,于阴道分泌物湿片上加 1 滴 10% 的 KOH 溶液进行镜检。

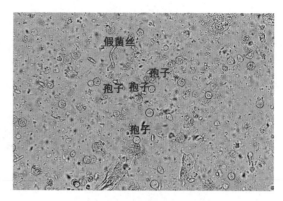

图 14-5 假菌丝和孢子

2. **报告方式** 以"未检出真菌"或"检出真菌"报告,同时报告具体形态为孢子、芽生孢子或假菌丝。

3. **方法学评价** 检查方法有湿片法、KOH 浓集法、革兰氏染色法、培养法等,其方法学评价见表 14-4。

表 14-4 阴道真菌检查的方法学评价

方法	评价
湿片法	简单易行、快速,临床常用,但细胞干扰结果观察,易漏检,阳性率低
KOH 浓集法	能够破坏上皮细胞和白细胞,排除干扰,背景清楚,易于观察结果,阳性率高,但需要配制和加 KOH 试剂,较烦琐
革兰氏染色法	着色清楚,易于观察真菌孢子和假菌丝结构,结果准确,阳性率高,但操作烦琐,结果受涂片厚度和染色影响
培养法	阳性率高,但操作复杂、费时

4. **检测结果及临床应用分析** 正常情况下不见或偶见真菌孢子。查见真菌的芽生孢子或假菌丝时,提示可能为外阴阴道假丝酵母菌病(vulvovaginal candidiasis, VVC),也称为真菌性阴道炎。同时,在临床诊断中应注意真菌带菌者与感染者的区分,阴道分泌物中仅见少量真菌孢子且清洁度正常,常为带菌者。发现芽孢、菌丝或多量的孢子伴有临床症状及体征,即可诊断为真菌性阴道炎。

5. **质量保证**

(1)标本及器材:标本新鲜,生理盐水、KOH 试剂无菌,器材干净。

(2)显微镜检验:湿片检查时涂片厚薄适宜,检查时光线要弱,不断调整微调。先在低倍镜下观察菌丝,然后再转换高倍镜确认和找孢子,以提高菌丝检出率。发现孢子时注意找假菌丝。

(四)阴道毛滴虫检查

阴道毛滴虫(trichomonas vaginalis, TV)是一种寄生在阴道的致病性厌氧寄生原虫,属鞭毛虫纲。虫体直径为 8~45μm,呈颈宽尾尖倒置梨形,大小为白细胞的 2~3 倍,虫体顶端有鞭毛 4 根,后端有鞭毛 1 根,体侧有波动膜,前后鞭毛和波动膜均为其运动器官。其生长的最适宜 pH 为 5.5~6.0,适宜温度为 25~42℃,能通过性接触或污染的物品传播,是引起滴虫性阴道炎的病原体。

1. **检查方法**

(1)直接涂片法。制作湿片置于显微镜下观察,若低倍镜观察发现有比白细胞大 2 倍左右的活动小体,再用高倍镜观察。滴虫形态多为顶端宽尾尖细的倒置梨形,未染色时为透明白色小体,且虫体顶端有 4 根前鞭毛,后端有 1 根鞭毛,体侧有波动膜。虫体的前 1/3 处,有 1 个椭圆形的泡状核,虫体借助前端 4 根鞭毛的摆动及波动膜的扑动做螺旋式运动。

(2)瑞氏染色或革兰氏染色后,用油镜观察虫体结构,可以提高检出率。

2. **报告方式** 以"未检出滴虫"或"检出滴虫"报告。

3. 方法学评价 检查方法有直接法、涂片染色法、胶乳凝集试验、体外培养法、核酸扩增法等，其方法学评价见表14-5。

表14-5 阴道毛滴虫检查的方法学评价

方法	评价
直接法	简单易行、快速，临床常用，但易受检验时间、温度、涂片厚度影响
涂片染色法	可用油镜观察虫体结构，提高检出率，易受涂片厚度和染色影响
胶乳凝集试验	操作简便、快速，灵敏度和特异性高，但可出现非特异性反应
体外培养法	阳性率高，但操作复杂、费时
核酸扩增法	是国际上诊断滴虫性阴道炎的金标准

4. 检测结果及临床应用分析 正常情况下检查不出阴道毛滴虫。查见阴道毛滴虫提示患者患有滴虫性阴道炎。值得注意的是，显微镜检验法阴性不能排除滴虫感染。

5. 质量保证

（1）标本：标本采集后立即送检，冬天最好保温。

（2）显微镜检验：送检后立即检查，如冬天不能立即检查，建议将标本放37℃水浴保温，有利于毛滴虫活动情况的观察。

（五）乳酸杆菌和阴道加德纳菌

乳酸杆菌为革兰氏阳性大杆菌，大小（1～5）μm×1μm，常为双根或单根，呈链状或栅栏状排列。乳酸杆菌是阴道微生态的正常菌群。阴道加德纳菌（Gardnerella vaginalis, GV）为革兰氏染色阴性或染色不定（有时可染成阳性）的小杆菌。正常情况下阴道内不见或见少许阴道加德纳菌。

线索细胞（clue cell）为阴道鳞状上皮细胞黏附有大量加德纳菌及其他短小杆菌后形成。线索细胞的主要特征是阴道鳞状上皮细胞黏附了大量加德纳菌及其他短小杆菌，而形成巨大的细胞团，上皮细胞表面毛糙，边缘呈锯齿状，细胞已部分溶解、核模糊不清，有斑点和大量细小颗粒（图14-6）。

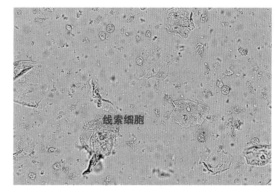

图14-6 线索细胞

1. 检测方法 一般采用显微镜检验法，将制备好的革兰氏染色涂片或者湿片置于显微镜下观察。

2. 报告方式 以"最低～最高/HPF"或"平均数/HPF"的方式报告。检查清洁度时，如观察到线索细胞，应进行报告，可进一步报告其百分比。

3. 方法学评价 革兰氏染色涂片镜检法能够进行细菌初步鉴别，识别细菌形态较好，但操作复杂；直接湿片镜检法不能有效识别细菌形态，不利于细菌的鉴别，但简单易行、快速。因此，对于细菌的识别建议采用革兰氏染色法较好。

4. 检测结果及临床应用分析 检查乳酸杆菌和阴道加德纳菌可作为细菌性阴道病（bacterial vaginosis, BV）诊断的参考。正常情况下，阴道内以乳酸杆菌为主，不见或少见阴道加德纳菌；细菌性阴道病时，阴道加德纳菌增加，而乳酸杆菌减少。线索细胞是诊断细菌性阴道病的重要指标。

（六）革兰氏阴性双球菌检查

阴道分泌物中主要的致病性革兰氏阴性双球菌为淋病奈瑟菌（Neisseria gonorrheae），俗称淋球菌。淋病奈瑟菌可引起以泌尿生殖系统黏膜感染为主的化脓性疾病，即淋病。淋病奈瑟菌为革兰氏阴性双球菌，直径 0.6~0.8μm，肾形或卵圆形，常成对凹面相对排列，无芽孢、无鞭毛，有荚膜和菌毛。淋病奈瑟菌检查方法有革兰氏染色法、培养法、直接协同凝集法、直接荧光抗体染色法和 PCR 法等，其方法学评价见表 14-6。以"检出革兰氏阴性双球菌"的方式进行报告。

表 14-6　淋病奈瑟菌检查方法的方法学评价

方法	评价
革兰氏染色法	简单易行、快速，临床常用，但病情较轻或病程较长者，涂片中淋球菌较少，形态不典型，常位于细胞之外，往往难以下结论 女性阴道分泌物较多时，因杂菌多，其特异性、敏感性较差 涂片过厚、脱色不足或过多亦影响结果判断
培养法	对涂片检查阴性的可疑患者，可作淋球菌培养
直接协同凝集法	操作简便，特异性高
直接荧光抗体染色法	简便，特异性高，但死菌也可阳性
PCR 法	可检测到微量淋球菌的 DNA，灵敏度较高，但要防止污染
非放射性标记系统	灵敏度高、特异性强、简便快速，已成为淋球菌及其抗药性检查的重要方法

三、化学检验

正常的阴道微生物菌群以乳酸杆菌为优势菌，可伴有少量其他杂菌共生，通过干化学酶法检测特异标志酶可反映病原微生物的存在，评估阴道健康状况，辅助鉴别诊断各型阴道炎。阴道分泌物化学检验包括 pH、过氧化氢、白细胞酯酶、唾液酸苷酶、脯氨酸氨基肽酶、乙酰氨基糖苷酶检测等。

（一）检测原理

样品中的过氧化氢经过氧化物酶作用，释放出新生态氧，在相应底物作用下呈粉红色，呈色深度与过氧化氢浓度成正比；白细胞酯酶通过水解 X-醋酸盐，释放出溴吲哚基，后者在氧存在的条件下呈蓝色，呈色深度与白细胞酯酶活性成正比；唾液酸苷酶能水解 X-乙酰神经氨酸，释放出溴吲哚基，与重氮盐反应呈红色或紫色，呈色深度与唾液酸苷酶活性成正比；脯氨酸氨基肽酶水解特异性底物呈现黄色，呈色深度与脯氨酸氨基肽酶活性成正比；乙酰氨基糖苷酶能水解对硝基苯乙酰氨基葡萄糖苷，释放出对硝基胺酚，后者在碱性条件下呈黄色，呈色程度与乙酰氨基糖苷酶活性成正比。

（二）检测结果及临床应用分析

正常阴道环境为弱酸性，pH 保持在 3.8~4.5。pH 升高见于各种阴道炎患者以及绝经后的妇女，如细菌性阴道病的 pH 通常 >4.5。

过氧化氢（H_2O_2）是阴道微生态微生物群中有益乳酸杆菌特别是产生过氧化氢的乳酸杆菌的一种代谢产物。因此，临床上可通过检测过氧化氢含量来反映阴道内功能正常的乳酸杆菌量的多少。阳性提示乳酸杆菌减少，生态平衡破坏。

白细胞酯酶阳性提示阴道分泌物中有大量多核白细胞被破坏从而释放该酶，阴道黏膜受损，存在炎症反应。白细胞酯酶活性与被破坏的白细胞数量成正比，能间接反映致病微生物的增殖水平。

唾液酸苷酶(neuraminidase)是由阴道菌丛中的加德纳菌和其他一些厌氧菌分泌产生的,阳性提示细菌性阴道病。

脯氨酸氨基肽酶(proline aminopeptidase)是细菌性阴道病和念珠菌性阴道炎致病菌指标,阳性提示细菌性阴道病或真菌性阴道炎。

乙酰氨基糖苷酶(acetylglucosaminidase)又称 N-乙酰-β-葡萄糖苷酶(NAG),滴虫和假丝酵母菌等真菌具有强的 NAG 活性。因此,NAG 阳性提示可能患有滴虫性阴道炎(TV)或外阴阴道假丝酵母菌病(VVC)。

(三)质量保证

1. 标本采集后应及时送检。

2. 样本带血或者混入尿液,可能会干扰反应结果。

3. pH 多由临床医生床旁利用干拭子擦拭阴道侧壁,在精密 pH 试纸上滚动进行检测。宫颈黏液、精液、血液或预湿拭子会影响阴道分泌物 pH 的检测。

4. 女性阴道菌群比较复杂,干扰因素也比较多,结果与临床不符时,应结合临床信息和其他检查指标综合分析。

四、阴道微生态检查

女性阴道微生态系统是人体微生态系统的组成之一,由阴道内的微生物菌群、内分泌调节系统、阴道解剖结构和局部免疫系统共同组成。阴道微生物菌群种类繁多,相互共生和拮抗,受到体内、外各种因素的影响,参与形成结构复杂的微生态系统。正常的阴道微生物菌群以乳杆菌为优势菌,可伴有少量其他杂菌共生;阴道微生态平衡失调时,可发生以阴道菌群异常和阴道 pH 异常为特征的改变,是一种趋势性的变化,可导致阴道对致病微生物的抵抗力降低,继发感染。

目前,阴道微生态系统检测主要包括形态学检测及功能学检测。前者包括菌群密集度、多样性、优势菌、病原微生物、各项疾病评分等形态学指标;后者通过功能学检测判定微生物功能的状况,主要是测定阴道微生物的代谢产物及酶的活性;两者互为补充,从而综合评价阴道微生态状况。若形态学检测与功能学检测结果不一致时,目前以形态学检测为主要参考指标。

(一)检测方法

1. **形态学检测** 阴道分泌物涂片,干燥、固定后,行革兰氏染色,油镜下检查阴道菌群。

2. **功能学检测** 用留取阴道分泌物的湿棉签,检测需氧菌、厌氧菌、真菌、滴虫等的代谢产物、酶的活性及 pH。

(二)检测指标

1. **形态学检测指标**

(1)阴道菌群密集度:指标本中细菌分布、排列的密集程度;结合标本来源的微生境容积大小,可以反映出某微生态区域中菌群总生物量的多少。分级标准见表14-7。

表 14-7　阴道菌群密集度的判定

阴道菌群密集度	判定标准
Ⅰ级(+)	油镜观察,每个视野的平均细菌数为 1~9 个
Ⅱ级(2+)	油镜观察,每个视野的平均细菌数为 10~99 个
Ⅲ级(3+)	油镜下每个视野的平均细菌数为 100 个及以上;光镜下观察,细菌满视野
Ⅳ级(4+)	油镜下观察,细菌聚集成团或密集覆盖黏膜上皮细胞

（2）阴道菌群多样性：指涂片中所有细菌种类的多少。分级标准见表14-8。

表 14-8　阴道菌群多样性的判定

阴道菌群多样性	判定标准
Ⅰ级（+）	能辨别1~3种细菌
Ⅱ级（2+）	能辨别4~6种细菌
Ⅲ级（3+）	能辨别7~9种细菌
Ⅳ级（4+）	能辨别10种及以上细菌

（3）优势菌：指菌群中生物量或种群密集度最大的细菌，在很大程度上影响着整个菌群的功能且其对宿主的生理病理影响最大，见表14-9。

表 14-9　阴道优势菌的特征

阴道优势菌	特征
以革兰氏阳性杆菌为优势菌	革兰氏染色阳性，无芽孢，细长弯曲或呈球杆状、杆状，单个或双链状，无动力 大多为乳杆菌
以革兰氏阳性球菌或革兰氏阳性弧菌为优势菌	革兰氏染色阳性，无芽孢，呈细长弯曲或球状，无动力 常见的细菌为链球菌
以革兰氏阴性短杆菌或革兰氏阴性弧菌为优势菌	革兰氏染色阴性或不定，无芽孢，短杆状或杆状，形态比乳杆菌小 常见的细菌为：①加德纳菌，革兰氏阴性短杆菌或革兰氏阴性小变形杆菌；②普雷沃菌，革兰氏阴性杆菌；③动弯杆菌，弯曲的革兰氏阴性杆菌，革兰氏染色变异，弯曲、弧形的小杆菌

（4）菌群抑制及菌群增殖过度：①菌群抑制。标本中细菌明显减少，表现为无优势菌，密集度为≤Ⅰ级，多样性为≤Ⅰ级。②菌群增殖过度。以形态类似乳杆菌的革兰氏阳性杆菌为优势菌，密集度和多样性均为Ⅲ~Ⅳ级，常见于细胞溶解性阴道病。

（5）病原微生物：指可造成阴道不同感染性疾病的病原微生物，显微镜镜检阴道分泌物中是否存在滴虫或真菌假菌丝、芽生孢子、孢子等。①真菌检测。油镜下可发现真菌卵圆形孢子、芽生孢子或管状的假菌丝，革兰氏染色阳性。当镜检发现芽生孢子或假菌丝时，应报告为外阴阴道假丝酵母菌病（VVC）。②滴虫检测。革兰氏染色阳性，较白细胞略大，形态不规则，内有食物泡，周边有大量的白细胞或上皮细胞碎片，发现滴虫，可诊断为滴虫性阴道炎。

（6）细菌性阴道病及Nugent评分：细菌性阴道病（BV）是以阴道内正常产生过氧化氢的乳杆菌减少或消失，而以兼性厌氧菌及厌氧菌增多为主导致的阴道感染，是女性最常见的阴道炎类型。BV并不是由某一种病原体感染所致，更多的是一种阴道内菌群失调。BV的诊断目前主要依据Amsel临床诊断标准及革兰氏染色Nugent评分诊断标准。

Amsel临床诊断标准是BV诊断的临床"金标准"。下列4项临床特征中至少3项阳性即可诊断为BV：①线索细胞阳性（即线索细胞数量>20%阴道上皮细胞总量）；②胺试验阳性；③阴道分泌物pH>4.5；④阴道分泌物呈均质、稀薄、灰白色。其中，线索细胞阳性是诊断BV的必备条件。

Nugent评分是国际通用的较准确诊断细菌性阴道病的方法。Nugent评分0~3分，为正常；4~6分，诊断中间型BV；≥7分，诊断BV，具体评分标准见表14-10。

表 14-10 Nugent 评分标准

评分	乳杆菌	阴道加德纳菌及类杆菌	染色不定的弯曲杆菌
0	4+	0	—
1	3+	+	+ 或 2+
2	3+	2+	3+ 或 4+
3	+	3+	—
4	0	4+	—

注:0,油镜视野未见细菌;+,<1个细菌/油镜视野(此为平均数);2+,1~4 个细菌/油镜视野;3+,5~30 个细菌/油镜视野;4+,>30 个细菌/油镜视野;—,无此项。

（7）需氧菌性阴道炎及 Donders 评分:需氧菌性阴道炎（aerobic vaginitis，AV）是由需氧菌繁殖伴产 H_2O_2 的乳杆菌的减少或缺失，导致阴道黏膜充血、水肿，产生脓性分泌物的阴道炎症。常见的病原菌包括 B 族链球菌、葡萄球菌、大肠埃希菌及肠球菌等需氧菌。AV 常用的诊断标准:①有临床症状和/或体征;②AV 评分≥3 分。目前，国内外较广泛采用的是 Donders 评分，总分 10 分，累计评分≥3 分诊断为 AV，3~4 分为轻度，5~6 分为中度，7~10 分为重度，见表 14-11。

表 14-11 需氧菌性阴道炎 Donders 评分标准

AV 评分	LBG	白细胞数	含中毒颗粒的白细胞所占比例	背景菌落	PBC 所占比例
0	Ⅰ 或 Ⅱa 级	≤10 个/HPF	无或散在	不明显或溶胞性	无或<1%
1	Ⅱb 级	>10 个/HPF 和 1 个上皮细胞周围≤10 个	≤50% 的白细胞	大肠埃希菌类的小杆菌	≤10%且≥1%
2	Ⅲ 级	1 个上皮细胞周围>10 个	>50% 的白细胞	球菌样或呈链状	>10%

注:显微镜湿片法（相差显微镜，400×）;LBG,乳杆菌分级（lactubacillary gackes）;Ⅰ级,指多量多形性乳杆菌，无其他细菌;Ⅱa 级,指混合菌群，但主要为乳杆菌;Ⅱb 级,指混合菌群，但乳杆菌比例明显减少，少于其他菌群;Ⅲ级,乳杆菌严重减少或缺失，其他细菌过度增长。HPF,高倍视野;PBC,基底旁上皮细胞。

（8）阴道分泌物的白细胞计数:阴道分泌物白细胞计数在滴虫性阴道炎、AV、子宫颈炎及盆腔炎时常常升高。一般认为，阴道分泌物白细胞计数>10 个/HPF 时提示可能存在上述炎症，需要仔细鉴别其原因。

2. 功能学检测指标

（1）pH:精密 pH 试纸（检测范围 3.8~5.4）测试阴道分泌物的 pH。要用干棉签检测 pH，以免影响结果。

（2）生物化学指标:阴道中不同的微生物可产生不同的代谢产物及不同的酶的活性。因此，根据不同的微生物的代谢产物及酶的活性设立不同的标志物。①乳杆菌功能标志物。乳杆菌的代谢产物包括乳酸菌素、H_2O_2、乳酸。H_2O_2 浓度与产 H_2O_2 的乳杆菌属的数量呈正相关，可根据 H_2O_2 浓度判定乳杆菌功能是否正常。②其他微生物的代谢产物及酶的活性。如厌氧菌感染时大多数唾液酸苷酶阳性;需氧菌感染时部分 β- 葡糖醛酸糖苷酶及凝固酶阳性;白假丝酵母菌感染时部分门冬酰胺蛋白酶及乙酰氨基糖苷酶阳性;滴虫感染时部分胱胺酰蛋白酶阳性;还有一些非特异性指标在部分阴道加德纳菌、不动弯杆菌及白假丝酵母菌感染时，脯氨酸氨基肽酶呈阳性。③机体炎症反应标志物。白细胞酯酶与被破坏的白细胞数量成正比，能间接反映致病微生物的增殖水平。白细胞酯酶阳性提示阴道分泌物中有大量多核白细胞被破坏从而释放该酶，阴道黏膜受损，存在炎症反应。

（三）临床应用评价

正常阴道微生态为：阴道菌群的密集度为Ⅱ～Ⅲ级、多样性为Ⅱ～Ⅲ级、优势菌为乳杆菌、阴道 pH 为 3.8～4.5、乳杆菌功能正常（H_2O_2 分泌正常）、白细胞酯酶等阴性。阴道菌群的密集度、多样性、优势菌、阴道分泌物白细胞计数等炎症反应指标、pH 和乳杆菌功能任何1 项出现异常，即诊断为微生态失调状态。微生态失调状态大部分是暂时性的，机体抵抗力好转即可恢复正常；外来病原微生物增加或机体抵抗力下降，可导致疾病的出现，如 BV、VVC、滴虫性阴道炎等。

1. 阴道微生态评价有利于准确诊断各种单纯性阴道感染，并及时发现各种混合性阴道感染。阴道微生态的检测评价系统不仅能够诊断临床常见类型的阴道感染，还能够对目前临床上仅存在"外阴瘙痒、白带增多"等症状、而传统阴道分泌物常规检查未发现特殊病原微生物、难以诊断的阴道感染患者进行微生态评价，从而提高临床诊断率；同时，不仅能够诊断单纯的阴道感染，还能够一次性发现混合性阴道感染，从而指导临床对因治疗。

2. 全面评价阴道微生态环境。随着阴道分泌物检验的发展，阴道微生态评价逐渐应用于临床，其不仅可明确诊断单一的病原体感染，还可明确诊断各种混合性阴道感染，对评价阴道炎症治疗效果及复发和阴道微生态的恢复有指导意义。

五、结果报告与解读

阴道分泌物检验结果报告可采用三级报告的模式，实验室可根据检验内容酌情选用。一级报告为描述性报告，对分泌物的镜下形态学特征进行简明描述，同时报告化学检验结果；二级报告可根据检验结果给予检验提示，提供 1～2 个倾向性的诊断意见；三级报告则可建议进一步的检验方法，如培养法和分子生物学方法等。

（一）一级报告

一级报告根据医嘱和实验室开展的检验项目进行报告，可包括形态学检查、化学检验和阴道微生态评价，如可行，可采用图文报告的形式。

1. **形态学检查**　检查内容应包括清洁度、白细胞数量和病原微生物等情况，应着重报告对临床诊断有重要意义的形态学信息，对细胞形态进行必要描述。所有结果均应提供正常参考范围。

2. **化学检验**　化学检验结果以定性结果阴性（–）或阳性（＋）进行报告。

3. **阴道微生态评价**　阴道微生态评价应包括形态学检测指标和功能学检测指标。

（二）二级报告

综合上述所有形态学、化学检验和阴道微生态评价结果，检验人员可给出 1～2 个倾向性的诊断建议，如镜下查见真菌的芽生孢子或假菌丝时，提示可能为 VVC；查见阴道毛滴虫时，则提示存在 TV。

（三）三级报告

根据形态学和化学检验结果，检验人员可为临床提供合理性的进一步检验建议。注意，当镜检结果与化学检验结果不符时，应以镜检结果为主，还可建议通过培养法或核酸扩增实验（nucleic acid amplification test, NAAT）等进行确诊实验。如怀疑存在 2 种或多种病原微生物入侵而发生混合性阴道炎或复发性 VVC，可通过阴道微生态评价或培养法作进一步检验，包括可疑病原微生物培养及药敏试验，为临床治疗针对性用药提供参考。对阴道毛滴虫的检出存疑时，则推荐利用 NAAT 进行确诊，该方法是国际上诊断 TV 的金标准。

第三节 阴道分泌物检测仪

随着自动化和人工智能在医疗领域的迅速发展,阴道分泌物自动化检测仪器陆续进入临床。阴道分泌物检测仪主要由样本前处理模块、自动加样模块、染色模块、恒温育模块、检测‐控制模块和软件系统组成。仪器检测提高了工作效率,降低了工作人员的主观性。

一、检测原理

检测仪自动吸取样本后,检测仪自动滴加样本至镜检区域和试剂块中,然后在相应区域滴加染液或缓冲液,自动运送至光学显微成像系统内进行观察。检测仪的显微成像平台上的相机一般通过自动拍摄至少 10~30 个视野来展示每个视野有形成分的分布情况,通过智能软件识别有形成分,计算每个视野的平均细胞数量,得出样本清洁度的结果。检测卡完成镜检分析后将继续在 42℃恒温孵育平台温育,试剂块中的样本与化学试剂完成反应后,仪器内部高清摄像头对检测卡拍摄图像,通过数字图像颜色识别原理分析图像中试剂块的颜色,根据试剂块所呈现的颜色判断化学项目的阴性、阳性和 pH 结果。待测成分浓度越高,颜色变化越明显。仪器还可通过人工智能软件系统进行结果判断及整合,计算出 Nugent 评分和 Donders 评分等。

二、方法评价

1. 安全环保,操作简易快捷,可有效减轻检验工作者的劳动强度。

2. 可提高有形成分检出率,同时能通过人工智能进行微生态评价,为临床提供更多有价值的检测结果。

3. 视野清晰,自动染色有利于识别病理成分,且可以采集图像,供诊断、教学、科研使用。

4. 不足之处是人工智能识别有形成分有一定的局限性,部分情况需要人工复核。

三、检测参数与结果

1. 阴道分泌物检测仪能够自动识别细胞(上皮细胞、白细胞、线索细胞)、细菌(杆菌、球菌)、真菌(孢子、芽生孢子、假菌丝)和滴虫等有形成分,可进行定量或半定量报告,能根据识别结果进行阴道清洁度判定。

2. 阴道分泌物检测仪能够自动检测化学项目,以定性的方式报告干化学检测项目,至少包括过氧化氢、白细胞酯酶、唾液酸苷酶。

3. 阴道分泌物检测仪能够进行阴道微生态评价,可以报告菌群密集度(I ~Ⅳ级)、多样性(I ~Ⅳ级)、优势菌、菌群抑制或菌群增殖过度、病原微生物(真菌、滴虫)、各项疾病评分(Nugent 评分、Donders 评分)等。

四、质量管理

(一)仪器和试剂

1. **仪器校准** 具备自动温育、自动加样、自动判读结果及传输数据等功能的阴道分泌物自动化检测仪器,应根据仪器说明书进行校准。校准内容包括仪器的加样系统、检测系统和温控系统。校准至少每年 1 次,并根据实验室需求制订校准周期。以下情况应进行仪器校准:①仪器投入使用前(新安装或旧仪器重新启用);②更换部件进行维修后,可能对检测结果的准确度有影响时；③仪器搬动后，需要确认检测结果的可靠性时；④室内质量控制显示系统的检测结果有漂移时（排除仪器故障和试剂的影响因素后）；⑤实验室认为需进行校准的其他情况。

2. **试剂验证**　新批号试剂和新货运号试剂应进行质量验证，染色剂（革兰氏染色等）应用已知阳性和阴性（适用时）的质控物进行验证。实验室应制订判断符合性的方法和质量标准。

（二）性能验证

实验室在阴道分泌物检测仪使用前应验证其检测性能符合检验的相关要求。实验室应对制造商提供的性能指标进行验证。定性项目性能验证应至少包括阴性符合率和阳性符合率；定量项目性能验证至少应包括有形成分结果符合率、重复性、检出限、携带污染率，适用时，还可包括可报告范围。验证方法可参考《T/GDMDMA 0023—2022 阴道分泌物检测仪》。

（三）室内质量控制、室间质量评价及比对

1. **室内质量控制**　阴道分泌物自动化检测应建立室内质量控制程序或方案，包括质控物选择、浓度水平、频次、质量控制规则、结果评价、失控纠正等。

2. **室间质量评价**　阴道分泌物检测项目应参加医疗机构开展的室间质量评价，对没有开展室间质量评价的检验项目，应通过实验室间比对的方式确定检验结果的可接受性。

3. **室内比对**　开展阴道分泌物自动化检测实验室质量保证应文件化，建立在人、机、料、法、环等方面的质量保证措施，如设备比对、人机比对、人员培训、人员考核、人员评估、人员岗位职责和授权、检验项目标准操作规程、检测结果与临床诊断一致性评价等。

（四）复检程序

在检验结果出现异常计数、警示标志、异常有形成分（如滴虫、真菌、异常细胞等）、形态学结果与标本性状不符（如豆渣样标本而真菌未检出等）、化学检验结果与形态学结果不一致等情况时，应对结果进行复检确认。复检方法可包括图片确认、视频确认、人工镜检等，必要时进行进一步检查，如革兰氏染色、巴氏染色显微镜检验等。一般要求：①实验室应制订阴道分泌物有形成分分析的复检程序，结果假阴性率应≤5%；②当仪器提供阴道微生态评价时，应进行人工确认，而 AV 诊断时需结合临床症状；③当检验结果与临床不一致时，应主动与临床进行沟通，必要时重新采集标本进行检测；④化学检验与形态学结果不一致时，最终报告以形态学结果为准。

小　结

阴道分泌物检查俗称白带检查，其对女性雌激素水平的判断、生殖系统炎症、肿瘤的诊断及性传播疾病的检查具有重要价值。传统的阴道分泌物检查包括性状检查、显微镜检验、理学检验及清洁度判定，对临床疾病的诊断具有重要参考意义。发现阴道毛滴虫和真菌可直接诊断。

随着阴道分泌物检验技术的进步，现代阴道分泌物检查包括形态学检查、化学检验和阴道微生态评价，这些检查有利于准确诊断各种单纯性阴道感染，并及时发现各种混合性阴道感染，对评价阴道炎症治疗效果及复发和阴道微生态的恢复有指导意义。

阴道分泌物检验结果报告推荐采用三级报告的模式。一级报告为描述性报告；二级报告可根据检验结果给予检验提示，提供 1~2 个倾向性的诊断意见；三级报告则可建议进一步的检验方法。

阴道分泌物检查也逐渐由手工法过渡到自动分析，目前阴道分泌物检测仪可实现自动温育、自动加样、自动判读结果及传输数据等功能,能够作出比较全面的阴道分泌物检查及阴道微生态评价的图文报告。

思　考　题

1. 什么是阴道清洁度?结果如何判断?如果出现判定标准矛盾的情况,该如何处理?
2. 如何做好阴道分泌物检验的全程质量控制?
3. 如何应用阴道微生态评价结果?

(李劲榆)

第十五章 精液检验

教学目标

知识目标 掌握精液标本采集的要求，精液理学检验、化学检验和显微镜检验；熟悉计算机辅助精子分析检测原理、操作步骤和质量控制；了解精子质量分析仪的原理和功能。

能力目标 能够正确判定精子活动力分级和精子计数；学会科学选择精液检验的方法；能将精液检验结果与临床应用相结合。

素质目标 培养学生具有良好的职业操守、同理心和保护患者隐私的理念；树立实事求是的科学态度，培养较强的分析问题和解决问题的能力。

精液由精子和精浆构成。精子产生于睾丸，在附睾内发育成熟，为男性的生殖细胞，约占精液的5%。精浆是由精囊、前列腺、尿道球腺、尿道旁腺分泌的混合液（表15-1），约占精液的95%，为精子提供营养物质和能量，是运送精子必需的介质。精液常规检验可用于男性睾丸功能评估、导管系统的通畅性判断、附属性腺的分泌情况分析、体外受精和精子库筛选优质精子、法医学鉴定等。精液检验结果受射精频度、温度、实验室条件、检验人员技术熟练程度和主观判断能力等诸多因素影响，其结果易发生偏差。精液常规检验结果关系到患者治疗方案的选择和辅助生殖技术治疗措施的选用，必须对实验室操作进行标准化，以保证检验结果准确度，最大限度满足临床诊疗需求。

表 15-1 精浆的组成及作用

组成	含量/%	成分与性状	作用
精囊液	50～80	内含蛋白质、果糖、凝固酶，呈胶冻状	果糖给精子提供能量，蛋白质和凝固酶使精液呈胶冻状
前列腺液	15～30	内含酸性磷酸酶、纤溶酶，呈乳白色	纤溶酶能使精液液化
尿道球腺液	2～3	清亮液体	润滑和清洁尿道的作用
尿道旁腺液	2～3	清亮液体	润滑和清洁尿道的作用

第一节 精液标本的采集与处理

一、标本采集

1. 标本采集前，检验人员应向患者提供关于精液标本采集清晰的书面和口头指导及注意事项，强调标本采集的完整性，要求患者如实告知精液采集时是否有部分丢失的情况，同时注意保护患者个人隐私。

2. 采样前 2～7 天应严格禁欲(无性交、无手淫、无遗精)。如需多次采集,每次禁欲天数应尽可能保持一致。3 个月内至少检查 2 次,2 次间隔应超过 7 天,但不超过 3 周。

3. 选择恰当的精液采集方法(表 15-2)。手淫法是标准采集方法。

4. 使用专用或指定清洁干燥广口带刻度的容器收集精液,使用前应置于 20～37℃条件下,以免影响精子活性。仅在特殊情况下,可使用专门为采集精液而设计的专用避孕套来采集标本。

5. 标本采集后,应在容器标签上记录禁欲时间、标本采集时间、标本完整性,然后将精液标本放置 20～37℃条件下保温,并在 1 小时内送检。如果标本收集不完整,尤其是富含精子的初始部分精液丢失,应在检验报告中注明,并在禁欲 2～7 天后重新采集标本进行检查。

表 15-2 精液标本采集的方法与评价

方法	评价
手淫法	常规采集方法,大部分可采集到完整的精液,选用对精子无毒性的容器
电震动法	其刺激性较强,在手淫法不能采集到精液时可采用
安全套法	方法简单,必须使用专门设计的无毒性安全套进行采样
体外射精法	不可靠的方法,一般不采用,精子浓度最高的初始精液或许丢失,阴道分泌物可能对精子活动力有不良影响

二、标本处理

精液内可能含有危险的传染性病原体,如乙型肝炎病毒、人类免疫缺陷病毒和疱疹病毒等,故精液和相关使用过的器材应按潜在生物危害物进行处理。

第二节 精液的理学检验

精液理学检验包括精液外观、精液量、液化时间、黏稠度和酸碱度等。

一、精液外观

正常精液呈均质性、灰白色或乳白色的外观,不透明。如精子浓度非常低,精液可显透明些,而久未射精者的精液可呈浅黄色。黄疸患者和长期服用维生素或药物者可呈黄色,大量红细胞者为血精,呈红褐色。

二、精液量

精确测量精液体积是任何精液评价的基础,最好通过称重收集量器中的精液来测量精液体积。将收集标本的广口瓶预称重(重量标在瓶身和瓶盖上),直接将标本留取到改良的广口瓶后进行称重,减去瓶子重量,以 1.01g/mL 的精液浓度计算精液量。建议在同一容器中称量收集到的样品,以避免在转移过程中的样品损失。不推荐使用移液管、注射器和量筒测量精液体积。正常一次射精量参考值下限是 1.4mL。

一次排精量与排精间隔时间有关。根据精液量的变化可分为精液量减少、无精液和精液量增多,其临床应用评价见表 15-3。

表 15-3 精液量的变化与临床应用评价

变化	临床应用评价
精液量减少	人为因素如采集问题(采集时部分精液丢失)或禁欲时间过短等,病理性减少见于不完全逆行射精、精囊腺发育不良或雄激素缺乏
无精液	精液量减少到数滴甚至排不出时,见于感染、射精管完全阻塞、完全逆行射精
精液量增多	常见于附属腺活动性炎症情况下的活跃分泌

三、液化时间

精液射到收集容器后很快呈典型的胶冻状,即精液凝固。通常在室温下数分钟开始变得稀薄,慢慢全部转变为流动状所需的时间称为精液液化时间。在室温下,通常在 15 分钟内完全液化,很少超过 60 分钟或更长时间。超过 60 分钟仍不能液化,则为异常,应作记录。精液不液化需要另行处理才能进一步评估,可以使用加样器反复吹打或应用广谱蛋白水解酶菠萝蛋白酶消化,2 种操作均有助于促进精液液化。对液化异常样本,液化处理方式是机械混合或使用酶消化剂,应在报告中注明。正常液化的精液标本可能含有不液化的胶冻状颗粒,这无临床意义。

精液液化异常提示:①精液凝固障碍,由于蛋白质分泌减少,导致精液凝固障碍,如精囊腺炎或输精管缺陷等。②液化不完全,前列腺分泌的纤溶酶参与了精液液化过程,如前列腺发生炎症时分泌的纤溶酶减少使得精液液化不全或不液化,可抑制精子活动力,从而影响生殖能力。

四、黏稠度

精液完全液化后,使用 Pasteur 滴管法或玻棒法,观察拉丝长度。正常精液形成不连续的小滴,拉丝长度小于 2cm,黏稠度异常或液体增厚时,拉丝长度大于 2cm。降低黏稠度的方法与延迟液化的处理方法相同。根据液化和拉丝程度将精液黏稠度分为 3 级(表 15-4)。

表 15-4 精液黏稠度分级与评价

分级	评价
1 级	30 分钟基本液化,呈黏稠丝状
2 级	60 分钟不液化,呈粗大黏稠丝,涂片呈明显黏稠感
3 级	24 小时不液化,黏稠性很高,呈胶冻状,难以涂片

精液黏稠度异常提示:①黏稠度减低,见于精子浓度太低或无精子症、先天性无精囊腺;②黏稠度增加,见于附睾炎、前列腺炎,因附属腺功能出现异常导致精液液化不全,其可降低精子活动力从而影响生殖能力。另外,高黏稠度可干扰精子活动力、精子浓度、精子表面抗体和精浆生化指标的测定。

五、pH

精液 pH 应在精液液化后测量,宜在 30 分钟后进行,但必须在射精后 1 小时内完成测量,因为精液中 CO_2 逸出会影响 pH。推荐使用测量范围为 6.0~10.0 的 pH 试纸来测定 pH。正常精液 pH 为 7.2~8.0,呈弱碱性。pH<7.0 并伴有精液量减少和精子数量减少,可能存在先天性双侧输精管堵塞、射精管和精囊腺缺如或发育不良,其中精囊腺缺如或发育不良也可造成精液量减少和 pH 降低。pH>8.0 提示前列腺、精囊腺、尿道球腺和附睾的炎症。

第三节　精液的化学检验

精液化学检验主要是指附属性腺生化检查。前列腺、精囊腺、尿道球腺是男性的主要附属腺体，每个腺体分泌不同的物质，发挥其相应的功能，通过检测精浆中物质的含量，可以评价腺体的功能状态，对男性不育症的诊断、治疗及病因分析有重要临床意义。

一、锌

精液中锌测定可作为评价前列腺分泌功能和诊治不育症的指标之一。常采用分光光度法或原子吸收光谱法测定锌。严重缺锌可导致不育症。青春期缺锌，则影响男性生殖器官和第二性征发育。

二、果糖

间苯二酚显色法原理：果糖与间苯二酚在加热条件下可生成红色化合物，经与标准曲线比较，可得到样本中果糖含量。参考区间 9.11～17.67mmol/L。降低多见于射精管阻塞、双侧输精管先天性缺如、雄激素分泌不足和逆行射精等。

三、柠檬酸

精液中柠檬酸测定常采用紫外比色法或吲哚比色法。柠檬酸显著减少提示前列腺炎，同时与睾酮水平相关，可作为评价雄激素分泌状态的指标之一。

四、枸橼酸和酸性磷酸酶

精液中枸橼酸和酸性磷酸酶测定有助于前列腺分泌功能的判断。枸橼酸是精液中主要阴离子，采用比色法进行定量测定，若浓度降低，提示前列腺功能异常。酸性磷酸酶活性测定有助于判断前列腺分泌功能。

五、中性 α-葡萄糖苷酶

精浆中的中性 α-葡萄糖苷酶可作为附睾疾病的高特异性和高敏感性的指标之一。精液中 α-葡萄糖苷酶有 2 种亚型（中性和酸性），其中中性亚型占比较大，主要来自附睾；酸性亚型占比较小，主要来自前列腺液。利用十二烷基硫酸钠可选择性抑制酸性 α-葡萄糖苷酶活性，从而测定精浆中中性 α-葡萄糖苷酶的活性，特异性地反映附睾分泌功能。

六、特异性抗体

精子出现凝集时需进行精子抗体检测。精浆中的抗精子抗体主要由 IgA 和 IgG 2 种类型构成。免疫球蛋白 M 由于其分子量较大，主要在急性时相感染中起作用，在精浆中鲜有发现。与 IgG 抗体比较而言，IgA 临床意义更大。而 95% 以上携带 IgA 抗精子抗体的患者，其 IgG 也为阳性。2 种类型抗体均可在针对精子细胞或生物体液的相关筛查试验中发现。精子抗体会严重影响精子功能，通常以精子-黏液穿透试验进行评估。抗精子抗体可以影响透明带结合试验和顶体反应，也会损害精子穿透宫颈黏液的能力。

第四节　精液的显微镜检验

精液显微镜检验，或称精液有形成分分析，采用普通光学显微镜观察未染色精液标本的有形成分和染色后的精子形态。精液显微镜检验包括精子活动率、精子活动力、精子计数、精子形态分析和精子凝集现象检查及其他有形成分检查等,需采用标准化操作和计数方能获得准确和可靠的结果。建议使用相差显微镜观察新鲜、未染色的标本。

充分混匀已液化精液标本,立即取1滴或10μL液化而混匀的精液置于载玻片上,加盖玻片静置片刻,低倍镜下观察有无精子。若未见精子,应将标本于3 000×g离心15分钟后取沉淀物重复检查。若2次涂片均未发现精子,无须继续作其他项目检查,直接报告为无精子。

一、精子计数

精子计数包括精子浓度和精子总数2项指标。精子浓度亦称精子密度,指单位容积内的精子数量。精子总数指1次完整射精射出精液中的精子总数量,即精子浓度乘以精液量。计数方法有Neubauer精子计数板法、Makler精子计数板法、Microcell精子计数板法和计算机辅助精子分析法等(表15-5)。

表15-5 精子计数方法及评价

方法	评价
Neubauer精子计数板法	为常规方法,较经济,为WHO推荐;但标本需稀释,准确度和重复性较低
Makler精子计数板法	标本不需稀释;精子分布不重叠,结果更准确;可同时分析精子活动率和活动力等参数,但价格较贵;不便于在普通显微镜下操作和观察,当精子浓度过高时,应制动处理以便计数活动的精子
Microcell精子计数板法	精确度更高,但计数板为一次性使用,成本较高,难以推广;国产Microcell计数板价格低,便于国内普及
计算机辅助精子分析法	为自动化操作,简便、高效、客观、定量,获得参数多,结果准确、重复性好;但设备较贵,系统设置缺乏统一标准,测定结果易受精液中颗粒物质的影响,需人工复核

Neubauer计数板法为WHO推荐精子计数方法。

1. **检测原理** 新鲜液化精液经精子稀释液稀释后,充液,显微镜下计数一定范围内的精子数,再换算成每升精液中的精子数。

2. **操作步骤**

(1)稀释:于小试管内加入精液稀释液0.38mL,再加入混匀液化精液20μL,混匀。

(2)充液:取混匀稀释精液1滴充入Neubauer计数板计数池内,静置2~3分钟。

(3)计数:计数中央中方格内精子数(N)。若每个中央中方格内精子数为<10个、10~40个、>40个,应分别计数25个、10个、5个中方格内的精子数。

(4)计算:精子浓度(精子数/L)=(N/中方格数)×25×(1/计数池深度)×20×10⁶/L;精子总数 = 精子数/L× 精液量(mL)×10⁻³。注意:不同品牌计数池深度可能不同,推荐使用0.1mm深的计数板,一个大方格容积为0.1μL。

3. **方法评价** 精子计数的方法及评价见表15-5。

4. **检测结果及临床应用分析** 精液中精子浓度与受精率和妊娠率相关。1次射精,精子数达到(20~250)×10⁶个/mL考虑为正常,减低或增高均可引起不育。为精确评估低精子浓度,有必要使用大体积计数板,如连续检查3次精子计数均<16×10⁹个/L,或每次排精精子总数<39×10⁶个,为少精症。如连续检查3次精液离心后沉淀物中仍未见精子,为无精子症。无精子症可见于以下情况:①结扎术成功。一般在结扎术后6周开始检查,连续检查3次均未发现精子,表明结扎成功。②睾丸病变,如严重精索静脉曲张、睾丸畸形、

睾丸肿瘤、结核、炎症及隐睾等。③输精管疾病,如输精管完全阻塞、输精管先天性缺如、免疫性不育。④其他,如完全逆行射精、有害金属或放射性损害、环境因素、使用抗肿瘤药物等。健康人的精子数量存在着明显的个体差异,同一个体不同时间采集的精液样本精子数量变化范围也很大,受禁欲时间和精神压力等因素影响。

5. 质量保证

(1)精液标本的采集、保温、送检等环节注意无菌,同时注意环境温度、时效性和生物安全等。

(2)精液标本必须完全液化,吸取精液前必须充分混匀标本。吸取精液量必须准确。

(3)计数板使用的注意事项同血细胞计数板的注意事项。

(4)计数时以精子头部为基准,应计数完整的精子(带有头部和尾部),有缺陷的精子(无头或尾)不计数在内,若有很多无头精子的尾部或无尾的精子头,应在报告中记录。

(5)同一份标本应重复2次稀释和计数,以减少计数误差。太少的精子用于计数,会得出不可确信的结果,建议使用大体积的计数板。

(6)精子数量变异较大,最好在3个月内间隔2~3周分别取3份或以上的精液检查,方能得出较准确结果。

二、精子活动力

精子活动力指精子前向运动的能力,主要包括精子运动的速度和方向,是一项直接反映精子质量的指标。WHO将精子活动力分为3级。①前向运动:精子主动地呈直线或沿一大圆周运动,不管速度快慢。②非前向运动:所有运动都非前向的形式,如小圈泳动,鞭毛力量几乎不能驱使头部移动。③无活动:精子不动。正常标本采集后60分钟内,≥32%的精子呈前向运动。但生理情况下,射精后数分钟精子离开精液进入宫颈黏液,因此精子活动力评价的意义有限。

1. 检测原理

(1)直接涂片法:即显微镜法。将液化后精液滴于载玻片上,等待湿片内精液标本停止漂移(60秒内),在37℃使用显微镜观察精子运动状态,依据精子活动力分级标准分析精子活动情况并进行分级。

(2)计算机辅助精子分析(computer-aided sperm analysis,CASA)法:采用计算机分析技术和图像处理技术相结合,利用计算机控制下的图像采集系统,对精子的静态图像、动态图像进行连续拍摄和分析处理,获得精子浓度、活动力、活动率和运动轨迹等多项参数。

2. 操作步骤 显微镜法:①制片。取液化后混匀的精液10μL滴于载玻片上,加盖玻片放置1分钟待精液停止漂移。②镜检。37℃在相差显微镜高倍视野下至少连续观察5个视野,对200个精子进行分级、计数。③计算。计算各级活动力精子的百分率。以精子总活力百分率和前向运动百分率报告结果。

3. 方法评价

(1)直接涂片法:为WHO所推荐,操作简便,无须特殊器材,临床常用,但受主观因素影响较大,重复性和准确度较差。

(2)CASA法:较人工方法精确性更高,并可提示精子动力学参数的量化数据。该法适用于精子动力学分析,但评估精子活动率可能有偏差,因CASA系统识别精子的准确性受精液中非精子成分如细胞等的影响,同时对原地摆动的精子判定不活动精子,其结果与实际结果有偏差。

4. 检测结果及临床应用分析 精子活动力是评估男性生育能力的重要指标之一。正常情况下,总活动力(前向运动+非前向运动)≥40%,前向运动≥32%。精子活动力低下,难以抵达输卵管或无力与卵子结合导致受精过程受阻。若连续检查,精子总活力低于40%,可能为男性不育原因之一。精子活动力低下可见于以下情况:①精索静脉曲张,静脉血回流不畅,睾丸组织缺氧等;②生殖系统非特异性感染及使用某些药物(抗代谢药、抗疟药、雌激素、氧化氮芥等)。

5. 质量保证

(1)由于脱水、pH和环境温度的改变均会影响精子活动力,精液液化后应尽快检测精子活动力,最好30分钟内完成检测,任何情况下都应在射精后1小时内完成检测。

(2)精子活动力和运动速度依赖于温度,应在室温或带有加热37℃载物台的显微镜下进行检测,每个实验室需有标准化的操作规程。例如,在37℃分析精子活动力,这个精液标本应该在同样的温度下孵育,并使用预热的载玻片和盖玻片制备湿片。

三、精子活动率

精子活动率是指显微镜下直接观察活动精子所占精子总数的百分率。

1. 检测原理 直接涂片法:将液化后精液滴于载玻片上,显微镜观察精子的活动情况,计算活动精子所占百分率。

2. 操作步骤

(1)制片:取完全液化且混匀的精液1滴或10μL滴于载玻片上,加盖玻片,静置1分钟。

(2)镜检:高倍镜下观察计数至少5个视野200个精子中有尾部活动的精子数,计算精子活动率,报告结果。

3. 方法学评价 此法只能作为初筛检查,误差较大,有些不动的精子也可能是活精子。

4. 检测结果及临床应用分析 精子活动率减低是导致男性不育的重要因素。排精后60分钟内,精子活动率为80%~90%(至少>60%)。活动率<40%,应进行精子活体染色,检查精子的存活率。当精子活动率低于70%时,可使生育力下降,若低于40%,则可致不育。引起精子活动率下降的因素有:①精索静脉曲张;②生殖系统感染;③物理因素,如高温环境(热水浴)、放射线因素等;④化学因素,如某些药物(抗代谢药、雌激素)、乙醇等;⑤免疫因素,如存在抗精子抗体等。

5. 质量控制

(1)检验前:①排精后尽快(30分钟内)送检,标本应注意保温(37℃),时间过长或温度过低,可使精子活动率降低。②检查应在排精后1小时内完成,标本完全液化后才能检查。③检查用的精液量及盖玻片大小应当标准化(22mm×22mm),以保证分析的一致性。建议采用精液分析计数的专用工具,如Makler计数板。

(2)检验中:①涂片后尽快检查,防止精液干涸。宜在载物台上进行检查。②检查时可扩大观察视野和增加计数的精子数来提高结果准确度。

(3)检验后:若不活动精子过多(>75%),可能为死精症,但应采用体外精子活体染色技术作进一步确证。

四、精子存活率

精子存活率采用活精子所占比例表示。

1. 检测原理 采用精子体外染色法,即用伊红Y或台盼蓝等染料对液化精液染色,鉴别细胞膜完整的精子,鉴别不动死精子和不动活精子,大量活而不动精子提示精子尾部结构缺陷;大量死精子提示附睾存在疾病或感染所致免疫反应。活精子不着色,死精子因其细胞膜破损,失去屏障作用,易于着色,高倍镜下观察判断精子死活情况,计算活精子百分率。临床常用伊红染色法。

2. 操作步骤

（1）湿片法：①制片染色。取液化精液和伊红 Y 染液各 1 滴或各 10μL 滴于载玻片上，混匀，加盖玻片，放置 30 秒。②镜检计算。高倍镜下观察 200 个精子，计数不着色精子，计算其百分率。以精子存活率报告结果。

（2）干片法：取液化精液和伊红 Y 染液各 1 滴或 10μL 滴于载玻片上，混匀，1 分钟后推成薄片，自然干燥后，同湿片法镜检计算。

3. 方法学评价 湿片法和干片法操作简便，适合临床应用，但所制备湿片无法储存而用于质量控制。

4. 检测结果及临床应用分析 精子的存活率通过检测精子膜的完整性来评估，可以常规检测所有标本的存活率，但对于前向运动精子少于 40% 的精液标本特别重要。活精子百分率正常是高于活动精子百分率的。精子存活率减低是导致不育的重要原因之一。死精子超过 50%，即可诊断为死精子症，可能与附属性腺炎症和附睾炎有关。

5. 质量控制 检测应在精液液化后尽快（最好在 30 分钟之内）进行，务必在排精后 1 小时之内完成。防止时间过长，因脱水及温度变化会对检测结果产生影响。

五、精子凝集

精子凝集是指活动的精子以不同方式相互黏附在一起的现象，如头对头、尾对尾、尾尖对尾尖、头尾纠结或混合型相互黏附在一起。这些精子常呈旺盛的摇动式运动，但有时也因黏附而使精子运动受到限制。WHO 将精子凝集分为 4 级。①1 级：零散的，每个凝集<10 个精子，有很多自由活动的精子。②2 级：中等的，每个凝集 10～50 个精子，存在自由活动精子。③3 级：大量的，每个凝集>50 个精子，仍有一些活动的精子。④4 级：全部的，所有精子凝集，数个凝集又粘连在一起。

1. 检测原理 将精液制成湿片，于显微镜下观察精子凝集类型和分级。

2. 操作步骤

（1）制片：充分混匀精液后立即取 10μL 涂于载玻片，覆以 22mm×22mm 的盖玻片，制得厚度约为 20μm 的涂片。

（2）镜检：显微镜下观察，记录主要的凝集类型和分级。

3. 方法学评价 该法操作简便，适合临床应用。

4. 检测结果及临床应用分析 正常情况下，精子无凝集。精子凝集提示可能为免疫因素（如抗精子抗体、免疫球蛋白 G 抗体、免疫球蛋白 A 抗体）引起的不育，需要作进一步检查以明确诊断。如免疫珠试验、混合抗人球蛋白试验来鉴别抗体种类。活动精子黏附细胞或细胞碎片，或不活动精子之间相互黏附（聚集），不应该记录为凝集。同时，单凭此现象不足以推断免疫因素介导的不育症。另外，严重的精子凝集会影响对精子活动力和密度的评估。

5. 质量保证

（1）应该在混匀标本后立即取样，以免精子在悬浮液中沉降。

（2）制得涂片厚度约为 20μm，利于精子自由游动。避免在盖玻片和载玻片之间形成气泡。

（3）精子凝集需在湿片下观察。一旦精液不再漂移，应立即评估新鲜制备的湿片。

（4）如果要重复取材，必须再次充分混匀精液。

（5）不活动精子之间，活动精子与黏液丝、非精子细胞与细胞碎片之间黏附在一起，为非特异性聚集，而非凝集，需注意两者间的区别。

六、精子形态

正常精子外形似蝌蚪状,由头部、颈部和尾部构成,长约60μm。精子头部呈卵圆形,长4.0~5.0μm、宽2.5~3.5μm,头顶部里透亮区,界限清晰,称为顶体(区),占头部的40%~70%。精子颈部非常短,连接精子头与尾部。精子尾部细长,呈鞭毛状,长约55μm,向尾端逐渐变细无卷曲,依次由中段(长5~7μm、宽<1μm,主轴与头部长轴呈一直线)、主段(约长45μm、宽0.5μm)和末段(结构简单而且短)构成。胞质小滴位于头部后面或中段周围,是精子的残存体,小于头部大小的一半。精子染色推荐使用巴氏染色法。精子经巴氏染色法后,头部顶体区呈淡蓝色,顶体后区域呈深蓝色,中段呈淡红色,尾部呈蓝色或淡红色,胞质小滴呈绿色。严格来讲,只有头、颈、中段和尾部都正常的精子才能称为正常精子。精子头部出现明显畸形、缺陷或不规则、空泡,颈部和尾部出现双尾、断裂、弯折等,均可判定为异常精子。简单的形态学评价将精子分为正常和异常2类。若进行全面形态学评价,可将精子分为5类:正常、头部缺陷、颈部和中段缺陷、尾部缺陷、胞质小滴(位于精子中段,该区域大于正常精子头部的1/3)。精子形态异常包括精子头部、颈段、中段和尾部的各种异常,见表15-6、图15-1。

表15-6 精子形态异常

部位	异常
头部	大头、小头、圆头、双头、多头、无头、锥形头、梨形头、无定形头、有空泡头、顶体过小或过大、顶体后区有空泡(大小超过头部1/3)或联合异常等
颈段和中段	中部非对称接在头部、增粗或不规则、弯曲或联合异常等
尾部	短尾、双尾、多尾、卷曲尾、断尾、发夹状尾、尾部消失、尾部伴有末端微滴或联合异常
过多的胞质残余体	细胞质的大小超过精子头部的1/3

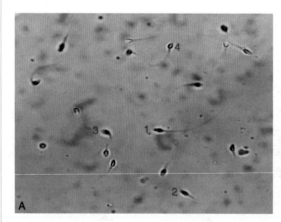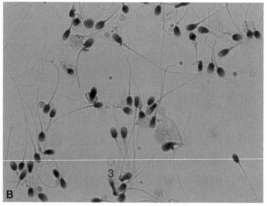

图15-1 正常精子与异常精子模式图

A.(1.正常形态精子;2.尾部短;3.颈部弯曲;4.空泡异常;400×);B.(1.正常形态精子;2.短尾畸形;3.卷尾畸形;4.大头畸形;1 000×)。

1. 检测原理

(1)湿片法:精子计数后,用高倍镜或相差显微镜(400×)直接检查精子形态。

(2)染色法:将液化精液涂成薄片,经干燥和固定后进行巴氏染色、Shorr染色或Diff-Quik染色等。油镜下(1 000×)观察计数200个精子,报告形态正常和异常的精子百分率。

现已有预先固定染料的商品化载玻片,在载玻片上直接滴加5~10μL液化精液,加盖玻片,数分钟后精子即着色并清楚显示精子形态结构(精子涂片封片或不封片均可观察)。

2. 操作步骤 染色法:①涂片。取液化精液 1 滴(约 10μL)于载玻片上,采用压拉涂片或推片法制片,待干。②固定染色。将涂片置于乙醇和乙醚等量混合液中固定 5~15 分钟后行巴氏染色。③镜检计算。油镜下观察至少 200 个精子,计数形态正常和异常的精子数量。计算其百分率。

3. 方法学评价

(1)湿片法:操作便捷,但要求检验人员经验丰富,否则会因识别错误导致结果差异较大,故不推荐使用。目前,相差显微镜检验在临床上少用。目前精子形态学评估存在几个困难,如缺乏客观性、判读差异大等。

(2)染色法:操作相对费时、复杂,但染色后精子结构清楚,易于辨认,结果更为准确,重复性好,为 WHO 推荐的方法。

4. 检测结果及临床应用分析 只有头部、颈部和尾部都正常的精子才认为是正常的,而所有处于临界形态的精子应该认为是异常的。正常形态精子>4%,一般情况下认为形态正常精子的总数更具有生物学意义。畸形精子增加可见于以下情况:高温、感染、外伤、酒精中毒、药物、放射线、工业废物、环境污染、激素失调或遗传因素等导致的睾丸异常和精索静脉曲张。

5. 质量保证

(1)精子数>10×10^9/L,可直接涂片检查;若精子数<10×10^9/L,则应将精液 2 000r/min 离心 15~20 分钟后取沉淀物涂片检查。

(2)涂片厚薄应适宜,以免影响着色、透明效果。

(3)只有头部、颈部和尾部都正常的精子才是正常的,所有形态学处于临界状态的精子均列为异常。

(4)若精子有多种缺陷同时存在,只需记录 1 种,应先记录头部异常,其次为颈部和中段异常,最后是尾部异常。游离的精子头作为形态异常精子计数,但游离的精子尾不计入,以免重复。

(5)卷尾与精子衰老有关,但高卷尾率与低渗透压有关,应予以注意。衰老精子体部也可膨大并有被膜,不宜列入形态异常精子。

(6)观察有无未成熟的生精细胞,若发现,应计数 200 个生精细胞(包括精子),计算其未成熟生精细胞百分率。

(7)在观察精子形态的同时应注意观察有无红细胞、白细胞、上皮细胞和肿瘤细胞等。

七、生精细胞

生精细胞(spermatogenic cell)即未成熟生殖细胞,指各阶段发育不全的生殖细胞,如精原细胞、初级精母细胞、次级精母细胞及圆形的精子细胞,但精液中很少见精原细胞。

1. 检测原理 巴氏染色可以使精子和其他细胞得到很好的染色效果,从而有效地应用于精子形态学检查、不成熟精子细胞和非精子细胞的检查。

2. 操作步骤

(1)涂片:载玻片上加 1 滴 5~20μL 的未稀释精液,涂片、待干。

(2)固定:将载玻片浸入 95%(体积比)的乙醇 15 分钟。

(3)巴氏染色:①水洗后苏木精染液 4 分钟,清水冲洗。②浸入稀碳酸锂溶液 1 分钟,使涂片返蓝后用水冲洗 5 分钟。③依次放入 50%、80%、95% 乙醇(体积比)脱水 30 秒,浸入橙黄 G 染色 1 分钟。④依次放入 95%、95%、95% 乙醇(体积比)脱水 30 秒,放入 EA50 绿染 1 分钟。⑤用 95% 乙醇洗涤 2~3 次,再置于 100% 乙醇中脱水 30 秒。

（4）封片：在载玻片上滴2~3滴封片液，加盖玻片封片。

（5）镜检：观察染色精子形态，头部、颈部和尾部都正常的精子才属于正常精子；观察有无未成熟的生精细胞；同时应注意观察有无红细胞、白细胞、上皮细胞和肿瘤细胞等并做好记录。

3. 方法学评价

（1）该法可以染色精子头部的顶体区域、顶体后区、过多的胞质残余体、中段和主段，有利于精子及精子细胞形态的检查。

（2）该法涂片可以永久保存，以备将来用于内部质量控制体系。

（3）染色液在避光条件下可保存数月或者数年。

4. 检测结果及临床应用评价　正常情况下，生精细胞<1%，红细胞、白细胞和上皮细胞<5个/HPF。当睾丸生精小管生精功能受到药物或其他因素的影响时，精液中可出现较多未成熟生殖细胞，未成熟生精细胞的存在提示睾丸损伤。

5. 质量保证

（1）精液涂片染色后可检出上述细胞，但它们降解后很难与炎症细胞区别。

（2）各阶段生精细胞的形态、大小及核的形态、大小均不规则，如用未染色精液检查，易与中性粒细胞相混淆。故WHO推荐采用正甲苯胺蓝过氧化酶染色法，中性粒细胞呈阳性，而生精细胞则呈阴性。对不含过氧化物酶的其他白细胞建议采用免疫细胞化学法检测。

（3）盖玻片大小最好为24mm×50mm或24mm×60mm，直接盖上，轻压盖玻片，将气泡排出（如果使用二甲苯，将玻片背面的二甲苯擦干）。在通风橱中，将封片好的涂片水平放置于玻片干燥盒中或者吸水纸上24小时。

八、精液中其他有形成分检查

正常精液中除精子外，还会出现其他细胞，如尿路上皮细胞、白细胞、未成熟生精细胞，以及细胞碎片和各种颗粒。因这些细胞大小和细胞核形状类似，存在鉴别困难。WHO推荐采用过氧化物酶染色来识别多形核白细胞（中性粒细胞过氧化物酶阳性）、生精细胞（过氧化物酶阴性），从而鉴别感染和不育症。此外，精液过氧化物酶常规检查可作为基础的筛查手段。一般情况下，正常生育男性精液中偶见前列腺上皮细胞（呈柱状或立方形、圆形及多边形）、精囊细胞（呈圆形或卵圆形，嗜碱性胞质，含色素颗粒）、尿路上皮细胞（呈多边形）、柱状或鳞状上皮细胞、少量红细胞和白细胞。前列腺增生患者还可见到较多增大的前列腺上皮细胞。

白细胞还可以借助免疫细胞化学检验进一步区分为正常白细胞和携带精子抗原白细胞。正常精液白细胞小于1×10^9/L，超过1×10^9/L称为白细胞精子症，与感染和精子质量降低存在关联，可伴有精子浓度、精液量、精子活动力等改变，和/或精子功能丧失。白细胞可以通过氧自由基攻击影响精子活动力和DNA完整性。而白细胞浸润的程度是否引起损伤取决于很多因素，如浸润发生的原因、时间、解剖部位，涉及的白细胞类型，以及白细胞是否处于激活状态。精液中检查到癌细胞，对生殖系统恶性肿瘤的诊断将提供重要依据。

多形核白细胞会释放胞内颗粒，而其他类型白细胞，如淋巴细胞、巨噬细胞或单核细胞胞内不含过氧化物酶，不能被邻甲苯胺染色，但可通过免疫细胞化学途径鉴别。免疫细胞化学染色法与中性粒细胞过氧化物酶活性评估相比，价格昂贵，较为费时，但可区分白细胞和精原细胞（图15-2）。

九、精子低渗肿胀试验

精子低渗肿胀试验（hypoosmotic swelling test，HOST）可观察精子在低渗溶液中的变化，以检测精子膜的完整性。

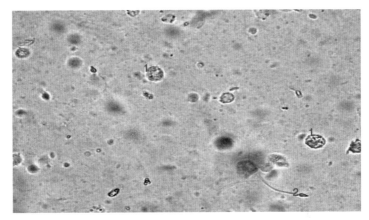

图 15-2 精液中白细胞和尾部异常精子(400×)
1.白细胞;2.尾部异常精子。

1. 检测原理 精子在低渗溶液中,水分子通过精子细胞膜进入精子以达到内外渗透压平衡。由于精子尾部的膜相对薄而疏松,在尾部可出现不同程度的肿胀现象(图 15-3)。可用相差显微镜或普通显微镜观察,计数出现各种肿胀精子的百分率。

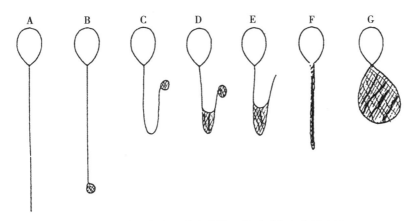

图 15-3 膨胀状态下的人类精子典型形态变化示意图
A. 未肿胀;B. 尾尖肿胀;C. 尾尖弯曲肿胀;D. 尾尖肿胀伴弯曲膨胀;E. 尾弯曲肿胀;F. 尾粗短肿胀;G. 尾完全肿胀。

2. 操作步骤

(1)加膨胀液:取 1mL 膨胀液于加盖微量离心管中,37℃温热 5 分钟。

(2)加精液:吸取 100μL 混匀精液加入膨胀液,用移液器缓慢抽吸混匀,37℃孵育 30 分钟。

(3)涂片:取 10μL 置于洁净的载玻片上,加盖玻片。如上所述,孵育并制备另一张涂片。

(4)镜检:用相差显微镜(200×或 400×)检测涂片,计数尾部未膨胀(死亡)和膨胀(存活)的精子数目,每张涂片计数 200 个精子。

(5)计算并报告 2 张涂片中活动精子的平均数和百分率。

3. 方法学评价 可作为一种用于评估精子存活情况的非染色方法。如用于卵胞质内单精子注射技术(ICS)的精子,不宜进行染色时,该法为最有效的评估方法。细胞膜完整的精子在低渗介质中于 5 分钟左右膨胀,且其形状会在 30 分钟内保持稳定。

4. 检测结果及临床应用分析 精子 HOST 可作为精子膜功能及完整性的评估指标,可预测精子潜在的受精能力。男性不育症者精子低渗肿胀率明显降低。在排精 30～60 分钟，有 70% 以上精子应为活动精子；而 HOST 应有 60% 以上精子出现尾部膨胀。精子尾部肿胀现象是精子膜功能正常的表现。

5. 质量保证

（1）制成的膨胀液以 1mL 分装保存于 –20℃。使用前溶解膨胀液并充分混匀。

（2）如为常规诊断用途可孵育 30 分钟，若为治疗目的，则只孵育 5 分钟。

（3）如室温低于 10℃，应将标本先放入 37℃ 温育 5～10 分钟后镜检。

（4）某些标本实验前就有尾部卷的精子，在 HOST 前，应计算未处理标本中尾部卷曲精子的百分数，实际 HOST 的百分率等于测定值减去未处理标本中尾部卷曲精子的百分率。

（5）统计所制备的 2 张涂片中活动精子的平均数和百分率的差异，若差异是可以接受的，则可报告其活动力平均百分率，若差异过高，则重新制备标本再次进行评估。

（6）所报告的精子活动力的百分率应尽可涵盖所有的精子数目。

第五节 精子质量分析仪

精子质量分析仪（sperm quality analyzer, SQA）是利用光电比浊原理和特定数学模型对精液进行自动检测的分析系统，检测参数有功能性精子浓度（functional sperm concentration, FSC）、活动精子浓度（motiles sperm concentration, MSC）、精子活动指数（sperm motility index, SMI）、总功能精子浓度（total functional sperm concentration, TFSC）、总活动精子浓度（total motile sperm concentration, TMSC）。SQA 是将精子置于一个 0.5mL 体积的计数空间中，精子活动的深度和广度都比较接近精子排出体外的自然状态，约束较少，适用于临床的精液检查，能够极大地提高临床检测水平。SQA 已得到广泛应用，检测原理是利用检测光通过液化的精液时，精液中精子的运动可引起光密度的变化，其中，光密度变化包括频率和振幅的变化。通过检测光密度频率和振幅的变化量，即可对精子质量进行判断。频率和振幅的变化量越大，则精子质量越好；反之，则精子质量越差。SQA 与传统的分析方法比较，具有重复性好、客观性强、精密度高、操作简便和较少操作人员职业暴露的优点，可以客观、快速地对精液质量进行评价，但目前仍不能完全代替显微镜检验。

第六节 计算机辅助精子分析

主观性较强的传统的手工法精液分析所得的结果有时相差很大，对精子运动能力的检测缺少严格的量化指标。随着技术的不断进步，计算机辅助精子分析（CASA）系统分析精子活动力、浓度较手工法具有高效、高精度两大优势。

一、检测原理

通过摄像机或录像机与显微镜连接，采用计算机分析技术和图像处理技术相结合，利用计算机控制下的图像采集系统，对精子的静态图像、动态图像进行连续拍摄和分析处理，确定和跟踪单个精子的活动，根据设定的精子运动的移位、精子大小和灰度及精子运动的有关参数，对采集到的图像进行动态处理分析并打印结果。CASA 既可测定精子浓度、精子活动力、精子活动率，又可分析精子运动速度和运动轨迹等特征。

CASA 系统检测参数的标准术语有曲线速率（curvilinear velocity, VCL）、直线速率（straight-line velocity, VSL）、平均路径速率（average path velocity, VAP）、精子头侧摆幅度（amplitude of lateral head displacement, ALH）、直线性（linearity, LIN）、摆动性（wobble,

WOB)、前向性(straightness,STR)、鞭打频率(beat-cross frequency,BCF)、平均角位移(mean angle deviation,MAD)等,见表 15-7。

表 15-7 计算机辅助精子分析检测参数及意义

参数	意义
VCL	轨迹速度,即精子头沿其实际曲线的速率
VAP	精子头沿其平均路径移动的时均速率,不同型号仪器的结果可不同
VSL	精子头在开始检测的位置与最后所处位置之间的直线运动的时均速率
LIN	运动曲线路径的直线性,即 VSL/VCL
ALH	精子头部沿其空间平均轨迹侧摆的幅度,可用最大值或平均值表示不同型号仪器计算方法不同,结果不可直接比较
STR	精子运动空间平均路径的直线性,即 VSL/VAP
WOB	实际的曲线路径关于平均路径的摆动值,即 VAP/VCL
BCF	精子曲线轨迹跨越其平均路径的平均速率
MAD	精子头沿其曲线轨迹瞬间转折角度的时均绝对值

二、操作步骤

1. **标本预处理** 16 000×g 离心一部分精液标本 6 分钟,以获得无精子的精浆。用无精子的精浆稀释原精液样本至其密度低于 $50×10^9$/L。

2. **预温** 20μm 深的一次性计数板 37℃保温 2 分钟。

3. **充液** 微量吸管吸取精液 5μL 充于计数板(双池系统),2 个计数池均应被充满并检测。

4. **镜检** 在 20 倍物镜下分析,每个计数板检测 6 个视野(共 12 个视野),每个视野采集 20 帧图像,计算机分析并打印结果。

三、方法学评价

1. **优缺点** CASA 具有高效、客观、高精度的特点,但价格较昂贵。适用于精子动力学的分析,但评估活动精子百分率可能不可靠,因后者还需要测定不活动精子数目,而细胞碎片有可能和不活动精子相混淆,需要人工复核。

2. **影响因素** CASA 系统识别精子的准确度受精液中细胞和非细胞成分的影响。计算精子活动率时,精子只有发生了一定的移位,CASA 系统才认为是活动精子,而对原地摆动的精子则判定为不活动精子,检测出的结果常低于实际结果。另外,CASA 测定的是单个精子的运动参数,缺乏对精子群体的了解。不同的 CASA 分析仪采用不同的数学运算方法计算多项运动参数,不同仪器测量值之间可比性尚属未知。

3. **局限性** CASA 对检测精子浓度有一定局限性,(2～50)×10^9/L 范围内检测结果较理想。精子浓度过高,标本应适当稀释;精子浓度过低时,应增加采样视野;CASA 识别精子的准确性容易受到精液中的细胞和颗粒物质的影响。目前,WHO 仍推荐使用显微镜直接检测精子浓度和精子活动率。精液常规分析首先采用 SQA 和 CASA 进行筛查,异常结果采用人工显微镜检验方法进行复查确认。

四、质量保证

1. CASA 系统须将样本保持在 37℃,因为精子运动参数具有温度敏感性。

2. 用 CASA 分析精子运动参数时,每个标本中至少追踪 200 个活动精子。检测精子活动力,精子浓度应控制在 $(2\sim50)\times10^9/L$。

3. 具有高密度(如高于 $50\times10^9/L$)精子的标本,通常会增加碰撞的频率,并可能出现错误的结果,建议稀释标本,而采用同源精浆更适合。

4. 每个 CASA 设备的正确安装对于维持设备良好的性能是至关重要的。制造商虽提供了适宜的参数,但使用者必须检查每个设备的运行是否达到其所要求的重复性和可靠性。

小 结

精液检验包括常规精子计数、精子活动力、精子活动率、精子形态及精浆生化成分等,可对男性生殖功能进行评价,提供不育症的诊断和疗效观察依据。同时还具有更多临床应用,如男性生殖系统疾病的辅助诊断、输精管结扎术后的疗效评估、为体外受精和精子库筛选优质精子、法医学鉴定等。

随着精液检验技术的进步,新型精液检测技术如电镜检测、流式细胞仪检测、精子DNA 碎片检测、激光共聚焦扫描显微镜检测等,能够更深入研究精子形态和功能特征,有利于准确诊断各种男性生殖系统疾病,并及时发现各种不育症的原因和疗效评价,具有指导意义。未来随着睾丸类器官技术、精子内病因学指标的活体荧光检测技术、精子多组学测序技术等的发展,人们能够更加准确深入了解导致男性不育的病因,从而制订个性化的精准治疗方案。

精液检查也逐渐由手工法过渡到自动分析,目前全自动精液分析仪可对精子密度、精子活动率、精子运动轨迹、精子运动分布图、精子总数等 30 项以上项目进行检测分析。全自动分析仪具有重复性好、客观性强、精密度高、操作简便的优点,可以客观、快速地对精液质量进行评价。

思 考 题

1. 什么是精子活动力与精子活动率?两者有何区别?
2. 如何做好精液检验的全过程质量控制?
3. 精子活动力分几级?如何分级?

(王 东)

第十六章　前列腺液检验

教学目标

知识目标　熟悉前列腺液标本采集与处理；掌握前列腺液理学检验和显微镜检验的主要内容、检验方法、结果报告、质量保证及临床意义。

能力目标　具有高度的生物安全意识与自我防护能力；具备对前列腺液检查结果进行综合分析和解决实际问题的能力。

素质目标　培养以患者为中心，高度的服务意识和质量意识；培养严谨踏实的工作作风和爱岗敬业的职业精神。

前列腺液（prostatic fluid）是由前列腺分泌的不透明淡乳白色的稀薄液体，是精液的重要组成部分，约占精液总体积的 30%。前列腺液成分非常复杂，其主要成分有：①酶类，如纤溶酶、酸性磷酸酶、碱性磷酸酶、乳酸脱氢酶等；②脂类，如胆固醇、磷脂等；③无机离子，如钠、钾、钙、镁、锌等；④免疫物质，如免疫球蛋白、补体、前列腺特异性抗原（prostate specific antigen，PSA）等；⑤有形成分，如磷脂酰胆碱小体、淀粉样颗粒、少量白细胞和上皮细胞等；⑥其他，如精胺、亚精胺、柠檬酸等。前列腺液的生理功能主要有维持精液的 pH、参与精子的能量代谢、抑制细菌生长、促进精液液化等。前列腺液检查常用于前列腺炎、前列腺肥大、前列腺结石、前列腺结核、前列腺癌等疾病的辅助诊断与疗效观察，也可用于性传播疾病的诊断。

第一节　前列腺液标本的采集与处理

一、标本的采集

前列腺液标本由临床医生进行前列腺按摩采集。采集前应明确前列腺按摩禁忌证，如疑为前列腺结核、脓肿、肿瘤或急性炎症且有明显压痛的患者，应禁止或慎重采集标本。

按摩前先对尿道口清洗并消毒，以无菌操作采集标本。采集的标本量多时需弃去第 1 滴前列腺液后采集于洁净、干燥、有盖的试管内，量少时可直接滴在载玻片上。当按摩后收集不到前列腺液时，可采用"两杯法"获取前列腺按摩前的中段尿和按摩后的初段尿液（几滴或 1mL）进行显微镜检验。如标本用于微生物的培养，应无菌采集后立即送检。

二、标本的运送、接收与拒收

标本采集后应尽快送检（15 分钟内），避免干燥而影响检查结果的准确度，同时注意生物安全防护，避免溢出。

在接收标本时，检验人员应先观察标本的量、取材质量及送检时间等是否合格，如标本不能满足检验要求，应拒收并做好相应记录，同时通知送检科室。特殊的病例可进行"让步检验"，需在报告单中备注，说明标本状况对检验结果的影响。

三、检验后标本的处理

检验后标本一般不进行保存,将盛有标本的试管或者涂有标本的载玻片浸于1 000mg/L含氯消毒液中30分钟,再将废液排入废水处理系统。如试管和载玻片反复使用,应将其高压消毒、流水冲洗、晾干或烘干备用。一次性材料使用后,按生物安全管理和医疗废物处理办法进行统一处理。

第二节　前列腺液检查

一、理学检验

(一)量

1. **检测原理**　前列腺液量采用刻度量筒法或移液管法检查。

2. **操作步骤**　将前列腺液直接收集到刻度量筒中,直接读取数值,也可采用移液管吸取前列腺液,将其移入刻度量筒中读取数值。

3. **报告方式**　以X.X mL报告(保留一位有效数字)。

4. **检测结果的临床应用评价**　正常成人前列腺液量为数滴至2mL左右。前列腺液增多,提示前列腺慢性充血、过度兴奋。分泌量减少,提示前列腺炎;若多次按摩采集的前列腺液严重减少甚至无前列腺液排出,提示前列腺分泌功能严重不足,常见于前列腺炎性纤维化和某些性功能低下者。

(二)外观

1. **检测原理**　颜色和透明度采用肉眼观察法。

2. **操作步骤**　直接用肉眼观察前列腺液的颜色和透明度。

3. **报告方式**　颜色以乳白色、黄色或红色等报告;透明度以稀薄、浑浊、黏稠或脓性黏稠报告。

4. **检测结果的临床应用评价**　正常成人前列腺液为乳白色、稀薄、有光泽的不透明液体。外观若为黄色浑浊、脓性黏稠状,提示化脓性感染,见于前列腺炎或精囊炎。外观为红色,提示有出血,见于精囊炎、前列腺炎、前列腺结核、结石及恶性肿瘤等,也可因按摩过度引起。

(三)pH

1. **检测原理**　pH采用pH试纸检测法。

2. **操作步骤**　用玻璃棒蘸取前列腺液,滴在pH试纸上,30秒后观察颜色变化并与标准比色卡比对。

3. **检测结果的临床应用评价**　正常成人前列腺液pH 6.4~7.0,呈弱酸性。50岁以后略增高。前列腺液中混入较多精囊液或前列腺炎时,可致前列腺液pH增高。

(四)方法学评价

1. **量**　刻度量筒法检测结果可靠,但使用不方便。移液管法可造成前列腺液标本丢失,使结果偏低。

2. **外观**　肉眼观察法误差较大。

3. **pH**　pH试纸法操作简便、快捷。

二、显微镜检验

(一)检验方法

1. **非染色直接涂片法**　取一张洁净载玻片,用微量加样器取前列腺液5~10μL或

1滴,涂抹均匀后盖上盖玻片,在显微镜下先用低倍镜浏览全片,再用高倍镜进行有形成分的观察,记录前列腺小体的数量及分布,观察白细胞、红细胞、上皮细胞的数量及形态,白细胞聚集成团或成堆现象,并进行提示。同时,注意观察有无细菌、真菌、淀粉样小体、寄生虫、结晶、黏液丝等成分。

2. 涂片染色检验 当显微镜检验见到畸形、巨大细胞或疑似肿瘤时,应用Wright染色法、巴氏染色法或苏木精-伊红染色法等进行细胞形态学检查,以助于前列腺炎和前列腺肿瘤的鉴别。

涂片染色检验步骤有制片、固定、染色和阅片。

(1)制片:①推片法,适合黏稠标本。推片角度30°～45°;涂片要厚薄适宜,太厚易脱落,太薄成分少不易观察;涂片不宜过长,占载玻片1/4～1/3并居中,待干。②压片法,适合稀薄标本。2张载玻片十字交叉相压后,向上提起,待干。③厚薄制片法,适合稍浑浊且不黏稠的标本。使用微量加样器或微量滴管取5～10μL前列腺液滴在载玻片一端,涂成均匀的长椭圆形涂片(不宜太厚,避免脱落),然后在椭圆形涂片的另一侧滴加5～10μL前列腺液进行推片,制片2～4张,待干。④细胞涂片离心机甩片法。取前列腺液60～100μL(根据前列腺液量和白细胞数量决定加样量,白细胞数量多时可适当减少加样量),800×g离心5分钟,取出载玻片,待干。

(2)固定:常用固定液有95%(V/V)乙醇、无水甲醇、细胞固定液(含醇、醛的混合液体)。根据染色方法不同,选择合适的固定液对涂片进行固定。

(3)染色:常用的染色方法为瑞-吉染色,用于各种有形成分的鉴别。根据需要可加选其他染色方法,如前列腺液作革兰氏染色或抗酸染色后镜检,寻找病原微生物。

(4)阅片:先用低倍镜观察全片,注意尾部或涂片边缘有无成团、成堆或体积较大的细胞等有形成分,再用油镜观察有形成分结构,鉴定有形成分的种类和性质。

前列腺液显微镜检验的参考区间见表16-1。

表16-1 前列腺液显微镜检验的参考区间

项目	参考区间
白细胞	<10个/HPF
红细胞	偶见,<5个/HPF
磷脂酰胆碱小体	多量,满视野均匀分布
前列腺颗粒细胞	<1个/HPF
淀粉小体	随年龄增长而增加
滴虫	无
精子	可偶见

前列腺液检查常见有形成分形态特点及临床应用评价见表16-2,图16-1～图16-6。

表16-2 前列腺液常见有形成分形态特点及临床应用评价

有形成分	形态特点	临床应用评价
磷脂酰胆碱小体	圆形或卵圆形,大小不均,折光性强,形似血小板,但略大,应注意与血小板的区分	前列腺炎时数量减少、成簇分布或分布不均;炎症较严重时,磷脂酰胆碱小体被吞噬细胞吞噬而消失
前列腺颗粒细胞	体积大,为白细胞的3～5倍,内含较多的磷脂酰胆碱颗粒,可能是吞噬了磷脂酰胆碱小体的吞噬细胞	增多常见于老年人、前列腺炎患者(可伴有大量脓细胞)

有形成分	形态特点	临床应用评价
淀粉样小体	微黄色或褐色,体积大,约为白细胞的10倍,圆形或卵圆形,形似淀粉样颗粒,因中央常有碳酸钙沉淀物,呈同心圆、线纹样的层状结构	可与胆固醇结合形成前列腺结石,一般无临床意义
红细胞	圆盘状、草绿色	增多见于前列腺炎、前列腺结石、前列腺结核或恶性肿瘤,也可见于前列腺过度按摩
白细胞	圆球状、核依稀可见	增多并成簇分布,常见于前列腺炎、前列腺结核
精子	蝌蚪状	常见于按摩时压迫了精囊,一般无临床意义,多量说明标本不合格
阴道毛滴虫	滋养体呈椭圆形或梨形,大小为白细胞的2~3倍,有4根前鞭毛和1根后鞭毛,体侧有波动膜,一根轴柱纵穿虫体	见于滴虫性前列腺炎
病原微生物	细菌、真菌等,特殊染色后有各自的特点	查见细菌(细胞内菌),提示细菌性前列腺炎;查见真菌提示真菌性前列腺炎;抗酸染色查见抗酸杆菌提示前列腺结核
黏液丝	长线条状的丝状物,边缘不清,末端尖细卷曲,长短粗细不等	常见于前列腺炎、淋球菌性尿道炎、前列腺腺管阻塞、尿道炎等
前列腺类管型	条索状或黏液状,为前列腺液黏液蛋白浓缩、变性、凝固而形成的一种固化状态,可包裹淀粉颗粒、白细胞、细胞碎片、胆固醇结晶等	常见于前列腺结石、慢性前列腺炎、前列腺腺管阻塞
结晶	形态各异,如草酸钙结晶、硫酸钙结晶、尿酸结晶、磷酸铵镁结晶、胆固醇结晶等	提示前列腺钙化或结石

(二)方法学评价

1. **非染色直接涂片法** 操作简便,快速,临床较常用,尤其对细胞和磷脂酰胆碱小体(卵磷脂小体或前列腺小体)的检验价值最大。

2. **涂片染色法** 可清晰辨认细胞结构,适用于细胞学检验。革兰氏染色法或抗酸染色法适用于病原微生物的检查,但直接染色检查病原微生物的检出率较低,必要时需作微生物培养及鉴定。

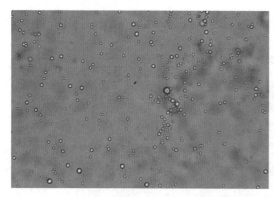

图16-1　磷脂酰胆碱小体(400×,未染色)

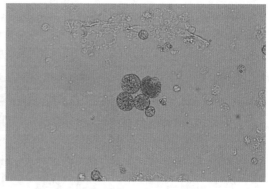

图16-2　前列腺颗粒细胞(400×,未染色)

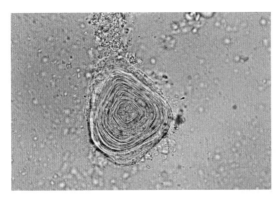

图16-3　淀粉样小体（400×，未染色）

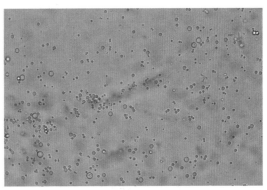

图16-4　红细胞（400×，未染色）

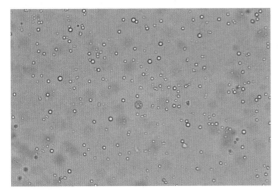

图16-5　白细胞（400×，未染色）

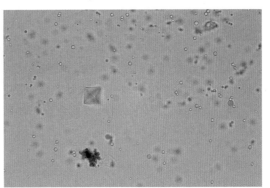

图16-6　结晶（400×，未染色）

三、化学检验和免疫学检验

1. 锌　前列腺是人体锌含量最高的组织，锌能抑制前列腺组织中致病菌生长，使炎症消退并维持前列腺的正常生理功能，锌还具有稳定精子细胞膜的作用。前列腺液中锌的测定方法主要有原子吸收光谱法和化学比色法。健康成人前列腺液锌含量为（5.38±0.75）mmol/L。锌离子含量的变化可作为鉴别前列腺肿大和前列腺癌的参考指标，含量降低可见于前列腺炎和前列腺癌，含量增高可见于前列腺肿大。

2. 表皮生长因子　前列腺液表皮生长因子对前列腺疾病的诊断和评价具有独特的价值，其测定方法常用双抗体放射免疫法。健康成人前列腺液表皮生长因子含量为272mg/L，含量增高可见于前列腺肿大。

3. 免疫球蛋白　免疫球蛋白主要包括 IgG、IgA、IgM 3 种，可反映机体免疫功能。前列腺感染时，前列腺液 IgG、IgA 增加；慢性细菌性前列腺炎患者的 IgG、IgA 和 IgM 明显增高。

4. 精浆蛋白　精浆蛋白是诊断前列腺癌的肿瘤标志物，具有特异性强、灵敏度高的特点，对前列腺癌早期诊断有较大价值。检测方法主要有放射免疫分析法。

5. 中性粒细胞弹性蛋白酶（neutrophil elastase，NE）　NE 是中性粒细胞释放的一种蛋白酶。当前列腺组织发生炎症时，中性粒细胞释放 NE，导致细胞死亡和组织损伤，引起炎症反应。临床上 NE 的检测主要用精浆标本，前列腺炎时 NE 水平增高。

四、质量保证

1. 检验前

（1）临床医生应熟练掌握前列腺按摩术，按操作规程进行前列腺按摩，掌握前列腺按摩禁忌证。

（2）检查前患者要禁止性生活3天，以免性兴奋后造成白细胞假性增多。

（3）进行细菌培养时，注意无菌采集，并用无菌容器收集标本。

（4）标本采集后立即送检，避免干涸。

（5）涂片制备薄厚适宜，用于染色的涂片要薄。

2. 检验中

（1）检验人员：要掌握前列腺液正常和异常有形成分形态特点，提高专业水平和显微镜检验识别能力，降低误诊率。

（2）显微镜检验：先用低倍镜观察全片，然后用高倍镜检查，至少观察10个高倍视野，记录观察结果。对有形成分较少或标本量较少的标本，应将观察视野扩大，观察磷脂酰胆碱小体时，光线应偏暗并反复调节细准焦螺旋。对检查结果有疑问时及时请上级检验医师验证，复核检查结果，以进行有效监控。非染色直接涂片法发现较大的、形态异常的细胞时应进行染色检查。

（3）统一报告方式：高倍镜下观察磷脂酰胆碱小体，数量较多，满视野均匀分布可报告为（4+）；占视野的3/4为（3+）；占视野的1/2为（2+）；数量显著减少，分布不均，占视野的1/4为（+）。其他成分按尿液有形成分镜检方法报告结果。

3. 检验后 一次取材失败或检查结果阴性，而临床指征明确者，可隔3～5天再次取材检验。审核报告，复核无误后，方可签发报告。

小 结

前列腺液检验主要包括理学检验和显微镜检验，结合化学、免疫学成分检查，为前列腺炎、前列腺结石、前列腺肿瘤等前列腺疾病诊断提供了良好的依据。加强显微镜检验的质量控制和统一报告方式，严格控制各主观因素的影响，加强复检，确保检验结果的准确度。随着蛋白质组学、代谢组学、宏基因二代测序等高通量检测技术的发展，更多特异性强、灵敏度高的指标将用于前列腺疾病的诊断、分型和疗效观察中。

思 考 题

1. 影响前列腺液检查结果准确度的因素有哪些？

2. 慢性前列腺炎时，前列腺液的理学检验和显微镜检验结果是什么？

3. 前列腺液检验对前列腺癌的诊断有何意义？对检验人员的能力和素质要求有哪些？

（王 微）

第十七章 痰液检验

知识目标 掌握痰液理学检验和显微镜检验的方法、临床意义及质量控制；熟悉痰液标本的采集与处理；了解痰液的形成及组成成分。

能力目标 通过课程学习，能开展痰液常规检验，并对痰液检验结果进行分析。

素质目标 探讨痰液检验的前沿进展，培养学生积极思考、不断进取的探索精神；讲述痰液标本的采集与检验，培养学生爱岗敬业的职业精神。

痰液是气管、支气管或肺泡的分泌物。正常情况下，支气管黏膜的腺体和杯状细胞分泌少量黏液，这些黏液可以维持呼吸道黏膜表面的湿润，湿化进入肺内的空气，同时还可以黏附随空气进入呼吸道的微小颗粒及病原体。病理情况下，当呼吸道黏膜受到理化因素、感染等刺激时，黏膜充血、水肿，浆液渗出，黏液分泌增多。各种细胞、纤维蛋白等渗出物与黏液、吸入的灰尘、某些组织坏死产物或病原体等混合形成痰液。痰液产生是机体的一种保护性机制，通过支气管上皮细胞的纤毛运动、支气管肌肉收缩、经咳嗽反射动作的气流作用将痰液由口腔排出，清除呼吸道中的尘埃、有毒颗粒及病原体等。

痰液成分复杂，由95%的水分和5%的灰尘、蛋白质、糖类等组成，主要包括：①黏液、浆液；②细胞成分及细胞产物等，如白细胞、红细胞、上皮细胞和吞噬细胞等；③各种蛋白质、酶、免疫球蛋白、补体和电解质；④各种病原生物、坏死组织和异物等；⑤非痰液成分，如唾液、鼻咽部分泌物等。

痰液检查主要用于呼吸系统炎症、结核、肿瘤、寄生虫病的诊断，对支气管哮喘、支气管扩张和慢性支气管炎等呼吸系统疾病的诊断、疗效观察和预后判断也有一定价值。

第一节 痰液标本的采集与处理

痰液标本的采集方法根据检验目的和患者情况而定，常用的痰液标本分为常规痰标本、痰培养标本和24小时痰标本3种。其中，常规痰标本主要用于检查痰中细菌、虫卵、癌细胞等；痰培养标本主要用于检查痰中致病菌，为选择抗生素提供依据；24小时痰标本用于检测痰量，也可用于浓集结核杆菌检查。

在痰液标本采集前要询问、了解患者身体情况，评估患者能否自行咳嗽咳痰；观察患者口腔黏膜有无异常和咽部情况，向患者做好解释，取得患者合作。痰液标本采集常用方法为自然咳痰法。痰液标本采集方法及评价见表17-1。除自然咳痰法以外，气管穿刺吸取法等方法应由临床医生按照相应操作规程采集。

痰液采集容器须加盖，避免痰液污染容器外。痰液标本采集后应立即送检，以免细胞分解、细菌自溶。如不能及时送检，可暂时冷藏保存，但不超过24小时。一次就诊连续送检3次，以提高检验阳性率。为了防止痰液污染，用过的标本应灭菌后再处理。

表 17-1 痰液标本采集方法及评价

方法	采集方法及评价
自然咳痰法	采集前嘱患者用清水漱口数次,以除去口腔内大部分杂菌;之后用力咳出气管深部或肺部的痰液,采集于干燥洁净容器内,避免混杂唾液或鼻咽分泌物。此为常用的痰液采集方法
雾化蒸汽吸入法	无痰或者痰量极少时可用 3%~5% 的 NaCl 溶液先雾化吸入进行导痰,操作简单、方便,无痛苦、无毒副作用,患者易于接受,适用于自然咳痰法采集标本不理想时气道高反应的患者如哮喘患者不宜用此法
小儿取痰法	用弯压舌板向后压舌,用棉拭子伸入咽部,小儿因压舌刺激咳嗽,可喷出肺部或气管分泌物黏在拭子上,从而获得标本
经支气管镜抽取法	纤维支气管镜直接从肺部感染病灶中获取支气管分泌物,可直接在病灶部位采集高浓度的感染病原菌,作为获取标本进行培养的一种方法 操作复杂,有一定的痛苦,较少使用
经人工气道吸引分泌物法	通过导管吸痰、防污染毛刷或防污染灌洗采集 是临床上对于不能自然咳痰患者较为常用的痰液采集方法
经气管穿刺吸引物法	采集到的下呼吸道标本不受上呼吸道正常菌群的污染,适合于厌氧菌培养
经胸壁针刺吸引物法	仅用于诊断一些原因不明的肺炎(尤其是儿童)和免疫缺陷患者的肺炎,或贴近胸壁肿块病灶的标本采集
胃内采痰法	清晨空腹时,将胃管插入胃内,用注射器抽取胃液 适用于无自觉症状的肺结核患者,尤其是婴幼儿(婴幼儿不会咳嗽,常将痰液吞入胃中);由于胃内痰液中的大多数细菌被胃酸杀死,而结核杆菌可抵抗胃酸,样本比较适合作结核杆菌培养

第二节 痰液的理学检验

一、量

于早晨 7 时患者未进食前漱口后开始留取第 1 口痰液,至次日晨 7 时的最后一口痰作为结束,将 24 小时痰液全部吐入集痰器内,用刻度量筒直接测量读取数值。

健康人无痰液,或仅有少量泡沫样、黏液样痰液。呼吸系统疾病患者一般有咳嗽、咳痰的症状,痰液量的多少因病种和病情而异。急性呼吸系统感染者较慢性炎症者的痰量多,细菌感染者较病毒感染者的痰量多。

痰液量增多提示支气管扩张、肺脓肿、肺水肿和肺空洞性病变等,有时痰液量可超过 100mL/24h。在疾病治疗过程中,如痰液量减少,一般提示病情好转;如有支气管阻塞使痰液不能排出时,可见痰液量减少,反而表明病情加重。

二、颜色

健康人仅有少量白色或灰色黏液痰,病理情况下痰液颜色可发生改变,但缺乏特异性。痰液颜色改变的常见原因及临床应用分析见表 17-2。

表 17-2 痰液颜色改变的常见原因及临床应用分析

颜色	常见原因	临床应用分析
黄色、黄绿色	脓细胞增多	肺炎、慢性支气管炎、支气管扩张、肺脓肿、肺结核
红色、棕红色	出血	肺结核、肺癌、支气管扩张

颜色	常见原因	临床应用分析
铁锈色	血红蛋白变性	急性肺水肿、肺炎球菌性肺炎、肺梗死
砖红色	—	肺炎克雷伯菌肺炎
粉红色泡沫样	肺淤血、肺水肿	左心功能不全
烂桃样灰黄色	肺组织坏死	肺吸虫病
棕褐色	红细胞破坏	阿米巴肺脓肿、肺吸虫病
灰色、灰黑色	吸入粉尘、烟雾	矿工、锅炉工、长期吸烟者
无色（大量）	支气管黏液溢出	肺泡细胞癌

三、性状

不同疾病产生的痰液可有不同性状，甚至出现异物，痰液性状改变有助于临床诊断。痰液性状改变及临床应用分析见表17-3。

表17-3　痰液性状改变及临床应用分析

性状	特点	临床应用分析
黏液性	黏稠、无色透明或灰色	急性支气管炎、支气管哮喘、早期肺炎；白色黏痰、牵拉成丝见于白假丝酵母菌感染
浆液性	稀薄、泡沫	肺水肿、肺淤血；稀薄浆液性痰液内含粉皮样物见于棘球蚴病
脓性	脓性、浑浊、黄绿色或绿色、有臭味	肺脓肿、支气管扩张、脓胸向肺内破溃、活动性肺结核等
黏液脓性	黏液、脓细胞、淡黄白色	慢性支气管炎发作期、支气管扩张、肺结核等
浆液脓性	痰液静置后分4层：上层为泡沫和黏液，中层为浆液，下层为脓细胞，底层为坏死组织	肺脓肿、肺组织坏死、支气管扩张
血性	痰液中带鲜红血丝、血性泡沫样痰、黑色血痰	肺结核、支气管扩张、肺水肿、肺癌、肺梗死、出血性疾病等

四、气味

健康人的新鲜痰液无特殊气味。血腥味提示肺癌、肺结核等；粪臭味提示膈下脓肿与肺相通、肠梗阻、腹膜炎等；恶臭提示肺脓肿、晚期肺癌、化脓性支气管炎或支气管扩张等；大蒜味提示砷中毒、有机磷中毒。

五、异物

将痰液制备成薄涂片，黑色背景下，用肉眼或借助于放大镜观察有无异物。正常人痰液中无异物。痰液中常见异物及临床应用分析见表17-4。

表 17-4　痰液中常见异物及临床应用分析

异物	原因	特点	临床应用分析
支气管管型	纤维蛋白、黏液、白细胞等在支气管内凝集	灰白色或棕红色,刚咳出卷曲成团	慢性支气管炎、纤维蛋白性支气管炎、大叶性肺炎
干酪样小块	肺组织坏死的崩解产物	豆腐渣或干酪样	肺结核、肺坏疽
硫磺样颗粒	放线菌或菌丝团形成	淡黄色、黄色或灰白色,形似硫磺颗粒	肺放线菌病
肺结石	碳酸钙或磷酸钙结石	淡黄色或白色小块,表面不规则	肺结核、异物进入肺内钙化
库什曼螺旋体	小支气管分泌的黏液凝固	淡黄色、灰白色富有弹性的丝状物	支气管哮喘、喘息性支气管炎
寄生虫	肺吸虫虫卵、蛔虫蚴、阿米巴滋养体、卡氏肺孢子虫等	—	肺吸虫病、肺蛔虫病、阿米巴肺脓肿、卡氏肺孢子虫感染

第三节　痰液的显微镜检验

一、检测原理及方法

1. **直接涂片法**　取痰液可疑部分(如带血丝或脓液等)直接涂片或加少量生理盐水混合后涂片,加盖玻片,轻压后显微镜检验。先用低倍镜观察全片,再用高倍镜观察视野内白细胞、红细胞和上皮细胞等有形成分。

2. **涂片染色法**　常规制备痰液涂片,用固定液固定 10 分钟,根据不同目的进行不同染色。先低倍镜观察全片,再用高倍镜或油镜观察各种有形成分及其形态变化。痰液涂片常用的染色方法有瑞氏染色、巴氏染色、HE 染色、革兰氏染色、抗酸染色、银染色、铁染色等,其临床应用分析见表 17-5。

表 17-5　痰液涂片染色方法及临床应用分析

染色方法	临床应用分析
瑞氏染色	用于痰液中各种细胞的分类与识别
巴氏染色或 HE 染色	对瑞氏染色检查发现的巨大或成堆的疑似肿瘤细胞进行确认
革兰氏染色或抗酸染色	主要用于病原生物学检查
银染色	主要用于艾滋病患者等卡氏肺孢子虫感染的检查
铁染色	检查痰液中的含铁血黄素

痰液显微镜检验的方法学评价见表 17-6。

表 17-6　痰液显微镜检验的方法学评价

方法	评价
直接涂片法	常规方法,简便、快速,对临床诊断帮助较大
涂片染色法	可清晰地显示有形成分的结构,有助于细胞的识别和病原生物的鉴定,有较高的临床应用价值

二、结果判定及临床意义

正常情况下,痰液中无红细胞,可见少量上皮细胞、白细胞和肺泡巨噬细胞,如找到其他有形成分应如实报告。

1. **红细胞** 在脓性、黏液性、血性痰中可见,且多已破坏,形态不完整。常提示支气管扩张、肺癌和肺结核。

2. **白细胞** 中性粒细胞增多提示化脓性感染,细胞多已退化、变形(图 17-1)。嗜酸性粒细胞增多提示支气管哮喘、过敏性支气管炎和肺吸虫病等(图 17-2)。淋巴细胞增多提示肺结核。

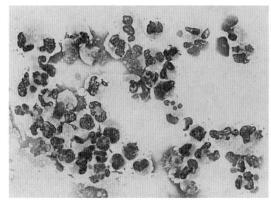

图 17-1 痰液中的中性粒细胞(400×)

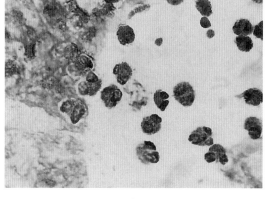

图 17-2 痰液中的嗜酸性粒细胞(400×)

3. **上皮细胞** 鳞状上皮细胞提示急性喉炎;柱状上皮细胞提示支气管哮喘、急性支气管炎(图 17-3)。

4. **弹性纤维** 均匀细长、弯曲、折光性强、轮廓清晰条状物,末端分叉,颜色为无色或微黄色,加 10g/L 伊红乙醇溶液 1 滴可染成红色,植物纤维不着色,提示肺脓肿和肺癌。

5. **夏科-莱登结晶** 菱形,无色透明结晶,两端尖长,大小不等,折光性强,实质为嗜酸性粒细胞破裂后颗粒融合而成(图 17-4)。常与嗜酸性粒细胞、库什曼螺旋体并存,提示肺吸虫病和支气管哮喘等。

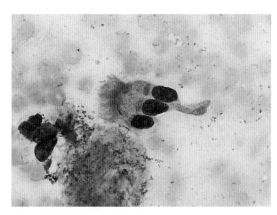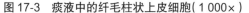

图 17-3 痰液中的纤毛柱状上皮细胞(1 000×)

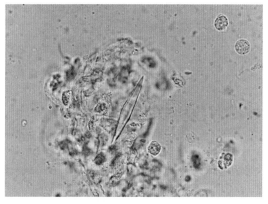

图 17-4 痰液中的夏科-莱登结晶(400×)

6. **肺泡巨噬细胞** 肺泡巨噬细胞存在于肺泡间隔内,可通过肺泡壁进入肺泡,为大单核细胞或肺泡上皮细胞。吞噬尘粒和其他异物后形成尘细胞或载碳细胞(图 17-5),提示过量吸烟、生活在烟尘环境中;吞噬红细胞后称为含铁血黄素细胞或心力衰竭细胞,提示肺部长期淤血、心力衰竭、肺炎、肺气肿、肺栓塞、肺出血。

7. 肿瘤细胞 提示原发性肺癌或转移性肺癌。

8. 寄生虫和虫卵 可查到阿米巴滋养体、卡氏肺孢子虫、细粒棘球蚴和多房棘球蚴,当肺内寄生的棘球蚴囊壁破裂时,患者痰中可查到原头蚴和囊壁碎片。在肺吸虫病患者的脓血性痰中多能查到卫氏并殖吸虫虫卵。

9. 病原生物学检查 取痰液涂片,干燥后行革兰氏染色,查找细菌、螺旋体、梭形杆菌和真菌等;用抗酸染色找抗酸杆菌(图 17-6)。出现真菌孢子提示严重免疫功能低下、大剂量使用广谱抗生素及肾上腺皮质激素、严重糖尿病、白血病、白细胞减少继发感染。

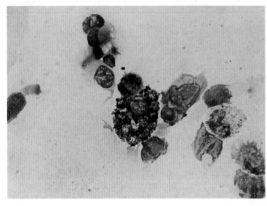
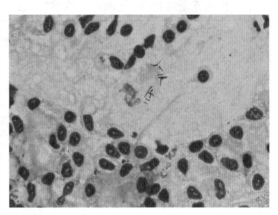

图 17-5 痰液中的尘细胞(1 000×) | 图 17-6 痰液中的抗酸杆菌(1 000×)

第四节 痰液检验的质量保证

痰液检验应严格遵循标本采集和处理、显微镜检验等环节的质量要求,以确保检验结果准确可靠。

一、标本采集与处理的质量保证

痰液标本采集与处理的注意事项见表 17-7。

表 17-7 痰液标本采集与处理的注意事项

项目	注意事项
采集方法	注意采用合适的痰液 采集气管深处的痰液,避免混入鼻咽部分泌物;咳痰时最好有医护人员在场,指导患者正确咳痰
标本容器	采用专用采集瓶或盒采集痰液
理学检验	痰液理学检验以清晨第 1 口痰标本最适宜;测定 24 小时痰量或观察其分层时,容器内可加少量苯酚防腐
细胞学检验	用上午 9 时至 10 时深咳的痰液最好,应尽量送检含血痰液 因清晨第 1 口痰在呼吸道停留时间久,细胞可发生自溶破坏或变性,结构不清而不宜进行细胞学检验
病原生物学检验	用漂浮法或浓缩法找抗酸杆菌时,应采集 12～24 小时痰(量不少于 5mL);用于细菌培养的标本,必须无菌采集,并先用无菌水漱口,以避免口腔内正常菌群的污染,必要时,可选用一次性吸痰管法留取标本 厌氧菌培养时可用气管穿刺吸取法和经支气管镜抽取法留取标本
检验后的处理	为防止医源性感染和污染,用过的标本及容器应煮沸 30～40 分钟消毒,痰纸盒可销毁,不能煮沸的容器可用 5% 苯酚消毒后再处理

二、显微镜检验的质量保证

1. 检验人员 要强化责任意识,密切结合临床,熟练掌握痰液中正常有形成分和异常有形成分的形态特点、数量变化,提高阳性检出率。

2. 标本涂片 应选择挑取标本中有脓液、血液等异常部分,标本量要适宜,涂片均匀,厚薄适中。但染色检验的涂片要薄。

3. 显微镜检验

(1)遵守操作规程,统一观察标准和报告方式,严格控制各种主观因素的影响。

(2)先用低倍镜观察全片,再用高倍镜或油镜检验,至少观察 10 个以上高倍镜或油镜视野,全面细致地观察涂片的每一个视野,仔细记录观察结果。

(3)对标本较少或有形成分较少的标本,应扩大观察视野,不能有遗漏。

(4)对检验结果有疑问时应请上级检验医师验证,将检验结果进行双重复核。

(5)湿片下发现较大的、形态异常的细胞应进行染色检验,或使用液基薄层细胞学检验技术可明显提高阳性率。

4. 审核报告 发出报告前应核对报告单、送检单及片号是否一致,诊断结果与病史、体征等实际情况是否一致,复核无误后,签名发出报告单。

小　结

痰液检验主要包括理学检验、显微镜检验,对呼吸系统炎症、肿瘤和寄生虫病有诊断价值。痰液标本采集及理学检验必须符合要求,显微镜检验必须严格遵守操作规程、统一标准和报告方式,严格控制各种主观因素的影响,加强双重审核制度,确保检验结果的准确度。

思　考　题

1. 患者怀疑为肺部厌氧菌感染,拟采取痰液标本进行厌氧菌培养和药敏试验,在痰液标本采集过程中需要注意什么问题?

2. 痰液显微镜检验时需要注意哪些问题? 如何做好质量控制?

3. 痰液显微镜检验时可发现哪些有形成分? 它们各有怎样的临床意义?

（黄　辉）

第十八章 脑脊液检验

教学目标

知识目标 掌握脑脊液标本的收集与处理，理学检验和有形成分显微镜检验；熟悉脑脊液标本的化学检验和一般临床应用；了解脑脊液标本的其他化学检验和免疫学检验。

能力目标 能够详述脑脊液标本的采集与处理，能够熟练进行脑脊液理学检验和有形成分检验。

素质目标 通过强调实验结果的观察方法和注意事项，培养学生实事求是、精益求精的科学精神。

脑脊液（cerebrospinal fluid，CSF）是存在于脑室和蛛网膜下腔（subarachnoid space）内的一种无色透明的液体，70% 来自脑室脉络丛主动分泌和超滤所形成的液体，30% 由大脑和脊髓细胞间隙所产生。脑脊液经过第三脑室和第四脑室进入小脑延髓池，再分布于蛛网膜下腔。蛛网膜绒毛能吸收脑脊液，并将其返回静脉。生理情况下，人体每天分泌的脑脊液为 400~500mL，并能在 4~8 小时更新 1 次。正常成人脑脊液总量为 120~180mL。

脑脊液具有以下重要的生理作用：①缓冲、减轻或消除外力对脑组织和脊髓的损伤；②调节颅内压；③供给中枢神经系统营养物质，并运走代谢产物；④调节神经系统碱贮量，维持脑脊液 pH 在 7.31~7.34；⑤转运生物胺类物质，参与神经内分泌调节。

脑脊液的化学成分基本与血液相似。脑脊液是血液成分通过血-脑屏障（blood-brain barrier）的选择性过滤形成的，血液中各种成分滤过率不同。最易通过的有钠、氯、镁和二氧化碳；部分通过的有白蛋白、葡萄糖、尿素、钙、氨基酸、尿酸、肌酐、乳酸、丙酮等；极难或不能通过的有纤维蛋白原、胆红素、胆固醇、补体、抗体、毒物和药物等大分子物质。因此，在生理情况下，脑脊液所含细胞极少，蛋白质等许多物质的含量也较血浆低，但在病理情况下，由于血-脑屏障通透性增大，脑脊液的成分和容量可发生改变。如感染、肿瘤、外伤、水肿和阻塞时，由于血-脑屏障通透性增大，脑脊液的容量和化学成分都可能发生改变。检测脑脊液中各项指标的变化，对诊断和鉴别诊断中枢神经系统感染性疾病、脑血管病和脱髓鞘病有重要价值，对脑肿瘤也有辅助诊断价值。本章内容主要包括脑脊液标本的采集和处理、理学检验、化学检验和显微镜检验。

第一节 脑脊液标本的采集与处理

脑脊液标本的正确采集和处理是保证检验结果准确可靠的重要环节。

一、脑脊液检查的适应证和禁忌证

（一）脑脊液检查的适应证

1. 有脑脊膜刺激症状时可检查脑脊液协助诊断。
2. 疑有颅内出血时。
3. 有剧烈头痛、昏迷、抽搐或瘫痪等症状和体征而原因不明者。
4. 疑有脑膜白血病者。
5. 中枢神经系统疾病进行椎管内给药治疗、手术前腰麻、造影等。

（二）脑脊液检查的禁忌证

1. 凡疑有颅内压升高者必须作眼底检查，如有明显视乳头水肿或有脑疝先兆者，禁忌穿刺。
2. 凡患者处于休克、衰竭或濒危状态，以及局部皮肤有炎症、颅后窝有占位性病变或伴有脑干症状者均禁忌穿刺。

二、腰椎穿刺术

腰椎穿刺术常用于检查脑脊液的性质，对诊断脑膜炎、脑炎等颅内感染，以及蛛网膜下腔出血、脑膜肿瘤、脱髓鞘病等神经系统疾病有重要意义，也可测定颅内压力和了解蛛网膜下腔是否阻塞等，有时也用于鞘内注射药物。采集脑脊液标本需要考虑穿刺时机，以获得更满意的检验结果。诊断性穿刺时机的选择应该由有经验的临床医生来完成。不同疾病脑脊液穿刺时机见表18-1。

表 18-1 不同疾病脑脊液穿刺时机

疾病	穿刺时机
化脓性脑膜炎	发病后 1～2 天
病毒性脑膜炎	发病后 3～5 天
结核性脑膜炎	发病后 1～3 周
疱疹性脑膜炎	流行性感冒症状期开始后 5～7 天
神经疏螺旋体病（Lyme 病）	肌痛期开始后 2～4 周

三、标本的采集与处理

（一）标本的采集与运送

1. **标本采集** 脑脊液标本的采集由临床医生进行，于第三腰椎、第四腰椎或第四腰椎、第五腰椎之间穿刺（腰穿）获得，但在蛛网膜下腔阻塞时，则须在小脑延髓池穿刺或侧脑室穿刺获得。穿刺成功后先进行压力测定，待压力测定后，分别收集各管标本。

2. **标本运送** 标本采集后立即送检。

（二）标本处理

脑脊液内可能含有各种病原微生物，必须视为有潜在感染性的物质。标本的采集、运送、接收、检验及检验后处理等过程要符合实验室生物安全原则，实验过程中注意个人生物安全防护，检测过程中接触标本的器材及标本都应按《病原微生物实验室生物安全管理条例》《医疗卫生机构医疗废物管理办法》的相关规定处理。

（三）质量保证

1. **容器** 细菌培养容器应无菌。

2. 标本收集 根据检查目的,穿刺后分 3～4 管收集脑脊液,每管采集量 1～2mL。第 1 管用于化学检验或免疫学检验;第 2 管用于病原生物学检验,且必须留于无菌封口试管中;第 3 管用于常规检查;若怀疑为恶性肿瘤,另外采集 1 管用于脱落细胞学检验。

3. 标本抗凝 用于常规检查的标本应避免发生凝固。如遇易凝固的高蛋白质标本时,可用 EDTA 抗凝。

4. 标本运送 标本放置过久可导致细胞破坏、葡萄糖分解含量降低、病原菌溶解破坏等。因此,应立即由专人或专用的物流系统转运送检,并于 1 小时内检验完毕。病原微生物检验标本必须室温运送,以免冷藏导致某些微生物死亡。脑脊液标本应尽量避免凝固和混入血液。若混入血液应注明,进行细胞计数时应作校正。

第二节 脑脊液的理学检验

脑脊液的理学检验项目即一般性状的检查,包括脑脊液的颜色、透明度、凝固性和比重等。

一、颜色

采用肉眼观察法。

正常脑脊液呈无色。当中枢神经系统有炎症、损伤、肿瘤或梗阻时,破坏了血-脑屏障,使脑脊液成分发生改变,而引起颜色发生变化。常见脑脊液的颜色变化及临床应用分析见表 18-2。

表 18-2 常见脑脊液的颜色变化及临床应用分析

颜色	原因	临床应用分析
无色	—	正常脑脊液、病毒性脑膜炎、轻型结核性脑膜炎、脊髓灰质炎、神经梅毒
红色	出血	穿刺损伤出血、蛛网膜下腔或脑室出血
黄色	黄变症	出血、黄疸、淤滞和梗阻等
白色	白细胞增高	脑膜炎球菌、肺炎球菌、溶血性链球菌引起的化脓性脑膜炎
绿色	脓性分泌物增多	铜绿假单胞菌性脑膜炎、急性肺炎双球菌性脑膜炎
褐色	色素增多	脑膜黑色素肉瘤、黑色素瘤

二、透明度

采用肉眼观察法。

脑脊液的透明度与其所含有的细胞和细菌数量有关。正常脑脊液清晰透明。当脑脊液白细胞数超过 $300 \times 10^6/L$,可浑浊。脑脊液中蛋白质含量明显增高或含有大量细菌、真菌时,也可使其浑浊。化脓性脑膜炎时,脑脊液中细胞和细菌数量都极度增加,呈明显乳白色浑浊;结核性脑膜炎时,细胞和细菌数量中度增加,脑脊液呈毛玻璃样浑浊;穿刺损伤可带入红细胞,引起脑脊液呈轻微的红色浑浊。脑脊液新鲜出血与陈旧性出血的鉴别见表 18-3。

三、凝固性

脑脊液放置 12～24 小时,肉眼观察是否有薄膜、凝块或沉淀。

表 18-3　脑脊液新鲜出血与陈旧性出血的鉴别

项目	新鲜出血	陈旧性出血
外观	浑浊	清晰、透明
凝固性	易凝固	不易凝固
离心后上清液	无色、透明	红色、黄褐色或柠檬色
红细胞形态	无变化	皱缩
上清液隐血试验	多为阴性	阳性
白细胞	不增高	继发性或反应性增高

脑脊液形成凝块或薄膜与其所含的蛋白质,尤其是与纤维蛋白原的含量有关。正常情况下,脑脊液放置 12～24 小时后无薄膜、凝块或沉淀。当脑脊液蛋白质含量超过 10g/L 时,可出现薄膜、凝块或沉淀,提示:①化脓性脑膜炎,脑脊液静置 1～2 小时内即可出现凝固或沉淀物;②结核性脑膜炎,脑脊液静置 12～24 小时,可见液面有纤细的薄膜形成;③神经梅毒及脊髓灰质炎,脑脊液可有小絮状凝块;④蛛网膜下腔梗阻,脑脊液呈黄色胶冻样凝固。

脑脊液同时存在胶冻样凝固、黄变症和蛋白质-细胞分离(蛋白质明显增高,细胞正常或轻度增高)称为 Froin syndrome 综合征,这是蛛网膜下腔梗阻的脑脊液特点。

四、比重

脑脊液的比重常采用折射计法。腰椎穿刺脑脊液的比重为 1.006～1.008,脑室穿刺脑脊液的比重为 1.002～1.004,小脑延髓池穿刺脑脊液的比重为 1.004～1.008。比重增高提示各种颅内炎症、肿瘤、出血性脑病、尿毒症和糖尿病;比重降低提示脑脊液分泌增多。

第三节　脑脊液的化学检验

脑脊液的化学检验是指利用生物化学技术对脑脊液中的蛋白质、葡萄糖、氯化物和酶类等物质进行检查。

一、蛋白质

脑脊液蛋白质含量较血浆低,大约为血浆的 0.5%。检测方法可分为定性和定量 2 种。

(一)检测原理

1. 定性法　脑脊液蛋白质定性检测的常用方法及原理见表 18-4。

表 18-4　脑脊液蛋白质定性检测的常用方法及原理

方法	检测原理
Pandy 试验	脑脊液的蛋白质与苯酚结合形成不溶性蛋白盐而出现白色浑浊或沉淀
硫酸铵试验	饱和硫酸铵能沉淀球蛋白,出现白色浑浊或沉淀,包括 Ross-Jone 试验、Nonne-Apelt 试验 球蛋白增多则 Ross-Jone 试验阳性 Nonne-Apelt 试验可检测球蛋白和白蛋白
Lee-Vinson 试验	磺基水杨酸和氯化汞均能沉淀脑脊液蛋白质 根据沉淀物的比例不同,可鉴别化脓性和结核性脑膜炎

2. 定量法 利用比浊法、染料结合比色法和免疫学方法检测脑脊液蛋白质含量。临床多采用磺基水杨酸-硫酸钠比浊法。

（二）操作步骤

1. 定性法

（1）Pandy 试验：临床检测脑脊液球蛋白的常用方法。在洁净试管中加入饱和苯酚溶液 2mL，然后加入 1～2 滴脑脊液标本，立即在黑暗背景下肉眼观察，出现白色浑浊或沉淀即为阳性。

（2）硫酸铵试验

1）Ross-Jone 试验：向试管中加入饱和硫酸铵溶液 0.5～1mL，取 0.5mL 脑脊液沿管壁缓缓加入，切勿摇动，3 分钟内观察两液面交界处有无变化。

2）Nonne-Apelt 试验 I 相：将试管内饱和硫酸铵溶液和脑脊液振摇混匀，3 分钟内观察有无浑浊或沉淀。

3）Nonne-Apelt 试验 II 相：将上述混合液过滤，向滤液中滴入 5% 乙酸溶液少许，使其成为酸性，再加热煮沸，3 分钟内观察有无沉淀出现。

2. 定量法 脑脊液蛋白质定量临床上多采用全自动生化分析仪检测。

（三）方法学评价

脑脊液蛋白质检验方法较多，不同的方法由于所选用的试剂、条件不同，其灵敏度和特异性也不相同。方法学评价见表 18-5。

表 18-5 脑脊液蛋白质检验的方法学评价

定性/定量	方法	优点	缺点
定性法	Pandy 试验	操作简便、标本量少、易于观察，灵敏度高	假阳性率高
	Ross-Jone 试验	检测球蛋白，特异性高	灵敏度低
	Nonne-Apelt 试验	检测球蛋白和白蛋白，特异性高	操作烦琐
	Lee-Vinson 试验	检测球蛋白、白蛋白	操作烦琐、特异性低
定量法	比浊法	操作简便、快速，无须特殊仪器	标本用量大、重复性差、影响因素多
	染料结合比色法	操作快速、灵敏度高、标本用量少、重复性好	要求高、线性范围窄
	免疫学方法	标本用量少	对试剂要求高

（四）临床应用分析

脑脊液蛋白质含量增高是血-脑脊液屏障功能障碍的标志。由于脑脊液白蛋白只来自血清，因此脑脊液白蛋白与血清白蛋白的比率（R_{alb}）更能反映血-脑脊液屏障完整性。正常情况下，脑脊液蛋白质定性试验阴性或极弱阳性；腰椎穿刺脑脊液蛋白质含量 0.20～0.40g/L，小脑延髓池穿刺脑脊液蛋白质含量 0.10～0.25g/L，脑室穿刺脑脊液蛋白质含量 0.05～0.15g/L。脑脊液蛋白质增高提示中枢神经系统感染、梗阻和出血等多种疾病，其常见的原因见表 18-6。血-脑脊液屏障功能障碍的程度与可能的原因见表 18-7。

（五）质量保证

1. 标本采集 因穿刺出血，脑脊液混入血液蛋白质，可出现假阳性。

2. 器材要求 试验中所用试管和滴管必须洁净，否则易出现假阳性。

3. 理化因素影响 ①苯酚不纯可引起假阳性；②室温低于 10℃、苯酚饱和度降低可引起假阴性；③脑脊液中如有大量细胞或浑浊，应离心后取上清液测定；④蛋白质浓度过高，

表 18-6　脑脊液蛋白质增高常见的原因

原因	临床意义
感染	以化脓性脑膜炎、结核性脑膜炎的脑脊液蛋白质增高最明显,病毒性脑膜炎的脑脊液蛋白质则轻度增高
神经根病变	常见于急性感染性多发性神经根炎,有蛋白质-细胞分离的现象
梗阻	脊髓肿瘤、肉芽肿、硬膜外脓肿造成的椎管部分或完全梗阻,可有脑脊液自凝现象
出血	脑血管畸形、高血压、脑动脉硬化症及全身出血性疾病等
其他	肺炎、尿毒症等出现中枢神经系统症状时,脑脊液蛋白质含量也可增高 早产儿脑脊液蛋白质含量可达 2g/L,新生儿 0.8~1.0g/L,出生 2 个月后逐渐降至正常水平

表 18-7　血-脑脊液屏障功能障碍的程度与可能的原因

屏障功能障碍的程度	可能的原因
轻度(R_{alb} 10~14)	多发性硬化、慢性艾滋病脑炎、带状疱疹神经节炎、酒精性多发神经病、肌萎缩侧索硬化
中度(R_{alb}15~30)	病毒性脑膜炎、机会致病菌性脑膜脑炎、糖尿病性多发神经病、脑梗死、皮质萎缩
重度(R_{alb}>30)	Guillain-Barre 综合征、单纯性疱疹脑炎、结核性脑膜炎、化脓性脑膜炎

应先用生理盐水稀释后重新检测;⑤Pandy 试验过于敏感,部分健康人可出现极弱阳性结果,应特别注意。

4. 设置对照　人工配制含球蛋白的溶液作阳性对照,可在正常脑脊液或配制与正常脑脊液基本成分相似的基础液中加不同量的球蛋白。

二、葡萄糖

1. 检测原理　脑脊液葡萄糖含量为血糖的 50%~80%(平均 60%),其高低与血糖浓度、血-脑脊液屏障的通透性、葡萄糖的酵解程度及葡萄糖膜转运系统的功能有关。脑脊液葡萄糖检验多采用葡萄糖氧化酶法和己糖激酶法。

(1)葡萄糖氧化酶法(GOD-POD 法):葡萄糖在葡萄糖氧化酶的作用下产生葡萄糖酸和过氧化氢,过氧化氢在过氧化物酶的作用下使色原性氧受体 4-氨基安替比林和酚去氢缩合为红色醌类化合物,即 Trinder 反应。505nm 波长下红色醌类化合物的生成量与葡萄糖含量成正比。

(2)己糖激酶法(HK 法):葡萄糖在己糖激酶的催化下和 ATP 发生磷酸化反应,生成葡萄糖-6-磷酸与 ADP。前者在葡萄糖-6-磷酸脱氢酶催化下脱氢,生成 6-磷酸葡萄糖酸内酯,同时使 NADP 还原成 NADPH。NADPH 的生成速率与葡萄糖浓度成正比,在 340nm 波长下监测吸光度升高速率,从而计算出葡萄糖浓度。

2. 操作步骤(GOD-POD 法)

(1)试剂配制:用 0.1% 磷酸盐缓冲液按要求配制酶试剂(含葡萄糖氧化酶、过氧化物酶、4-氨基安替比林),与酚溶液按体积混合,配制成酶酚试剂。

(2)试验分组:取 3 支洁净试管,分别标注为空白管、标准管和测定管。

(3)加样温育:向试管中分别加入 20μL 蒸馏水、已知浓度的葡萄糖标准液和待测脑脊液,再加入 3mL 酶酚试剂,充分混匀,置于 37℃水浴中,温育 15 分钟。

(4)测吸光度:在波长 505nm 处比色,以空白管调零,读取标准管和测定管吸光度。

(5)结果计算:脑脊液葡萄糖浓度(mmol/L)= 测定管吸光度 / 标准管吸光度 × 标准液浓度。

3. 方法学评价 葡萄糖氧化酶法是测定脑脊液/血清葡萄糖的常规方法,易受一些还原性物质干扰,造成检测结果假性降低。己糖激酶法是测定脑脊液/血清葡萄糖的参考方法,不受轻度溶血、脂血、黄疸、维生素C及药物的干扰。

4. 临床应用分析 脑脊液中葡萄糖浓度的高低与血浆葡萄糖浓度、血-脑脊液屏障的通透性、葡萄糖酵解程度及葡萄糖膜转运系统的功能有关。正常情况下,腰椎穿刺脑脊液葡萄糖含量2.50~4.40g/L,小脑延髓池穿刺脑脊液葡萄糖含量2.80~4.20g/L,脑室穿刺脑脊液葡萄糖含量3.00~4.40g/L。脑脊液葡萄糖浓度降低提示:①化脓性脑膜炎、结核性脑膜炎和真菌性脑膜炎,葡萄糖含量越低,预后越差;②脑寄生虫病,如脑囊虫病、脑型血吸虫病、脑型弓形虫病等;③脑肿瘤,尤其是恶性肿瘤;④神经梅毒;⑤低血糖等。脑脊液葡萄糖升高提示:①早产儿或新生儿,主要由于血-脑脊液屏障的通透性较高所致;②饱餐或静脉注射葡萄糖后,血液葡萄糖含量增高;③影响到脑干的急性外伤或中毒;④脑出血;⑤糖尿病等。

5. 质量控制 病理情况下脑脊液常含有细胞和细菌,因此葡萄糖的测定应在留取标本后及时检测,如果不能及时处理,需要适量加防腐剂抑制细菌或细胞酵解葡萄糖,预防假性降低。

三、氯化物

1. 检测原理 脑脊液中氯化物含量常随血清氯化物的改变而变化。由于脑脊液中蛋白质含量较少,为了维持脑脊液和血浆渗透压的平衡(Donnan平衡),氯化物含量较血浆高20%。脑脊液氯化物定量检验方法与血清氯化物检验方法相同,测定方法有硝酸汞滴定法、电量分析法、离子选择电极法和硫氰酸汞比色法。临床上常用离子选择电极法。

2. 操作步骤 同血清氯化物测定方法。

3. 方法学评价 几种检测脑脊液氯化物的方法学评价见表18-8。

表18-8 检测脑脊液氯化物的方法学评价

方法	方法学评价
硝酸汞滴定法	操作简便、应用广泛、不需要特殊仪器,但影响因素多、准确性差、效率低,多被电极法和电量分析法取代
硫氰酸汞比色法	准确度、精密度良好,但不适合体液标本检测
电量分析法	精密度和准确度高,为参考方法
离子选择电极法	准确度和精密度良好,为常规方法

4. 临床应用分析 脑脊液中氯化物含量受血氯浓度、血pH、血-脑脊液屏障通透性及脑脊液中蛋白质含量等多种因素影响。正常情况下,成人脑脊液中氯化物含量120~130mmol/L,儿童脑脊液中氯化物含量111~123mmol/L。脑脊液氯化物降低提示:①脑部细菌或真菌感染,如化脓性脑膜炎、结核性脑膜炎及真菌性脑膜炎。结核性脑膜炎时,脑脊液中氯化物降低尤为明显,比葡萄糖降低出现得还要早,故对结核性脑膜炎与化脓性脑膜炎鉴别有一定价值。②低氯血症,各种原因如体内氯化物的异常丢失、摄入氯化物过少等引起血氯降低时,脑脊液中氯化物可随之降低。③呕吐、肾上腺皮质功能减退症和肾脏病变。④病毒性脑膜炎、脊髓灰质炎、脑脓肿、神经梅毒等时氯化物稍减低或正常。脑脊液中氯化物增高提示尿毒症、脱水、心力衰竭和浆液性脑膜炎等。

5. 质量控制 离子选择电极法的氯电极使用一段时间后,电极上会出现AgCl而影响检测结果,应及时擦去或更换电极。电量分析法试剂中若含有杂质,可能会影响电流效率。可选用纯试剂进行空白校正,通过预电解除去杂质。

四、其他

（一）酶学测定

脑脊液中有 20 多种酶，临床检测常用的有天门冬氨酸氨基转移酶（aspartate aminotransferase，AST）、丙氨酸氨基转移酶（alanine aminotransferase，ALT）、乳酸脱氢酶（lactic acid dehydrogenase，LDH）、腺苷脱氨酶（adenosine deaminase，ADA）、肌酸激酶（creatine kinase，CK）、溶菌酶（lysozyme，LZM）、神经元特异性烯醇化酶（neuron specific enolase，NSE）等，其检测方法与血清酶相同，检测结果的临床应用分析见表 18-9。

表 18-9　脑脊液常见酶学检查参考区间及临床意义

项目	参考区间	临床意义
AST	<20U/L	脑梗死、脑萎缩、中毒性脑病、急性颅脑损伤、中枢神经系统转移癌
ALT	<15U/L	脑梗死、脑萎缩、中毒性脑病、急性颅脑损伤、中枢神经系统转移癌
LDH	<40U/L	化脓性脑膜炎、脑组织坏死、蛛网膜下腔出血、脑出血、脑梗死、脑肿瘤、脱髓鞘病急性期
CK	0.5~2U/L	化脓性脑膜炎、结核性脑膜炎、进行性脑积水、继发性癫痫、多发性硬化、蛛网膜下腔出血、脑肿瘤、脑供血不足、慢性硬膜下血肿等
ADA	0~8U/L	结核性脑膜炎、脑出血、脑梗死、吉兰-巴雷综合征（Guillain-Barré syndrome，GBS）等
NSE	(1.14±0.39)U/L	脑出血、脑梗死、癫痫持续状态
LZM	无或含量甚微	结核性脑膜炎增高的程度明显高于细菌性脑膜炎，且与病情变化相一致

（二）蛋白质电泳

脑脊液蛋白质电泳可较灵敏地发现蛋白质各组分的变化。常用醋酸纤维素薄膜电泳法及琼脂糖凝胶电泳法，电泳条件与血清蛋白质电泳相同；若采用等电聚焦电泳可提高电泳图谱的分辨率；高效毛细管电泳法，分辨率更强，且脑脊液标本无须浓缩。其他电泳方法因脑脊液蛋白质含量少，在电泳前需将脑脊液标本在高分子聚乙二醇或右旋糖酐透析液中进行浓缩。

脑脊液蛋白质电泳结果的临床应用分析见表 18-10。

表 18-10　脑脊液蛋白质电泳检查的临床意义

项目	参考区间	临床意义
前白蛋白	3%~6%	增高见于脑积水、舞蹈症、帕金森病等；降低见于神经系统炎症
白蛋白	50%~70%	增高见于脑血管病，如脑肿瘤、脑梗死、脑出血；降低见于脑外伤急性期
α₁-球蛋白	4%~6%	增高见于脑膜炎、脊髓灰质炎等
α₂-球蛋白	4%~9%	增高见于脑肿瘤、转移癌、胶质瘤等
β-球蛋白	7%~13%	增高见于退行性疾病，如帕金森病、外伤后偏瘫等
γ-球蛋白	7%~8%	增高见于脑胶质瘤、重症脑外伤、癫痫、多发性硬化、视神经脊髓炎，以及急性脑膜炎慢性期

（三）免疫球蛋白与寡克隆区带

免疫球蛋白（immunoglobulin，Ig）是一类具有抗体活性的球蛋白，可分为 IgG、IgA、IgM、IgD 和 IgE 5 类，正常脑脊液中含量极低，一般只能检测到 IgG、IgA、IgM。测定方法有免疫扩散法、免疫电泳法、免疫散射比浊法。免疫散射比浊法灵敏度高、准确度和重复性好,快速且能自动分析,因此临床应用广泛;经典凝胶沉淀试验操作烦琐、灵敏度低,耗时长且不能自动化操作。脑脊液中免疫球蛋白检测结果的临床应用分析见表18-11。

表 18-11　脑脊液免疫球蛋白检查的临床意义

项目	参考区间	临床意义
IgG	10～40mg/L	增高见于神经梅毒、化脓性脑膜炎、结核性脑膜炎、病毒性脑膜炎、舞蹈症、多发性硬化和神经系统肿瘤
IgA	0～6mg/L	增高见于化脓性脑膜炎、结核性脑膜炎、病毒性脑膜炎和脑肿瘤等
IgM	0～0.22mg/L	增高见于化脓性脑膜炎、病毒性脑膜炎、脑肿瘤和多发性硬化
IgE	极少量	增高见于脑寄生虫病等

脑脊液寡克隆区带(oligoclonal bands,OCB)是指病理免疫状态下,中枢神经系统中浆细胞所合成的免疫球蛋白在电泳时,γ-球蛋白区域出现2条或2条以上不连续、不均一的狭窄蛋白区带。OCB 在神经系统脱髓鞘性疾病的诊断、鉴别诊断及其预后、转归方面具有重要临床意义,是多发性硬化最具特征的诊断指标之一。等电聚焦联合免疫固定电泳是目前国际上公认的检测 OCB 的金标准。需要注意的是,一般需要同步检测脑脊液和血清蛋白进行结果判读。

(四)其他蛋白质

脑脊液中其他蛋白质检测的临床应用分析见表18-12。

表 18-12　脑脊液其他蛋白质测定的临床意义

项目	临床意义
髓鞘碱性蛋白	多发性硬化的急性期显著增加,主要作为观察多发性硬化患者疾病活动的指标;神经梅毒、脑外伤、脑血管意外时也增高
C反应蛋白	在细菌性脑膜炎和非细菌性脑膜炎鉴别诊断中有价值,前者升高程度明显大于后者
S100蛋白	中枢神经系统损伤特异和灵敏的化学指标
肿瘤标志物	检测脑脊液肿瘤标志物的浓度,如癌胚抗原(CEA)、β_2-微球蛋白(β_2-MG)、甲胎蛋白(AFP)、铁蛋白等,可用于神经系统肿瘤的辅助诊断

第四节　脑脊液的显微镜检验

脑脊液显微镜检验是脑脊液检查的重要内容,包括细胞计数与分类、细胞形态学检查及病原学检查。

一、细胞计数与分类

(一)检测原理

1.细胞总数计数

(1)仪器计数法:采用细胞计数仪或自动化分析仪对脑脊液中细胞进行计数,是临床常用计数方法。

（2）显微镜计数法：①直接计数法。用滴管将脑脊液混匀后进行细胞计数板充池，静置 2 分钟后，低倍镜下计数 2 个计数池内四角和中央大方格共 10 个大方格内的细胞数，即为 1μL 脑脊液中的细胞总数。该法适于清亮或微浑浊的脑脊液。②稀释计数法。如细胞过多、浑浊或血性的脑脊液，可采用红细胞稀释液稀释后再计数，最后换算成每升脑脊液中的细胞总数。

2. 白细胞计数

（1）仪器计数法：采用自动化分析仪进行计数，是临床常用方法。

（2）显微镜计数法：①直接计数法。非血性标本，用吸管吸取冰乙酸后全部吹出，使管壁仅附着少许冰乙酸，然后用同一吸管吸取少量混匀的脑脊液标本，充入计数池内计数。②稀释计数法。如白细胞过多，可用白细胞稀释液稀释后再计数，计数结果应乘以稀释倍数。

3. 白细胞分类计数

（1）仪器计数法。

（2）显微镜计数法：①直接分类法。白细胞计数后，可直接转到高倍镜下，根据细胞体积和细胞核的形态分别计数 100 个细胞，并报告其百分率。若全片有核细胞数不足 50 个，则直接写出单个核细胞和多个核细胞的具体数字。若白细胞总数少于 30 个，可不作分类计数。②染色分类法：脑脊液标本离心，取沉淀物制备涂片，室温或 37℃孵箱中干燥后瑞氏染色，油镜下分类计数，结果以百分数表示。如见内皮细胞、室管膜细胞，应计入分类百分比中；若见白血病细胞或肿瘤细胞等异常细胞，应另行重点描述报告，以协助临床诊断。

（二）方法学评价

1. 细胞计数

（1）仪器计数法精密度高、速度快、报告及时，但是对于异常的细胞形态识别有偏差，若仪器出现形态学报警，必须进行显微镜计数法复查。

（2）显微镜计数法操作烦琐，但可作为校正仪器的参考方法。

2. 白细胞分类计数　脑脊液白细胞分类计数的方法学评价见表 18-13。

表 18-13　脑脊液白细胞分类计数的方法学评价

方法	评价
直接分类法	简单、快速，但准确度差，尤其是陈旧性标本，细胞变形，分类困难，误差较大
染色分类法	细胞分类详细，结果准确可靠，尤其是可以发现异常细胞如肿瘤细胞，故推荐使用此法；不足之处是操作较复杂、费时
仪器分类法	简单、快速，可以自动化；病理性、陈旧性标本中的组织、细胞的碎片和残骸及细胞变形等都会影响细胞分类和计数，故重复性、可靠性差；有凝块的脑脊液标本容易使仪器发生堵孔现象；无法识别异常细胞形态

（三）临床应用分析

正常脑脊液中可存在少量白细胞（$<5×10^6/L$），内皮细胞偶见，不存在红细胞、中性粒细胞等其他细胞。白细胞多为淋巴细胞（图 18-1）及单核细胞（图 18-2），两者比例约为 7∶3。

脑脊液细胞数增高多见于中枢神经系统病变，细胞数达（$10～50$）$×10^6/L$ 为轻度增高，（$50～100$）$×10^6/L$ 为中度增高，$>200×10^6/L$ 为显著增高，其增高的程度及细胞种类的临床意义见表 18-14。

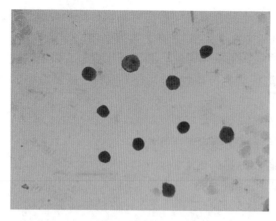

图 18-1　脑脊液淋巴细胞（瑞氏染色，1 000×）

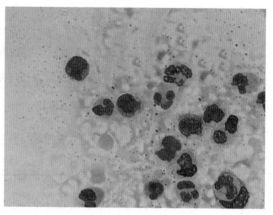

图 18-2　脑脊液单核细胞（瑞氏染色，1 000×）

表 18-14　中枢神经系统病变时脑脊液细胞分类计数的变化

疾病	细胞数量	细胞种类
化脓性脑膜炎	显著增高	中性粒细胞为主
结核性脑膜炎	中度增高	早期以中性粒细胞为主，中期中性粒细胞、淋巴细胞和浆细胞并存，后期以淋巴细胞为主
病毒性脑膜炎	轻度增高	淋巴细胞为主
真菌性脑膜炎	轻度增高	淋巴细胞为主
肿瘤性疾病	轻度或中度增高	红细胞、肿瘤细胞
寄生虫性疾病	轻度或中度增高	嗜酸性粒细胞
脑室出血或蛛网膜下腔出血	中度或显著增高	红细胞为主

（四）质量保证

1. 细胞计数

（1）及时检测：计数应在标本采集后 1 小时内完成。标本放置过久，细胞可能凝集成团或被破坏，影响计数结果。

（2）冰乙酸影响：直接计数时吸管内的冰乙酸要尽量除去，否则结果偏低。

（3）与新型隐球菌鉴别：细胞计数时，应注意红细胞、白细胞与新型隐球菌的鉴别。新型隐球菌不溶于乙酸，加优质墨汁后可见未染色的荚膜；白细胞也不溶于乙酸，加酸后细胞核和细胞质更加明显；红细胞加酸后溶解。

（4）穿刺出血校正：因穿刺损伤血管，引起血性脑脊液，白细胞计数结果必须校正，以消除因出血带来的白细胞的影响。校正公式：

$$WBC_{（校正）} = WBC_{（未校正）} - \frac{RBC_{（脑脊液）} \times WBC_{（血液）}}{RBC_{（血液）}}$$

（5）结果报告：如发现较多的皱缩或肿胀红细胞，应予以描述报告，以协助临床鉴别陈旧性出血或新鲜出血。

2. 分类计数

（1）离心：不宜过快、时间过长，减少脑脊液细胞的破坏和变化。

（2）涂片制备：细胞涂片应厚薄均匀，固定时间不能太长，以免细胞皱缩，导致分类计数困难，更不能高温固定。

（3）结果报告：染色分类时，如见内皮细胞、室管膜细胞应计入分类百分比；若见肿瘤细胞，则另行描述报告。

二、细胞形态学检查

1. **检测原理**　脑脊液细胞学检查是对脑脊液中的细胞进行形态学分类和性质判断的检查方法。主要采用细胞玻片离心法和自然沉淀法收集细胞，经染色后在显微镜下观察。May-Grunwald-Giemsa 染色是脑脊液细胞学的标准染色方法，也可采用阿利新蓝染色、吖啶橙荧光染色和免疫细胞化学染色等特殊染色方法。

2. **方法学评价**　细胞玻片离心法的细胞收集率高、形态完整，制片迅速，因此应用较广。自然沉淀法，操作简便、成本低，但细胞收集率低。

3. **临床应用分析**　根据《脑脊液细胞学临床规范应用专家共识》（2020），如果脑脊液白细胞增多，应通过脑脊液细胞形态学检查区分炎症细胞反应类型，包括淋巴细胞反应、嗜中性粒细胞反应（图18-3）、单核吞噬细胞反应（图18-4）、嗜酸性粒细胞反应、混合型细胞反应（通常为淋巴细胞与中性粒细胞并存，且二者比例相当）等。显著的嗜中性粒细胞反应提示为化脓性脑膜炎，持续的混合型细胞反应提示为结核性脑膜炎。在中枢神经系统疱疹病毒感染时，脑脊液淋巴细胞的细胞质内偶尔可见特征性包涵体。

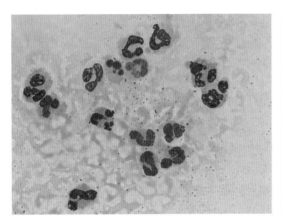

图 18-3　脑脊液中性粒细胞（瑞氏染色，1 000×）

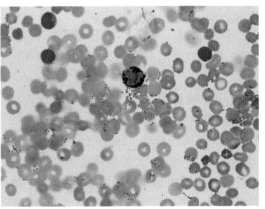

图 18-4　脑脊液吞噬细胞（瑞氏染色，1 000×）

除炎症细胞外，脑脊液脱落细胞也是形态学检查的重要内容，包括良性脱落细胞（图18-5）及肿瘤细胞。脑脊液中的肿瘤细胞来源于中枢神经系统原发性肿瘤和继发性肿瘤，部分肿瘤细胞可根据形态特点作出初步判断，如淋巴瘤细胞（图18-6）和腺癌细胞（图18-7）。脑脊液脱落细胞学检查的临床意义见表18-15。

4. **质量保证**

（1）标本采集、送检、离心及涂片制备的要求同细胞计数与分类计数。

（2）血性脑脊液应加入适量冰乙酸完全破坏红细胞后再进行染色观察。

（3）染色前应结合细胞计数结果在低倍镜下检查细胞收集效果，如收集效果不理想，应重新制片。

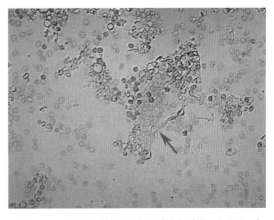

图 18-5　脑脊液神经轴突细胞（未染色，1 000×）

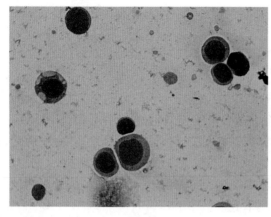

图18-6 脑脊液淋巴瘤细胞(瑞氏染色,1 000×)

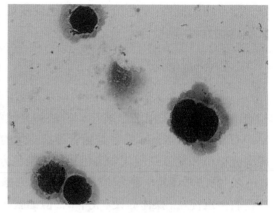

图18-7 脑脊液腺癌细胞(瑞氏染色,1 000×)

表18-15 脑脊液脱落细胞学检查的临床意义

细胞	细胞类型	临床应用
腔壁细胞	脉络丛室管膜细胞、蛛网膜细胞	脑积水、脑室穿刺、脑室造影或椎管内给药所致 气脑、脑室造影或椎管穿刺后,多为蛛网膜机械性损伤所致
肿瘤细胞	恶性细胞	原发性肿瘤、转移性肿瘤、白血病和淋巴瘤
污染细胞	骨髓细胞、软骨细胞	穿刺损伤将其带入脑脊液中所致

三、病原学检查

(一)检查原理

1. 细菌

(1)显微镜检验:①革兰氏染色:用于检查肺炎链球菌、流感嗜血杆菌、葡萄球菌、铜绿假单胞菌、链球菌、大肠埃希菌等;②碱性亚甲蓝染色:用于检查脑膜炎球菌。显微镜检验对化脓性脑膜炎诊断的阳性率为60%～90%。如果怀疑为结核性脑膜炎,可采用抗酸染色,油镜下寻找抗酸杆菌。新型隐球菌检查常采用印度墨汁染色法,若呈假阳性,可采用苯胺墨染色法。

(2)细菌培养:主要适用于脑膜炎奈瑟菌、链球菌、葡萄球菌、大肠埃希菌、流感嗜血杆菌等。同时,对于一般培养为阴性的标本,也要注意厌氧菌、真菌的培养。

(3)其他方法:可通过免疫学或分子生物学技术,如PCR、测序等技术,检测细菌特异性抗原、抗体或核酸,从而进行细菌感染的辅助诊断。

2. 寄生虫

(1)脑囊虫:脑脊液炎性反应明显,白细胞数多在(10～100)×10^6/L,急性期嗜酸性粒细胞比例增加,慢性期激活单核细胞和浆细胞所占比例较高。

(2)广州管圆线虫:白细胞数多在(100～1 000)×10^6/L,急性期以嗜酸性粒细胞增高为主,常超过50%,偶尔可检出广州管圆线虫幼虫。

(3)丝虫和疟原虫:白细胞计数和嗜酸性粒细胞增高,可在脑脊液或红细胞中查到微丝蚴和疟原虫虫体。

(4)弓形虫:急性期中性粒细胞比例增高,随后可见持续的嗜酸性粒细胞比例增高,伴有单核吞噬细胞和浆细胞,偶可见弓形虫滋养体。

(二)临床应用分析

正常脑脊液中不存在病原微生物,因此脑脊液中查找到病原微生物,可为临床诊断提供病因学依据,有确诊价值。如果有细菌,结合临床特征,可以诊断为细菌性脑膜炎;如有新型隐球菌,则诊断为新型隐球菌性脑膜炎;如发现寄生虫虫卵,可以诊断为脑寄生虫病。

因流感嗜血杆菌、肺炎链球菌、脑膜炎奈瑟菌等属于苛氧菌,十分脆弱,宜在床边采集和接种脑脊液标本,同时作涂片检查,以获得初步诊断;而颅内脓肿时需考虑标本在厌氧条件下转运和培养。

第五节　脑脊液检验的诊断思路

脑脊液检验对中枢神经系统疾病的诊断和鉴别诊断、疗效观察和预后判断都具有重要意义。脑脊液检验项目可分为常规检验项目和特殊检验项目(表18-16),一般常规检验往往不能满足临床需要,必须结合临床表现选择恰当的检验指标,才能对中枢神经系统疾病作出准确诊断。随着影像诊断学,特别是 CT、磁共振成像技术的发展与应用,对颅内出血、梗阻、占位性病变的检出率越来越高,脑脊液检验在许多情况下并非首选项目,但脑脊液检验对中枢神经系统感染性疾病、脑血管疾病、脑肿瘤等的诊断与鉴别诊断仍具有重要价值(表18-17)。

表 18-16　推荐的脑脊液实验室检验项目

分类	项目
常规检验	脑脊液压力、细胞计数(红细胞、白细胞)、细胞分类计数(染色涂片)、葡萄糖、总蛋白
特殊检验	脑脊液培养(细菌、真菌、结核分枝杆菌)、革兰氏染色、抗酸染色、真菌和细菌抗原、PCR 或测序法检测细菌和病毒
	酶学(LDH、ADA、CK)、蛋白质电泳、OCB 免疫固定电泳、蛋白质测定(C 反应蛋白、转铁蛋白等)
	细胞学检查、D-二聚体、性病研究实验室试验

表 18-17　脑脊液检验对疾病诊断的价值

分类	疾病
高灵敏度、高特异度	化脓性脑膜炎、结核性脑膜炎、真菌性脑膜炎
高灵敏度、中度特异度	病毒性脑膜炎、蛛网膜下腔出血、多发性硬化、神经梅毒、感染性多神经炎、椎旁脓肿
中度灵敏度、高特异度	脑膜恶性病变
中度灵敏度、中度特异度	颅内出血、病毒性脑膜炎、硬膜下血肿

1. 诊断与鉴别诊断中枢神经系统感染性疾病　对于脑膜炎或脑炎的患者,通过检查脑脊液压力、颜色,并对脑脊液进行化学检验、免疫学检验、显微镜检验,不仅可以确立诊断,而且对鉴别诊断也有极大的帮助。另外,对细菌性脑膜炎和病毒性脑膜炎的鉴别诊断也可选用 LDH、ADA、溶菌酶等指标。

2. 诊断与鉴别诊断脑血管疾病　头痛、昏迷或偏瘫的患者,其脑脊液为血性。首先要鉴别是穿刺损伤出血还是脑出血、蛛网膜下腔出血。若脑脊液为均匀一致的红色,则可能为脑出血、蛛网膜下腔出血;若第 1 管脑脊液为红色,以后逐渐变清,则多为穿刺损伤出血;若头痛、昏迷或偏瘫患者的脑脊液为无色透明,则多为缺血性脑病。另外,还可选用 LDH、AST、CPK 等指标诊断或鉴别诊断脑血管病。

3. 诊断与辅助诊断脑肿瘤　脑脊液细胞学检查是诊断脑膜癌的金标准,其特异度为

100%,灵敏度为45%～90%,也是监测治疗效果的主要方法,对于脑膜转移诊断的灵敏度及特异度高于神经影像学及神经系统症状的提示。大约70%恶性肿瘤可转移至中枢神经系统,此时的脑脊液中单核细胞增加、蛋白质增高、葡萄糖减少或正常。因此,脑脊液细胞计数和蛋白质正常,可排除肿瘤的脑膜转移。若白血病患者脑脊液发现白血病细胞,则可诊断为脑膜白血病。若脑脊液涂片或免疫学检查发现肿瘤细胞,则有助于肿瘤的诊断。

4. 辅助诊断脱髓鞘病　脱髓鞘病是一类颅内免疫反应活性增高的疾病,多发性硬化是其代表性疾病。除了脑脊液常规检查外,OCB、MBP等检查也有重要诊断价值。其中在欧美人群中,90%的多发性硬化患者脑脊液可检测到OCB的合成,国内多发性硬化患者阳性率为37%～63%。2017年多发性硬化的McDonald诊断标准中,特别强调了脑脊液OCB检查的辅助诊断价值。

常见脑或脑膜疾病的脑脊液检验结果见表18-18。

表18-18　常见脑或脑膜疾病的脑脊液检验结果

疾病	外观	凝固	蛋白质	葡萄糖	氯化物	细胞增高	细菌
化脓性脑膜炎	浑浊	凝块	↑↑	↓↓↓	↓	显著,多核细胞	化脓菌
结核性脑膜炎	浑浊	薄膜	↑	↓	↓↓	中性粒细胞、淋巴细胞	结核分枝杆菌
病毒性脑膜炎	透明或微浑	无	↑	正常	正常	淋巴细胞	无
隐球菌性脑膜炎	透明或微浑	可有	↑↑	↓	↓	淋巴细胞	隐球菌
流行性乙脑	透明或微浑	无	↑	正常或↑	正常	中性粒细胞、淋巴细胞	无
脑出血	血性	可有	↑↑	↑	正常	红细胞	无
蛛网膜下腔出血	血性	可有	↑↑	↑	正常	红细胞	无
脑肿瘤	透明	无	↑	正常	正常	淋巴细胞	无
脑脓肿	透明或微浑	有	↑	正常	正常	淋巴细胞	有或无
神经梅毒	透明	无	正常	正常	↑	淋巴细胞	无

小　结

脑脊液检验内容包括理学检验、化学检验及显微镜检验。理学检验项目即一般性状的检查,包括脑脊液的颜色、透明度、凝固性和比重等。化学检验项目包括蛋白质、葡萄糖、氯化物、酶类、免疫球蛋白等测定。显微镜检验项目包括细胞学检查(细胞计数、白细胞分类计数)、细胞形态学检查和病原学检查(细菌、真菌、寄生虫等)。

目前,临床上将脑脊液上述检验项目分为常规检验项目和特殊检验项目两大类,主要侧重细胞学检查,对脑脊液中的细胞形态进行鉴定、识别,尤其是转移性肿瘤和白血病,对肿瘤的诊断、治疗和病情观察具有重要的意义。此外,脑脊液涂片染色用显微镜检验细菌或寄生虫,可为临床提供病原微生物学的诊断依据。脑脊液检验在中枢神经系统感染性疾病、脑血管疾病、脑肿瘤的诊断与鉴别诊断方面具有重要的临床价值。随着人工智能(artificial intelligence,AI)技术的快速发展,利用AI进行脑脊液细胞分类及细胞形态学检查将极大地方便临床脑脊液常规检验,从而为临床提供更加快速准确的诊断与辅助诊断结果。

思 考 题

1. 脑脊液标本应如何采集和处理?
2. 如何对一份脑脊液标本进行检验?
3. 如何做好脑脊液检查的质量控制?
4. 常见中枢神经系统疾病脑脊液有何改变?
5. 脑脊液新鲜出血与陈旧性出血如何鉴别?

（贺红艳　胡培）

第十九章　浆膜腔积液检验

教学目标

　　知识目标　掌握漏出液和渗出液的形成原因与机制,渗出液和漏出液的实验室特点;熟悉浆膜腔积液的理学检验、化学检验、细胞学检验内容及临床应用;了解浆膜腔积液穿刺术的适应证、禁忌证。

　　能力目标　能独立完成浆膜腔积液检验,并且能够根据检验结果和临床诊断,初步分析判断积液的性质。

　　素质目标　具有良好的医德作风,培养良好的职业素养。

　　人体胸腔、腹腔、心包腔、关节腔统称为浆膜腔(serous cavity)。正常情况下,浆膜腔内含有少量液体起润滑作用,以减少脏器间的摩擦。如胸腔液<200mL,腹腔液<50mL,心包腔液为10~30mL,关节腔液0.1~2.0mL。病理情况下,当浆膜腔发生炎症、恶性肿瘤浸润,或发生低蛋白血症、循环障碍等病变时,浆膜腔内有大量液体潴留而形成浆膜腔积液(serous effusions)。

　　浆膜腔积液因部位不同可分为胸腔积液、腹腔积液、心包腔积液、关节腔积液。根据产生的原因及性质不同,浆膜腔积液分为漏出液(transudate)和渗出液(exudate)。漏出液多为双侧性非炎症性积液,渗出液多为单侧性炎性积液。漏出液和渗出液产生的机制和原因见表19-1。

表19-1　漏出液和渗出液产生的机制和原因

积液	发生机制	常见原因
漏出液	毛细血管流体静压增高 血浆胶体渗透压降低 淋巴回流受阻 水钠潴留	静脉回流受阻、充血性心力衰竭和晚期肝硬化 血浆白蛋白浓度明显减低的各种疾病 丝虫病、肿瘤压迫等所致的淋巴回流障碍 充血性心力衰竭、肝硬化、肾病综合征
渗出液	微生物毒素、缺氧及炎性介质刺激 血管活性物质增高、癌细胞浸润 外伤、化学物质刺激等	结核或其他细菌感染 转移性肺癌、乳腺癌、淋巴瘤、卵巢癌、胃癌、肝癌等 血液、胆汁、胰液和胃液等刺激,外伤

一、胸腔积液

　　胸膜腔是位于肺和胸壁之间的一个潜在的腔隙。在正常情况下脏层胸膜和壁层胸膜表面有一层很薄的液体,在呼吸运动时起润滑作用。胸膜腔和其中的液体并非处于静止状态,在每一次呼吸周期中胸膜腔形状和压力均有很大变化,使胸腔内液体持续滤出和吸收并处于动态平衡。任何因素使胸膜腔内液体形成过快或吸收过缓,即产生胸腔积液(pleural effusions），简称胸水。胸腔积液的生成与吸收和胸膜的血供与淋巴管引流有关，与壁层、脏层胸膜内的胶体渗透压和流体静水压及胸膜腔内压力有关。

呼吸困难是胸腔积液最常见的症状，多伴有胸痛和咳嗽，症状和积液量有关，大量积液时心悸及呼吸困难明显，甚至可致呼吸衰竭。肺、胸膜和肺外疾病均可引起胸腔积液。常见病因和发病机制有：

1. 胸膜毛细血管内静水压增高 如充血性心力衰竭、缩窄性心包炎、血容量增加、上腔静脉或奇静脉受阻，产生漏出液。

2. 胸膜通透性增加 如胸膜炎症（肺结核、肺炎）、风湿性疾病（系统性红斑狼疮、类风湿性关节炎）、胸膜肿瘤（恶性肿瘤转移、间皮瘤）、肺梗死、膈下炎症（膈下脓肿、肝脓肿、急性胰腺炎）等，产生渗出液。

3. 胸膜毛细血管内胶体渗透压降低 如低蛋白血症、肝硬化、肾病综合征、急性肾小球肾炎、黏液性水肿等，产生漏出液。

4. 壁层胸膜淋巴引流障碍 癌症引起的淋巴管阻塞、发育性淋巴管引流异常等，产生渗出液。

5. 损伤 主动脉瘤破裂、食管破裂、胸导管破裂等，产生血胸、脓胸和乳糜胸。

6. 医源性 药物（如氨甲蝶呤、胺碘酮、苯妥英、呋喃妥因、β受体阻滞剂）、放射治疗、消化内镜检查和治疗、支气管动脉栓塞术、卵巢过度刺激综合征、液体负荷过大、冠状动脉旁路移植术或冠状动脉内支架植入、骨髓移植、中心静脉置管穿破和腹膜透析等，都可以引起渗出性或漏出性积液。

二、腹腔积液

正常状态下，腹腔内大约有 200mL 以下的少量液体，起到润滑肠道的作用，可使肠道蠕动顺畅，但若腹腔内的液体超过了 200mL，则可称为腹腔积液（peritoneal effusions）。腹腔积液的原因有多种，包括血管平衡失调和体内外液体交换失调引起的水钠潴留，可由多种疾病引起，表现为弥漫性腹部膨隆及相应的原发疾病症状。在临床上，腹腔积液可分为漏出性积液和渗出性积液。①漏出性积液：常见于肝硬化、低蛋白血症、肾病综合征、慢性充血性右心衰竭等疾病。②渗出性积液：大多数是由感染引起的，如细菌性腹膜炎、胰源性腹膜炎、癌性腹膜炎等。另外，部分渗出性积液还可能是由于血液渗出导致的，如急性门静脉血栓形成、肝细胞癌结节破裂、肝外伤性破裂、肝动脉瘤破裂、宫外孕等。

三、心包积液

心包疾病或其他病因累及心包可造成心包渗出和心包积液（pericardial effusions）。心包内少量积液一般不影响血液血流动力学，但如果液体迅速增多，即使仅达 200mL，也因为心包无法迅速伸展而使心包内压力急剧上升，引起心脏受压。呼吸困难是心包积液时最突出的症状，可能与支气管、肺、大血管受压引起肺淤血有关。各种病因的心包炎均可能伴有心包积液；严重的体循环淤血也可产生漏出性心包积液；穿刺伤、心室破裂、心胸外科手术及介入操作造成的冠状动脉穿孔等可造成血性心包积液。

四、关节腔积液

正常关节腔分泌很少量滑膜液（synovial fluid，SF），当关节有炎症、损伤等时，滑膜液增多，称为关节腔积液（joint effusions）。关节腔积液是在创伤、感染及炎症等因素影响下，关节液分泌增多，在关节腔内异常积聚形成的。常见的症状为关节疼痛、肿胀和活动障碍，其中以膝关节积液最为多见。

浆膜腔积液检验主要包括理学检验、化学检验和有形成分分析,在渗出液和漏出液、癌性积液和非癌性积液、结核性积液和非结核性积液的鉴别诊断及寻找致病原因等方面具有重要意义。

第一节　浆膜腔积液标本的采集

浆膜腔积液标本由医生进行浆膜腔穿刺术采集。浆膜腔穿刺具有创伤性,因此要掌握好穿刺的适应证和禁忌证。

一、浆膜腔穿刺术

(一)胸膜腔穿刺术

胸膜腔穿刺术(thoracentesis)常用于检查胸腔积液的性质,抽液或抽气减压及通过穿刺进行胸腔内给药等。患者取坐位或半卧位,穿刺点应选择在胸部叩诊实音最明显部位进行穿刺。

1. 适应证

(1)诊断性:主要用于采集胸腔积液,从而进行胸腔积液的常规检测、生化检测、微生物学检测及细胞学检测,明确积液的性质,寻找引起积液的病因。

(2)治疗性:①抽出胸膜腔内的积液、积气,减轻液体和气体对肺组织的压迫,使肺组织复张,缓解患者的呼吸困难等症状。②抽吸胸膜腔的脓液,进行胸腔冲洗,治疗脓胸。③胸膜腔给药,可向胸腔注入抗生素、促进胸膜粘连药物及抗癌药物等。

2. 禁忌证

(1)体质衰弱、病情危重难以耐受穿刺术者。

(2)对麻醉药物过敏。

(3)凝血功能障碍及严重出血倾向的患者,在未纠正前不宜穿刺。

(4)有精神疾病或不合作者。

(5)疑为胸腔棘球蚴病患者,穿刺可引起感染扩散,不宜穿刺。

(6)穿刺部位或附近有感染。

(二)腹膜腔穿刺术

腹膜腔穿刺术(abdominocentesis)是指对有腹腔积液的患者,为了诊断和治疗疾病进行腹腔穿刺,抽取积液进行检验的操作过程。

1. 适应证

(1)抽取腹腔积液进行各种实验室检验,以便寻找病因,协助临床诊断。

(2)大量腹腔积液引起严重胸闷、气促、少尿等症状,患者难以忍受时,可适当抽放腹腔积液以缓解症状。

(3)因诊断或治疗目的行腹膜腔内给药或腹膜透析。

(4)各种诊断或治疗性腹腔置管。

2. 禁忌证

(1)有肝性脑病先兆者。

(2)粘连性腹膜炎、棘球蚴病、卵巢囊肿。

(3)腹腔内巨大肿瘤(尤其是动脉瘤)。

(4)腹腔内病灶被内脏粘连包裹。

(5)胃肠高度胀气。

(6)腹壁手术瘢痕区或明显肠袢区。

(7)妊娠中后期。

（8）躁动、不能合作者。

（三）心包腔穿刺术

心包腔穿刺术（pericardiocentesis）主要用于对心包积液性质的判断与协助病因的诊断，同时有心脏压塞时，通过穿刺抽液可以减轻患者的临床症状。对于某些心包积液，如化脓性心包炎，经过穿刺排脓、冲洗和注药尚可达到一定的治疗作用。

1. 适应证　原因不明的大量心包积液，有心脏压塞症状需进行诊断性或治疗性穿刺者。

2. 禁忌证　以心脏扩大为主而积液量少的患者。

二、标本采集与送检

1. 浆膜腔积液标本采集方法　由医生进行浆膜腔穿刺术采集，穿刺成功后采集中段液体于无菌容器内送检。一般性状检查、细胞学检查和化学检验各采集标本 2mL，厌氧菌培养采集 1mL，结核分枝杆菌检查采集 10mL。一般性状检查和细胞学检查宜采用 EDTA-K$_2$ 抗凝，化学检验无须抗凝。另外，还应采集 1 份不加抗凝剂的标本，用于观察积液的凝固性。

2. 注意事项

（1）浆膜腔穿刺具有创伤性，务必掌握好穿刺的适应证：①新发生的浆膜腔积液。②已有浆膜腔积液且又突然增多或伴有发热的患者。③需进行诊断或治疗性穿刺的患者。

（2）因为积液极易出现凝块、细胞变性、细菌破坏和自溶等，所以采集标本后应在 30 分钟内送检。否则应将标本置于 4℃ 冰箱内保存，但不要超过 2 小时。

（3）最好在抗生素使用前进行检查。

（4）标本转运必须保证生物安全，防止溢出。如标本溢出，应立即使用 500mg/L 含氯制剂或 75% 乙醇消毒被污染的环境。

3. 保存和接收

（1）标本收到后应及时检查，否则应置 2～4℃ 环境中保存，常规检查不要超过标本采集后 4 小时。

（2）容器标识应与检查申请单一致，浆膜腔积液常规、生化检查的标本必须在采集标本后 2 小时之内送检。

（3）检验后标本和容器均需消毒处理。

第二节　浆膜腔积液的理学检验

因漏出液与渗出液产生机制不同，其理学性质如颜色、透明度、凝固性等也有所不同，可通过肉眼和感官等方法区别。浆膜腔积液一般性状检验有助于鉴别积液的性质，对疾病的诊断和治疗有重要意义，见表 19-2。

表 19-2　浆膜腔积液一般性状的特点

项目	漏出液	渗出液
颜色	淡黄色	黄色、红色、乳白色
透明度	清晰透明	浑浊
比重	<1.015	>1.018
pH	>7.4	<7.4
凝固性	不凝固	易凝固

一、颜色

浆膜腔内液体正常情况下为清亮、淡黄色液体。病理情况下会有颜色的改变,渗出液颜色随病情而改变,漏出液颜色较浅,常见颜色变化及临床应用分析见表19-3。

表19-3 浆膜腔液常见颜色变化及临床应用分析

颜色	临床应用分析
红色	恶性肿瘤、结核病急性期、风湿性疾病等
黄色	各种原因引起的黄疸
绿色	铜绿假单胞菌感染所致;如腹腔积液呈绿色可能因胆囊或肠道穿孔,混入胆汁所致
乳白色	化脓性胸膜炎、丝虫病、淋巴结肿瘤、淋巴结结核、慢性肾炎进展期、肝硬化、腹膜癌等
咖啡色	内脏损伤、恶性肿瘤、出血性疾病及穿刺损伤
黑色	曲霉菌感染
棕色	多由阿米巴脓肿破溃进入胸腔或腹腔所致

二、透明度

1. **方法** 肉眼观察。观察透明度时可轻摇标本,肉眼观察浆膜腔积液透明度的变化。

2. **检测结果的临床应用分析** 积液透明度常与其所含的细胞、细菌和蛋白质数量等有关。漏出液因所含细胞和蛋白质少、无细菌而呈清晰透明或微浑;渗出液因含细胞、细菌、蛋白质等成分较多而呈不同程度浑浊。

三、比重

1. **方法** 试带法、比重计法。测比重前,标本应充分混匀,其方法与检测尿液比重的方法相同。

2. **检测结果的临床应用分析** 积液比重高低与其所含的溶质有关。漏出液因含细胞、蛋白质少,比重低于1.015。渗出液因含细胞、蛋白质多,比重大于1.018。

四、pH

1. **方法** pH试纸法、试带法、pH计法,可参照尿液pH检测方法。

2. **检测结果的临床应用分析** ①胸腔积液:pH小于7.40提示炎性积液;pH小于7.30且伴有葡萄糖减低,提示有并发症的炎性积液、类风湿性积液和恶性积液等;pH小于6.00,多因胃液进入胸腔使pH减低所致,提示食管破裂或严重脓胸。②腹腔积液:腹腔积液感染时,细菌代谢产生酸性物质增多,使pH减低。pH小于7.30,见于自发性细菌性腹膜炎。③心包积液:pH明显减低可见于风湿性心包炎、结核性心包炎、化脓性心包炎、恶性肿瘤性心包炎、尿毒症性心包炎等,其中恶性肿瘤性心包炎、结核性心包炎积液的pH减低程度较明显。

五、凝固性

1. **方法** 倾斜浆膜腔积液试管,肉眼观察有无凝块形成。

2. **检测结果的临床应用分析** 渗出液因含有较多纤维蛋白原等凝血因子而易于自行凝固或有凝块产生,但当其含有大量纤溶酶时也可不发生凝固。漏出液不凝固。

第三节　浆膜腔积液的化学检验

一、蛋白质

浆膜腔积液蛋白质检测的方法有黏蛋白定性试验（Rivalta 试验）、蛋白质定量检测和蛋白质电泳等，其原理见表 19-4。

表 19-4　浆膜腔积液蛋白质检测

方法	原理
Rivalta 试验	黏蛋白是一种酸性糖蛋白，浆膜间皮细胞受炎症刺激时分泌增加，其等电点为 pH 3～5，在稀乙酸溶液中（pH 3～5）产生白色雾状沉淀
蛋白质定量	采用与血清蛋白质相同的双缩脲法
蛋白质电泳	可对蛋白质组分进行分析

（一）黏蛋白定性试验（Rivalta 试验）

1. 检测原理　黏蛋白是一种酸性糖蛋白，浆膜间皮细胞受炎症刺激时分泌增加，其等电点为 pH 3～5，在稀乙酸溶液中（pH 3～5）产生白色雾状沉淀。

2. 操作步骤　取 100mL 量筒，加蒸馏水 100mL，滴入冰乙酸 0.1mL，充分混匀，静止数分钟，将积液靠近量筒液面逐滴轻轻滴下，在黑色背景下观察白色雾状沉淀的发生及其下降速度等。

3. 方法学评价　Rivalta 试验是一种简易的黏蛋白筛检试验，可粗略区分炎性积液和非炎性积液。

（二）蛋白质定量检测

1. 检测原理　采用与血清蛋白质检测相同的双缩脲法。双缩脲是由 2 分子尿素缩合而成的化合物，在碱性溶液中与硫酸铜反应生成紫红色络合物，此反应即为双缩脲反应。含有 2 个或 2 个以上肽键的化合物都具有双缩脲反应。蛋白质含有多个肽键，在碱性溶液中能与 Cu^{2+} 络合成紫红色化合物（540nm）。其颜色深浅与蛋白质的浓度成正比。

2. 方法学评价　蛋白质定量检测可以测定白蛋白、球蛋白、纤维蛋白原等含量。临床常使用与血清蛋白质检测相同的双缩脲法，该法对蛋白质检测特异性较高，体液中各种蛋白质检测反应呈色强度基本相同。

（三）蛋白质电泳

可对蛋白质组分进行分析，常用醋酸纤维素薄膜电泳法及琼脂糖凝胶电泳法，电泳条件与血清蛋白质电泳相同。

（四）检测结果的临床应用分析

综合分析浆膜腔积液蛋白质的变化对鉴别渗出液、漏出液及积液形成的原因有重要意义（表 19-5）。

表 19-5　漏出液、渗出液蛋白质的鉴别

方法	漏出液	渗出液
Rivalta 试验	阴性	阳性
蛋白质定量/(g/L)	<25	>30
蛋白质电泳	α-球蛋白、γ-球蛋白低于血浆，白蛋白相对较高	与血浆相近
积液蛋白质与血清蛋白质比值	<0.5	>0.5

（五）质量保证

1. Rivalta 试验时，在蒸馏水中加冰乙酸后应充分混匀，加标本后需要在黑色背景下观察结果。肝硬化腹膜腔积液因球蛋白增高且不溶于水可呈云雾状浑浊，Rivalta 试验可出现假阳性。

2. 必要时需离心后取上清液进行检查。血性浆膜腔积液测定蛋白质时可出现假阳性，因此应离心后取上清液进行测定。

二、葡萄糖

1. **检测原理**　测定方法为葡萄糖氧化酶法或己糖激酶法。

2. **检测结果的临床应用分析**　漏出液葡萄糖含量与血清葡萄糖含量相似或稍低；渗出液葡萄糖含量较血糖明显减低。浆膜腔积液葡萄糖减低或与血糖含量的比值<0.5，一般见于风湿性积液、积脓、恶性积液、结核性积液、狼疮性积液或食管破裂。因此，葡萄糖定量测定对积液性质的鉴别具有一定的价值。

三、脂类

1. **检测原理**　胆固醇、甘油三酯均采用酶法测定。

2. **检测结果的临床应用分析**　腹膜腔积液胆固醇>1.6mmol/L 时多提示恶性积液，而胆固醇<1.6mmol/L 时多为肝硬化性积液。胆固醇增加的积液中有时可见胆固醇结晶。甘油三酯含量>1.26mmol/L 多提示乳糜性胸膜腔积液，<0.57mmol/L 可排除乳糜性胸膜腔积液。真性乳糜积液与假性乳糜积液的鉴别见表 19-6。

表 19-6　真性乳糜积液与假性乳糜积液的鉴别

鉴别点	真性乳糜积液	假性乳糜积液
病因	胸导管阻塞或梗阻	慢性胸膜炎炎症所致积液
外观	乳糜性	乳糜性
乙醚试验	变清	无变化
脂肪含量 /%	>4	<2
蛋白质电泳	乳糜微粒区带明显	乳糜微粒区带不明显或缺如
胆固醇	低于血清	高于血清
甘油三酯 /（mmol/L）	>1.26	<0.57
蛋白质含量 /（g/L）	>30	<30
脂肪	大量，苏丹Ⅲ染色阳性	少量，有较多脂肪变性细胞
胆固醇结晶	无	有
细菌	无	有
细胞	淋巴细胞增高	混合性细胞

四、酶类

（一）乳酸脱氢酶

1. **检测原理**　采用酶连续监测法测定。

2. **检测结果的临床应用分析**　积液乳酸脱氢酶（LDH）检测主要用于鉴别积液性质，漏出液常<200U/L，积液 LDH/ 血清 LDH<0.6；渗出液 LDH 在化脓性感染积液中活性最高，其均值可达正常血清的 30 倍，其次为恶性积液，结核性积液 LDH 略高于血清。恶性胸膜腔积液 LDH 约为自身血清的 3.5 倍，而良性积液约为 2.5 倍。

（二）腺苷脱氨酶

1. 检测原理　检测浆膜腔积液中腺苷脱氨酶（ADA）活性的方法很多，国内普遍采用 Berthelot 反应，测定 ADA 酶促反应释放氨的生成量，再换算成 ADA 活性，或在 265nm 波长下检测底物腺苷吸收值减少量，以反映 ADA 活性。

2. 检测结果的临床应用分析　浆膜腔积液 ADA 检测主要用于鉴别结核性积液与恶性积液。结核性积液 ADA 显著增高，>40U/L 应考虑为结核性积液，对结核性胸膜腔积液诊断的特异性达 99%，优于结核菌素试验、细菌学和活组织检查等方法。抗结核药物治疗有效时 ADA 下降，故可作为抗结核治疗效果的观察指标。

（三）淀粉酶

1. 检测原理　与血清淀粉酶（AMY）、尿液 AMY 的检测方法相同。

2. 检测结果的临床应用分析　AMY 检测主要用于判断胰源性腹膜腔积液和食管穿孔所致的胸膜腔积液，以协助诊断胰源性疾病和食管穿孔等。胰腺炎、胰腺肿瘤或胰腺损伤时腹膜腔积液 AMY 可高于血清 AMY 数倍甚至数十倍。胸膜腔积液 AMY 增高提示食管穿孔及胰腺外伤合并胸膜腔积液。

（四）溶菌酶

1. 检测原理　采用 ELISA 法测定。

2. 检测结果的临床应用分析　溶菌酶（LZM）主要存在于单核细胞、吞噬细胞、中性粒细胞及类上皮细胞溶酶体内，淋巴细胞和肿瘤细胞无 LZM。感染性积液 LZM 增高，结核性积液 LZM 与血清 LZM 比值>1.0，恶性积液 LZM 与血清 LZM 比值<1.0。故浆膜腔积液 LZM 变化有助于鉴别良性积液与恶性积液。

（五）碱性磷酸酶

1. 检测原理　采用连续监测法。

2. 检测结果的临床应用分析　大多数小肠扭转穿孔患者发病后 2~3 小时，腹膜腔积液碱性磷酸酶（ALP）增高，并随着病情进展而变化，约为血清 ALP 的 2 倍。浆膜表面癌的癌细胞可释放 ALP，故胸膜腔积液 ALP 与血清 ALP 比值>1.0；而其他癌性胸膜腔积液 ALP 与血清 ALP 比值则<1.0。

（六）其他

浆膜腔积液其他酶学检测指标的临床应用分析见表 19-7。

表 19-7　浆膜腔积液其他酶学检测指标的临床应用分析

指标	临床应用分析
血管紧张素转化酶（ACE）	胸腔积液中 ACE>30U/L，胸腔积液 ACE 与血清 ACE 比值>1 可提示为结核性，在癌性胸腔积液中其比值<1
β- 葡萄糖苷酶	结核性积液增高；与 ADA 联合检测，则更有助于鉴别诊断
透明质酸酶（HA）	胸膜腔积液增高提示胸膜间皮瘤

五、肿瘤标志物及其他指标

浆膜腔积液肿瘤标志物和其他指标的临床应用分析见表 19-8。

表 19-8　浆膜腔积液肿瘤标志物和其他指标的临床应用分析

指标	临床应用分析
癌胚抗原（CEA）	CEA＞20μg/L，积液 CEA/血清 CEA＞1.0 时，有助于恶性积液诊断（对腺癌所致积液诊断价值最高）
甲胎蛋白（AFP）	积液 AFP 含量与血清浓度呈正相关；腹膜腔积液 AFP＞300μg/L 时，有助于诊断原发性肝癌
癌抗原 125（CA125）	腹膜腔积液 CA125 增高提示卵巢癌转移
组织多肽抗原（TPA）	诊断恶性积液的特异性较高；肿瘤治疗后，若 TPA 又增高，提示肿瘤可能复发
鳞状上皮细胞癌抗原（SCC）	对诊断鳞状上皮细胞癌有价值，积液中 SCC 浓度增高与宫颈癌侵犯或转移程度有关
γ 干扰素（INF-γ）	恶性积液 INF-γ 明显增高；类风湿性积液 INF-γ 减低
肿瘤坏死因子（TNF）	TNF 明显增高提示结核性积液，也见于风湿病、子宫内膜异位所致腹膜腔积液，但增高的程度低
C 反应蛋白（CRP）	＜10μg/L 为漏出液；＞10μg/L 为渗出液
类风湿因子（RF）	积液效价＞1∶320，且积液 RF 效价高于血清，可作为诊断类风湿性积液的依据
铁蛋白（ferritin）	癌性积液铁蛋白＞600μg/L，积液铁蛋白/血清铁蛋白＞1.0，且溶酶菌水平不高结核性积液铁蛋白增高，同时溶酶菌极度增高
纤维连接蛋白（FN）	恶性腹膜腔积液明显高于非恶性腹膜腔积液

第四节　浆膜腔积液的显微镜检验

浆膜由表面的间皮细胞和其下的薄层纤维结缔组织构成。浆膜腔积液显微镜检验、细胞学检查不仅是寻找肿瘤细胞，还要分析间皮细胞、炎症细胞及微生物、结晶等有形成分质和量的变化，为临床提供更多有价值的检验信息。

一、细胞计数及分类

1. 检测原理

（1）仪器计数法：采用全自动血细胞分析仪进行检测，常采用半导体激光流式细胞计数法、电阻抗法。①半导体激光流式细胞计数法。在一定压力下，鞘液带着细胞通过喷嘴中心进入流式照射室，在流式照射室的分析点上，激光照射到细胞发生散射和折射，发出散射光（包括前向散射光 FSC 和侧向散射光 SSC），同时细胞所携带的荧光素被激光激发并发射出荧光（FL），检测器把散射光和荧光收集，被转换成电信号输出，计算机储存，经综合分析，可对细胞进行区分。②电阻抗法。积液中细胞具有相对非导电的性质，悬浮在电解质溶液中的血细胞颗粒通过计数小孔时可引起电阻及电压的变化，产生脉冲信号，脉冲的数量反映细胞的数量，脉冲的大小反映细胞的大小，从而对血细胞进行计数和体积测定。该方法称为电阻抗法，又叫库尔特原理。细胞体积越大，产生的脉冲振幅越高；细胞数量越多，产生脉冲数量越多。

（2）显微镜计数法：①直接计数法。如比较清亮、微浊的浆膜腔积液，用滴管吸取混匀后的浆膜腔积液标本，直接进行细胞计数板充池，静置 2～3 分钟后，低倍镜下计数 2 个计数池内的四角和中央大格共 10 个大方格内的细胞数，即为 1μL 浆膜腔积液中的细胞总数。报告时换算成每升浆膜腔积液中的细胞总数。②稀释计数法。如细胞过多、浑浊或血性的浆膜腔积液,可采用红细胞稀释液稀释后再计数,最后换算成每升浆膜腔中的细胞总数。应计数全部有核细胞(包括间皮细胞、异常细胞)。

2. 检测结果的临床应用分析　浆膜腔积液出现少量红细胞多因穿刺损伤所致,故少量红细胞对渗出液和漏出液的鉴别意义不大,但大量红细胞提示为血性渗出液,可来自恶性肿瘤、肺栓塞、结核等。浆膜腔积液有核细胞分类及临床意义见表19-9。

表 19-9　浆膜腔积液有核细胞分类及临床意义

有核细胞分类	临床意义
中性粒细胞增多	提示化脓性渗出液、结核性积液早期、肺梗死、膈下脓肿等,细胞总数常＞$1\,000×10^6/L$
淋巴细胞增多	提示结核、病毒感染、系统性红斑狼疮、梅毒、肿瘤等慢性病变
浆细胞增多	成熟浆细胞增多提示非特异性炎症,幼稚浆细胞增多见于骨髓瘤浆膜浸润
间皮细胞增多	提示浆膜上皮细胞脱落旺盛,可见于淤血、恶性肿瘤等 间皮细胞在渗出液中可发生退变,应注意与肿瘤细胞鉴别
嗜酸性粒细胞增多	提示超敏反应和寄生虫病,也见于多次反复穿刺、人工气胸、术后积液、结核性渗出液吸收期、霍奇金淋巴瘤、间皮瘤等
其他细胞	含铁血黄素细胞提示陈旧性出血;狼疮细胞提示系统性红斑狼疮
癌细胞	提示恶性肿瘤

3. 质量保证

(1)标本必须及时送检,防止浆膜腔积液凝固或细胞破坏使结果不准确。

(2)标本必须混匀,否则影响计数结果。

(3)若因穿刺损伤引起的血性浆膜腔积液,细胞计数结果应进行校正。校正公式:

$$有核细胞/L(校正)=积液有核细胞/L(未校正)-\frac{积液红细胞/L×血液有核细胞/L}{血液红细胞/L}$$

二、有核细胞染色分类计数

1. 检验方法　将标本离心后浓缩制片,瑞-吉染色,油镜下分类。此时若有异常脱落细胞(图19-1～图19-6),应作描述性报告。

2. 方法学评价　直接分类法操作简单,但结果准确性较低;染色分类法虽然操作复杂,但结果准确度高,更易发现炎症细胞、间皮细胞、肿瘤细胞及微生物等变化。

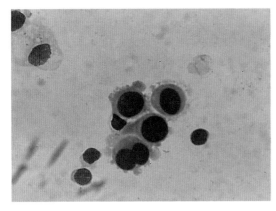

图 19-1　间皮细胞

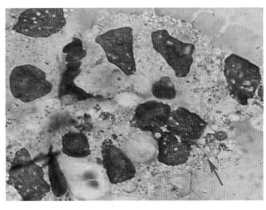

图 19-2　巨噬细胞

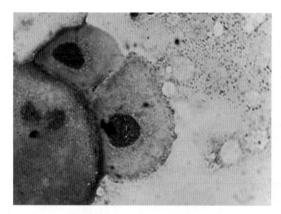

图 19-3　鳞状上皮细胞

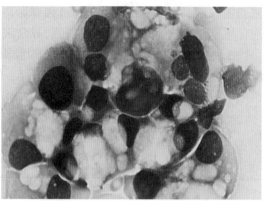

图 19-4　腺癌细胞

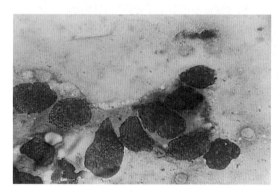

图 19-5　低分化癌细胞

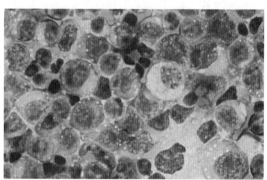

图 19-6　淋巴瘤细胞

3. 检测结果的临床应用分析　漏出液中细胞较少,以淋巴细胞和巨噬细胞为主;渗出液根据病因、病情不同而有所变化,见表 19-9。

4. 质量保证

(1)积液进行离心时,速度不能过快(离心速度一般控制在 1 500r/min,约 10 分钟),以免影响细胞形态。

(2)标本量较少时,用玻片离心沉淀或细胞室沉淀法采集细胞效果较好。涂片固定时间不宜过长,固定温度不宜过高。

三、其他有形成分

1. 寄生虫　对乳糜样积液,可查有无寄生虫微丝蚴;对疑似阿米巴积液,可查有无阿米巴滋养体;对疑似棘球蚴病积液,可查有无棘球蚴头节和小钩。

2. 结晶　浆膜腔积液中常见一些外来结晶,如药物结晶、胆红素结晶(图 19-7)等。胆固醇结晶常见于有脂肪变性的陈旧性胸腔积液、胆固醇性胸膜炎积液,含铁血黄素颗粒可见于血性积液。积液中嗜酸性粒细胞增多时,常伴有夏科-莱登结晶。

3. 细菌　漏出液一般不需作细菌检查。如怀疑渗出液,应无菌操作离心沉淀后,取沉淀物涂片进行革兰氏或 / 和抗酸染

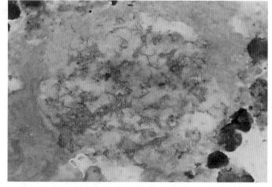

图 19-7　胆红素结晶

色显微镜检验,感染性积液可由多种细菌感染引起,常见的有脆弱类杆菌、大肠埃希菌、粪肠球菌、铜绿假单胞菌、结核分枝杆菌等。

4. **真菌**　积液中常见各类真菌孢子(图19-8),偶见菌丝。新型隐球菌的孢子体积较大,其不易着色的荚膜可作为主要鉴别点。其他真菌孢子大小如血小板,卵圆形或球形,有时可见芽生孢子或菌丝,瑞-吉染色后呈淡蓝色,有少量紫红色核物质。当与外界直接相通的器官有组织破损或严重的混合感染时,寻找真菌孢子和菌丝具有重要意义。

5. **脂肪滴**　肠壁损伤或消化道穿孔时常伴有较多脂肪滴(图19-9)。涂片背景有大量的脓细胞、脓性碎片及细菌。急性结核性肠穿孔还会出现大量淋巴细胞。

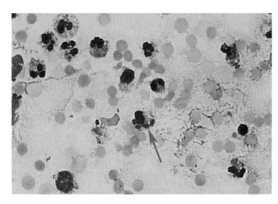

图19-8　真菌孢子

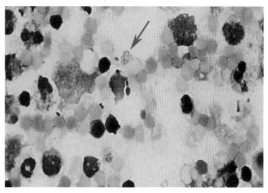

图19-9　脂肪滴

第五节　浆膜腔积液检验的诊断思路

浆膜腔积液检查的目的是鉴别积液的性质和明确积液的病因。常规检查项目仅限于一般性状、化学和细胞学检查,其鉴别积液性质的符合率较低;特异性化学和免疫学检查的开展,提高了浆膜腔积液性质和病因诊断的准确度。在分析检查结果时,应结合临床综合分析,才能提高浆膜腔积液性质诊断的准确度。

一、浆膜腔积液检验指标分级

随着检验医学的不断发展,根据诊断需求,目前将积液检验指标分为3级。

1. **一级检查**　包括颜色、透明度、比重、Rivalta试验、pH、总蛋白、细胞计数及分类计数、微生物学检查等。

2. **二级检查**　包括C反应蛋白、纤维蛋白降解产物、乳酸脱氢酶、腺苷脱氨酶、淀粉酶、糖蛋白等。

3. **三级检查**　包括癌胚抗原、甲胎蛋白、肿瘤特异性抗原、人绒毛膜促性腺激素、同工酶、蛋白质组分分析等。

二、渗出液与漏出液鉴别

原因不明的浆膜腔积液,经检查大致可分为渗出液和漏出液,但许多检测项目仍有交叉,判断时应结合临床表现综合分析。渗出液与漏出液的实验室鉴别特点见表19-10。

三、不同性状渗出液鉴别

1. **脓性渗出液**(purulent exudate)　黄色浑浊,含大量脓细胞和细菌。常见致病菌为葡萄球菌、大肠杆菌、脆弱类杆菌属、铜绿假单胞菌等,约10%积液为厌氧菌感染。放线菌

表 19-10　渗出液与漏出液的实验室鉴别特点

项目	漏出液	渗出液
病因	非炎症性	炎症性、外伤、肿瘤或理化刺激
颜色	淡黄色	黄色、红色、乳白色
透明度	清晰透明或琥珀色样	浑浊或乳糜样
比重	<1.015	>1.018
pH	>7.3	<7.3
凝固性	不易凝固	易凝固
Rivalta 试验	阴性	阳性
蛋白质含量/(g/L)	<25	>30
积液蛋白质/血清蛋白质	<0.5	>0.5
葡萄糖/(mmol/L)	接近血糖水平	<3.33
乳酸脱氢酶/(U/L)	<200	>200
积液乳酸脱氢酶/血清乳酸脱氢酶	<0.6	>0.6
细胞总数/($\times 10^6$/L)	<100	>500
有核细胞分类	淋巴细胞为主,可见间皮细胞	急性炎症以中性粒细胞为主,慢性炎症或肿瘤积液以淋巴细胞为主
肿瘤细胞	无	可有
细菌	无	可有

性渗出液黏稠恶臭,可见特有菌块;葡萄球菌性渗出液稠厚呈黄色;球菌性渗出液呈淡黄色,量多而稀薄;绿脓杆菌性渗出液呈绿色。

2. **血性渗出液**(sanguineous exudate)　一般呈红色、暗红色或果酱色,常见于创伤、恶性肿瘤和结核性积液及肺梗死等。肿瘤性血性积液抽取后很快凝固,LDH 增高,肿瘤标志物阳性,铁蛋白、纤维连接蛋白及纤维蛋白降解产物均增高,而腺苷脱氨酶、溶菌酶却不高,涂片可找到肿瘤细胞;结核性血性积液凝固较慢,腺苷脱氨酶、溶菌酶明显增高;果酱色积液提示阿米巴感染,涂片中可找到阿米巴滋养体;积液呈不均匀血性或混有小凝块,提示为创伤所致。

3. **浆液性渗出液**(serous exudate)　呈黄色微浊半透明黏稠液体,有核细胞多在(200~500)$\times 10^6$/L,蛋白质为 30~50g/L,常见于结核性积液及化脓性积液早期和浆膜转移癌。无菌积液中葡萄糖含量与血清葡萄糖相近,而结核性积液葡萄糖减低,可查结核特异性抗体、乳酸脱氢酶、腺苷脱氨酶及溶菌酶等确诊。

4. **乳糜性渗出液**(chylous exudate)　呈乳白色浑浊,以脂肪为主,因胸导管阻塞、破裂或受压引起。常见于丝虫感染、纵隔肿瘤、淋巴结结核所致积液。涂片检查淋巴细胞增多,积液甘油三酯大于 1.26mmol/L,当积液含大量脂肪变性细胞时,可呈乳糜样,以类脂(磷脂酰胆碱、胆固醇)为主,即假性乳糜。

5. **胆固醇性渗出液**(cholesterol exudate)　呈黄褐色浑浊,强光下可见许多闪光物,显微镜检验可见胆固醇结晶,与结核分枝杆菌感染有关。

6. **胆汁性渗出液**(biliary exudate)　呈黄绿色,胆红素定性检查阳性。多见于胆汁性腹膜炎引起的腹腔积液。

结核性胸腔积液与恶性胸腔积液鉴别见表 19-11。

表 19-11 结核性胸腔积液与恶性胸腔积液鉴别

鉴别点	结核性胸腔积液	恶性胸腔积液
外观	黄色、血性	血性多见
腺苷脱氨酶/(U/L)	>40	<25
积液腺苷脱氨酶/血清腺苷脱氨酶	>1.0	<1.0
溶菌酶/(mg/L)	>27	<15
积液溶菌酶/血清溶菌酶	>1.0	<1.0
癌胚抗原/(μg/L)	<5	>15
积液癌胚抗原/血清癌胚抗原	<1.0	>1.0
铁蛋白/(μg/L)	<500	>1 000
乳酸脱氢酶/(U/L)	>200	>500
细菌	结核分枝杆菌	无
细胞	淋巴细胞	可见肿瘤细胞

四、浆膜腔积液常见疾病诊断思路

浆膜腔积液常见于胸膜炎、肺结核、重症肺炎、肺癌、腹膜炎、肝硬化、肝癌、卵巢癌等疾病,分析积液性质对于疾病的诊断、治疗有着重要的意义。临床诊断需根据积液的性质、临床表现、病史及影像学检查综合分析。根据积液的检验特点总结浆膜腔积液常见疾病诊断思路,见图 19-10。

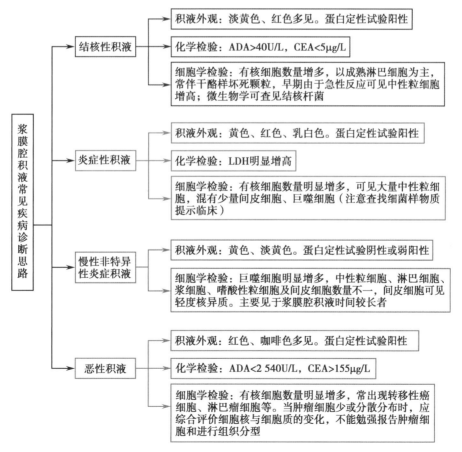

图 19-10 浆膜腔积液常见疾病诊断思路

小 结

浆膜腔积液根据产生的原因及性质不同,分为漏出液和渗出液。漏出液多为双侧性非炎症性积液,渗出液多为单侧性炎性积液。浆膜腔积液标本由医生进行浆膜腔穿刺术采集。浆膜腔穿刺具有创伤性,务必掌握好穿刺的适应证和禁忌证。浆膜腔积液检验包括理学检验、化学检验、细胞学检验以及微生物学检验,有助于鉴别积液的性质,对疾病的诊断和治疗有重要意义。目前,针对浆膜腔积液暂时还没有专门的仪器用来单独检验胸腔积液、腹腔积液等样本,可以借助于血液分析仪或者尿沉渣分析仪,但是当积液中细胞数较少时,不能保证结果的可靠性,还需要人工镜检。

思 考 题

1. 实验室如何鉴别渗出液与漏出液?
2. 如何鉴别真性乳糜积液与假性乳糜积液?
3. 为什么渗出液中葡萄糖含量较血糖明显减低?

(徐亚茹 纪爱芳)

第二十章　关节腔积液检验

关节腔是由关节囊滑膜层与关节软骨共同围成的密闭腔隙。正常情况下，关节腔内有少量液体，因由滑膜分泌产生，被称为滑膜液；该液体呈负压，营养和润滑关节面，对维持关节的灵活性和稳定性具有重要作用。但在病理情况下，如关节有炎症、损伤等病变时，乃至某些全身性疾病时而导致关节腔内滑膜液分泌或渗出增多，称为关节腔积液。

关节腔积液检验的主要目的：①诊断某些关节疾病，如感染性关节炎、类风湿性关节炎、骨关节炎和晶体性关节炎等；②鉴别诊断各种关节病变，如淀粉样变性、系统性红斑狼疮、甲状腺功能减退等引起的关节病变；③为诊断和鉴别诊断提供客观依据；④为减轻损伤和治疗疾病奠定基础。

第一节　关节腔积液标本的采集与处理

一、标本的采集

关节腔穿刺采集标本，当由有经验的临床医生在严格的无菌操作下进行。标本采集时应注意观察其色泽及形状，标本获得后应及时观察和记录标本的采集量，并将标本分别置于3个无菌试管中。第1管用于微生物学检验和一般性状检验；第2管肝素钠抗凝用作细胞学检验和化学检验；第3管不加抗凝剂以利于观察积液有无凝固。关节腔积液的标本在选择抗凝剂时，不宜选用影响积液结晶检验的抗凝剂，如草酸盐和 EDTA 粉剂等。如果穿刺时注射器中的液体很少或仅有几滴者，应即刻送检并及时检测。

二、标本的运送、保存和处理

标本采集后应立即送检，如需保存，应离心除去细胞后再保存，以防细胞内酶释放而改变积液成分，一般置于2~4℃的环境下可保存数天。如需进行补体或酶学检验应置于–20℃冷冻保存。

关节腔积液穿刺所获得的标本，应视其为有潜在感染性的物质。因此，标本的运送、检验及检验后处理等过程要按《病原微生物实验室生物安全管理条例》《医疗卫生机构医疗废物管理办法》的相关规定进行处理。

第二节　关节腔积液的理学检验

一、量

正常情况下关节腔内滑膜液极少，为0.1～2.0mL。但在病理情况下，如关节的炎症、创伤和化脓性感染及某些全身性疾病时均可造成关节腔积液，而且积液量的多少与关节局部的刺激、炎症、感染的严重程度及机体免疫系统的强弱呈正相关。

二、颜色

肉眼观察，正常关节腔的滑膜液外观无色或呈淡黄色。病理情况下，关节腔积液可出现不同的色泽变化。

1. **乳白色积液**　乳白色积液提示结核性关节炎、慢性类风湿性关节炎、痛风、系统性红斑狼疮、丝虫病或积液中有大量结晶所致。

2. **红色积液**　红色积液提示穿刺中损伤出血，但更多的是由于创伤、全身出血性疾病、血小板减少症、恶性肿瘤或关节置换术术后引起。

3. **脓性积液**　脓性黄色积液提示金黄色葡萄球菌感染性关节炎，而血性稀薄脓液多由于溶血性链球菌感染所致。

4. **绿色积液**　绿色积液提示铜绿假单胞菌感染性关节炎。

5. **黑色积液**　黑色积液提示褐黄病性关节炎，但本病极为罕见。

三、透明度

肉眼观察，正常关节腔的滑膜液外观清亮、透明。病理情况下，如关节炎症时，关节腔积液可变浑浊。炎症或病变越重，其浑浊越重，甚至呈脓性。浑浊主要由积液中细胞成分、细菌和变性的蛋白质增多引起。关节腔积液内含有结晶、脂肪小滴、纤维蛋白或软组织碎屑时，也可引起关节腔积液变浑浊。

四、黏稠度

正常关节腔液由于含有丰富的透明质酸，而具有高度黏稠性，用玻棒拉丝法或滴管拉丝法检测拉丝长度，可达到3～6cm。病理情况下，当关节炎症时，由于积液中的中性粒细胞及感染的细菌，释放透明质酸酶等蛋白水解酶可将透明质酸降解，加之炎性渗出液使透明质酸被稀释，积液的黏稠度降低，随着炎症的加重，其黏稠度也随之降低。需要注意的是，重度水肿、外伤引起的急性关节腔积液，虽然无炎症，也会因透明质酸被稀释，引起黏稠度降低。甲状腺功能减退、系统性红斑狼疮、腱鞘囊肿和骨关节炎引起的黏液水肿等可使积液的黏稠度增高。

五、凝块形成

正常关节腔的滑膜液因不含纤维蛋白原和凝血因子，故而不凝固。在炎症情况下，因血浆凝血因子渗入关节腔积液则可形成凝块，而且随着炎症程度越重，渗入的血浆凝血因子越多，因此，凝块形成的速度及大小与炎症的程度呈正相关。根据凝块在试管中占积液体积的多少，一般将凝块形成的程度分为轻、中、重三度。

1. 轻度凝块 凝块占试管中积液体积的1/4,见于骨关节炎、系统性红斑狼疮、系统性硬化症及骨肿瘤。

2. 中度凝块 凝块占试管中积液体积的1/2,常见于类风湿性关节炎、晶体性关节炎等疾病。

3. 重度凝块 凝块占试管中积液体积的2/3,多由结核性关节炎、化脓性关节炎、类风湿性关节炎等疾病所致。

第三节 关节腔积液的化学检验

一、蛋白质定性检验

关节腔积液蛋白质定性检验常选用黏蛋白凝块形成试验。通常关节腔滑膜液中含有大量的黏蛋白,该物质是透明质酸与蛋白质的复合物,呈黏稠状。在乙酸的作用下,形成坚实的黏蛋白凝块,有助于反映透明质酸的含量和聚合作用,因此,正常关节腔液的黏蛋白凝块形成良好。病理情况下,关节腔积液黏蛋白凝块形成不良,提示化脓性关节炎、结核性关节炎、类风湿性关节炎及痛风。黏蛋白凝块形成试验有较长的历史,但现在临床上使用较少,目前对关节腔积液蛋白质的检测多选用定量检测手段。

二、蛋白质定量检测

选用双缩脲法定量检测关节腔积液蛋白质含量。正常关节腔液总蛋白质含量为11~13g/L。病理情况下,如化脓性关节炎、类风湿性关节炎或创伤性关节炎等疾病均可导致蛋白质含量增高。关节炎症时滑膜的渗出液增多,因此,关节腔积液中的总蛋白、白蛋白、球蛋白和纤维蛋白原均可增高。临床已证实,关节腔积液中的蛋白质含量越高说明关节感染程度越重。

三、葡萄糖定量检测

选用己糖激酶法或葡萄糖氧化酶法定量检测关节腔积液的葡萄糖含量,正常关节腔液葡萄糖含量为3.3~5.3mmol/L。关节腔积液葡萄糖测定时应与空腹血糖测定同时进行,正常关节腔液葡萄糖含量较血糖低,两者相差小于0.5mmol/L。病理情况下,关节腔积液的葡萄糖含量可降低,提示结核性关节炎、类风湿性关节炎和化脓性关节炎,其中化脓性关节炎降低最明显。

四、乳酸定量检测

选用酶比色法测定关节腔积液的乳酸含量,正常情况下,乳酸含量为1.0~1.8mmol/L。病理情况下,如化脓性关节炎和类风湿性关节炎时,关节腔积液乳酸含量增高。化脓性关节炎时,积液细胞对葡萄糖的利用和需氧量增高,加之局部炎症使血液循环不良,以致低氧代谢等因素均可导致积液的乳酸含量增高。类风湿性关节炎患者关节腔积液中的乳酸轻度增高;淋病奈瑟菌感染的关节腔积液乳酸含量可正常。关节腔积液乳酸测定对疾病诊断的特异性较差,仅作为关节感染早期的诊断指标之一。

第四节 关节腔积液的显微镜检验

显微镜检验是关节腔积液检验的重要内容之一,其主要检验内容有红细胞、白细胞、结晶、特殊细胞及微生物等。关节腔积液显微镜检验时应充分混匀标本,如标本黏稠度高不易混匀时可用生理盐水或白细胞稀释液稀释。

一、细胞计数

清晰或微浑浊的关节腔积液标本,可直接充池计数;明显浑浊的关节腔积液标本,需用生理盐水稀释后再充池计数,结果需乘以稀释倍数。需要注意的是,积液充池或稀释前一定要充分混匀;不能用草酸盐或乙酸稀释积液,否则会形成黏蛋白凝块;标本采集后应及时镜检,以免白细胞自发凝集。

正常情况下,关节腔液中无红细胞,白细胞量极少,为 $(200 \sim 700) \times 10^6/L$。病理情况下,白细胞计数可增高。虽然白细胞计数对诊断关节炎性病变不具备特异性,但可初步鉴别炎症性积液或非炎症性积液。化脓性关节炎时,关节腔积液细胞总数常超过 $50\,000 \times 10^6/L$;急性痛风、类风湿性关节炎时,细胞总数较化脓性关节炎稍低,可达 $20\,000 \times 10^6/L$;淋病奈瑟菌感染早期,关节腔积液细胞总数一般不增高。

二、细胞分类计数

取关节腔积液直接涂片,瑞-吉染色法复合染色;如细胞数较少,应当于离心后取沉淀涂片染色检验。

一般情况下,关节腔液的中性粒细胞约占 20%,淋巴细胞约占 15%,单核-吞噬细胞约占 65%,偶见软骨细胞和组织细胞。病理情况下,炎症性积液内的中性粒细胞比例可达80% 以上,化脓性关节炎者关节腔积液中的中性粒细胞比例可达 95% 以上;风湿性关节炎、痛风、类风湿性关节炎者关节腔积液的中性粒细胞比例>50%。淋巴细胞增高提示类风湿性关节炎早期、慢性感染、结缔组织病等。单核细胞增高提示病毒性关节炎、血清病、系统性红斑狼疮等。嗜酸性粒细胞增高提示风湿性关节炎、滑膜转移癌、风湿热、寄生虫感染及关节造影术后等。

三、结晶

关节腔积液涂片后,光学显微镜或偏振光显微镜下观察判断结晶种类。正常情况下,关节腔液中无结晶。病理情况下,关节腔积液中可见尿酸盐结晶(图 20-1)、焦磷酸钙结晶(图 20-2)、磷灰石结晶、草酸钙结晶等,多由各种痛风所引起。关节腔积液结晶检验主要用于鉴别痛风和假性痛风。关节腔积液各种结晶特性及临床意义见表 20-1。

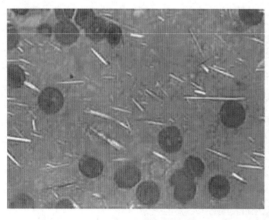

图 20-1　痛风患者尿酸钠结晶(1 000×)

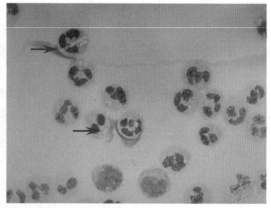

图 20-2　巨噬细胞吞噬焦磷酸钙结晶(瑞氏染色)

表 20-1　关节腔积液结晶特性及临床意义

结晶	光强度	形状	大小/μm	临床意义
尿酸钠	强	细针状或短棒状	5~20	痛风
焦磷酸钙	弱	棒状或菱形	1~20	假性痛风、骨性关节炎
磷灰石	—	六边形,成簇光亮钱币形	1.9~15.6	急性关节炎、慢性关节炎、骨性关节炎
草酸钙	弱,不定	四方形,哑铃形	2~10	慢性肾衰竭、草酸盐代谢障碍
胆固醇	弱	盘形,少数棒状	5~40	类风湿性关节炎、骨性关节炎
类固醇	强	针形,菱形	1~40	注射皮质类固醇所致
滑石粉	强	十字架	5~10	手术残留滑石粉所致

四、特殊细胞

关节腔积液镜下除了检验红细胞、白细胞及结晶外,还需将积液制成涂片,用吉姆萨或瑞氏染色,查找特殊细胞。关节腔积液的特殊细胞检验主要用于检验以下几种细胞。

(一)类风湿细胞

类风湿细胞又称包涵体细胞,由中性粒细胞吞噬了聚集的 IgG、IgM、类风湿因子、纤维蛋白、补体、免疫复合物及 DNA 颗粒等所形成。镜下形态为中性粒细胞细胞质中含 10~20 个直径为 0.5~15μm 的黑色颗粒,多分布在细胞边缘,多为细胞吞噬物,提示类风湿性关节炎,尤其是类风湿因子阳性而预后较差的患者,还可见于化脓性关节炎等疾病。

(二)赖特细胞

赖特细胞是已脱颗粒死亡的中性粒细胞完全分解后,被单核细胞或巨噬细胞吞噬后所形成的细胞。镜下观察,1 个巨噬细胞可吞噬 3~5 个中性粒细胞,而 1 个单核细胞仅吞噬 1 个中性粒细胞。临床上主要见于 Reiter 综合征,也可见于痛风、幼年型类风湿性关节炎等疾病。

(三)狼疮细胞

在狼疮因子的作用下,受累的白细胞细胞核变成肿胀的"游离均匀体",吞噬了 1 个或多个淡红色"均匀体"的中性粒细胞,即为狼疮细胞(图 20-3)。需要注意的是,狼疮细胞除在系统性红斑狼疮患者的关节腔积液中可检出外,还可见于药物性红斑狼疮及类风湿性关节炎等,因此,临床特异性较差。

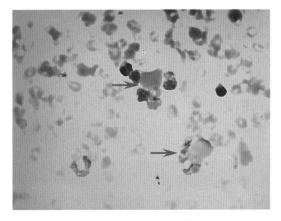

图 20-3　狼疮细胞(瑞氏染色)

第五节　关节腔积液检验的临床应用分析

不同疾病关节腔积液的病理改变各不相同,因此关节腔积液理学检验、化学检验及显微镜检验等结果也随之不同。关节腔积液检验主要用于各种类型关节病变的诊断、疗效观察及预后的判断。常见关节腔积液的实验室检验总结归纳见图 20-4。

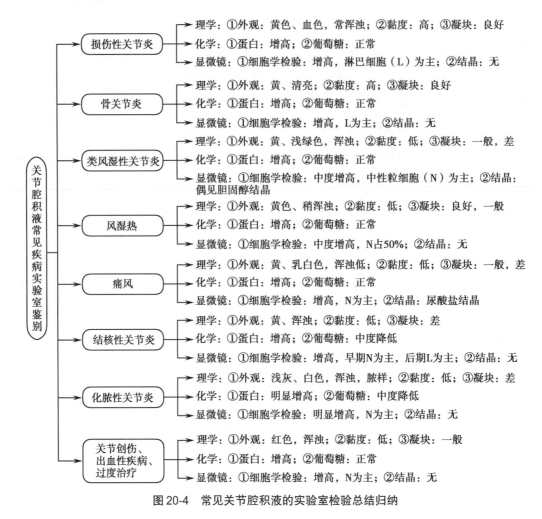

图 20-4 常见关节腔积液的实验室检验总结归纳

小 结

关节腔积液检验在临床检验中开展得不多。临床上常见的关节疾病有损伤性关节炎、骨关节炎、风湿性关节炎、类风湿性关节炎、痛风、结核性关节炎、化脓性关节炎等，各类关节疾病关节腔积液的理学检验、化学检验及显微镜检验等结果各异。可根据临床需要酌情采用理学检验、化学检验、显微镜检验等方法，对各类关节疾病进行诊断与鉴别诊断，为指导临床治疗及预后评估提供循证医学依据。

思 考 题

1. 临床上常见的几种关节炎其关节腔积液的理学检验、化学检验和显微镜检验的具体内容有哪些？
2. 简述关节腔积液检验的临床意义。

（李 丹）

第二十一章 羊 水 检 验

知识目标 掌握羊水的一般检验项目；熟悉羊水标本的采集与处理；了解羊水的产前诊断检验的主要技术及临床意义。

能力目标 对羊水检验结果进行分析，为胎儿产前诊断提供实验室循证依据。

素质目标 了解我国政府在人口优生优育方面所作出的政策支持，培养学生社会主义核心价值观。

羊水（amniotic fluid, AF）是指妊娠期间存在于羊膜腔内的液体，具有保护和营养胎儿的作用，并随着胎儿的生长发育，羊水量及其来源和成分也随之发生改变。妊娠早期，羊水主要是母体血浆经胎膜进入羊膜腔的透析液，羊水的成分与母体血浆成分基本相似。妊娠中期以后，由于胎儿已具有吞咽、呼吸及排尿功能，羊水的主要成分则为胎儿的尿液。羊水绝大多数为水分，占98%～99%；溶质仅占1%～2%，主要是无机盐和有机物，如电解质、葡萄糖、脂肪、蛋白质、酶、激素、肌酐、尿酸、尿素等物质。妊娠晚期，羊水内可见小片状物悬浮，包括胎脂细胞及毳毛等有形成分。

羊水检验是被公认的一种安全而可靠的诊断方法。羊水检验的主要目的有诊断遗传性疾病、高龄孕妇排除染色体异常、排除早期病理妊娠、确定引产时间、诊断新生儿溶血性疾病等。

第一节 羊水标本的采集与处理

一、标本采集

羊水穿刺须由有经验的临床医生在B型超声波动态监视及严格的无菌操作下获得标本，标本采集的量一般为20～30mL。根据不同的检验目的而选择恰当时期的羊水来进行检验。一般而言，在妊娠16～20周时采集羊水用于诊断胎儿是否存在染色体异常等疾病；在妊娠26～36周时采集羊水用于母婴血型是否相符的判断；当妊娠35周后采集羊水可用于胎儿成熟度的精准判断。

标本一般采用塑料材质且无菌的离心管或培养瓶留存（图21-1、图21-2），避免使用玻璃器皿保存标本，以防细胞黏附在玻璃壁上。

二、标本送检及处理

（一）标本送检

所采集的标本应立即送检，否则应置于4℃冰箱保存，保存的时间不宜超过24小时，否则，将影响其细胞及化学成分的检测。用于胆红素测定的羊水标本需用棕色容器收集，并避光保存。

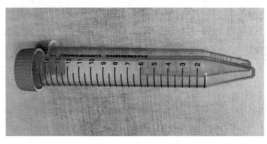

图 21-1 收集羊水的离心管

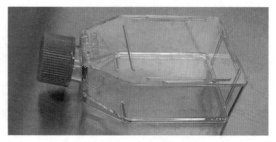

图 21-2 收集羊水的培养瓶

（二）标本处理

离心后的羊水标本，其沉淀物可作脂肪细胞及其他细胞学检验，上清液可作化学分析，并在冷冻条件下转运。

用于细胞培养和染色体分析的标本，在标本送达后需立即离心，取其沉淀物经细胞培养后作染色体核型分析。

三、标本检测后处理

应按照《临床实验室废物处理原则》（WS/T 249—2005）的方法处理检测后的残余标本，一般将残余标本与消毒液混合放置一定时间后再废弃。

第二节　羊水的一般检验

一、理学检验

（一）羊水量

羊水量检测的方法主要有：①B 型超声波检测法。以其测定最大羊水暗区垂直深度和羊水指数来表示羊水量。此法简便、易行，安全、可靠，且无痛苦，重复性强，既可用其检测羊水量，又可在其监视下采集标本，此为临床常用、首选的方法。②直接容量测定法。破膜后直接采集羊水并测定其量。③标记法。将已知剂量的对氨基马尿酸钠等标志物注入羊膜腔内，根据标志物的稀释度换算成羊水量。需要注意的是，后 2 种方法目前在临床上已基本不用。

正常情况下，羊水量会随着妊娠的周期不同而发生变化。一般而言，妊娠 8 周时羊水量为 5～10mL；妊娠 10 周时羊水量约为 30mL；妊娠 20 周时羊水量约为 400mL；妊娠 36～38 周时达高峰 1 000～1 500mL，此后逐渐减少；妊娠足月时约为 800mL；过期妊娠减少至 300mL，甚至更少。

病理情况下，羊水量将会出现过多或过少的现象。妊娠任何时期羊水量＞2 000mL 为羊水过多。羊水过多的病因十分复杂，常见的原因为胎儿畸形、多胎妊娠、妊娠糖尿病、母婴血型不合、胎盘因素等。妊娠足月者其羊水量＜300mL 称为羊水过少。造成羊水过少的常见原因有胎儿先天性泌尿系统发育异常、肺发育不全、染色体异常及胎膜早破与药物影响等。

（二）颜色

肉眼观察，在妊娠早期及正常情况下，羊水呈无色或淡黄色，清澈、透明；妊娠晚期羊水变得浑浊则呈乳白色。病理情况下，羊水可出现不同的颜色变化，其临床意义分别如下。

1. **深黄色**　羊水中的胆红素含量高，提示胎儿溶血、胎儿出血、胎盘屏障功能破坏等。

2. **金黄色**　提示金黄色葡萄球菌感染，或是羊膜腔内有炎症。

3. **绿色** 提示羊水中有胎粪污染,可由胎儿窘迫综合征所致。

4. **红色** 提示出血,多见于胎儿出血、胎盘早剥或穿刺损伤。

5. **棕红色或褐色** 提示宫内陈旧性出血,多为胎儿死亡所致。

6. **脓性浑浊** 细菌、白细胞增多,多见于宫内化脓性感染。

7. **黏稠黄色** 可由羊水过少、过期妊娠、胎盘功能受损等引起。

二、化学检验

(一)甲胎蛋白

正常情况下,妊娠16～20周时甲胎蛋白(AFP)约为40mg/L,以后随妊娠周期的增加而逐渐下降,妊娠32周时AFP约为25mg/L,并维持此水平至足月。羊水AFP测定是目前临床上诊断神经管缺陷的常用方法。开放性神经管缺陷的胎儿、无脑儿和脊柱裂的胎儿,其血液中的AFP可从暴露的神经组织和脉络膜丛渗入羊水之中,使AFP浓度增高。胎儿脑膨出、消化道畸形、先天性食管闭锁、双胎、多胎或宫内死胎、先天性肾病、共济失调、毛细血管扩张症及胰腺纤维囊性变等也可使羊水中AFP浓度增高。需要注意的是,葡萄胎及唐氏综合征等均可导致羊水中AFP浓度降低,这在临床上必须高度重视。

(二)胆碱酯酶

妊娠早期胎儿体内即可生成胆碱酯酶(cholinesterase,CHE)并渗入羊水中。妊娠12周时羊水中CHE明显升高。当胎儿神经末梢未成熟时,从胎儿渗入羊水的CHE比成熟后多。因此,羊水CHE检测可用于开放性神经管缺陷的诊断。

(三)胆红素

胆红素(bilirubin,BIL)是红细胞分解所产生的产物。羊水中胆红素明显增高则提示胎儿溶血,多由母体与胎儿之间的血型不合所造成。

(四)肌酸激酶

羊水中升高的肌酸激酶(creatine kinase,CK)主要来源于死胎组织的骨骼肌分解产生,其活性的高低与胎儿死亡的时间成正比,因而CK测定对诊断死胎较为准确。此外,畸胎瘤、腹裂或无脑儿的羊水中CK活性亦可升高。值得注意的是,死胎羊水中除CK活性升高外,乳酸脱氢酶活性亦明显增高。

(五)反式三碘甲状腺原氨酸

反式三碘甲状腺原氨酸(reverse triiodothyronine,rT_3)为甲状腺素在外周组织脱碘的产物。检测羊水中rT_3用于了解胎儿的甲状腺分泌功能。rT_3减少常见于胎儿甲状腺功能减退症。

三、显微镜检验

(一)羊水脂肪细胞计数

羊水脂肪细胞是胎儿皮脂腺及汗腺脱落的细胞,羊水中脂肪细胞出现率与胎龄关系密切。随着妊娠周期的推移,胎儿皮脂腺和汗腺逐渐发育成熟,羊水中脂肪细胞逐渐增多。将羊水涂片用尼罗蓝水溶液染色后,脂肪细胞呈无核橘黄色,而其他细胞呈蓝色。显微镜下观察并计数200～500个细胞,计算脂肪细胞的百分比。

正常情况下,妊娠34周前羊水脂肪细胞≤1%;妊娠34～38周为1%～10%;妊娠38～40周为10%～15%;妊娠40周以后>50%。因此,羊水脂肪细胞<10%提示为皮肤发育不成熟,10%～20%为临界值,>20%则提示胎儿皮肤发育成熟,>50%则提示皮肤过度成熟。

(二)羊水快速贴壁细胞计数

正常羊水细胞需要经过4～5天才能贴壁生长。神经管缺陷及脐疝畸形等有缺陷或畸形的胎儿,其羊水细胞仅需 20 小时即可贴壁生长,此种细胞称为快速贴壁细胞(rapidly adhering cell, RAC)。RAC 为神经组织中的巨噬细胞,当胎儿神经管缺陷时,神经组织中的 RAC 暴露于羊水中。在此期间,可以通过计算活细胞贴壁率来评估胎儿有无畸形,因而此项检验具有极其重要的临床价值。

正常情况下,RAC<4%。病理情况下,如脐疝畸形儿 RAC 为 9%~12%,无脑儿 RAC 为 100%。

第三节　羊水的产前诊断检验

羊水检验对胎儿宫内发育状况、胎儿宫内感染情况,以及先天性、遗传性疾病的产前评估和判断具有重要的实用价值。产前诊断是在胎儿出生前,在遗传咨询的基础上,通过影像学、生物化学、遗传学及分子生物学等检验技术,观察胎儿外形,分析胎儿染色体核型,检测羊水生化项目及胎儿脱落细胞,判断胎儿是否存在某些发育异常,罹患先天性、遗传性疾病,对妊娠风险作出评估的重要举措。产前诊断可有效降低出生人口的缺陷率,从而提高出生人口质量。羊水是产前诊断的重要检验材料。产前羊水检验可以诊断的先天性疾病主要包括:

染色体病:由于染色体数目或结构异常引起的疾病,如唐氏综合征(21-三体综合征)、先天性卵巢发育不全等。

单基因病:仅有 1 对等位基因发生突变或异常所引起的疾病,绝大多数表现为酶缺陷所引起的代谢紊乱,如脂代谢病、黏多糖沉积病、氨基酸代谢病等。

多基因病:由 2 对及以上的基因突变或异常所导致的遗传性疾病,在临床上常出现某个症候群,主要见于先天性畸形。

鉴于以上疾病,目前在临床上尚无可靠而有效的治疗手段,因此,产前诊断十分重要。

一、细胞遗传学检验

细胞遗传学检验对产前诊断胎儿染色体病有重要意义。染色体病是指染色体数目或结构异常所引起的疾病。染色体数目异常,如 21-三体、18-三体、13-三体;染色体结构异常,平衡易位是导致不良孕产最常见的染色体结构异常,由于尚未造成遗传物质的增多与减少,胎儿出生后通常表型正常,但作为携带者有生育畸形后代的高风险。

(一)染色体核型分析技术

染色体核型分析技术为临床传统的细胞遗传学检验技术,用于检验染色体数目和结构异常。将 20~30mL 新鲜羊水离心得到羊水细胞,在 RPMI 培养基与 25% 小牛血清中培养 8~10 天后,经秋水仙碱处理,使大部分细胞停止在分裂中期,以获得分裂细胞。将细胞经低渗、固定、制片等过程处理后,进行吉姆萨染色或显带染色,最后对核型进行分析。

染色体核型分析技术主要用于检验染色体数目的异常及显微层面的结构异常,如 21-三体综合征的诊断。结果直观、准确,但标本要求高,受取材时间限制(16~20 周),细胞培养周期长(10~21 天出结果),技术要求高,对染色体微小异常及多基因病的检测有局限性。虽然可以检测整套染色体的数目和明显的结构异常,但其分辨率有限,对于片段长度小于 5Mb 的异常则难以检出。

(二)荧光原位杂交技术

荧光原位杂交(fluorescence in situ hybridization, FISH)技术是 20 世纪 80 年代发展起来的一项非放射性分子细胞遗传学技术,探针 DNA 用荧光染料标记后,再与变性后的染色体或细胞核靶 DNA 杂交,在荧光显微镜下观察并记录结果。近年来,羊水检验中广泛应用

FISH 技术。通过 FISH 技术分析胎儿的染色体结构和数量,从而通过检测染色体异常来判断有无遗传性疾病的存在。相对于传统的核型分析技术,FISH 技术具有快速且特异性高等优点。更由于其直观性,成为众多遗传学诊断技术的有效验证方法,具有广阔的应用前景。

13 号、18 号、21 号、X、Y 染色体异常,占胎儿染色体数目异常的 2/3,占新生儿染色体异常的 85%~90%,FISH 技术可以精准、快速地检测 13 号、18 号、21 号、X、Y 五种染色体数目异常,无须细胞培养,而在间期、中期细胞均可检测,也可针对唐筛高危孕妇尽快地进行有针对性的诊断。常规羊水 FISH 检验中以 GLP13/GLP21(绿色荧光/红色荧光)探针组应用较为广泛,主要针对 21-三体或 13-三体染色体病的诊断。随机计数细胞(至少计数 50 个细胞),正常情况下,90% 以上的单个间期细胞核中红色及绿色信号各 2 个。病理情况下,若 60% 以上的单个间期细胞核中红色信号为 3 个,绿色信号为 2 个,据此则提示胎儿可能为 21-三体;若 60% 以上的单个间期细胞核中红色信号为 2 个,绿色信号为 3 个,则提示胎儿可能为 13-三体;若 60% 以上的单个间期细胞核中红色信号和绿色信号均为 3 个,则提示胎儿可能为 21 号和 13 号染色体同时为三体。

二、分子生物学检验

(一)荧光定量 PCR 技术

荧光定量 PCR(fluorogenic quantitative PCR,FQ-PCR)技术是检测染色体非整倍体异常、某些微缺失/微重复综合征等的一种技术方法。FQ-PCR 的反应体系中除了普通 PCR 所需的引物外,还有一条荧光标记探针,探针的 5′ 端标记了荧光报告基团,3′ 端标记了荧光淬灭基团,当这条探针保持完整时,荧光淬灭基团抑制荧光报告基团发出荧光。FQ-PCR 反应开始后,随着 DNA 链的延伸,Taq 酶的 5′ 端向 3′ 端的外切酶活性将荧光探针切断,荧光淬灭基团的抑制作用消失,因此,荧光报告基团就能够发出荧光信号。荧光信号的强弱与 PCR 的产物数量成正比,根据测量到的荧光信号强弱,通过分析软件即可检测到样本的原始拷贝数。

在产前诊断中,FQ-PCR 技术主要应用于常见的 21-三体综合征、18-三体综合征、13-三体综合征和性染色体非整倍体快速产前辅助诊断。尽管国内外有建议,针对高龄孕妇和产前筛查提示染色体非整倍体高风险的孕妇,同时无既往不良孕产史、超声筛查正常者,可单独进行 FQ-PCR 检测,但考虑我国临床实际情况,建议 FQ-PCR 检测应同时结合后续染色体核型分析。此外,当采用其他分子技术进行产前诊断,如单基因遗传病产前诊断时,可结合 FQ-PCR 技术,以排除标本母体 DNA 污染并同时检测 5 种常见染色体非整倍体异常。多胎妊娠产前诊断时,可结合 FQ-PCR 技术判断胚胎来源,并排除重复采集到同一个胎儿样本的风险。

(二)染色体微阵列分析技术

传统的显带染色体核型分析技术因其细胞培养耗时长、分辨率低及耗费人力等因素限制了其在产前诊断中的应用。FISH 技术、FQ-PCR 技术等产前诊断技术虽然具有快速且特异性高等优点,但还不能做到对染色体组的全局进行分析。染色体微阵列分析(chromosomal microarray analysis,CMA)技术又被称为"分子核型分析"技术,能够在全基因组水平进行扫描,可检测染色体不平衡的拷贝数变异(copy number variant,CNV),尤其是对于检测染色体组微小缺失、重复等不平衡性重排具有显著的优势。根据芯片设计与检测原理的不同,CMA 技术可分为两大类:基于微阵列的比较基因组杂交(array-based comparative genomic hybridization,aCGH)技术和单核苷酸多态性微阵列(single nucleotide polymorphism array,SNP array)技术。

aCGH 技术需要将待测样本 DNA 与正常对照样本 DNA 分别标记,进行竞争性杂交后获得定量的拷贝数检测结果；而 SNP array 技术则只需将待测样本 DNA 与一整套正常基因组对照资料进行对比即可获得检测结果。通过 aCGH 技术能够很好地检测出 CNV，而 SNP array 技术除了能够检测出 CNV 外，还能够检测出大多数的单亲二倍体和三倍体，并且可以检测到一定水平的嵌合体。

（三）基因组拷贝数变异测序技术

染色体数目异常、大片段缺失/重复及致病性基因组拷贝数变异等基因组异常是导致出生缺陷的重要原因之一。基于下一代测序（next generation sequencing，NGS）技术的基因组拷贝数变异测序（copy number variation sequencing，CNV-seq）技术为在产前诊断阶段检测出这些异常提供了新的技术方法。与核型分析、CMA 等其他技术相比，CNV-seq 技术具有检测范围广、通量高、操作简便、兼容性好、所需 DNA 样本量低等优点。

在羊水检验产前诊断的过程中，建议在 CNV-seq 技术检测前先对样本进行 FQ-PCR 检测，以对样本的母源性污染情况进行判断，确保检验结果反映胎儿的真实情况。CNV-seq 技术的实验操作主要分为 3 步：①样本基因组 DNA 提取；②文库构建；③上机测序。

测序完成后，将样本的 DNA 序列与已知人类参考基因组序列进行比对，通过生物信息学分析，能够判断样本是否存在染色体非整倍体及染色体数目异常、大片段缺失/重复及致病性基因组拷贝数变异等基因组异常情况。

小　结

羊水检测主要用于了解胎儿宫内发育状况以及先天性、遗传性疾病的产前诊断。由于羊水穿刺采集标本具有一定的损伤性及其风险性，因此，羊水常规检测正逐渐被风险低而具有可视性和可重复性的影像学检查所取代。为不断提高出生人口质量，利用细胞遗传学及分子生物学技术进行羊水细胞染色体核型分析和基因检测，对常见的胎儿染色体病、单基因病、多基因病，染色体组微小缺失、重复等不平衡性重排，染色体数目异常、大片段缺失/重复及致病性基因组拷贝数变异等基因组异常的产前诊断具有十分重要的意义。

思 考 题

1. 产前诊断检验有何意义？
2. 羊水是产前诊断的重要标本，临床上羊水产前诊断的常用检测技术有哪些？

（李　丹）

第二十二章 脱落细胞学基本知识

知识目标 掌握正常脱落细胞形态、肿瘤细胞形态；熟悉涂片制备与固定、常用染色方法、染色原理、质量保证及各种标本的处理；了解脱落细胞学检验的优点与不足。

能力目标 能够识别脱落的正常和肿瘤细胞的形态特点，能够熟练进行涂片制备与染色，恰当选择各种标本的处理方法。

素质目标 培养学生严谨的工作态度，提升主动与临床沟通的能力，树立责任意识、服务意识和担当意识，加强职业道德培养。

脱落细胞学检验是基于光学显微镜的诊断。在作出正确的诊断前，不仅应掌握脱落细胞学的正常形态、良性病变及恶性病变时细胞学的基本知识，而且应掌握标本的涂片制作、固定及染色等基本技术，这是脱落细胞学检验结果准确与否的关键。

第一节 脱落细胞学概述

脱落细胞学（exfoliative cytology）是采集人体各部位，特别是管腔器官表面的脱落细胞，经染色后用显微镜观察这些细胞的形态，并作出诊断的一门临床检验学科。脱落细胞学检验与诊断主要采集人体各种体腔积液，如胸腔积液、腹腔积液及气管、泌尿道、女性阴道等腔道器官表面脱落或刮取的细胞，制作成涂片，并进行适当染色，在显微镜下观察，从而诊断疾病。其具有标本易取、安全快速、应用广泛、费用低、患者痛苦少、可随时复查等优点。

一、正常脱落的上皮细胞

正常脱落上皮细胞主要来自复层鳞状上皮和柱状上皮。

（一）复层鳞状上皮细胞

皮肤、口腔、食管、阴道的全部，以及子宫颈、喉部、鼻咽的一部分均覆盖鳞状上皮。一般有10多层细胞。从底到面分为底层细胞、中层细胞和表层细胞三部分。

1. 底层细胞 又分为内底层细胞和外底层细胞。

（1）内底层细胞：为上皮的最深层，与基膜紧接，为单层立方或低柱状细胞，有旺盛增殖力，属幼稚细胞（图22-1）。这种细

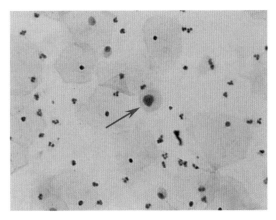

图 22-1 内底层细胞（400×，液基涂片，巴氏染色）

胞很少脱落,若脱落,在涂片中呈圆形,直径 12~15μm。细胞核呈圆形或椭圆形,居中或略偏,直径 8~10μm。核质比为 1:(0.5~1)。细胞核染色质呈均匀细颗粒状,苏木精染成蓝色。细胞质 HE 染色呈暗红色,巴氏染色呈深蓝、暗绿或灰蓝色。

(2)外底层细胞:相当于组织学的深棘层,在内底层之上,有 2~3 层。在涂片中,其体积较内底层大,直径 15~30μm。细胞核与内底层细胞相似,染色质略疏松。细胞质量增多,核质比 1:(1~2),苏木精-伊红染色(HE 染色)呈暗红色,巴氏染色呈灰色或淡绿色。

2. 中层细胞 位于鳞状上皮中部,相当于组织学的浅棘层(图 22-2)。细胞可呈圆形、菱形、多边形,直径 30~40μm;细胞核相对较小,核质比为 1:(2~3)。细胞质 HE 染色呈淡红色,巴氏染色呈灰蓝或淡绿色。

3. 表层细胞 位于上皮的表面,由中层发育而来。此层细胞扁平,开始有角化,涂片中较多见(易脱落),很宽,直径 40~60μm,呈多角形,有时倾向圆形,细胞质透明,边缘可卷褶,HE 染色呈浅红色,巴氏染色呈浅绿色、粉红色或橘黄色。细胞核小而深染。表层细胞尚可分 3 个亚型。

(1)角化前细胞:核直径 6~8μm,染色较深。但染色质颗粒仍较细致而均匀。核质比 1:(3~5)。巴氏染色细胞质呈浅蓝或浅绿色(图 22-3)。

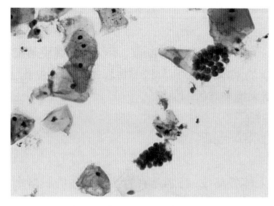 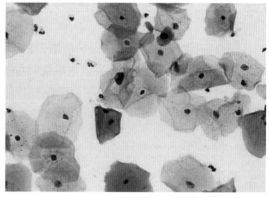

图 22-2 中层细胞(400×,液基涂片,巴氏染色) 图 22-3 角化前细胞(400×,液基涂片,巴氏染色)

(2)不全角化细胞:细胞核呈缩小、深染、皱褶等固缩现象,小圆形,直径约 4μm,核内结构不清,核周可见白晕;有时近核处可见棕色小点。核质比 1:5 或核更小;细胞质巴氏染色呈粉红色(图 22-4)。

(3)完全角化细胞:细胞核已消失;细胞质极薄,有皱褶,巴氏染色呈杏黄或橘黄色(图 22-5)。由于细胞已无生命,故其内有时可见细菌。

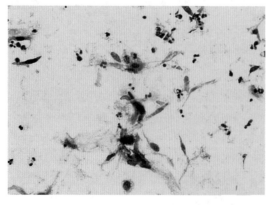 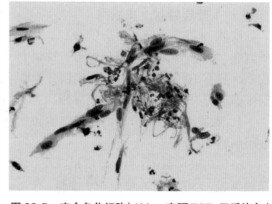

图 22-4 不全角化细胞(400×,宫颈 TCT,巴氏染色) 图 22-5 完全角化细胞(400×,宫颈 TCT,巴氏染色)

（二）柱状上皮细胞

柱状上皮主要分布于鼻腔、鼻咽、支气管树、胃、肠、子宫颈管、子宫内膜和输卵管等部。按组织学可分为单层柱状上皮、假复层纤毛柱状上皮和复层柱状上皮 3 种常见类型。柱状上皮的脱落细胞在涂片中有以下几种。

1. 纤毛柱状上皮细胞 细胞一般为圆锥形，顶端宽平，表面有密集的纤毛，染淡红色，纤毛长短因细胞而异。细胞的底端细尖像豆芽根；细胞质适量，上部染较深的红色，近细胞核的上端有一浅色区，相当于电镜下高尔基体。细胞核位于细胞下部，呈卵圆形，顺细胞长轴排列，直径 8～12μm。细胞核染色质颗粒细而均匀，染色较淡，有时可见 1～2 个核仁。细胞核边界清晰，两侧常与细胞边界重合（图 22-6）。

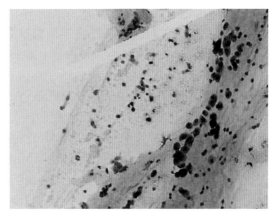

图 22-6 纤毛柱状上皮细胞（100×，液基涂片，巴氏染色）

2. 黏液柱状上皮细胞 细胞较纤毛柱状上皮细胞肥大，呈卵圆形、锥形或圆柱形，细胞质很丰富；内含多量黏液，故着色淡而透明。细胞核呈卵圆形，位于基部，其大小、染色与纤毛上皮相似。有时见细胞质内有巨大黏液空泡，此时细胞核被挤压至底部，呈月牙形。

3. 储备细胞 又称深部细胞，为具有增生力的幼稚细胞（分化）。储备细胞位于假复层的基底部，胞体小，呈多角形、圆形或卵圆形，染色质细颗粒状，均匀，细胞核边界清楚，常可见核仁。细胞质量少，略嗜碱性。此外，假复层纤毛柱状上皮的脱落细胞中尚可见中间细胞。中间细胞为较短小的梭形，常夹在成排柱状上皮中，未充分分化。

（三）上皮细胞成团脱落时的形态特征

1. 成团脱落的鳞状上皮细胞 由于互相挤压互相适应，细胞倾向多边形。细胞大小一致，细胞核一致，距离相等，呈蜂窝状。

2. 成团脱落的纤毛柱状上皮细胞 常紧密聚合成堆，细胞间边界不清楚，呈融合体样。涂片中还见细胞核互相重叠，形成核团。在核团周围为细胞质融合而成的"细胞质带"。整个细胞团的边缘可见纤毛。

3. 成团脱落的黏液柱状上皮细胞 亦呈蜂窝状结构，但细胞质内富含黏液，故整个细胞较大，细胞核与细胞核的距离较远。

二、上皮细胞的退化变性

细胞从器官内表面脱落后由于得不到血液供应，缺乏氧气和养料，加上黏膜表面酶的作用，很快发生变性直至坏死，这一过程称为退化变性（简称退变）。脱落细胞标本在取材时多已无生命，其形态逐渐发生变化。标本放置过久、固定不佳或制片中用力不当等，细胞均易发生退化变性，需要重新取材制片。标本中出现退化变性提示细胞死亡，良性细胞或恶性细胞均不能用于诊断。从形态上很难判断某细胞在涂片固定之前是否有活力，对于变性严重者，核固缩或感染肿胀者为无生命细胞；偶尔见到核分裂，则肯定其原来为活细胞。此外，涂片固定若不及时或固定不佳或过多的人为挤压均会影响细胞形态，易于退变。一般的涂片，可见无退变细胞及不同程度退变细胞同时存在。若涂片全为退变严重的细胞，则应怀疑是否固定不良、取材不当，需重新取材。脱落细胞退变通常可分为肿胀性退变和固缩性退变两类。

（一）肿胀性退变

肿胀性退变（swelling degeneration）表现为胞体肿胀，增大 2～3 倍，细胞边界不清楚；细胞质内出现液化空泡，空泡变大有时可将细胞核挤压至一边，空泡不断增加使细胞质呈泡沫状；细胞核表现为肿胀变大，染色质颗粒模糊不清，出现液化空泡进一步发展为细胞核边界不清，染色质呈淡蓝色雾状，细胞核体积增大变形，最后细胞膜破裂，细胞质完全溶解消失，剩下肿胀的淡蓝色裸核，直至细胞核溶解消失。肿胀性退变多见于鳞状上皮底层细胞、中层细胞、柱状上皮细胞及各种非上皮细胞。

（二）固缩性退变

固缩性退变（shrinkage degeneration）表现为整个细胞变小而皱缩变形；细胞质染成深红色；细胞核染色质致密呈深蓝色，细胞核边皱褶变形或呈致密无结构的深染团块，使细胞核与细胞质之间形成空隙，称核周晕。最后细胞核破裂为碎片或溶解成淡染的核阴影，称影细胞（ghost cell）。此退变可能与细胞器和染色质脱水有关，细胞核染色质致密呈深蓝色。表层上皮细胞以固缩性退变为主，纤毛柱状上皮细胞、鳞状上皮底层细胞、中层细胞也可出现固缩性退变。脱落的表层鳞状上皮细胞常表现为固缩性退变，有的细胞质内可见异常颗粒或细菌；底层细胞和中层细胞则常表现为肿胀性退变。脱落的柱状上皮细胞比鳞状上皮细胞更易发生退变，表现为细胞质横断分离或纤毛消失。

三、正常脱落的非上皮细胞

涂片中脱落的非上皮细胞成分又称背景成分，包括血细胞、黏液、坏死物及异物等。

1. **红细胞**　涂片中可见到多少不等的红细胞，因其无核并有双凹圆盘状特殊形态易于辨认，且大小较恒定，可作为测定其他细胞大小的标尺。涂片中红细胞量的多少与病变性质或取材时的损伤有关。

2. **中性粒细胞**　涂片中的中性粒细胞，核呈分叶状（图 22-7）。大量中性粒细胞主要见于组织炎症，也可见于癌组织坏死后继发感染。因中性粒细胞易变性，退变时分叶核高度肿胀，染色浅，细胞质常先溶解而成裸核，有时会被误认为是变性的癌细胞。

3. **嗜酸性粒细胞**　体积相较于中性粒细胞稍大，细胞质有明显的嗜酸性颗粒，核分 2 叶。在阴道、痰和腹腔积液涂片中常见到。其存在与炎症、变态反应或寄生虫感染有关。

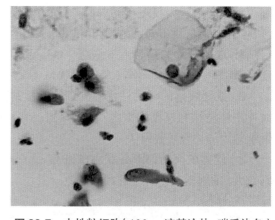

图 22-7　中性粒细胞（100×，液基涂片，瑞氏染色）

4. **淋巴细胞**　细胞质甚少，像裸核，一般很小。细胞核染色质呈粗块样。淋巴细胞与免疫密切相关，且分类复杂，在脱落细胞涂片中形态观察比较粗糙。其主要见于炎症，特别是慢性炎症时较多。

5. **浆细胞**　其细胞核大小像淋巴细胞，但浓密的染色质排成车轮状；细胞质较多，偏于一侧，略呈嗜碱性，靠近细胞核处有一半月形亮区，为发达的高尔基体。浆细胞在慢性炎症病灶中多见。在脱落细胞涂片中，因黏膜炎症病灶中的浆细胞向外渗出，故可见到。

6. **巨噬细胞**　巨噬细胞涂片中比较少见，相当于血液中的单核细胞，有很强的吞噬作用。细胞核呈圆形、卵圆形，略偏于一侧。细胞质丰富，故核质比小，且细胞质中常含吞噬异物（图 22-8）。

7. **组织细胞**　组织细胞正常涂片很少见，炎症时偶见较多出现。细胞核染色较深，呈

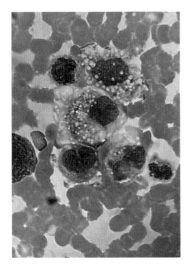

图 22-8 巨噬细胞(100×,液基涂片,瑞氏染色)

圆形,位中或偏位,见于炎症时很像巨噬细胞,但略小,细胞质中吞噬异物亦较少。其大小变异较大,由于炎症反应有时核大而不规则,当退变的细胞质不清楚时,易被误认为癌细胞。

8. 多核巨细胞 细胞极大,可含数十个核,涂片中很少见到,若有,则要考虑结核的可能。

9. 坏死物 涂片中若出现坏死物质,首先应考虑癌的可能,其次考虑为结核。坏死组织碎屑在涂片中出现癌性坏死为红染无结构沉渣样物,其周边部常可见残存固缩的癌细胞核。

10. 其他 涂片中还可以见到黏液、染料沉渣、细菌团、霉菌、棉花纤维、植物细胞等。黏液,被染成浅蓝色,为无结构丝状物,或呈团块状、片状、云雾状。染料沉渣,以苏木精沉渣为常见,呈深蓝色小团块,边缘不清楚,无结构,易被误认为裸核癌细胞。细菌团,一般蓝染,多为非致病菌。霉菌,较大,其是否有致病性,要结合患者情况判断,一般多为寄生性。此外,制片过程中可发生污染,如棉花纤维等,亦应加以识别。涂片中偶然见到植物细胞,可能来自口腔、食管、胃的食物残渣,或空气中的花粉落入涂片所致。植物的幼嫩部分如瓜瓤、花粉等由于其细胞生长快又未有成熟的细胞壁,甚似癌细胞,易造成误诊。

总之,对脱落细胞的退变形态及涂片中各种细胞成分的识别是不容忽视的。

四、炎症脱落细胞形态

人体各个系统均可能出现由炎症和其他理化因素作用而引起的细胞脱落,掌握其脱落上皮细胞的形态特征,对作出正确的细胞学诊断是十分重要的。

(一)上皮细胞增生、再生和化生

1. 增生(hyperplasia) 指细胞分裂繁殖增强、数目增多,常伴有细胞体积增大,通常是指非肿瘤性增生,多是慢性炎症或其他理化因素刺激所致。涂片中上皮细胞增生的共同特点是:细胞核增大,可见核仁;细胞质呈嗜碱性,说明细胞质内核糖核酸增多,蛋白质合成旺盛,细胞质相对较小,核质比略大;细胞核分裂活跃。

上皮细胞增生染色质增多,细胞核增大,可出现双核或多核现象。涂片中可见较多的底层细胞;而表层细胞是正常成熟的。

(1)鳞状上皮细胞:涂片中见中层和底层细胞成团脱落。细胞核增大,比正常大 1.5～2 倍,可见少数染色质结块,但染色质主要仍为细颗粒状,分布均匀,细胞核形态正常。核质比略增大,有时见双核细胞。增生活跃时,细胞核有轻度至中度异形。

(2)柱状上皮细胞:涂片中见纤毛柱状上皮细胞细胞核肥大,染色质颗粒增粗,可见染色质结块。细胞仍为圆锥形,在细胞的游离缘可见纤毛。有时还可看到双核或多核纤毛柱状上皮细胞。双核纤毛柱状上皮细胞的核常沿细胞长轴排列;多核纤毛柱状上皮细胞的核数个至数十个不等,成排或成堆排列,细胞核圆形或卵圆形,染色较深;细胞质丰富,嗜伊红染色,胞体呈柱状、多边形或不规则形,一端可见纤毛。此外,上皮基部的储备细胞亦可增生脱落,涂片中常成团出现,排列紧密,细胞呈小圆形或不规则形,细胞质较少,形态一致。细胞核为圆形,位于中央,染色略深,大小、形态一致。

2. 再生(regeneration) 指组织损伤后,由其邻近健康组织细胞分裂增生进行修复的过程。再生时细胞的繁殖力强,细胞核较大,染色质较多,分布均匀,可见双核或多核细胞。

上皮组织的缺损首先由邻近正常上皮的生发层细胞再生修复。因再生上皮细胞未完全成熟，易于脱落，故在涂片中除见上述再生上皮细胞外，也可见增生活跃的底层细胞。后者细胞核增大，染色深，见染色质结块，核仁增大增多，可见有丝分裂。细胞质略嗜碱性，此外，常伴有不等量的炎症细胞。

3. **化生（metaplasia）** 指已分化成熟的组织，在慢性炎症或其他理化因素作用下，其形态和功能均转变为另一种成熟组织的过程。例如，鼻腔、鼻咽、支气管、子宫颈管、子宫内膜等柱状上皮，在慢性炎症及其他因素作用下，储备细胞增生，并逐渐向细胞质丰富、呈多边形的鳞状细胞分化。这种转变是由底层开始，逐渐推向表面的，所以表面有时可见到原来的成熟柱状上皮细胞，这是柱状上皮发生了鳞状上皮化生，简称鳞状化生。

早期不成熟的鳞状化生上皮细胞，其形态和底层细胞与棘层细胞之间的过渡型细胞相似，细胞排列较密，细胞质少。完全成熟的鳞状化生上皮细胞则与正常鳞状细胞难以区别。

涂片中鳞状化生上皮细胞呈圆形、卵圆形或多边形，细胞体积与外底层细胞相似。常成排或成团脱落。此时细胞排列较紧密，细胞边界清楚，有时细胞间可见空隙，见桥样突起。胞核位于中央，呈圆形或卵圆形，常见染色质结块，有时可见核仁。细胞质量中等，红染，核质比 1∶（1～2）。有时在化生细胞团边缘附有少量柱状上皮细胞，且可有少量纤毛（化生不彻底）。因为鳞状化生部位常常伴有慢性炎症，故涂片中常伴有各类炎症细胞。

若鳞状化生细胞出现细胞核染色质增粗，染色深，核体积增大并有大小、形态异常，则表明在化生的基础上发生了核异质，称为异型化生或不典型化生。

（二）上皮细胞不典型增生

上皮细胞不典型增生又称核异质细胞（nuclear heterojunction cell），是指上皮细胞的核异常。该细胞为处于癌细胞与正常细胞间的异常细胞，属于癌前病变。表现为细胞核增大、形态异常、染色质增多、分布不均、核膜增厚、核染色较深，细胞质尚正常。根据核异质细胞形态改变程度，可分为轻度核异质、中度核异质和重度核异质。

1. **轻度不典型增生（又称轻度核异质）** 多由慢性炎症刺激而引起。细胞边界清楚，细胞核轻度增大，较正常细胞大 1.5 倍左右，轻到中度畸形，染色质轻度增多，染色稍加深，核质比正常，多出现于鳞状上皮细胞的表层和中层细胞。

2. **中度不典型增生（又称中度核异质）** 细胞分界尚清楚，细胞核中度增大，细胞核大小不一，形态异常，染色质浓密不均、深染，核仁增大，核分裂象相对多。

3. **重度不典型增生（又称重度核异质）** 细胞边界不清楚，极性紊乱；细胞大小不一，异型性更明显；细胞核明显增大，核仁明显增大，核质比增大，核分裂象增多。

（三）炎症性疾病的上皮细胞形态

1. **急性炎症** 涂片内所见细胞常有明显的退变，有较多的坏死细胞碎片、中性粒细胞和巨噬细胞。巨噬细胞细胞质内有吞噬的坏死细胞碎屑。此外，还可见红染无结构、呈网状或团块状的纤维素。

2. **亚急性炎症** 涂片中除有退变的上皮细胞和坏死的细胞碎屑外，还可有增生的上皮细胞。中性粒细胞、单核细胞、淋巴细胞及嗜酸性粒细胞同时存在。

3. **慢性炎症** 涂片中变性、坏死的细胞成分减少，可见较多成团增生的上皮细胞。炎症细胞以淋巴细胞、浆细胞为主，有时见较多的巨噬细胞。

4. **肉芽肿性炎症** 病变部位有特征性肉芽肿形成，呈慢性过程。单纯从细胞学角度来诊断肉芽肿性炎症比较困难，除非在涂片中找到特殊病原体。结核是最常见的肉芽肿性炎症，以形成结核结节，并常发生干酪样坏死为特征。组织学上结核结节由类上皮细胞、朗汉斯巨细胞和淋巴细胞组成，中央常发生干酪样坏死。

五、肿瘤脱落细胞形态

脱落细胞学主要是研究恶性肿瘤细胞（下称癌细胞）的异型性，根据细胞的异型性作出癌细胞的判断。但是，任何一种异型性表现都不能作为绝对指征，必须综合判断，并与涂片中背景细胞作对照比较，慎重下结论。良性细胞与恶性细胞的形态学鉴别见表22-1。

表22-1 良性细胞与恶性细胞的形态学鉴别

鉴别要点	良性细胞	恶性细胞
细胞大小	在生理变化范围之内	大小变化常超出了生理范围；细胞大小不一
细胞形态	在生理变化范围之内，与组织类型有关	可见异常的细胞形态，呈奇形怪状、多形性
核大小	在细胞周期变化范围内	细胞核多显著增大，为正常细胞的1~4倍，甚至高达10倍以上
核质比	在生理变化范围内	细胞质量多正常，核质比增加
核形态	多呈球形、卵圆形、肾形	细胞核形态与结构异常，可呈现各种畸形
染色质特征	细颗粒状，"透明状"	粗颗粒状，"浑浊状"
核深染	罕见	多见
核仁	形态正常，核仁小，数量有限	核仁形态异常，表现为核仁增大、数量增多，常呈嗜酸性，居中
黏附性	良好（除淋巴结、骨髓、脾脏外）	较差，有成团脱落的倾向
细胞间连接	与组织类型有关	不一定异常
在培养中生长特性	具有接触抑制性	无接触抑制性
在培养中细胞传代数	±50	无限
电镜下细胞表面结构	有峰、皱褶和细胞泡，特定部位可见微绒毛	表面全部覆盖微绒毛
有丝分裂情况	两极	常见到不对称分裂、多极分裂、环状分裂等异常有丝分裂
能有丝分裂的上皮	仅限于底层	不限于底层

癌是最常见的恶性肿瘤，病理上分为鳞状细胞癌（鳞癌）、腺癌和未分化癌3种主要类型。脱落细胞学检验不但可以诊断癌细胞，而且在多数涂片中还可以分型。但由于肿瘤不同部位肿瘤细胞分化程度不同（肿瘤异质性）和细胞学检查的局限性，在癌的组织学与细胞学分型之间存在一定的差异。此外，在癌细胞分化较差或涂片中癌细胞很少时，分型往往十分困难。常规染色涂片有时不能分型，列为"类型不明"或"未分类"。

（一）鳞状细胞癌

来源于鳞状上皮或柱状上皮鳞状细胞化生后癌变。涂片中鳞癌细胞可分为分化较好的鳞癌细胞与分化差的鳞癌细胞2种类型。

1. **分化较好的鳞癌细胞** 有角化及癌珠形成。涂片中以相当于表层的癌细胞为主，常单个散在；数个成团时细胞扁平，边界较清，互相嵌合。多数癌细胞细胞质有角化，染色鲜红色（巴氏染色为橘红色）；无角化者细胞质暗红（或绿）色。鳞状细胞癌细胞的分化还表现为形似正常的表层细胞形态，即细胞质丰富（核质比不太大），细胞较扁，呈多角形、方形、梭形、纤维形；核粗糙而深染，异染色质高度浓集呈不规则块状。另外，异型性表现亦突出，如核畸形等。分化型鳞癌比较常见且具有特征性的3种细胞如下。

（1）蝌蚪形癌细胞：胞体一端膨大，一端细长，形似蝌蚪。膨大部含一个大而畸形、染色极深的细胞核，细胞质常有角化。细胞很长时称蛇形细胞。

（2）纤维形癌细胞：胞体细长似纤维，细胞核亦细长，居中，浓染，细胞核边缘达两侧胞膜。

（3）癌珠：即癌性角化珠，偶见，其中心有一个圆形细胞，周围有长梭形细胞层层包绕，呈洋葱皮样。细胞核深染，梭形，细胞质角化，核质比不大（图22-9）。由于核有异型性，可与正常鳞状上皮珠区别。

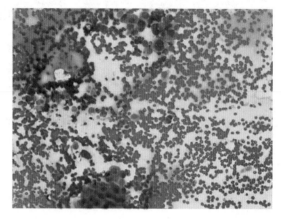

图22-9　癌珠（100×，液基涂片，瑞氏染色）

2. 分化差的鳞癌细胞　分化差的鳞癌涂片中仅见相当于中层或底层的癌细胞，表层癌细胞难以找到。因癌细胞形态多样，要区别中层和底层癌细胞有困难，一般没有很大必要。一般而言，中层癌细胞多为中等大小的圆形细胞，亦可呈星形或多边形，细胞核呈圆形，染色质粗糙，但不如表层癌细胞染色质浓集，常见于早期子宫颈癌的涂片。底层癌细胞体积较小，圆形或梭形，大小形状不一，常成团脱落。细胞质很少，嗜碱性，细胞核中位，较正常基底细胞大1～2倍，有核畸形，染色质多，粗颗粒状且分布不均，有时核仁显著。成团脱落时边界不清，可堆叠，有时可见核群呈长形而平行排列。

（二）腺癌

根据腺癌细胞的大小、细胞内黏液的多少及癌细胞排列形式，分为分化较好的腺癌细胞和分化差的腺癌细胞2种类型。

1. 分化较好的腺癌细胞　癌细胞较大，一般为圆形或卵圆形，单个或成堆分布，成团脱落，偶见癌细胞围成腺腔样结构。细胞质较丰富，略带嗜碱性，染成暗红色。若细胞质内黏液较多则不着色，呈透明空泡样。有时空泡极大，细胞核被挤压至一边呈半月状，称为印戒细胞。细胞质内偶见包涵体样小体，这是腺癌的一个指征，可能是分泌物浓缩形成的，为圆形嗜伊红凝固物样，糖原染色反应阳性。一般腺癌的细胞核常常偏于一侧，大、圆形或卵圆形，核畸形不如分化较好的鳞状细胞癌明显。有时细胞核染色质颇丰富，粗块状或墨水滴状，但在多数情况下，细胞核染色质仅较正常略多，染色略深；细胞核边增厚，常有1～2个显著核仁，直径可达3μm，甚至5μm；核仁常呈圆形，这类腺癌细胞与鳞状细胞癌的中层癌细胞相似，但后者细胞核多在细胞中央，当其退变时细胞质内可有小空泡，但无黏液空泡，且异常核分裂较前者多见。

2. 分化差的腺癌细胞　细胞常呈小圆形，细胞质很少，嗜碱性，着暗红色，少数细胞内可见较小的透明黏液小泡。涂片中除见单个细胞外常可见癌细胞团，其中，细胞界限不清，融合成片；细胞团边缘的细胞隆起（为核），使整个细胞团呈桑椹样。有时周围有一层小扁平细胞，此时细胞团则呈镶边样结构，有诊断意义。一般分化差的腺癌细胞细胞核较小，呈圆形或不规则形，核畸形较明显，亦有偏位现象。核染色质明显增多，粗颗粒状分布不均，细胞核边增厚。有时可见核仁，直径约2μm。

（三）未分化癌

未分化癌是各种上皮组织发生的分化极差的癌，难以确定其组织来源。

1. 大细胞型未分化癌　细胞较大，呈不规则的圆形、卵圆形或长形。细胞质量中等，嗜碱性。癌细胞在涂片中呈单个散在，亦可集合成团。细胞核大，大小不等，呈不规则圆形,细胞核畸形明显;染色质增多,粗颗粒状,染色很深,有时可见较大的核仁。

2. 小细胞型未分化癌 细胞很小,恶性程度最高,但对放射治疗敏感。涂片中癌细胞极小,为不规则小圆形或卵圆形,细胞质极少,呈裸核样。细胞质弱嗜碱性,巴氏染色呈蓝绿色。细胞界限不清,可散在分布,但常成团分布,呈细长的带状小堆或大片状。由1~2层细胞组成,细胞核排列较紧密,互相挤压而变形,呈镶嵌状结构。细胞核很小,大小不一,形状为不规则圆形、卵圆形、瓜子形、燕麦形;细胞核畸形明显,染色很深,以致结构不清(核仁亦不见,或不大),如墨水滴样。总之,此型癌细胞小而深染,细胞核虽不大但核质比甚大。

以上各类型癌细胞的形态发生机制目前尚未能全部解释,一部分属于癌细胞分化的表现,另一部分属于癌细胞的异型性表现。后者由于其生长快而紊乱,造成染色质成倍增多(深染)和细胞核畸形、核仁大、核质比大等。近年来,有学者按异型性不同,提出癌细胞有2种核型。第一种是细胞核非常粗糙而浓染(异染质),且有细胞核畸形,但核仁不大。第二种是核仁很大而细胞核染色淡(常染色质为主)。前者对诊断肿瘤的恶性程度意义较大,后者说明细胞生长活跃,反映肿瘤增生的程度。

鳞状细胞癌、腺癌及未分化癌是临床上常见癌的类型,其鉴别要点见表22-2。

表22-2 鳞状细胞癌、腺癌、未分化癌的鉴别

鉴别要点	鳞状细胞癌	腺癌	未分化癌
来源	鳞状上皮或柱状上皮鳞状化生后癌变	腺上皮	各种上皮组织发生的分化极差的癌
细胞排列	多单个散在,有成群但不紧密,可有癌珠,细胞间可见细胞间桥	多成群,排列不规则的腺体或腺样结构	多成群,排列紧密、紊乱,呈镶嵌样结构
细胞形态	畸形明显,多形性	大小不等、形状不一	圆形、椭圆形、长形
细胞质	丰富、呈多角形、有角化倾向	较薄、透明,常见黏液空泡,淡蓝色	极少
细胞核形态	细胞核粗糙,畸形明显	圆形、卵圆形,略畸形	圆形、卵圆形,细胞核带角呈不规则形
细胞核染色质	明显增多、深染,呈煤块状	增多不明显,呈粗颗粒状或粗网状	呈粗颗粒状或粗网状
核仁	不明显,低分化有时可见	常见1~2个增大核仁,直径3~5μm	有时可见较大核仁

第二节 标本采集和涂片制作

脱落细胞学检验的基本技术包括标本的采集、涂片、固定、染色、阅片及细胞学诊断等环节,这些环节是紧密联系的,忽视任何一个环节都会影响细胞学诊断的准确性。

一、标本采集及注意事项

(一)采集原则

1. **正确选择采集部位** 应在病变区直接采集细胞,这是细胞学诊断的基础和关键。

2. **标本须新鲜** 尽快送检并制片,防止细胞腐败或自溶。

3. **避免干扰物混入** 如黏液、血液等。

4. **采集方法** 应简便易行,操作轻柔,减轻患者痛苦,避免引起二次损伤和肿瘤扩散。

（二）采集样本类型及方法

1. 样本类型

（1）自然脱落细胞：标本脱落自上皮表面，包括咳出，如痰液；排泄或导尿，如尿液；挤压，如乳头分泌物等。

自然脱落细胞的主要特点：①易从病变器官获取标本；②标本内常含大量各种不同来源、不同类型的细胞，如炎症细胞、巨噬细胞、微生物和外源性污染物；③细胞成分保存较差；④能进行多次标本采集。

自然脱落细胞的来源及用途见表22-3。

表 22-3 自然脱落细胞的来源及用途

来源器官	采集	用途
呼吸道	新鲜痰液或采集于固定液中痰液，制成涂片或细胞块	用于肺癌的诊断分型；其他呼吸道疾病细胞学诊断；识别细菌、真菌、寄生虫、病毒等病原微生物
女性生殖道	使用吸管或钝性仪器从阴道取材，95%乙醇固定	阴道、子宫颈、子宫内膜癌前病变和癌的诊断，有时可用于输卵管和卵巢肿瘤病变的提示；识别各种病原微生物
泌尿道	新鲜尿液或采集于固定液中的尿液，涂片或离心沉淀制片	用于泌尿系统肿瘤和某些疾病的细胞学诊断；识别病毒性感染及药物影响

（2）非自然脱落细胞：指通过物理刮擦作用取得的细胞，包括刷取，如气管、子宫颈；刮取，如乳头、皮肤、子宫颈；灌洗，即用生理盐水溶液冲洗所得液体，如支气管。

非自然脱落细胞的主要特点：①能直接从病变器官表面采样；②使用纤维镜能直接从器官内部获取；③能获得上皮细胞下的病变标本；④细胞成分保存良好但在结果解释时不能采用与脱落细胞相同的标准。

2. 采集方法 通常由细胞学工作者或临床医生采集。根据采集标本的部位不同，常有以下几种方法。

（1）直视采集法：在肉眼直接观察下采集标本，如鼻咽部、阴道、肛管、子宫颈口等部位，利用擦取、刮取、蘸取或吸取标本的方式采集标本。对某些深部组织器官的标本，用带有微型尼龙刷的纤维内窥镜在病灶处直接刷取细胞涂片，如鼻咽镜、喉镜、食管镜、胃镜、纤维支气管镜、乙状结肠镜、直肠镜等。

（2）液体标本的采集：直接收集人体的排泄物、分泌物、浆膜腔积液等，如尿液、痰液、阴道分泌物、胸腔积液、腹腔积液、乳头溢液等。①痰液涂片检查：因痰液为支气管等呼吸道的分泌物，对支气管肺癌和呼吸道疾病的诊断具有重要价值。②尿液涂片检查：泌尿道的上皮细胞、炎症细胞及恶性肿瘤细胞等均可在腔内脱落，随尿液排出，因此，收集尿液细胞作检查，对泌尿道肿瘤及某些疾病诊断有一定意义。③前列腺液涂片检查：采用前列腺按摩法取得分泌物作涂片，对前列腺炎及前列腺癌的诊断有一定价值。④乳头溢液涂片检查：用于诊断乳腺癌。

（3）摩擦法：用专门的摩擦器具与病变部位表面黏膜接触摩擦采集标本。常用的摩擦工具有海绵摩擦器、线网套、气囊等。用这些工具分别对鼻咽部、食管、胃等处病灶摩擦取材涂片。常用方法有食管拉网、胃部气囊摩擦、鼻咽部海绵球摩擦等。

（4）灌洗法：此法是通过向空腔器官灌注一定量生理盐水，运用冲洗、振动、揉捏等方法使空腔器官中的某些细胞包括癌细胞脱落于其中，然后将灌洗液取出，经适当处理后涂片检验。

（5）针穿抽吸法：用于内部脏器或皮下肿物的标本采集。对人体某些深部的组织或器官(如淋巴结、骨关节、软组织、甲状腺、肝及胰等)选择长度适宜的穿刺针,抽吸病变部位的标本,用吸取的细胞材料进行涂片检查。

3. 标本满意度及注意事项　痰液、尿液、浆膜腔积液等细胞学检查标本的采集方法和质量直接影响检验的阳性率。为了提高癌细胞的检出率,促进临床与病理细胞室的工作,标本采集时应注意以下事项。

(1)痰细胞学检查须知:咳痰前先将口水、鼻涕排净。痰液必须从肺部深处用力咳出,吐在标本盒里尽快(不超过1~2小时)送检。痰液少者晨起漱口,深呼吸几次后再咳痰。痰多者可随时咳痰。常规采集痰液标本共3次,每天1次。

(2)尿液细胞学检查须知:①男性患者收集晨起后第1次中段尿,饮水1小时后,收集全部尿液。分别用清洁容器收集送检。②女性患者冲洗外阴后,平卧,用清洁的容器置于阴道口上,在尿道口之下接取其中段尿或全部尿,或让患者自己用毛巾洗净外阴,将一个纱布球塞入阴道,然后接取其中段尿或全部尿。注意,排尿困难者可采取导尿的方法采集。

(3)浆膜腔积液细胞学检查须知:①尽可能提取100mL以上的浆膜腔积液送检;②标本应存放于硬质不吸水密闭洁净容器,容器附上的标签内容清晰,注明取样时间等;③建议浆膜腔积液离体后30分钟内(短途运输最长不超过2小时)送到检验科处理,如暂时不能送检应将标本冷藏在1~4℃冰箱内,冷藏时间应≤24小时,切勿冷冻保存。

二、涂片制作

正确的涂片和良好的染色是细胞学检查的重要前提之一。

(一)涂片制备要求

涂片是将用各种方法获得的细胞学标本以适当的方式涂于载玻片上,以便染色和显微镜下检查。对于不同来源的标本,其涂制方法也是不同的。①保证标本新鲜,尽快制片。②制作涂片时,操作轻巧,以免损伤细胞。③涂片应均匀,厚薄适宜。太厚则细胞过多,导致重叠;太薄则细胞过少,影响阳性检出率。适宜的涂片是细胞成分应涂在玻片右侧2/3处,镜下各个视野都布满细胞,间隙很少,细胞重叠不明显。④从病灶处直接采取的标本可以直接制成涂片,如标本为大量液体,必须在离心沉淀后再制成涂片,痰液标本则须选取有效成分制成涂片。⑤缺乏蛋白质的液体标本,在制片时应先在玻片上涂黏附剂,避免染色时细胞从玻片上脱落。临床常用的黏附剂包括等量混合的蛋白甘油(生的鸡蛋白)、甘油血清及甘油唾液等。甘油有防止蛋白质腐败的作用,便于标本的保存。为了防止细胞在染色过程中脱落,可在染色前再加入火棉胶固定液,1.5分钟后再行染色(火棉胶固定液配制方法:火棉胶0.5g,加入乙醚50mL混合溶解后,再加95%乙醇50mL)。⑥涂片前要准备好各种用具。玻片要光滑无油渍。新玻片要经洁净液(粗硫酸250mL,重铬酸钾100g,水750mL)浸泡冲洗,再用75%乙醇浸泡;旧片重复利用需要长期浸泡。⑦涂片后必须立即在玻片一端粘贴标签或写上编号。

(二)常规标本制备技术

1. 推片法　适用于稀薄的液体标本,如尿液、胸腔积液、腹腔积液、脑脊液、支气管肺泡灌洗液等。将标本进行离心浓缩后,取沉淀物一小滴置于玻片右侧端,取推片与载玻片成30°夹角,然后使待检标本沉淀物夹于两玻片之间,轻轻向左推。

2. 涂抹法　适用于稍黏稠的标本。用竹签或小镊子将标本均匀涂布。

(1)转圈涂抹法:由玻片中心开始,以顺时针的方向,向外转圈涂抹,涂抹要均匀,不宜重复和反向涂抹。

(2)往复涂抹法:从玻片一端开始,与玻片平行涂抹,先由左向右,然后稍向下,再平行由右向左涂抹;涂膜比盖玻片稍窄些。

3. 喷射法　此法适用于各种吸取的液体标本制作。制片距离玻片 2～3cm 高度处，将吸管内的标本反复喷射在玻片上，一般由左向右喷射，喷射的涂膜要均匀，每边距离玻片边缘 2～3cm 为宜。

4. 印片法　此法为活体组织检查的辅助方法，将切取的病变组织块，用手术刀切开，立即将切面平放于玻片上，轻轻按印即可。

（三）涂片湿固定技术

1. 常用试剂

（1）95% 乙醇固定液。

（2）乙醚乙醇固定液：95% 乙醇 49.5mL、乙醚 49.5mL、冰乙酸 1mL。

（3）氯仿乙醇固定液（又称 Carnoy 固定液）：无水乙醇 60mL、氯仿 30mL、冰乙酸 10mL。

（4）甲醛溶液（福尔马林）固定液。

（5）甲醛溶液乙醇固定液：由 37% 甲醛溶液 1 份和 19 份无水乙醇组成。

（6）商品化包装固定液（coating fixatives）：Aqua Net 固定液或 Richard Allen 固定液。

（7）乙醇甲醛溶液固定液（NATFS）：由 40% 甲醛溶液 1 份和无水乙醇 9 份组成。

2. 操作方法

（1）甲醛溶液蒸汽固定法：在染色缸中加入甲醛溶液 1～2mL，将涂片置于缸中，细胞面向上，标记面向下，盖紧盖子，固定 5～15 分钟。

（2）乙醇固定法：将涂片浸入 95% 乙醇固定液中，固定至少 15 分钟。

（3）商品化包被固定法：每次使用前，将固定液容器充分混匀，以确保最佳喷洒量和充分固定效果，严格按照试剂说明书要求进行操作。

（4）Carnoy 固定法：将血性涂片浸入 Carnoy 固定液 3～5 分钟直到涂片无色，然后放入 95% 乙醇或其他固定液中，固定时间不能超过 15 分钟，否则细胞核染色质会丧失。

（5）甲醛溶液乙醇固定法：对蛋白质含量较低的标本，如尿液涂片先用 60% 乙醇和 3% 聚乙二醇固定，然后静置 15 分钟，最后在甲醛溶液乙醇固定液中固定 30 分钟。

3. 固定注意事项

（1）乙醇固定液：临床常用的固定液，适合于阴道、子宫颈和子宫内膜吸引物涂片、前列腺液涂片、乳腺分泌物涂片、细针吸取细胞学涂片、新鲜体液涂片。要求涂片新鲜，及时固定，保持细胞不发生形态改变。每次使用要新鲜配制。使用 100% 甲醇、95% 乙醇、80% 丙酮、80% 异丙酮等固定液也可获得类似 95% 乙醇固定的效果。

（2）乙醇甲醛溶液固定液：此固定液处理细胞快，能很好地保存细胞的各种形态，适用于 Papanicolaou 染色、组织化学染色和免疫细胞化学染色。因甲醛溶液易氧化成甲酸，故要求固定液必须新鲜制备，立即使用。

（3）Carnoy 固定液：能使红细胞溶解，适用于血性标本。因上皮细胞易发生皱缩，苏木精染色时间必须缩短，以防止染色过度。

（4）甲醛溶液乙醇固定液：试剂的比例要准确，配制后混合均匀再使用，此固定液适用于所有涂片和细胞块，尤其有利于细胞核和细胞质染色，利于检出更多的异常细胞。

（5）甲醛溶液蒸汽固定：根据染缸内涂片的多少，选择固定时间，常规情况 1～3 张涂片，固定 5～10 分钟，如涂片较多，应适当延长固定时间。

（6）甲酸乙酸固定液：适用于尿液及膀胱冲洗液标本，有利于细胞离心沉淀制片时保持良好的细胞学特征，尤其是需要同时作细胞学检查和流式细胞术检查的标本。

湿片固定技术能保持细胞形态结构的完整性，但最关键的问题是标本一定要新鲜并及时处理，湿片固定液一定要新鲜配制。

三、液基薄层脱落细胞检查技术

详见第二十三章第一节。

第三节　常用的染色方法

染色的原理是利用组织和细胞内不同的化学成分,对不同染料的亲和力具有差异性,因此使组织和细胞内结构分别着不同的颜色,在显微镜下可以明确观察细胞内部结构,作出准确细胞学诊断。染色原理包括物理作用和化学作用,通过渗透、吸收和吸附等物理作用,色素颗粒进入组织和细胞,与细胞内物质化学亲和作用,产生有色物质。临床常用的染色方法如下。

一、瑞-吉染色

详见第五章第二节。

二、巴氏染色

巴氏染色(Papanicolaou stain)是国际通用的细胞学常规染色方法。在妇科脱落细胞学检查中最常用。巴氏染色细胞核细微结构清晰,能辨认染色质粗细、核仁的大小及核内包涵体,细胞质鲜艳透明,可显示细胞分化程度,易辨认细胞质的角化情况,这对鳞状上皮细胞癌的诊断尤为重要,但染色程序较复杂。

(一)染色原理

由于各种细胞所含的化学成分性质不同,对不同染液的亲和力也不同。细胞与巴氏染液中各种染料结合后呈现出不同颜色,其主要染料有苏木精、伊红、俾斯麦棕、橙黄 G 及亮绿等。细胞质中有很多碱性蛋白质,与酸性染料的亲和力较大,可以与带负电荷的酸性染料橙黄 G、伊红等结合而呈橘黄色或红色;细胞核由酸性物质组成,如脱氧核糖核酸(DNA),它与碱性染料的亲和力较强,可以与带正电荷的碱性染料苏木精结合而呈紫蓝色。通过利用这一特性对细胞进行多色性染色,细胞经染色后能清晰地显示细胞的结构,细胞质透亮鲜丽,各种颗粒分明,细胞核染色质非常清楚,从而较易发现异常细胞,是一种较理想的染色方法。

(二)染液配制

1. 苏木精

(1)A 液,苏木精 1g 溶解于 10mL 无水乙醇中。

(2)B 液,硫酸铝钾 20g 溶解于 200mL 蒸馏水。

(3)A、B 两液分别加温溶解后混合,继续加热煮沸,离火后加入 0.5g 黄色氧化汞,用玻璃棒搅拌至溶液呈深紫色,立即将容器置冷水中迅速冷却后过滤。不加冰乙酸,用前过滤。

2. 橙黄 G　橙黄 G 0.5g 溶解于 100mL 95% 乙醇中,溶解后加磷钨酸 0.015g。用前过滤。

3. EA36 液

(1)亮绿液:淡绿 SF 0.5g,95% 乙醇 100mL。

(2)俾士麦棕液:俾斯麦棕 0.5g,95% 乙醇 100mL。

(3)伊红 Y 液:伊红 Y 0.5g,95% 乙醇 100mL。

(4)磷钨酸 0.2g,碳酸锂饱和水溶液。

(5)取亮绿液 45mL、俾士麦棕液 10mL、伊红 Y 液 45mL、磷钨酸 0.2g,碳酸锂饱和水溶液 1 滴混合。用前过滤。

（三）染色步骤

1. **固定**　将涂片置于 95% 乙醇中固定 15 分钟以上。

2. **水化**　固定好的涂片依次置于 80% 乙醇溶液、70% 乙醇溶液、50% 乙醇溶液和蒸馏水中各 1 分钟。

3. **染细胞核**　将涂片置于苏木精染液 5～10 分钟，至染色明显为止。

4. **水洗**　将苏木精染色片用清水漂洗 2～3 次，至无染液色泽为止。

5. **分化**　将染片置于 0.5% 盐酸-乙醇溶液中分化数秒，涂片变为淡红色。

6. **水洗**　将淡红色染片用清水漂洗 2～3 次，至无染液色泽为止。

7. **蓝化**　将涂片置于稀碳酸锂溶液中，蓝化 2 分钟，涂片变为蓝色。

8. **水洗**　将蓝色涂片用清水漂洗 2～3 次，至无染液色泽为止。

9. **脱水**　将涂片依次置于 50% 乙醇溶液、70% 乙醇溶液、80% 乙醇溶液、95% 乙醇溶液各 1～2 分钟。

10. **染细胞质**　涂片先置于橙黄 G 染液中 1～2 分钟，然后置于 95% 乙醇溶液洗涤 2 次，再置于 EA36 染液 2～3 分钟，最后于 95% 乙醇溶液洗涤 2 次。

11. **脱水**　将涂片置入无水乙醇液中 2 次各 2 分钟，再放入二甲苯中 2 次各 2 分钟。

12. **封片**　先去除涂片上的二甲苯，再加 1 滴光学树脂胶，加盖玻片封固。

（四）结果判读

细胞核染为深蓝色；鳞状上皮底层、中层及表层角化前细胞细胞质染绿色，表层不全角化细胞细胞质染粉红色，完全角化细胞细胞质呈橘黄色；细菌呈灰色；滴虫呈淡蓝灰色；黏液呈淡蓝色或粉红色；中性粒细胞、淋巴细胞、吞噬细胞的细胞质均为蓝色；红细胞染粉红色；高分化鳞癌细胞可染成粉红色或橘黄色；腺癌细胞的细胞质呈灰蓝色。

（五）质量保证

1. 高于 95% 的乙醇固定可出现染色过深，应选用 95% 乙醇固定。另外，对巴氏染色的制片需要严格遵守湿固定的原则。

2. 苏木精染液染细胞核的时间随室温和染料情况而定。稀释的苏木精染液或冬季染色不易着色，染色时间要延长。而久置的染液或夏季染色则要缩短时间。一般苏木精染液可使用较长时间，新鲜染液过滤后即可使用。

3. 分化是关键，分化的目的是确保不该着色的成分彻底脱去细胞质内多余的苏木精染料，利于后续细胞质着色。分化程度应以背景接近无色为佳，如分化过度，可返回复染，如分化不足可再次分化。分化后一定要镜检，观察细胞核是否清晰，细胞质呈淡白色，否则需再次分化。分化溶液须每天更换。

4. 蓝化后要充分漂洗，否则影响胞质着色和制成标本的颜色保存。蓝化溶液需每天更换。经蓝化后的细胞核紫中带蓝。这与红色的细胞质对比更鲜明。

5. 橙黄染液和 EA 类染液不如苏木精染液稳定，最好每周更换，以免细胞质灰暗而不鲜艳，涂片也不易保存。橙黄染液和 EA 类染液对细胞质着色有竞争，因此清洗多余橙黄染液有利于 EA 类染液着色。橙黄染液主要用于角化细胞的着色，上皮细胞中非正常角化和角化型鳞癌细胞的细胞质均可染成鲜艳橘黄色。EA36 适合染鳞状上皮细胞，EA65 适合染细胞质或涂片较厚的细胞。

6. 细胞质不分色的重要原因之一是 EA 染液的 pH 值不恰当。如染色为红色，可以加少许磷钨酸溶液纠正；如染色均为蓝色或绿色，可以加少许饱和碳酸锂溶液纠正。对于改良 EA 染液，每 100mL 染液加入 2mL 冰乙酸后染色效果更佳，染液使用更持久。

7. 置于不同浓度的乙醇液时应严格按照浓度梯度进行，以免细胞变形。乙醇液也要经常更换。

8. 细胞质染色后经梯度乙醇脱水,若每步的时间不足易造成切片发雾、模糊不清,影响诊断。另外,经最后一次无水乙醇脱水后尽快放入二甲苯中。如切片在湿度大的空气中停留时间过长就会在封片时产生雾气,而不能现片。其原因是无水乙醇吸收了空气中的水汽,在二甲苯中难以分离析出,当用中性树胶封片后,二甲苯挥发,而水汽留在树胶中产生雾气。

9. 二甲苯溶液呈乳浊状表示有水分,需加硅胶颗粒除去多余水分或者及时更换新液。封片要在通风橱中进行,防止二甲苯污染工作间,危害身体。

10. 滴加光学树脂胶时要避免产生气泡,用量也不宜多。

三、苏木精-伊红染色

苏木精-伊红染色(hematoxylin and eosin stain, HE 染色)在脱落细胞学检验中应用广泛,因该染色穿透力强,适合厚涂片标本,特别是对黏稠度较高标本利用价值更大。HE 染色使细胞核及白细胞染蓝紫色,核仁深红色,细胞质和角化细胞呈粉红色,红细胞染浅红色,对癌细胞及非癌细胞的着色有明显不同。

(一)染色原理

HE 染色仅含 2 种染料,即苏木精和伊红,染色原理与巴氏染色的原理基本相同,前者易使细胞核着色,后者易使细胞质着色。该法操作简单,染色的透明度好,层次清晰,细胞核与细胞质对比鲜明,但细胞质色彩不丰富,染色效果稳定。HE 染色适用于痰液或宫颈刮片等黏稠标本涂片的染色。

(二)染液配制

伊红染液:称取伊红 Y 1g,加蒸馏水 100mL,再加 0.5mL 冰乙酸,用玻璃棒搅拌打成泡沫状,将泡沫吸取于另一容器内,直到全部打成泡沫状分出。待泡沫消失形成溶液后,每 25mL 中加入 95% 乙醇 75mL,混匀即可。

(三)染色步骤

1. 二甲苯脱蜡 2 次,每次 10 分钟。

2. 无水乙醇洗去二甲苯 2 次,每次 1~2 分钟。

3. 95% 乙醇溶液、80% 乙醇溶液、70% 乙醇溶液各脱水 1 分钟,自来水洗 1 分钟。

4. 苏木精染色 1~5 分钟,自来水洗 1 分钟。

5. 1% 盐酸乙醇分化 20 秒,自来水洗 1 分钟。

6. 稀氨水(1%)反蓝 30 秒,自来水洗或蒸水洗 1 分钟。

7. 伊红染色 20 秒钟至 50 分钟,自来水洗 30 秒。

8. 70% 乙醇脱水 20 秒,80% 乙醇 30 秒。

9. 95% 乙醇脱水 2 次,每次 1 分钟。

10. 无水乙醇脱水 2 次,每次 1 分钟。

11. 二甲苯固定 3 次,每次 2 分钟。

12. 中性树胶或加拿大树胶封片。

(四)结果判读

HE 染色使细胞质染成淡玫瑰红色;细胞核染成紫蓝色;红细胞染成朱红色。

(五)质量保证

1. 95% 乙醇、90% 乙醇、80% 乙醇应经常更换新液。

2. 促蓝液常使用 0.2%~1% 氨水水溶液或 0.1%~1% 碳酸锂水溶液。

3. 切片从二甲苯取出或浸入二甲苯前,切片周边均应擦干净或吸干多余水分。

4. 封固时，要用中性树脂，防止日后褪色，盖玻片面积要大于组织块的面积，如漏出一部分不久将会褪色，所用树脂浓度要适当，树脂封固时不能有气泡。

四、Diff-Quik 染色

Diff-Quik 染色是在 Wright 染色基础上改良而来的一种快速染色方法，是细胞学检查中常用的染色方法之一。染色要求在固定前，先干燥，其最大的优点是步骤简单，迅速，一般在 1～2 分钟，甚至半分钟就可完成，并可永久保存，也可直接用巴氏法复染。Diff-Quik 染色只需要固定液（甲醇溶液）和 2 种染液（伊红缓冲液和亚甲蓝缓冲液），通称三步骤法。Diff-Quik 染色主要用于血细胞涂片、骨髓涂片、阴道分泌物涂片、脱落细胞涂片等染色，非常适用于批量浸染，且背景清晰无沉渣。

（一）染色原理

细胞内不同等电点的蛋白质在相同的 pH 下带不同的电荷，能选择性地结合相应的染料而着色；嗜酸性蛋白质解离的氨基带正电荷，能与带负电荷的酸性染料结合而被染成红色；嗜碱性蛋白质解离的羧基带负电荷，能与带正电荷的碱性染料结合而被染成蓝色；嗜中性蛋白质解离的带正电荷的氨基和带负电荷的羧基相等，同时结合相等的酸性染料和碱性染料而呈紫红色。染料携带电荷的不同及细胞内组分的差异，会呈现出多样化的染色结果。

（二）染色步骤

1. 常规方法制备血液涂片或骨髓涂片，自然干燥或酒精灯火焰干燥后，Diff-Quik Fixative 固定 20 秒。脱落细胞涂片固定可采用自然干燥或固定液固定。

2. Diff-Quik Ⅰ染色 5～10 秒。

3. Diff-Quik Ⅱ染色 10～20 秒。

4. 水洗后立即趁湿在显微镜下观察。

5. 将观察后认为有价值的涂片，用二甲苯透明，封固，保存。

（三）结果判读

Diff-Quik 染色使细胞核染成蓝紫色或黑色；非角化细胞的细胞质染成淡蓝色或淡绿色；角化细胞的细胞质染成粉红或橘红色。

（四）质量保证

1. Diff-Quik Fixative 是 Diff-Quik 专用固定液，如使用量大，可用甲醇替代。

2. 阴道分泌物涂片染色要求新鲜标本涂片后，尽快以酒精灯火焰固定，以免细胞变形。

3. 涂片染色中请勿先去除染液或直接对涂片用力冲洗。不能先倒掉染液，以免染料沉着于涂片上。

4. 染色液可重复使用，但不能多次重复，若有沉淀物，应过滤后使用。

5. 染色过深可用甲醇或乙醇适当脱色，最好不复染。

6. 如果染色过深或过浅，应调整染色时间或工作液浓度。

7. pH 对染色有一定影响，载玻片应清洁、无酸碱污染，以免影响染色效果。

常用染色方法比较见表 22-4。

表 22-4　常用染色方法比较

项目	瑞-吉染色	巴氏染色	HE 染色	Diff-Quik 染色
固定要求	空气干燥	湿固定	湿固定	空气干燥
细胞质	显示细胞质颗粒及包涵体	显示细胞质角化状况	不能显示细胞质分化情况	较易辨认细胞质颗粒及包涵体

续表

项目	瑞-吉染色	巴氏染色	HE染色	Diff-Quik染色
细胞核	染色质细致结构不清	细胞核结构清楚	细胞核容易过染	不易辨认染色质和核膜状况
核仁	浅染,淡灰色	可见,过染时不清	可见,过染时不清	不易辨认
黏液及类胶质	易观察	需要特殊染色	需要特殊染色	易观察
简便程度	简便快速,需要10～15分钟	步骤多,复杂,需要1小时以上	适中,30～40分钟	简单快速,2分钟左右
特点	用于术中快速诊断及特定情况	用于上皮细胞、肿瘤的检查	为组织病理学常规染色法	用于现场细胞学快速诊断

第四节　脱落细胞学检验的质量保证

脱落细胞学检验取材方便、报告方式简洁,应用范围广泛,对观察癌前病变、研究癌变过程等具有重要意义,因此必须做好质量保证。

一、脱落细胞学检验的报告方式

1. **直接法**　根据细胞学检查结果,对有特异性细胞学特征、较易确诊的疾病可直接写出疾病的诊断。

2. **分级法**　将涂片中细胞学检查发现的细胞变化,用分级方法表示,是常用的报告方式,可以客观地反映细胞学真实所见。目前,常用的分级法是采用改良的巴氏五级分类法(表22-5)。

表22-5　改良的巴氏五级分类法

分级	细胞特征
Ⅰ级	未见异常细胞,基本正常
Ⅱ级	可见异常细胞,但均属良性范围
Ⅱa级	轻度核异质细胞
Ⅱb级	中度至重度核异质细胞,属癌前病变,需定期复查
Ⅲ级	可见可疑癌(恶性)细胞,细胞形态明显异常,但难以肯定其良性、恶性,需复查
Ⅳ级	可见癌细胞,但不够典型,或有极少数典型癌细胞,需进一步证实
Ⅴ级	可见癌细胞,细胞形态典型且数量较多,如有可能应区分出组织学类型

3. **TBS描述性诊断报告方式**　详见第二十三章第一节。

二、脱落细胞学检验的质量保证

质量保证包括内部质量保证机制(internal quality assurance mechanisms,IQAM)和外部质量保证机制(external quality assurance mechanisms,EQAM)。

(一)内部质量保证机制

1. 每年必须从所有报告中随机抽取10%阴性结果重新复查,复查高度鳞状上皮细胞内病变或肿瘤病例与5年内原阴性结果的不一致性。

2. 对已诊断为高度鳞状上皮细胞内病变、腺癌和其他恶性肿瘤病例进行复查,复查细胞学与组织学的关系。

3. 所有非妇科标本和妇科异常标本的细胞病理学结果必须由病理学专家复查。

4. 为了提高脱落细胞学诊断的准确度,必须对细胞学检查的每一个环节建立严格的质量管理体系。

(1)标本采集:标本采集是细胞学质量控制的基本环节。只有取材合格,诊断才是可靠的。各类标本中应出现相应有效细胞成分才能称为满意的标本,如痰涂片中可见到灰尘细胞、浆膜腔积液涂片中可见到间皮细胞。

(2)涂片制备、固定及染色:涂片应厚薄适宜,细胞分布均匀、结构清晰。制片后立即固定,保持细胞离体前原有的形态特征,否则易造成误诊。HE 染色的苏木精染液需要每天过滤。

(3)阅片诊断:①阅片前,为提高诊断率和防止差错,阅片前必须严格核对涂片编号,阅读送检申请单上的病史及临床各项检查情况;必要时查病例、找家属询问有关病史和观察患者肿块的情况,并结合细胞形态特征,作出正确、客观的诊断。②阅片时,首先阅片要全面、认真、仔细,严格按照标准进行判断。其次涂片中细胞成分分布极为分散,所以镜检时必须按顺序观察整张涂片,仔细观察每一个视野,防止漏诊。再次涂片细胞学检查十分重视低倍镜观察,先用低倍镜宏观观察涂片中各种细胞成分,发现异常细胞时,再转换高倍镜或油镜仔细观察细胞结构,明确性质,作出正确诊断。最后对具有诊断意义的异常细胞进行有效的标记,应用标记笔在其上下左右方作出标记,便于复查、教学和研究。

阅片观察项目包括:①涂片中的细胞成分,如正常细胞、异常细胞、恶性细胞。②细胞的排列方式。③一群细胞的毗邻关系。④单个细胞,如胞体大小、形状;细胞核形态、大小、染色、核膜、核仁及染色质;细胞质形状、色彩、含有空泡和颗粒等;核质比。⑤细胞的退变情况。⑥涂片背景细胞及其他细胞或非细胞成分。

(4)复查会诊:对涂片进行复查或会诊是细胞诊断质量管理体系一个重要措施。对患者认真负责,无把握时应反复取材检查,诊断要客观。下列情况需重复取材:有可疑癌细胞者;阴性标本中坏死细胞多而结构不清,恐有遗漏者;细胞学诊断与临床完全不符者;治疗后观察有矛盾者。必要时请专家会诊。

(5)定期随访:对细胞学诊断阳性或出现异常细胞的病例,均要进行定期随访观察,以达到早期确诊、及时治疗的目的。

(6)诊断原则:在无充分把握时,不可轻易下阳性的肯定诊断,可报告可疑、高度可疑或建议重新取材检查等。经验不足者要特别细心、虚心、实事求是。在实践中不断总结经验,提高诊断水平。

5. 技术人员每天筛检细胞学图片应不超过 100 张,应采用规定的术语报告结果。

6. 每年应统计所有检测标本量,并按要求分类并保存所有细胞病理学筛检结果。

(二)外部质量保证机制

技术人员要定期参加由国家或地区组织的能力验证活动,应参加细胞病理学继续教育等。细胞病理学检验工作者应熟练掌握细胞学理论知识,具有一定的病理学基础,才能对千变万化的脱落细胞形态作出正确的判断,并且要不断学习新技术新理论,提高细胞学诊断水平。

第五节　脱落细胞学检验的应用评价

一、脱落细胞学检验的优点

1. 取材方便、安全性强　取材途径简便快速,无创伤性取材或微创伤性取材,通过刮、涂、印、刷、摩擦、针吸、穿刺等取材，患者痛苦少，无不良反应；取材方便、灵活，定位准确，可多次重复取材；所需设备简单，费用低，可用于大规模普查。

2. 应用研究范围广泛　全身各系统器官几乎都能进行脱落细胞学检验。如鼻咽刮片、食管拉网、乳头溢液涂片、子宫内膜、宫颈和阴道刮片、痰液、尿液等均可以直接进行脱落细胞学检验；甲状腺、纵隔、肺、胸膜、前列腺、皮肤、骨和软组织肿物等进行细针吸取细胞学检查。细胞学检查不仅是一种单纯的诊断方法，而且已成为观察癌前病变、研究癌变过程及用药干预或随访观察的主要指标。

3. 快速，准确性和检出率高　可同时作基因诊断、免疫组织化学、细胞化学及微生物学等多方面的检查诊断，检出率在60%以上，甚至某些肿瘤检出率可达80%，子宫颈癌可达90%以上，尤其对早期癌，组织学无从取材时，脱落细胞学便彰显其独特优势。脱落细胞学检验特别适于大规模防癌普查和高危人群的随访观察，是早期诊断肿瘤的主要方法之一。

4. 弥补组织病理学诊断的不足　难以获取病理组织诊断时，脱落细胞学检验可以达到形态学诊断目的，如肺和纵隔或腹腔肿物不适于手术的患者，经细针穿刺细胞学检查，大部分能明确肿物性质及组织类型，为放疗和化疗提供形态学诊断依据。

5. 细胞学检查可替代部分冰冻切片检查　乳腺肿物如通过细针吸取细胞学检查能够确诊是癌症，术中一般不需要再作冰冻切片检查，能够缩短手术时间。某些部位的肿物，术中如取活检困难时可用细针吸取技术进行涂片检查，确诊其性质后可直接进行手术。

二、脱落细胞学检验的局限性

1. 有一定误诊率　细胞学诊断误诊会造成临床诊断的错误，以致影响对患者疾病的诊断治疗。误诊有假阳性和假阴性2种。脱落细胞学检验从取材到诊断，任何一步处理不当，均可造成误诊。常见引起误诊的原因有以下几种。

（1）标本取材不当：未取到癌细胞部分，如痰液制片时未仔细选择有效病理成分；或患者咳痰方式不对，未采集到支气管深部分泌物等。

（2）标本不新鲜：细胞学检查标本必须在采集后1~2小时内涂片，立即固定，以防细胞自溶。

（3）编号错误：编号错误会发生误诊造成医疗事故。故送检标本、申请单、涂片、报告单编号后应仔细核对，避免出现差错。

（4）观察不仔细或方法不正确而发生误诊。

（5）细胞污染：涂片在固定和染色过程中，不断有细胞脱落于试剂中，这些细胞有可能黏附在其他患者涂片上而造成误诊，故要经常过滤或更换试剂。

（6）肿瘤细胞分化好，与正常细胞不易区别。

（7）经放疗或化疗后，正常上皮细胞受射线作用，有明显的形态学改变，易被误诊为癌细胞。

2. 肿瘤定位困难　细胞学诊断往往不能确定肿瘤的具体部位，需要结合其他检查，如尿液中发现癌细胞不能确定病变部位在膀胱还是在肾盂，需结合活检或影像学检查等确诊。对肿瘤的定位诊断不如病理切片。

3. 肿瘤分型困难　对恶性肿瘤的分型诊断准确度较低，特别是对一些低分化肿瘤。因低分化肿瘤细胞质的特异性功能分化不明显，故需要与病理组织学紧密结合，或采用新技术和新方法，进行更深入的探索和研究。

三、脱落细胞学检验的临床价值

1. 早期无症状或症状不明显的一些癌症患者，通过脱落细胞学检验，能够做到早发现、早诊断。

2. 脱落细胞学检验是防癌普查的早期诊断重要方法,特别是在高危人群中作脱落细胞涂片,可以检出可疑早期癌或早期癌患者,便于进一步活检或追踪观察,便于早期治疗。

3. 肺癌、食管癌、胃癌或宫颈癌进行脱落细胞学检验时,需同时进行组织活检,利于确诊。有的标本不能作活检,如疑为癌症的胸腔积液患者,只能抽取胸腔积液作脱落细胞学检验,此时需要密切结合临床及其他检查,仔细阅片和诊断。有时细胞学检查可以观察放射治疗后反应。某些肿瘤放射治疗后癌细胞发生形态改变,可据此估计治疗效果及判断是否复发等。

4. 细针穿刺诊断有其独特之处,如肝、胰腺肿瘤等某些部位不便作活检,可以在超声引导下作细针穿刺,及时明确诊断和指导治疗。

小　结

脱落细胞学检验是采集人体各部位的细胞,经染色后在显微镜下观察细胞的形态,并作出细胞学诊断的一门临床检验学科。在细胞学涂片中,大部分正常细胞能利用光学显微镜按组织类型和来源分类,如鳞状上皮细胞、柱状上皮细胞及非上皮细胞等。

对脱落细胞的上皮细胞进行诊断是一个复杂的过程,受很多因素的影响。良性病变时脱落细胞形态会出现细胞的死亡、增生、再生、化生、核异质和异常角化的现象。恶性肿瘤细胞一般形态特征是细胞体积大且大小不一、癌细胞形态异常等。

脱落细胞学检验应用范围广,必须做好质量保证,方能更好服务临床。

思　考　题

1. 为什么可用液基薄层细胞学方法制备尿脱落细胞标本?
2. 为什么尿细胞学涂片常采用苏木精-伊红染色?
3. 鳞状上皮细胞由底层到表层的发育有什么变化规律?
4. 分化较好的鳞状细胞癌细胞形态特点有哪些?
5. 脱落细胞学检验常用染色方法有哪些? 其特点如何?
6. 简述脱落细胞学检验的优点。

（修明慧　李萍）

第二十三章　脱落细胞学检验

教学目标

　　知识目标　掌握女性生殖道、呼吸道、浆膜腔积液、泌尿系统脱落细胞形态；熟悉脱落细胞学检验的报告方式和临床应用；了解脱落细胞学检验技术的新进展。

　　能力目标　能够辨认女性生殖道、呼吸道、浆膜腔积液、泌尿系统的正常和异常脱落细胞形态。

　　素质目标　培养实验室安全意识，包括个人安全、化学品处理和医疗废物处理等。

　　近年来，脱落细胞学检验已发展成为癌症早期筛查和诊断的主要方法之一。随着PCR、免疫细胞化学、基因测序等技术的发展，脱落细胞学诊断已达到分子生物学水平。但是，切实掌握正常、良性病变和恶性肿瘤的脱落细胞形态特点是临床基础检验工作中的基础。本章主要介绍女性生殖道、呼吸道、浆膜腔积液、泌尿系统的脱落细胞学检验和临床应用。

第一节　女性生殖道脱落细胞学检验

　　女性生殖道脱落细胞主要包括鳞状上皮细胞、柱状上皮细胞和其他非上皮细胞成分。受激素、炎症、病原体感染等影响，女性生殖道脱落细胞形态发生明显变化。因此，女性生殖道脱落细胞学检验对女性生殖道肿瘤的早期诊断和防治具有积极重要的意义。

一、生殖道正常上皮细胞形态

（一）鳞状上皮细胞

　　鳞状上皮细胞主要来自女性生殖道的外阴、阴道和宫颈阴道口，其生长和分化受到卵巢分泌激素的影响。在性成熟期的女性生殖道鳞状上皮细胞可分为内底层细胞、外底层细胞、中层细胞及表层细胞，鳞状上皮细胞的形态特点详见第二十二章第一节。

　　1. **内底层细胞**　位于子宫颈细胞深层，一般不见于性成熟期的涂片，仅出现在产后、绝经后、阴道高度萎缩或有损伤时。细胞体积小，呈圆形或卵圆形，细胞质少、浓厚，细胞核大小与外底层细胞一致，染色质呈颗粒状，有时聚集成团（图23-1）。

　　2. **外底层细胞**　根据女性生理状态及来源不同，外底层细胞可分为3种类型。

　　（1）宫颈型：常见于育龄期女性阴道涂片。细胞内糖原含量不等，使细胞大小不一，有时与表层细胞体积相似；细胞质内有糖原空泡，形成核周空晕或呈小空泡散在，有时细胞核可被挤压变形为扁平或凹陷状（图23-2）。

　　（2）萎缩型：见于原发性无月经、绝经后、卵巢切除患者阴道涂片。细胞呈圆形或卵圆形，多散在分布或三五成群；不含糖原，核小固缩，位于细胞中央，核质比1∶（2~3）；高度萎缩时，可见早熟角化现象。在雌激素、黄体酮、肾上腺皮质激素等缺乏、阴道或子宫颈炎

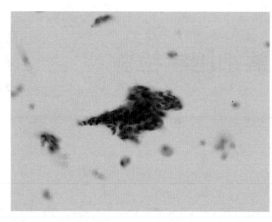
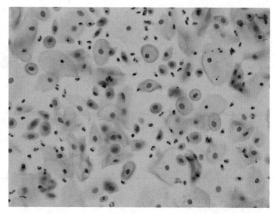

图 23-1　内底层细胞（400×，液基涂片，巴氏染色）　　图 23-2　外底层细胞（400×，液基涂片，巴氏染色）

症患者涂片中外底层细胞增多。

（3）产后型：见于产妇或晚期流产患者阴道涂片。细胞增生，形态大小不一，常多个成群；部分细胞核增大，出现核大小不一、核致密现象；细胞核被空泡挤压成扁长形，是典型的产后细胞特征。

3.中层细胞　位于鳞状上皮的中间层。细胞核比表层细胞的大，且通常较长并有纵向细长的核沟；巴氏染色呈蓝色（图23-3）。子宫颈细胞学中，通常根据中层细胞核的大小作为参考来判断其他细胞的异常。妊娠期鳞状上皮受妊娠黄体酮的影响，中层细胞特别发达。细胞呈扁平舟状，成群出现，细胞核大而偏位，细胞内含有丰富糖原，细胞膜增厚，称为"妊娠细胞"。

4.表层细胞　位于子宫颈鳞状上皮的最外层。阴道上皮的角质层又称为功能层，受雌激素水平的影响，角化前细胞与角化细胞所占比例发生改变。角化前细胞大而扁平，呈多角形；细胞核固缩，深染，染色质致

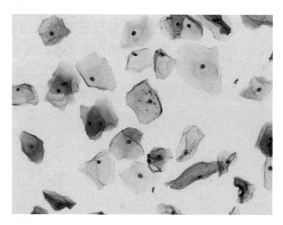

图 23-3　中层、表层鳞状上皮细胞（400×，液基涂片，巴氏染色）

中层细胞染色呈蓝色，表层细胞染色呈红色。

密；在细胞质中可见角质透明颗粒，反应合成的高分子角蛋白，巴氏染色呈红色（图23-3）。角化细胞的细胞质红染，细胞核消失，或在细胞中央呈圆形透明的核影。在宫颈白斑症和子宫脱垂时，易见较多的完全角化细胞。

（二）柱状上皮细胞

柱状上皮细胞主要来自子宫颈管、子宫和输卵管内膜，包括黏液柱状上皮细胞、纤毛柱状上皮细胞及储备细胞。单层柱状上皮在宫颈外口处移行为复层鳞状上皮。

1.宫颈管上皮细胞　子宫颈管主要为黏液柱状上皮细胞，纤毛柱状上皮细胞较少，绝经后增多。

（1）黏液柱状上皮细胞：多见于排卵期分泌旺盛时的涂片。宫颈管上皮细胞形态，在吸取法涂片中通常被破坏，在刮擦法涂片中通常保存良好。细胞呈柱状，常单个分布或成群排列（呈栅栏样或蜂窝状）；细胞核呈球状或卵圆形，大小较均一，染色质结构疏松，可见小核仁；细胞质轻度嗜碱性，呈浅蓝色，常含空泡；含透明黏液，将细胞核挤至一侧。

（2）纤毛柱状上皮细胞：多见于绝经后。纤毛柱状上皮细胞增多，提示宫颈或子宫、输

卵管上皮化生。细胞呈低柱状,分散或成堆排列;细胞核呈圆形或椭圆形,较大,染色质呈颗粒状,可见核仁;细胞质呈蓝色,顶端可见纤毛(图23-4)。

2. 子宫内膜上皮细胞 在月经出血期,可见成片子宫内膜细胞、血液和细胞碎片。细胞常成团脱落,呈团块或乳头状;细胞质极易被破坏,留下一群裸核,大小形态一致,染色较深,排列紧密重叠,界限不清(图23-5)。常见于月经期、月经前期、产后及流产后,在绝经后女性宫颈涂片中出现时应警惕。≥45岁的女性宫颈涂片发现子宫内膜细胞应予报告。

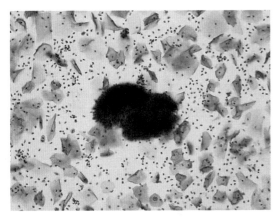

图23-4　纤毛柱状上皮细胞(200×,液基涂片,巴氏染色)

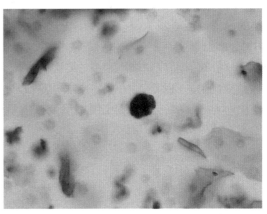

图23-5　子宫内膜上皮细胞(400×,液基涂片,巴氏染色)

(三)非上皮细胞

1. 巨噬细胞 在月经末期的涂片中,可见小单核巨噬细胞;在月经期和慢性炎症的涂片中,可见大单核巨噬细胞,细胞直径为25～30μm;细胞质嗜碱性,含细小空泡或吞噬物质;细胞核呈球状或肾形;染色质呈细颗粒状,偶见核仁(图23-6)。

2. 血细胞 在慢性炎症的涂片中可见红细胞、中性粒细胞、淋巴细胞、单核细胞等。

3. 其他 可见阴道杆菌、真菌、滴虫、精子和黏液等。

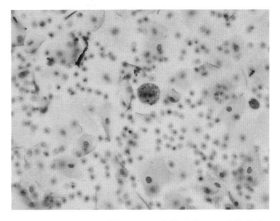

图23-6　巨噬细胞(400×,液基涂片,巴氏染色)

二、生殖道良性病变细胞形态

受到外界刺激时,阴道的酸性环境和pH随之改变,使宫颈柱状上皮发生鳞状上皮化生。化生上皮是一种新的鳞状上皮,与子宫颈管内紧邻的柱状上皮的交界线称为新的鳞-柱状上皮交界,与原始的鳞-柱状上皮交界有所区别。原始的鳞-柱状上皮交界与新的鳞-柱状上皮交界之间的化生区称为转化区(transformation zone),这个区域往往是炎症和其他因素诱发癌症的部位。引起生殖道良性病变的常见原因包括细菌、病毒、梅毒、真菌、滴虫等感染及理化损伤。

1. 反应性细胞改变

(1)炎症反应性细胞改变(包括典型的修复):指慢性炎症时上皮细胞发生的改变。细胞核不同程度增大,比中层鳞状细胞核面积增大1.5～2倍甚至更多,有时可见双核或多核细胞。细胞核轮廓光滑,染色质均匀分布;细胞核可出现空泡或淡染,偶见轻度深染,染色质保持均匀细颗粒状；细胞核可有一个或多个核仁。细胞质可嗜多色性，有鳞状上皮化生细胞和修复细胞。典型的修复细胞，具有清晰的细胞轮廓；染色质均匀呈颗粒状，核仁明显；增大的细胞形成"鱼群"样的经典结构，或采样时受到机械性扭曲，拉长形成"太妃糖拉丝"的细胞质。图23-7示修复细胞，箭头示核分裂象。细胞形态整体一致时，提示非肿瘤性变化。一般来说，单个细胞的修复较少。当细胞核大小不一、染色质分布不一，细胞核轮廓不规则、核仁形状多变时，提示非典型修复。

（2）淋巴细胞性（滤泡性）子宫颈炎细胞改变：多见于绝经后，在子宫颈上皮下形成成熟的淋巴滤泡。见大量多形性的淋巴细胞，巨噬细胞可能伴有或不伴有易染小体。传统涂片中，淋巴细胞在黏液丝中形成簇状或水流状。液基涂片中，淋巴细胞成簇或散在分布。

（3）放射反应性细胞改变：细胞明显增大，细胞核和细胞质同时增大，核质比不变，细胞异型性大。细胞核大小不一，常见双核和多核，有时轻度深染；细胞核增大，可呈退行性变化（淡染、皱缩、染色质模糊不清及核内空泡改变）。细胞质出现空泡和/或多染性，还可见细胞质内多形核白细胞（图23-8）。

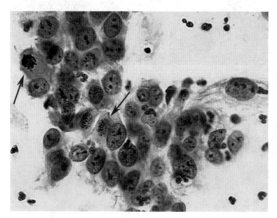

图23-7　修复细胞（400×，巴氏染色）

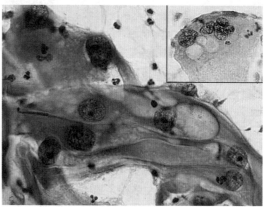

图23-8　放射反应性细胞改变（400×，巴氏染色）
右上角小图示多核细胞。

（4）宫内节育器反应性细胞改变：见单个或成簇的反应性腺细胞，一般5～15个呈小团簇，涂片背景干净。细胞质量变化不一，充满黏液空泡，将细胞核挤到一侧，可呈"印戒样细胞"（图23-9）。偶见细胞核增大、核质比增大的单个细胞，"皱缩"染色质或细胞核退行性变化，核仁可见。有时可见类似砂砾体样钙化物。

2. 萎缩伴炎症或不伴炎症细胞改变缺乏激素刺激引起的正常老化现象。外底层细胞呈单层平铺，细胞核相对体积增大，但染色深浅和染色质分布均匀，细胞核轮廓整齐。高度萎缩时出现萎缩型外底层细胞，

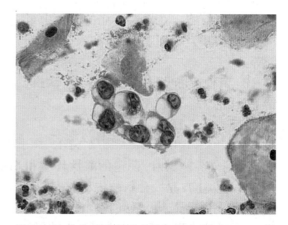

图23-9　宫内节育器反应性细胞改变（400×，巴氏染色）

体积较小，形状不规则，多为圆形或卵圆形，常见裸核、核碎裂，出现早熟角化（图23-10）。在刮片时，外底层细胞很容易刮下成片，而中层细胞、表层细胞明显减少。有时还可见到大量分化不良的表层细胞成片刮下，类似正常中层细胞。发生萎缩性阴道炎时，底层细胞有增生及化生，出现纤维形、蝌蚪形、星形等变性外底层细胞，核固缩、深染，细胞质嗜橘黄或

嗜酸性，类似于"角化不全"，易误认为癌细胞。常伴不同大小和形状的巨噬细胞，细胞质呈泡沫或致密状（图 23-11）。

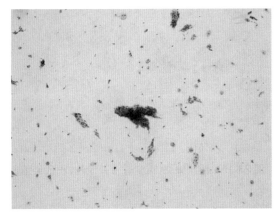

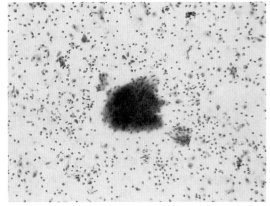

图 23-10　萎缩不伴炎症细胞改变（200×，液基涂片，巴氏染色）

图 23-11　萎缩伴炎症细胞改变（200×，液基涂片，巴氏染色）

3. 病原体感染

（1）滴虫感染：滴虫呈梨形，死后呈圆形或椭圆形，15～30μm，鞭毛偶尔可见（图 23-12）；细胞核淡染，呈梭形或卵圆形，细胞核偏位，其长轴多与胞体平行；细胞质嗜蓝色，常有明显嗜酸性胞质颗粒；纤毛菌往往伴有阴道滴虫感染，背景较脏。阴道滴虫可引起鳞状上皮细胞非典型增生，细胞膜模糊不清晰；细胞核增大，出现核周空晕；细胞质着色不均匀，红染或嗜双色，出现异常角化，甚至癌变。亦见成簇的中性粒细胞。传统涂片中，常见中性粒细胞浸润增加，鞭毛较少能辨认。液基涂片中，滴虫在溶液中固定，形态较小，呈圆形，鞭毛更易保存，容易辨认。

（2）真菌感染（形态符合念珠菌属）：竹节状假菌丝和长形芽孢沿其纵轴排列，常见白细胞核碎片和被假菌丝"串起"的绺钱状鳞状上皮细胞，孢子染色后呈亮红色小点状（图 23-13），周围有小空晕（图 23-14），上皮细胞有变性坏死改变。液基涂片中易见"串起"的上皮细胞，假菌丝不明显时也可在低倍镜下见到"烤肉串"外观。

（3）阴道嗜血杆菌（或加德纳菌）感染：乳酸杆菌缺乏，球杆菌覆盖于鳞状细胞表面，使细胞膜边缘模糊不清，细胞膜边缘排列密集似线索状，称为"线索细胞"。液基涂片中，鳞状上皮细胞被球杆菌覆盖，背景干净（图 23-15）。传统涂片中，鳞状上皮细胞和背景均被球杆

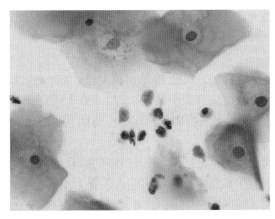

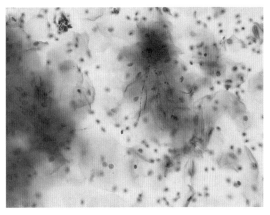

图 23-12　滴虫感染（油镜，液基涂片，巴氏染色）

图 23-13　真菌性阴道涂片（400×，液基涂片，巴氏染色，见菌丝、孢子）

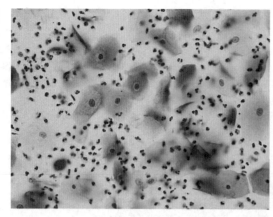
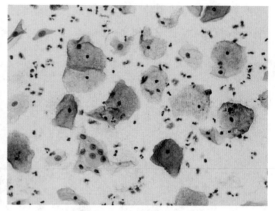

图 23-14 真菌性阴道涂片（400×，液基涂片，巴氏 染色，见核周空晕）　　图 23-15 线索细胞（400×，液基涂片，巴氏染色）

菌覆盖，形成薄膜，常无明显中性粒细胞反应。

（4）放线菌感染：成锐角分支的细丝样微生物，纷乱缠绕成团，在低倍镜下呈"棉花团"外观；放射状排列时，呈不规则的"羊毛球"外观；大量白细胞黏附到放线菌的小集落上，可见周边的细丝肿胀或呈"小棒"状，呈"硫磺颗粒"外观。

（5）单纯疱疹病毒感染：主要为 HSV Ⅱ型感染。①早期，受累细胞体积增大且大小不一；细胞多核，核内病毒颗粒累积使染色质在核膜下聚集，核膜增厚，呈毛玻璃样外观。②后期，可出现嗜伊红色、大小不一、形状不规则的核内包涵体，有核周空晕或透明带，可见于原发性感染和复发性感染。

三、生殖道恶性肿瘤细胞形态

（一）巴氏分类和 TBS 分类

1. 巴氏分类　分类方法详见第二十二章第四节。

2. TBS 分类　1988 年，美国国家癌症研究所（National Cancer Institute，NCI）发布了《Bethesda 系统：国家癌症研究所宫颈/阴道细胞学术语和分类》（the Bethesda system：the NCI terminology and classification of cervical/vaginal cytology，TBS），于 1991 年和 2001 年进行了 2 次修订，进一步完善了细胞学分级报告方式，可操作性更强，成为各国逐步推广应用的分类方法。该诊断性报告内容如下：

（1）标本类型：巴氏涂片或液基细胞学（liquid-based cytology，LBC）涂片。

（2）标本质量评估：因女性生殖道细胞学检查的主要目的是发现癌前病变和恶性肿瘤，涂片的细胞数量和组成具有重要意义。按质量评估，标本分为"满意"或"不满意"。

"满意"标本的判定标准如下：

传统涂片：①送检标本要有清楚的标识和申请目的。②送检单要填完整（如年龄、末次月经、阴道宫颈及盆腔检查所见等）。③满意的涂片应有至少 8 000～12 000 个保存完好且形态清晰的鳞状上皮细胞。④有足够的颈管柱状上皮细胞团（2 团以上，每团至少 5 个细胞）或有移行区细胞（化生细胞）。

液基细胞学涂片：满意的涂片应有至少 5 000 个保存良好且形态清晰的鳞状细胞或鳞状化生细胞，10 个以上的颈管上皮细胞或化生细胞（萎缩的标本可不纳入颈管上皮细胞）。

"不满意"标本的处理原则：①说明拒收或不能制片的依据。②对已经制片进行检查的标本，应说明导致无法满意地对上皮细胞异常作出评估的依据。

（3）癌前病变和恶性肿瘤按 TBS 分级及评价见表 23-1。

表23-1　癌前病变和恶性肿瘤按TBS分级及评价

病变	评价
未见上皮内病变或恶性病变	病原微生物：阴道滴虫、真菌（形态学上符合念珠菌属）、菌群变化（提示细菌性阴道病）、细菌（形态学上符合放线菌属）、细胞变化（符合单纯疱疹病毒感染）、细胞变化（符合巨细胞病毒感染） 其他非肿瘤性病变：如反应性细胞变化（炎症、淋巴滤泡性子宫颈炎、放射治疗相关改变、宫内节育器）、腺细胞存在于子宫切除后样本 子宫内膜细胞：见于≥40岁的妇女
鳞状上皮细胞异常	非典型鳞状上皮细胞，包括意义不明的非典型鳞状上皮细胞和不除外高度鳞状上皮细胞内病变细胞 低度鳞状上皮细胞内病变，包括人乳头瘤病毒（human papilloma virus，HPV）感染、轻度不典型增生、宫颈上皮细胞内瘤变 高度鳞状上皮细胞内瘤变，包括中度和重度不典型增生，原位癌或宫颈上皮内瘤变（cervical intraepithelial neoplasia，CIN）2级和3级 鳞癌
腺上皮细胞异常	非典型腺上皮细胞，包括宫颈管细胞、子宫内膜细胞和其他腺细胞 非典型腺上皮细胞倾向瘤变，包括宫颈管细胞 宫颈管原位癌 腺癌
其他恶性肿瘤	原发性或转移性肉瘤等

（二）鳞状上皮细胞异常

鳞状上皮细胞异常包括：①非典型鳞状上皮细胞：意义不明的非典型鳞状上皮细胞和不除外高度鳞状上皮内病变；②鳞状上皮内病变：低度鳞状上皮内病变和高度鳞状上皮内病变；③鳞状细胞癌：角化型和非角化型鳞状细胞癌。

1. 非典型鳞状上皮细胞（atypical squamous cell，ASC） 指细胞学改变提示为鳞状上皮内病变，但从形态和数量上不足以作出明确判读（图23-16）。诊断为ASC时，鳞状细胞的改变需要具备3个基本特征：①鳞状分化；②核质比增高；③轻度细胞核的变化，包括核深染、染色质呈块状、不规则、模糊不清和/或多核。值得注意的是，ASC判读是针对整个标本，而不是对单一细胞的判读。

（1）意义不明的非典型鳞状上皮细胞（atypical squamous cells with unclear significance，ASC-US）：指提示为LSIL（低度鳞状上皮内病变）或不能确定级别的鳞状上皮

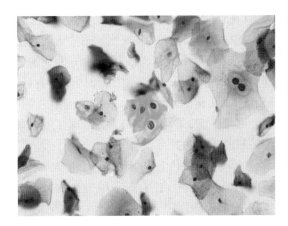

图23-16　意义不明的非典型鳞状上皮细胞（400×，液基涂片，巴氏染色）

内病变的细胞学改变。①细胞改变提示轻度非典型增生，细胞核面积是正常中层鳞状细胞核面积的2.5～3倍或是鳞状化生细胞核面积的2倍；②核质比轻度增高，细胞核轻度深染、染色质分布不均匀，核形轻度不规则，可见双核或多核；③核仁无或不清晰，提示细胞的改变不应考虑为反应性改变。ASC-US包括非典型角化不良细胞（细胞核异常伴有深橘黄色细胞质）和诊断HPV感染证据不足，又不能除外者（不完全挖空细胞）。传统涂片中，由于涂片有空气干燥假象，细胞形态易偏大、偏扁；液基涂片中，细胞进入固定液后变圆，在涂

片中伸展不充分,核质比偏高。

（2）非典型鳞状上皮细胞不除外高度鳞状上皮内病变（ASC-HSIL）:指提示为有 HSIL 可能的细胞学改变,在 ASC 病例中少见。主要包括:①非典型不成熟化生细胞,通常单个出现或不超过 10 个细胞小片状排列,细胞核比正常增大 1.5～2.5 倍,核质比近似 HSIL,当细胞核深染,染色质分布不均,核形异常,轮廓不规则时,更倾向诊断为 HSIL;②"拥挤片状型",鳞状上皮细胞黏聚成片状,类似不规则形状的"组织碎片",细胞核非典型,细胞极性紊乱,细胞质浓厚,细胞呈多边形,边缘尖锐;③萎缩性标本,外底层细胞具有小细胞和核质比高的特征,特别是因变性引起核深染时;④肿瘤放疗后,核质比增大,难以与 HSIL 和肿瘤明确区分时;⑤非典型修复细胞难以与肿瘤区分时;⑥裸核较多,难以确定为 HSIL 时。

2. 鳞状上皮内病变（squamous intraepithelial lesion, SIL）

（1）低度鳞状上皮内病变（low-grade squamous intraepithelial lesion, LSIL）:指由低危型或高危型 HPV 感染所致,中层鳞状上皮细胞、表层鳞状上皮细胞低度危险的上皮内病变,包括"轻度异型增生"和"宫颈上皮内瘤变（cervical intraepithelial neoplasia, CIN）"。①细胞单个散在、成团簇或成片排列,细胞体积大,细胞质多且成熟、边界清晰,通常只发生在具有"成熟"细胞质的中层鳞状上皮细胞或表层鳞状上皮细胞;②细胞核增大,细胞核面积大于正常中层细胞的 3 倍,核质比轻度增高;③细胞核大小、形态不一,染色质颗粒较粗但均匀分布,呈浓缩不透明或煤污样,常见双核或多核,核仁无或不明显,核膜轮廓变化不一,光滑或重度不规则（图 23-17）。

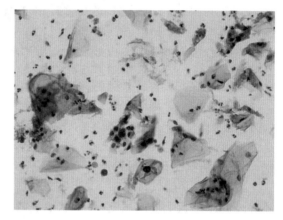

图 23-17 低度鳞状上皮内病变（400×,液基涂片,巴氏染色）

HPV 感染时有以下细胞学形态改变:①挖空细胞或核周空穴细胞,中层细胞、表层细胞核周有细胞质退变和液化所致的大空泡,形成一个宽阔而边界清晰的核周透亮区,外周细胞质浓厚致密。有挖空细胞,同时具有核异常（如细胞核增大、核膜不规则等）才能判读 LSIL。②角化的鳞状细胞,表现为圆形或椭圆形,核固缩,核质比低的小型鳞状细胞。③湿疣外底层细胞,即化生型外底层细胞,可出现非典型外底层细胞。值得注意的是,以上变化不是 HPV 感染的特有改变。

（2）高度鳞状上皮内病变（high-grade squamous intraepithelial lesion, HSIL）:主要由高危型 HPV 感染所致,有高风险发展为浸润癌。HSIL 包含中度非典型增生、重度非典型增生和原位癌,相当于 CIN2、CIN3。①细胞单个散在,成片,或成合胞体样聚集,形成细胞核深染拥挤的不成熟细胞团（HCG）;②细胞体积比 LSIL 的细胞小,细胞质成熟度低;③细胞核增大程度与 LSIL 类似或稍小,但核质比明显增高;④细胞核染色不一、通常深染,染色质粗颗粒状均匀分布,核膜轮廓不规则,常有明显凹迹,细胞病变均较 LSIL 严重;⑤一般无核仁,但当病变累及子宫颈管腺体或伴有反应性改变时可见核仁;⑥细胞质含量和形态不一,可表现为"不成熟",纤细花边样或化生性着色;细胞质偶尔"成熟",空泡状或出现浓染角化（角化型 HSIL）（图 23-18）。

3. 鳞状细胞癌（squamous cell carcinoma, SCC） 指由不同分化程度的鳞状上皮细胞组成的具有侵袭性的肿瘤。出于描述目的,子宫颈鳞状细胞癌分为角化型鳞状细胞癌和非角化型鳞状细胞癌。

（1）角化型鳞状细胞癌：鳞癌细胞是否出现角化，与癌细胞的分化程度无关，高分化鳞癌和低分化鳞癌均可有角化。癌细胞多单个散在，细胞大小和形态差异大，可呈梭形、蝌蚪形、蜘蛛形；细胞质丰富，多数角化而染成深橘黄色；细胞核显著增大、大小不一、畸形、深染、空泡状，核膜轮廓不规则；染色质呈粗颗粒状、透亮，分布不均；有时可见大核仁和核固缩（图23-19）。

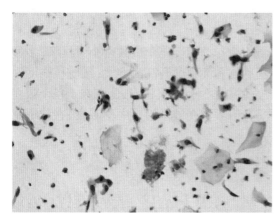 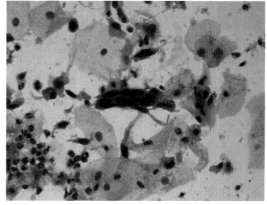

图 23-18　高度鳞状上皮内病变（400×，液基涂片，巴氏染色）　　图 23-19　角化型鳞状细胞癌（400×，液基涂片，HE 染色）

（2）非角化型鳞状细胞癌：细胞单个散在或成群、成团排列，界限不清；细胞较 HSIL 细胞小，并有大多数的 HSIL 特征；细胞核深染，见明显核仁，染色质粗块状、透亮、不规则分布；常见肿瘤素质，指坏死性碎屑或陈旧性出血成分常集中在细胞团的周围，又称为"黏附性肿瘤素质"。肿瘤素质在液基涂片中分布较轻微，在传统涂片中分布在背景中。

（三）腺上皮细胞异常

腺上皮细胞异常包括：①非典型腺细胞：非典型子宫颈管腺细胞和非典型子宫内膜腺细胞；②腺癌：子宫颈管原位腺癌、子宫颈管腺癌和子宫内膜腺癌。

1. 非典型腺细胞（atypical glandular cell，AGC）　指细胞核变化程度明显超出反应性和修复性改变，但不足以诊断为腺癌。

（1）非典型子宫颈管腺细胞：①非典型腺细胞，无特指，细胞呈片状或索状排列，轻度拥挤，细胞核有重叠；细胞核增大，为正常子宫颈管细胞核的 3～5 倍，细胞核大小和形状轻度不一致；细胞核轻度深染，染色质轻度不规则，偶见核仁；细胞质尚丰富，但核质比增高，细胞界限清晰。②非典型腺细胞，倾向瘤变，细胞呈片状或条带状排列，细胞核拥挤、重叠，可见假复层柱状结构；偶见细胞呈"菊蕊团"（腺体结构）或羽毛状排列；细胞核增大、轻度深染，染色质粗颗粒状呈不均匀分布；细胞质量少，核质比增高；有时见核分裂象和细胞凋亡碎片；细胞界限不规则。

（2）非典型子宫内膜腺细胞：小细胞团排列，每团常为 5～10 个细胞；细胞核轻度增大、染色稍深，染色质分布不均，小核仁少见；细胞质少，偶见空泡，核质比轻度增高；细胞界限不规则。

2. 腺癌

（1）子宫颈管原位腺癌（atypical endometrial cell carcinoma of the cervical canal in situ，AIS）：细胞学诊断原位腺癌难度较大，诊断困难时可列入 AGC-FN，约半数患者伴有鳞状上皮内病变，多为 HSIL。细胞多呈片状、条带状、扇形或菊蕊团排列，无明确的蜂窝状结构，少见单个异常细胞；细胞核增大、大小不一，呈卵圆形或雪茄样；呈栅栏状排列的细胞核和带状细胞质在细胞团周边向外伸出，形成"羽毛状、鸡毛掸样、手风琴样"外观；细胞核染色过深，染色质粗颗粒状、均匀分布，核仁小或不明显，常见核分裂象和凋亡小体，但无侵袭性；细胞质量和黏液减少，核质比增高；涂片背景干净，无肿瘤性坏死，可见炎症细胞碎片。

（2）子宫颈管腺癌（endocervical adenocarcinoma）：有侵袭性特征，有高分化和低分化；典型细胞呈柱状，大量癌细胞可呈单个散在、片状或成团，常见合体聚集现象；细胞核增大，形态多样，核膜轮廓不规则，染色质分布不均，见大核仁，可见旁区空亮、小空泡；常见肿瘤素质；可见异常鳞状细胞。

（3）子宫内膜腺癌（endomerioid adenocarcinoma）：细胞呈单个或紧密小团簇状，多形性；细胞核轻度增大，核体积和核仁大小不一，随肿瘤恶性程度升高而增大；细胞核中度深染，染色质空亮、分布不均；细胞质少，嗜碱性，空泡常见；可见中性粒细胞存在于单个散在或肿瘤细胞团簇的细胞质内；细颗粒状或"水样"肿瘤素质在液基涂片中不明显，在传统涂片中常见。

四、TCT 技术

新柏氏液基薄层细胞学检测（thin-prep cytologic test，TCT）是 1996 年获得美国 FDA 认证的液基细胞学检测技术，1999 年正式进入中国。TCT 技术解决了巴氏细胞涂片细胞丢失率高、涂片质量差等技术难题，使宫颈癌的阳性检出率明显提高，为宫颈癌的早期诊断作出了重大贡献。

（一）TCT 技术原理

1. 离心法　把标本充分振荡均匀后放入离心管离心处理，脱落上皮细胞等诊断成分聚集黏附在离心管底部形成细胞团，然后倒掉细胞团上面液体（液体中含有红细胞、黏液等成分），达到去除干扰成分的目的。离心法又分为自然沉降制片法和离心手工制片法。

（1）自然沉降制片法：通过离心去除影响诊断的杂质，并将有诊断价值的细胞进行分离，再根据不同类型细胞其比重不同的特点（病变细胞比重大、沉降速度快），在独立制片仓内进行自然沉降，比重较大的细胞会先与经过特殊处理后的载玻片表面黏附，从而最大限度地捕获病变细胞和具有诊断价值的细胞。随后，经过固定、染色、清洗和脱水处理，最终制成背景清晰的单层细胞薄片。该方法的优点是制片背景清晰，细胞分布均匀无重叠，且阳性率高。

（2）离心手工制片法：把标本充分混匀后，取一部分标本放入特制的离心杯里面，离心杯的一侧面连着载玻片，离心后细胞留在载玻片上，晾干，乙醇固定后染色。该方法的缺点是只能处理部分标本，且制片背景不清，片上细胞量随取材数量多少而发生变化。

2. 膜式制片法　将标本充分混匀后，将下端带有一层膜的管状物体插入标本瓶中。管状物体上端连着负压泵，膜上有许多直径小于上皮细胞而大于黏液小颗粒、白细胞的小孔。通过负压抽吸，上皮细胞留在膜上，黏液、白细胞等通过膜，达到去除杂质的目的。但是，血细胞体积小，也会留在膜上，使得处理杂质不完全。宫颈炎、宫颈糜烂患者样本有大量血液，影响标本处理。

（二）宫颈癌筛查方案

《中国子宫颈癌筛查指南（一）》（2023 年 7 月）中推荐：①筛查起始年龄为 25 岁。25～64 岁女性采用每 5 年 1 次的 HPV 核酸单独检测或联合检测；或每 3 年 1 次细胞学检查。筛查终止年龄：65 岁以上女性，既往有充分的阴性筛查记录，并且无 CIN、HPV 持续感染，以及无因 HPV 相关疾病治疗史等高危因素，可终止筛查。65 岁以上女性，从未接受过筛查，或 65 岁前 10 年无充分阴性筛查记录，或有临床指征者，仍应进行子宫颈癌筛查。②特殊人群筛查。25 岁以下女性，存在多性伴史、过早性生活史、感染人类免疫缺陷病毒以及吸烟等高危因素,应适当缩短筛查间隔。妊娠期女性,孕前检查或第一次产前检查时行单独细胞学检查或联合筛查。因子宫颈癌前病变行全子宫切除的女性,每年进行联合筛查,若联合筛查 3 次均为阴性,延长至每 3 年 1 次,持续 25 年。因良性子宫疾病行子宫切除的女性,若无可疑临床症状或体征,不推荐常规进行筛查。对于不明确子宫颈切除术前是否有癌前病变患者,若有临床可疑症状或体征,建议联合筛查。免疫功能低下人群,如实体器官移植者或异体造血干细胞移植者、自身免疫性疾病(系统性红斑狼疮、干燥综合征、炎症性肠病)、长期服用免疫抑制剂等,应尽早进行筛查,筛查策略遵循 HIV 感染人群。预防性 HPV 疫苗接种女性筛查策略同普通人群。

(三)TCT 报告方式

1. 标本质量评估 描述标本满意度。评估满意则描述是否存在子宫颈管/移行区成分和其他任何质量指标,如涂片被血或炎症等部分遮盖;评估不满意则注明原因。

2. 报告结果

(1)无上皮内病变或恶性病变:①无证据显示存在肿瘤细胞。②描述非肿瘤性发现,包括鳞状上皮化生、角化性变化、输卵管上皮化生、萎缩、与妊娠相关的变化。③描述反应性的细胞变化,包括炎症(包括典型修复)、淋巴细胞(滤泡)性宫颈炎、放射线照射、宫内节育器、腺细胞存在于子宫切除后样本。④生物性病原体,包括阴道滴虫、形态与白念珠菌符合的真菌、菌群失调(提示细菌性阴道病)、形态与放线菌符合的细菌、细胞学改变符合单纯疱疹病毒感染、细胞学改变符合巨细胞病毒感染。⑤其他,如子宫内膜细胞(存在于年龄≥45岁女性的样本中)。

(2)鳞状上皮细胞异常:①非典型鳞状上皮细胞,如 ASC-US、ASC-H。②低级别鳞状上皮内病变(LSIL),包含 HPV/轻度异型增生/CIN1。③高级别鳞状上皮内病变(HSIL),包含中度和重度异型增生、原位癌(CIN2 和 CIN3),具有可疑的侵袭特点(如怀疑侵袭)。④鳞状细胞癌。

(3)腺上皮细胞异常:①非典型细胞,无特指,如子宫颈管腺细胞、子宫内膜腺细胞、腺细胞(非特异,否则在注释中说明)。②非典型细胞,倾向瘤变,如子宫颈管腺细胞倾向于肿瘤性、腺细胞倾向于肿瘤性。③子宫颈管原位腺癌。④腺癌,如子宫颈管腺癌、子宫内膜腺癌、子宫外腺癌、没有特别指明类型的腺癌。

(4)其他类别的恶性肿瘤:指出其特征。

第二节 呼吸道脱落细胞学检验

肺癌是全世界发病率和死亡率最高的癌症。根据实验室检查(血清肿瘤标志物、分子诊断和痰细胞学检查)、影像学检查(胸部 X 线、CT、PET-CT 等)、内镜检查(纤维支气管镜、超声支气管穿刺活检术等)等有助于肺癌的早期诊断。其中,呼吸道脱落细胞学检验简单、易行,可多次取材,阳性率较高,对肺癌的早期诊断及治疗有重要意义。

一、呼吸道正常细胞形态

(一)鳞状上皮细胞

痰液中的鳞状上皮细胞多来自口腔,主要是表层细胞,中层细胞少见。涂片中若见大量无核的鳞状上皮细胞,提示口腔黏膜白斑。

(二)呼吸道上皮细胞

正常呼吸道上皮细胞不会自然脱落,在支气管刷采集或穿刺标本中常见。

1. 纤毛柱状上皮细胞 主要来自鼻咽部、气管、支气管等部位。细胞呈柱状或三角形,大小均一,顶部有纤毛;细胞核呈椭圆形或居底部,染色质呈颗粒状,常见单个小核仁;细胞质丰富细腻,嗜天蓝色。

2. 杯状细胞　健康人痰涂片中较少见,支气管刷片或支气管灌洗样本中易见。在慢性炎症或哮喘等因素刺激下,细胞数量显著增多,为膨胀鼓起的柱状细胞;细胞质丰富,内有较多空泡状或泡沫状黏液,嗜碱性;细胞核呈圆形或椭圆形,常偏位;常与纤毛柱状上皮细胞同时存在,成簇或片状分布。

3. 储备细胞　常见于支气管刷片和灌洗样本,较少出现于正常痰涂片中。当支气管黏膜因炎症而反应性增生时,可见成堆的储备细胞脱落。细胞常紧密排列成小的片状;细胞体积较小,比淋巴细胞稍大;细胞核呈镶嵌状,染色质粗颗粒,染色较深,核质比高。

4. 其他上皮细胞　正常呼吸道上皮还可见内底层细胞、神经内分泌细胞、Ⅰ型或Ⅱ型肺泡细胞,较难分辨。在刷片或穿刺标本中,还可见到间皮细胞,易误认为癌细胞。

（三）非上皮细胞成分

1. 肺泡巨噬细胞　样本中出现足够数量的巨噬细胞才能达到样本满意度,符合细胞学诊断要求。巨噬细胞呈圆形、卵圆形,直径 10~25μm;细胞常单个散在或随黏液丝成群分布,细胞之间有明显的间隙。细胞在形态和大小上有较大差别。细胞质丰富,淡天蓝色,含有空泡和大量不同的吞噬物质;细胞核位居中央或略偏位,偶见核仁,常见多核,染色质呈细颗粒状。

（1）尘细胞(dust cell):指巨噬细胞吞噬了较多的灰尘颗粒,细胞质中见黑色或棕色的粉末状颗粒,细胞结构模糊(图 23-20)。

（2）心衰细胞(heart failure cell):见于慢性心力衰竭患者。巨噬细胞吞噬了红细胞后,将血红蛋白分解为含铁血黄素,细胞质中含有大量粗大的棕色含铁血黄素颗粒,有折光性,铁反应阳性(图 23-21)。

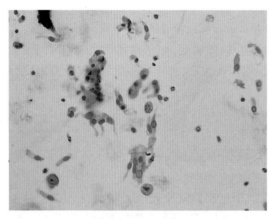
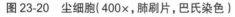
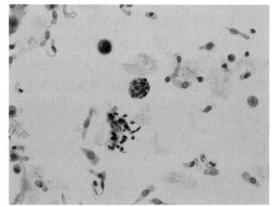

图 23-20　尘细胞(400×,肺刷片,巴氏染色)　　　图 23-21　心衰细胞(400×,肺刷片,巴氏染色)

（3）泡沫细胞(foam cell):见于脂质性肺炎患者。巨噬细胞吞噬了脂质,细胞质丰富,淡天蓝色,呈泡沫状,即为泡沫细胞,或脂质吞噬细胞。

（4）多核巨(噬)细胞(multinucleated giant cell):见于肺慢性炎症、病毒感染、结节病或肺间质病变患者。肺泡巨噬细胞体积增大,形成双核或多核细胞,可达到几十个核,称为多核巨细胞(图 23-22)。

2. 血细胞　中性粒细胞增多常见于吸烟者、呼吸道炎症病变、肺内恶性病变;嗜酸性粒细胞出现提示有过敏,如支气管哮喘、某些肺过敏性疾病或肺寄生虫病等,可伴有夏科-莱登结晶(为嗜酸性粒细胞形成的菱形或针状的橘红色晶体);淋巴细胞散在分布,常见于慢性支气管炎,若淋巴细胞成群出现,则提示滤泡性支气管炎、肺癌、转移癌、淋巴瘤或白血病等,应继续随访观察。

3. 库什曼螺旋体 指螺旋状的黏液成分,中轴着色深,稀薄黏液包裹外周呈半透明状(图 23-23)。常见于慢性呼吸道疾病,如各种原因引起的支气管不完全阻塞,在重度吸烟者和老年人较多见。

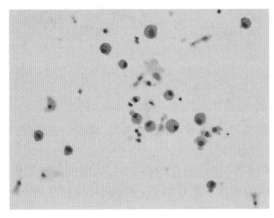 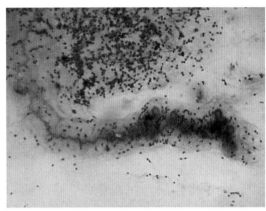

图 23-22 肺泡巨噬细胞(400×,肺刷片,巴氏染色) 图 23-23 库什曼螺旋体(400×,巴氏染色)

4. 其他 痰液涂片中可含有食物残渣(大量浓缩黏液、淀粉样体、未消化的食物颗粒、植物细胞、肉类纤维)、空气污染颗粒(石棉小体、花粉颗粒)、口腔正常菌群、真菌及肺孢子菌等。

二、呼吸道良性病变的细胞形态

放疗、化疗、急性炎症、慢性炎症(支气管炎、支气管扩张、肺炎及肺结核)等,可引起上皮细胞发生反应性改变。

(一)鳞状上皮细胞异常

1. 炎症性改变 鳞状上皮细胞出现坏死、核膜增厚、核固缩、染色质粗颗粒状等病理改变,常提示口腔或咽部有炎症或溃疡等急性病变。

2. 巴氏细胞 由细胞学家 Papaniculaou 发现而得名,细胞体积较小、染色质致密深染、细胞质深染呈红色,常提示为上呼吸道感染和咽喉炎。

3. 鳞状上皮化生 又称鳞化细胞,是指呼吸道上皮被鳞状上皮所代替,是支气管损伤的常见反应。较难区分痰液标本中的鳞化细胞和来自口腔、咽喉部的正常鳞状上皮细胞,而支气管刷片涂片中的鳞状上皮细胞均为鳞化细胞。细胞常成堆、成片,互相粘连,呈砖式排列;细胞呈多角形或卵圆形;核固缩,染色质呈细颗粒状;在鳞状化生细胞团周边有时附有纤毛柱状细胞。

4. 非典型鳞化细胞 指在鳞状上皮化生基础上发生了非典型增生变化的细胞。细胞多成群出现,单个细胞少见;细胞核增大、大小不一,核异形,偶见核固缩,细胞核染色质增粗、深染;细胞质含量比鳞化细胞少。

(二)柱状上皮细胞异常

1. 核增大 细胞体积可稍大,细胞核增大至正常细胞核的 2 倍或更大;多核,染色质增多增粗,核仁增大,可见终板,有纤毛。

2. 多核 细胞核数量多,几个至数十个;细胞体积增大,呈多边形或不规则形;细胞核小而规则,核仁少见;细胞质丰富,可见纤毛。在支气管灌洗液或刷片中易见,痰涂片中较少见,常见于创伤、病毒感染、放射性治疗及恶性肿瘤等。当出现多核的纤毛柱状上皮细胞时,应仔细观察涂片或多次检查,以排除隐性癌的可能。

3. 乳头状增生的上皮细胞团（Creola 小体） 出现提示支气管上皮增生，见于慢性炎症、支气管扩张和哮喘等病变。支气管上皮细胞紧密成团聚集，形成乳头状细胞团，主要由纤毛柱状上皮细胞和杯状细胞组成（图23-24）。增生的细胞团有时与腺癌相似，极易误诊。但是，反应性细胞具有大小形态一致、细胞膜较光滑等特点，可与恶性细胞鉴别。此外，细胞膜表面见到纤毛，是良性细胞的重要特征。

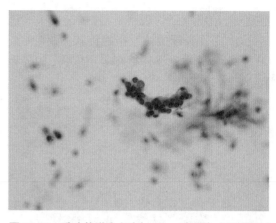

图23-24　乳头状增生上皮（400×，肺刷片，巴氏染色）

4. 储备细胞增生 正常情况下痰液标本中无内底层细胞，储备细胞牢固附着于基底膜，在慢性支气管炎、支气管扩张、结核、真菌感染、慢性肺炎等病变时，表面的细胞常成团脱落，易被误认为肺小细胞癌。储备细胞增生的细胞形态学特点：细胞小，排列紧密，染色质模糊，核膜挤压呈镶嵌状，细胞质少，无核分裂象，无坏死。

三、呼吸道恶性肿瘤细胞形态

呼吸道恶性肿瘤以原发性肺癌最多见，其次为转移癌，肉瘤少见。原发性肺癌多来源于支气管黏膜上皮，又称为支气管肺癌，少数起源于支气管壁腺体、肺泡上皮。原发性肺癌主要分为鳞状细胞癌、腺癌、小细胞癌和大细胞癌4类。

（一）原发性肺癌

1. 鳞状细胞癌 最常见，是支气管黏膜鳞状上皮化生后的恶性改变，简称鳞癌。主要发生于大支气管及段支气管以上的支气管，因此支气管刷片和痰液细胞学检查阳性率均较高。支气管刷片和痰涂片因取样方式不同，细胞形态学改变有所不同。支气管刷片是在作支气管镜时，经过支气管镜的活检孔放入支气管毛刷，将毛刷送到预定的肺部有病灶的部位，进行刷检。支气管刷片中，癌细胞来自深层，其生长繁殖活跃，多成群分布，排列成单层，单个少见；细胞核大、多居中，一个或多个小核仁，染色质深染、粗颗粒状，分布不均，细胞质丰富；分化程度一般比痰涂片低，角化现象罕见，背景相对清晰。痰涂片中，细胞为自然脱落，主要来自肿瘤表面分化较成熟的细胞。癌细胞容易衰老或坏死，深部癌细胞脱落较少，因此实际上鳞癌的分化程度可能与组织学检查结果不一致。根据癌细胞是否出现角化，分为高分化鳞状细胞癌和低分化鳞状细胞癌。

（1）高分化鳞状细胞癌（角化型鳞癌细胞）：鳞癌细胞大小不一，多单个散在分布，也可出现散在的细胞团，轮廓清晰；细胞具有多形性，可呈椭圆形、蝌蚪形、纤维形等畸形；染色质密集，分布不均；细胞核增大，染色不一，有的淡染、溶解，有的深染，类似印度墨汁，称为核固缩；细胞质部分或弥漫性角化；涂片背景可见炎症细胞和肿瘤坏死。角化型鳞癌细胞细胞质巴氏染色呈致密的或毛玻璃样的亮橘红色，Diff-Quick 染色则呈质地均一的青蓝色（图23-25）。大型癌细胞的细胞质内有小型癌细胞，形成癌细胞珠（图23-26）。有时癌细胞可吞噬小型颗粒、碳颗粒或含铁血黄素颗粒等物质。痰涂片中角化型鳞癌细胞比宫颈鳞癌细胞更易见"墨汁"样核，核仁少见，细胞质强嗜酸性，易见完全角化的鳞癌细胞，细胞核的轮廓模糊或无核，呈"影细胞样"，提示角化型鳞癌。

（2）低分化鳞状细胞癌（非角化型鳞癌细胞）：细胞角化不明显或没有角化。细胞单个或成群、成堆分布；细胞呈圆形或多角形；细胞核深染，染色质粗颗粒分布，无核固缩，核仁明显；细胞质较少，较透明，嗜碱性或嗜双色性。

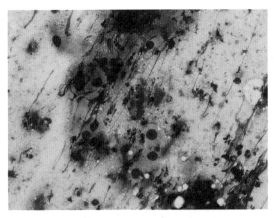

图 23-25　鳞状细胞癌（400×，支气管刷片，Diff-Quick 染色）

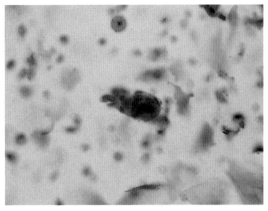

图 23-26　鳞状细胞癌癌珠（400×，支气管刷片，巴氏染色）

痰液和支气管刷取、穿刺标本鳞状细胞癌细胞的形态学差异见表 23-2。

表 23-2　痰液和支气管刷取、穿刺标本鳞状细胞癌细胞形态学差异

细胞学特征	痰液	支气管刷取和穿刺
癌细胞数量	不定，较少	常很多
细胞角质化	明显	少数有，常缺乏
核质比异常	不定	多增加
核固缩	明显	不明显，常缺乏
单个癌细胞	常见	不常见
癌细胞聚集	不常见	为主
细胞核结构	很难识别	易识别
核仁	可疑或缺乏	常可见，明显

2. 腺癌（adenocarcinoma）　主要来源于支气管上皮细胞和肺泡细胞的恶性改变。肺腺癌主要的细胞学特征为：细胞散在或成团成簇分布；形成腺腔样、蜂窝状、乳头状或三维立体结构；细胞核呈圆形或卵圆形，染色质较细腻，深染，呈疏松网状；核仁大而明显，居中；细胞质丰富，呈嗜酸性，含分泌颗粒、黏液空泡或大小不一的空泡（图 23-27）。

3. 小细胞癌（small cell carcinoma）主要来自呼吸道黏膜中的神经内分泌细胞的恶性改变，恶性程度较高。主要为中央

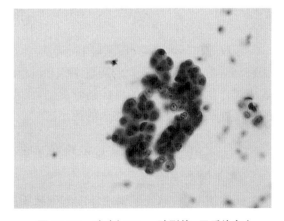

图 23-27　腺癌（400×，肺刷片，巴氏染色）

型，起源于支气管壁，病灶小时即可广泛侵犯管壁，较早发生转移。在痰液涂片中，细胞重叠排列成松散而不规则的"葡萄串样"细胞簇，或镶嵌呈"脊椎骨样排列"，常随黏液丝排列，典型者呈燕麦形；细胞体积小，约为淋巴细胞的 2 倍；细胞质较少，嗜碱性，有时缺如呈裸核。在支气管刷片中，癌细胞常聚集成群，单个少见；细胞质破裂后成裸核，或人工挤压核

破裂而在涂片上形成苏木精着色的"染色质抹斑"。细胞核互相重叠拥挤而呈镶嵌状；细胞核异形，呈圆形、椭圆形或长锥形；染色质细腻且分布均匀，呈粉末状，类似"胡椒盐样"；核仁小或无，可见核分裂象，制片过程中细胞核被破坏，形成核丝（图23-28、图23-29）。

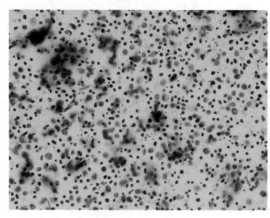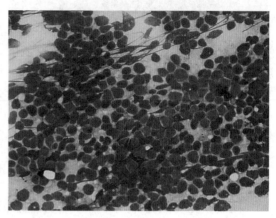

图23-28　小细胞癌（400×，肺刷片，巴氏染色）　　图23-29　小细胞癌（400×，肺刷片，Diff-Quick染色）

4. 大细胞癌（large cell carcinoma）　癌细胞大，常单个散在或为排列拥挤的细胞团，呈花瓣状或栅栏状排列；细胞核大，有时核膜不规则，有一个或多个核仁、核仁明显，染色质呈粗颗粒状、深染；常见坏死和核分裂象；可有神经内分泌分化特性，如表达嗜铬粒蛋白A、突触素等。

（二）肺转移性癌

肺转移性癌较常见，因此在诊断为原发性肺癌前，应充分考虑有无肿瘤病史、是否转移、是否为良性病变（如细菌、病毒、霉菌感染，放射治疗或化学治疗所致等）。在痰液涂片检查中，最常见的转移癌是食管癌，其次是结肠癌、乳腺癌、淋巴瘤和白血病、前列腺癌、胃癌等。在细针吸取细胞学涂片中，最常见的转移癌是乳腺癌，其次是结肠癌、肾癌、膀胱癌等。

第三节　浆膜腔积液脱落细胞学检验

浆膜腔包括胸膜腔、腹膜腔和心包膜腔。浆膜腔内有少量稀薄液体，起润滑作用，有利于脏器活动。浆膜由表面的间皮细胞和其下的薄层纤维结缔组织组成。在病理情况下浆膜腔内可产生积液，脱落的良性细胞、恶性细胞均可在积液内继续繁殖。利用浆膜腔积液的脱落细胞来诊断疾病具有悠久的历史。

一、正常及良性病变脱落细胞形态学

（一）间皮细胞

正常情况下，浆膜腔内液体能起到浆膜腔和壁层间的滑润作用。间皮由表面呈多角形的扁平细胞组成，细胞核居中，呈圆形或椭圆形，细胞边缘紧密相连，细胞基部直接与基底膜接触。

1. 正常间皮细胞　自然脱落于积液中的间皮细胞，呈漂浮状，细胞散在或成片。当体腔出现积液时，排列规律的间皮细胞紊乱、间皮增生，脱落的细胞大小不一，失去多边形态，呈圆形或卵圆形，直径10～20μm。细胞核较大，占整个细胞直径的一半，呈圆形或卵圆形，位于细胞中央。细胞核内的染色质细致而且均匀，有时可见少数较大的染色质质点或小核仁。在良性病变的积液中,常见间皮细胞成团脱落,细胞团由数个到数十个细胞组成,呈单层扁平、鹅卵石样疏松排列,细胞团内细胞核的形状、大小较为一致(图 23-30~图 23-32)。正常间皮细胞的细胞核都在细胞的中央,但也可略偏细胞一侧。在间皮细胞内一般只有 1 个细胞核,有时也可以有 2 个以上的细胞核,最多时可达 20 个。但这种多核的间皮细胞每个细胞核的大小、形态与单核的间皮细胞相同。正常间皮细胞可见有丝分裂,但较为少见。

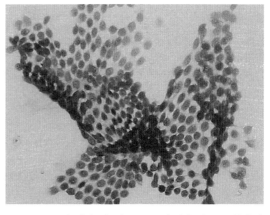

图 23-30 间皮细胞 1(400×,胸腔积液,HE 染色)

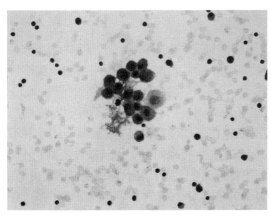

图 23-31 间皮细胞 2(400×,胸腔积液,HE 染色)

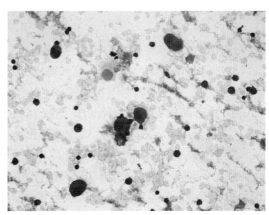

图 23-32 间皮细胞 3(400×,胸腔积液,HE 染色)

2. 退化间皮细胞 间皮细胞脱落于积液中不久,即开始发生不同程度的退化,脱落的时间越久,其退化也越严重,最后细胞全部破坏而消失。细胞退化的因素有 2 个。①人为因素:浆膜腔积液抽出后不及时制片或固定,导致涂片中所有间皮细胞和其他细胞全部有退化,而且退化程度较一致。②自然退化:因为部分间皮细胞在浆膜腔积液抽出前就已脱落,所以即使积液抽出后立即涂片固定,也可以看到退化的间皮细胞,而且由于各个细胞脱落的时间不同,细胞退化的程度也不同,在同一涂片中可以看到新鲜的细胞和不同程度的退化细胞。

退化的间皮细胞可出现一些特征性改变。①印戒形:细胞与正常间皮细胞大小相似或稍大,椭圆形或圆形,细胞质中有明显的大空泡,边缘整齐,不含黏液,细胞核被空泡挤到一侧,染色质致密,易被误认为印戒形腺癌细胞。②空泡形:圆形,细胞核小,居中或偏位,细胞质中有 2~3 个大小不等的空泡,外观似巨噬细胞,细胞核浅染,无恶性特征。③模糊形:体积稍大,细胞质呈灰色,细胞质和胞核边界不清,染色质结构不清,有时看不出完整的细胞结构。④固缩形:多散在,细胞质红染,核小而致密。

间皮细胞的退化可分为轻度退化、中度退化和高度退化。轻度退化的间皮细胞体积略增大,细胞质内出现一个或多个液化空泡,细胞核的大小、形态仍然正常。中度退化的间皮细胞体积明显增大,是正常间皮细胞的 1.5~2 倍,细胞内液化空泡不断扩大,细胞核内染色质颗粒变粗,染色质变淡,细胞核边开始模糊不清,细胞核形态因受液化空泡挤压而变形(图 23-33)。高度退化的间皮细胞呈气球样,体积比正常间皮细胞大 3~4 倍,细胞核相应增大,细胞核边模糊不清,染色质颗粒状结构消失,呈淡蓝色云雾状(图 23-34)。中度、高度退化的间皮细胞要与癌细胞相鉴别,癌细胞有核质比明显增大、细胞核大、染色质粗大分

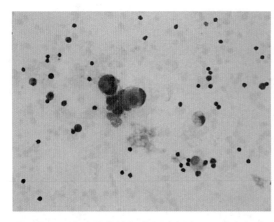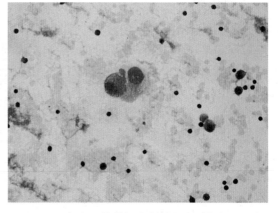

图 23-33　中度退化的间皮细胞(400×,胸腔积液,HE 染色)

图 23-34　高度退化的间皮细胞(400×,胸腔积液,HE 染色)

布不均和染色深等特征,而中度、高度退化的间皮细胞则无核质比增大,其细胞核边模糊,染色质结构不清,染色淡,甚至呈云雾状。退化发展到最后阶段时,细胞膜与细胞质都溶解消失。

3. 异形间皮细胞　异形间皮细胞(abnormal mesothelia)又称反应性不典型间皮细胞(reactive atypical mesothelia),是体腔表面的间皮细胞在长期慢性炎症、放射线作用及肿瘤等刺激下形成的细胞。影响间皮细胞发生形态改变的主要病因如下。①结核性炎症:结核性胸膜炎、结核性腹膜炎等。②非结核性炎症:各种球菌、杆菌引起的胸膜炎、腹膜炎等。③肿瘤:除肿瘤对间皮细胞的直接刺激外,主要是肿瘤常伴有继发感染。④其他:如肝硬化、心力衰竭、肾炎等引起的浆膜腔积液,间皮细胞脱落数量较少,形态改变也不明显,对诊断的影响不大。

异形间皮细胞形态改变(图 23-35、图 23-36)表现为以下几个方面:①片状排列、拥挤,细胞大小不一,有些间皮细胞核增大且深染,细胞质丰富,细胞核边整齐。②细胞稍大,出现多核,一般 3~5 个核,细胞核略增大,细胞质量较多。③间皮细胞幼稚样。④单个散在间皮细胞增大,胞核增大且深染,核质比失常,细胞核边缘规则,染色质分布均匀。⑤可出现梅花状、腺腔样、乳头状、栅栏状等多种形式的细胞群排列,细胞核大小不一,染色质分布均匀。

(二)其他非间皮细胞

浆膜腔积液涂片内细胞分布均匀,白细胞较少,涂片背景清晰,显微镜下容易观察。涂

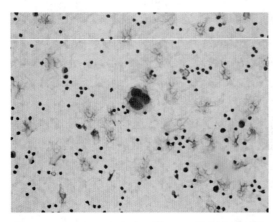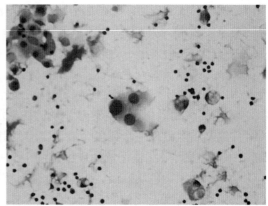

图 23-35　异形间皮细胞 1(400×,腹腔积液,HE 染色)

图 23-36　异形间皮细胞 2(400×,腹腔积液,HE 染色)

片中能观察到的非间皮细胞包括巨噬细胞、白细胞和红细胞。

1. **巨噬细胞** 扫描电镜和透射电镜研究揭示间皮细胞来源于巨噬细胞（macrophage），它是一种具有吞噬功能的细胞，它的细胞质可形成伪足而有阿米巴样运动。积液中的巨噬细胞形态类似间皮细胞大小，直径 10~25μm，常常散在或松散成片，细胞质淡染，呈泡沫状，含少量空泡或吞噬颗粒，有时细胞质内含有被吞噬的碎屑。细胞核常 1~2 个，多偏位，呈肾形或卵圆形，深染，染色质呈细颗粒状，有时可见小核仁。

2. **白细胞** 是积液中最常见的细胞成分，包括淋巴细胞、中性粒细胞、嗜酸性粒细胞和浆细胞。淋巴细胞主要见于慢性积液，如果淋巴细胞数量很多而无其他白细胞，应考虑结核、慢性淋巴细胞白血病、恶性淋巴瘤等。中性粒细胞是浆膜炎症和恶性肿瘤时常见的细胞成分。嗜酸性粒细胞增多见于变态反应性疾病和寄生虫感染。浆细胞的出现常见于多发性骨髓瘤、霍奇金淋巴瘤等。

3. **红细胞** 涂片中出现红细胞，表示局部有渗血或出血，常见于肿瘤和结核。但在炎症或穿刺抽液时损伤血管也可出现红细胞。

（三）非恶性疾病伴积液

1. 急性炎症

（1）急性化脓性炎症：各种化脓菌经直接蔓延、血道和淋巴管播散、内脏穿孔或外伤感染等途径进入浆膜引起化脓性浆膜炎。涂片中见大量中性粒细胞，少数退变间皮细胞，并有较多的细胞碎屑，巨噬细胞和淋巴细胞少见。

（2）急性非化脓性炎症：可继发于肺炎、流感、肺梗死等疾病，积液量较少，细胞成分多样，包括较多的中性粒细胞、淋巴细胞、巨噬细胞及增生活跃的间皮细胞。

2. 慢性炎症

（1）结核病：结核性积液以淋巴细胞为主，因结核病以肺结核最常见，故胸腔积液多见。积液涂片可见大量淋巴细胞，大小一致，巨噬细胞和间皮细胞则较少。当结核病直接累及胸膜时，涂片中可见大量间皮细胞，细胞核增大，有轻度异型，呈团状或片状。

（2）非特异性慢性炎症：各种急性炎症未经治疗或治疗不彻底可转为慢性炎症，有些疾病一开始就呈慢性经过。涂片中可见大量淋巴细胞，偶见浆细胞，常伴有中性粒细胞、巨噬细胞和增生活跃的间皮细胞，亦可出现异形间皮细胞。

3. 其他 肝硬化腹腔积液一般为漏出液，细胞成分不多，可见散在的间皮细胞、巨噬细胞和淋巴细胞。肾病腹腔积液可见大量不典型间皮细胞，单个或多个核，个别异型细胞与癌细胞难鉴别，但结合肾病的临床表现，一般不会误诊。低蛋白血症和充血性心力衰竭时均为典型的漏出液，涂片中仅见少量散在的淋巴细胞和间皮细胞。

二、浆膜腔积液中恶性肿瘤细胞形态学

肿瘤对间皮细胞的直接刺激作用或者肿瘤合并感染后的炎症刺激作用，都可引起浆膜腔积液，即胸腔积液、腹腔积液或心包积液。但是，其中不一定能找到肿瘤细胞。只有当肿瘤穿破脏器表面的间皮细胞而直接暴露于浆膜腔时，癌细胞才能脱落在浆膜腔积液。

（一）浆膜腔积液内肿瘤细胞来源

当肿瘤细胞穿破器官表面直接暴露于浆膜腔或者在其内广泛种植转移时，癌细胞会大量脱落，浆膜腔积液中可见大量癌细胞。不同浆膜腔积液中肿瘤细胞的来源不同，详见表23-3。

（二）浆膜腔积液内肿瘤细胞的一般特征

浆膜腔积液内肿瘤细胞的诊断常比较困难，一方面由于异形间皮细胞有时难以与恶性肿瘤细胞区别，另一方面肿瘤细胞在积液中经过几代繁殖，失去了原来在组织内肿瘤细胞的形态特征，形成各种特殊形态。浆膜腔积液中肿瘤细胞的基本形态见表23-4。

表 23-3　浆膜腔积液内肿瘤细胞的来源

积液	常见肿瘤
肿瘤性胸腔积液	原发性肺癌、乳腺癌、肺的转移性癌
肿瘤性腹腔积液	胃癌、大肠癌、卵巢癌、肝癌、胆囊癌、胆管癌
心包腔积液	中央型肺癌、恶性间皮瘤

表 23-4　浆膜腔积液内肿瘤细胞的一般特征

分类	特征
细胞大小	
大型癌细胞	大于间皮细胞,常见于转移性鳞状细胞癌、腺癌、恶性黑色素瘤和肉瘤等
小型癌细胞	小于间皮细胞,常见于恶性淋巴瘤、神经母细胞瘤、肾母细胞瘤、乳腺小细胞癌、肺燕麦细胞癌
中型癌细胞	与间皮细胞相似,常见于乳腺癌、胃癌、胰腺癌、肺癌
细胞核异常	
大小形态	大多数细胞核都增大,核质比增大
染色质	多数细胞核染色质明显增多,呈粗网状或粗颗粒状,分布不均
核仁	大而不规则,一个或多个
细胞形态	呈梭形、柱状或奇形怪状,可成群脱落

（三）转移性肿瘤

胸膜腔积液的恶性肿瘤 98% 是转移性的,因为累及胸膜、腹膜的肿瘤多是周围型肺癌、胃癌、肠癌、肝癌及卵巢癌等,所以浆膜腔积液中的癌细胞以腺癌最多,少数为鳞状细胞癌或未分化癌。

1. 腺癌细胞　积液中的腺癌细胞分为大细胞型腺癌细胞和小细胞型腺癌细胞。大细胞型腺癌细胞体积大,呈圆形或卵圆形,有的细胞内出现一个或多个黏液空泡,泡大者形成印戒细胞。细胞核一般很大,直径 12μm 以上,呈圆形或卵圆形,细胞核染色质丰富,呈粗网状或颗粒状,一个或多个巨大核仁(图 23-37)。小细胞型腺癌细胞常成团出现,癌细胞体积较小,直径 12～20μm,细胞质较少,有时可见明显的黏液空泡。细胞核呈圆形或卵圆形,直径 8～12μm,染色较深,呈墨水滴样,细胞核明显畸形,核质比增大,癌细胞团排列紧密(图 23-38)。大细胞型腺癌细胞、小细胞型腺癌细胞与间皮细胞鉴别要点见表 23-5。

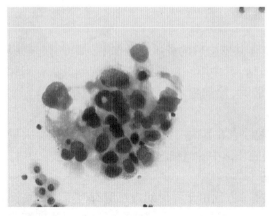
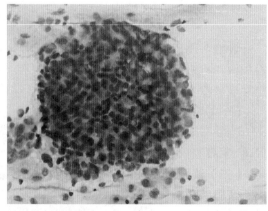

图 23-37　大细胞型腺癌细胞(400×,胸腔积液,HE 染色)　图 23-38　小细胞型腺癌细胞(400×,胸腔积液,HE 染色)

表 23-5　大细胞型腺癌细胞、小细胞型腺癌细胞与间皮细胞鉴别要点

	大细胞型腺癌细胞	小细胞型腺癌细胞	间皮细胞
细胞体积	体积大	中等大小	中等大小
细胞质	丰富	少	中等量
细胞核	12μm 以上	8~12μm	6~10μm
核质比	轻度增大或正常	明显增大	正常或轻度增大
核仁	明显,见巨大核仁	较常见	少见,且较小

2. **鳞癌细胞**　胸腔积液、腹腔积液中鳞癌细胞较少见,散在分布,细胞大小不一,形态多样,呈圆形、卵圆形、梭形或多角形等。细胞质丰富,细胞核大,大小不一,有明显畸形,染色质粗大而不规则,分布不均,染色深,有时呈墨水滴状,偶见角化珠(图 23-39)。

3. **低分化癌细胞**　细胞大小各异,与原发性肿瘤有关,细胞核畸形明显,大小不一,呈圆形、卵圆形、多角形或石榴籽样,常深染,细胞质极少,呈裸核或仅边缘有极少量细胞质。细胞常散在分布,呈疏松排列,不规则聚集(图 23-40)。

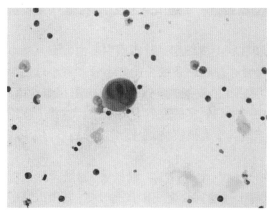

图 23-39　鳞癌细胞(400×,胸腔积液,HE 染色)

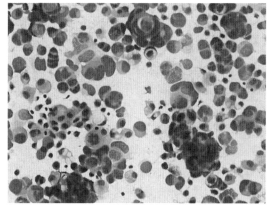

图 23-40　低分化癌细胞(400×,胸腔积液,HE 染色)

4. **间皮瘤细胞**　瘤细胞散在分布为主,细胞界限清晰,部分细胞成堆出现。细胞核大小不一,易见巨大核、畸形核、多核、多分叶核及核旁小体等异常改变;细胞质多或明显增多,有空泡变性,着深蓝色。

5. **淋巴瘤细胞**　涂片中有核细胞明显增多且散在分布,细胞大小较一致;细胞核较大,部分细胞核不规则、畸形,可见明显凹陷、折叠和花瓣状改变,染色质细颗粒状,核仁明显,1~3 个;细胞质偏少,其中可见少量空泡,无颗粒或可见少量紫红色颗粒。流式细胞免疫分析可明确细胞类型。

(四)浆膜腔积液脱落细胞学检验的报告方式

根据《浆膜腔积液细胞病理学检查专家共识(2020)》,浆膜腔积液脱落细胞学检验报告推荐采用 5 级报告方式。①样本不满意:没有细胞可供评估或血液遮盖、存在细菌污染,或显示细胞保存不良有退变,不适于诊断。②未见肿瘤细胞:镜下仅见炎症细胞、组织细胞、间皮细胞(有或无),细胞形态正常,未见肿瘤细胞。③不典型细胞,不能明确意义:镜下形态学改变中见不同于良性或者反应性、亦不能诊断为或怀疑为"肿瘤"的不典型细胞。④可疑(恶性)肿瘤细胞:镜下可见怀疑为(恶性)肿瘤细胞的显著不典型细胞,包括不同程度异型的上皮细胞、幼稚淋巴细胞、间叶形态特点细胞,以及其他高度怀疑为各种类型肿瘤的细胞,但由于某些原因不能直接明为(恶性)肿瘤。⑤恶性肿瘤细胞:镜下可见恶性肿瘤细

胞,无论在细胞涂片、细胞蜡块切片、免疫细胞化学(immunocytochemistry,ICC)或免疫组织化学(immunohistochemistry,IHC)染色后,其细胞数量、质量都可以确定其恶性特征,通常在结合形态、ICC/IHC 染色等的情况下,在一定比例上可以进一步明确其组织学类型、来源等,确认的恶性肿瘤细胞可以作为临床需要的进一步免疫学、分子学检测的样本来源。

第四节　泌尿系统脱落细胞学检验

泌尿系统脱落细胞学的应用范围主要包括肾盏、肾盂、输尿管、膀胱和尿道的细胞,在男性还包括从前列腺和精囊而来的细胞及阴茎癌的细胞。

一、尿液中正常脱落细胞形态

(一)正常上皮细胞形态

泌尿系统的上皮细胞主要有以下几种:肾实质的扁平上皮细胞、立方上皮细胞和柱状上皮细胞,排尿器官的尿路上皮细胞,尿道中段的复层或假复层柱状上皮细胞,尿道外口段的鳞状上皮细胞。在正常尿液涂片中,所见的上皮细胞主要是尿路上皮细胞,其次是少量的鳞状上皮细胞,而柱状上皮细胞极为少见。

1. **肾实质的扁平上皮细胞、立方上皮细胞和柱状上皮细胞**　肾实质主要由数百万基本排尿单位——肾单位组成,每个肾单位包括一个肾小球和一条细长的肾小管。肾小球内衬扁平上皮,肾小管内衬单层立方上皮细胞或单层柱状上皮细胞。这些上皮细胞很少脱落,所以在尿中不易查出,在尿道炎症或导尿标本中可见到较多的柱状上皮细胞。柱状上皮细胞呈圆锥形,表面宽而平,底部尖而细,细胞质丰富。细胞核较小,呈圆形或椭圆形,位于底部,染色质细致,呈均匀颗粒状。

2. **排尿器官的尿路上皮细胞**　尿路上皮细胞位于肾盏、肾盂、输尿管、膀胱及尿道近口。尿路上皮细胞由3～8层细胞组成,其厚度随上述器官收缩或扩张而改变,其中以膀胱最为显著。膀胱充盈时,尿路上皮细胞仅2～3层,尿液排空后膀胱收缩使黏膜变厚,尿路上皮细胞为7～8层。除膀胱外,其他部位的尿路上皮细胞在3～4层。尿路上皮细胞的表层细胞体大而薄,越靠近底部的内底层细胞体积越小。表层细胞呈圆形或椭圆形,直径为20～30μm。细胞核圆形或椭圆形,直径是6～8μm,居中,常有多核现象,一般为双核,有时可多达20个核,每个核的形状、大小、染色与正常移行细胞细胞核相似。内底层细胞呈小圆形或小多边形,直径为8～10μm,细胞核大小与表层细胞细胞核相似。表层细胞、内底层细胞核染色质呈细致、均匀颗粒状。

3. **尿道中段的复层或假复层柱状上皮细胞**　尿道的中段部分基本上是由复层或假复层柱状上皮细胞组成。女性尿道很短,所以中段部分很短。男性尿道很长,除近膀胱部分3～4cm 一段为移行上皮细胞外,其余15～16cm 基本上是复层或假复层柱状上皮细胞。复层或假复层柱状上皮细胞在正常尿液中很少见,多见于泌尿系统炎症时。在导尿标本中,柱状上皮细胞可成团脱落,此为机械性创伤所致。柱状上皮细胞呈高柱状,表面宽而平,底部尖而细,略有弯曲,细胞核位于底部,直径6～8μm,染色质颗粒细致而均匀。

4. **尿道外口段的鳞状上皮细胞**　鳞状上皮细胞位于尿道外口,女性此段极短,不足1cm,男性略长,2～3cm,位于尿道舟状窝至外口一段(在龟头部)。鳞状上皮细胞形态扁平,体积较大。细胞核小而明显,呈圆形或椭圆形,形态与一般鳞状上皮细胞相同(图23-41)。正常情况下,此种细胞少见,女性尿涂片中较多的鳞状上皮细胞多来源于阴道脱落细胞污染。

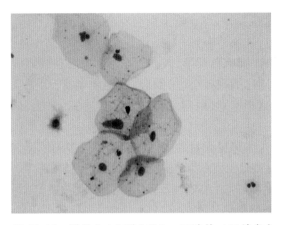

图 23-41　鳞状上皮细胞（400×，尿涂片，HE 染色）

（二）尿液中出现的非上皮细胞形态

1. **红细胞**　正常尿液中偶见红细胞，当发生泌尿系统肿瘤、炎症或结石时，尿中可出现大量红细胞。

2. **淋巴细胞**　主要见于泌尿系统慢性炎症和泌尿系统肿瘤继发感染。

3. **中性粒细胞**　女性正常尿液内可有少量中性粒细胞。泌尿系统感染时，尤其是严重感染时，尿中可出现大量中性粒细胞，并可出现退化变形。

4. **组织细胞**　多出现在慢性炎症的尿液中，细胞质呈泡沫状结构且嗜碱性，呈单核、双核或多核，核圆形、椭圆形或肾形，常偏于一侧，染色质呈细颗粒状。

5. **浆细胞**　可出现在慢性炎症的尿液中。

6. **其他**　有时尿液内可有各种细菌、霉菌和精子等。

二、泌尿系统良性病变细胞形态

（一）泌尿系统炎症细胞形态

在正常尿液涂片中，上皮细胞数量少，且形态正常。当出现泌尿系统炎症时，细胞数量增多且形态也有改变，需与癌细胞鉴别。泌尿系统常见的炎症有急性肾盂肾炎、慢性肾盂肾炎、急性膀胱炎、慢性膀胱炎、急性尿道炎、尿路结石合并感染、泌尿系结核等。泌尿系炎症的致病菌主要是各种球菌和杆菌，如葡萄球菌、链球菌、大肠杆菌、绿脓杆菌等，有时也有霉菌的感染。当泌尿系统出现炎症时，尿液涂片可有较大变化，表现为：

1. **涂片背景的改变**　炎症时涂片中细胞十分丰富，可见大量的中性粒细胞、淋巴细胞、红细胞和浆细胞，同时细胞的退变、坏死，可使涂片背景污浊。

2. **出现较多的复层鳞状上皮细胞**　在长期慢性炎症刺激下，泌尿道黏膜的移行上皮细胞可化生为复层鳞状上皮细胞，在涂片中大量出现。该细胞与尿道外口段的正常鳞状上皮细胞形态很难区别。

3. **出现少量的柱状上皮细胞**　在正常尿液中，柱状上皮细胞极为罕见，但在泌尿系统炎症时，可以见到较多的柱状细胞。如在非导尿（即自然排尿）情况下，柱状上皮细胞数量增多，可考虑慢性尿道炎或慢性膀胱炎。慢性膀胱炎是膀胱移行上皮细胞在长期慢性炎症作用下化生为腺上皮细胞的结果。

4. **多核细胞增多**　在慢性肾盂肾炎的输尿管导尿标本中，涂片可见大量的多核移行上皮细胞。胞核最多时可达 20 个，体积可增大，但核质比仍保持不变。

5. **移行上皮细胞形态的变化**　在慢性炎症或机械性刺激下，移行上皮细胞容易发生形态改变，表现为：

（1）核固缩：此类细胞体积较小，呈类圆形或三角形，细胞核一般均比正常小，染色质粗颗粒状，着色深，常有明显畸形。细胞散在于涂片中，有时则聚集成小团。核固缩不仅见于膀胱和肾盂的慢性炎症，有时在正常人尿液中也有多量核固缩的移行细胞出现。

（2）核异形：此类细胞体积很大，约为鳞状上皮的表层细胞大小或更大，呈大多边形或各种不规则形，直径可达 40～50μm，甚至以上。细胞内有一个或多个大核，直径为正常的 1～2 倍，呈不规则圆形，畸形明显，细胞核染色质呈细颗粒状，分布均匀，着色淡，核仁不易见。细胞核虽然明显增大，而且有畸形，但细胞质丰富，所以核质比正常。变形的移行上细胞仅见于少数较为严重的尿石症患者,且数量很少,在细胞学上需与癌细胞相鉴别。

(二)非肿瘤的占位性病变细胞形态

1. 肾囊肿 涂片中可见少许立方上皮细胞,细胞核圆形,均匀,可为单个散在或成群分布。还可见数量不等的单核和多核的巨噬细胞,细胞核小,呈圆形,细胞质丰富,可见空泡,并有吞噬现象。巨噬细胞有时需与肿瘤细胞相鉴别,巨噬细胞核染色质过多,深染、核大,形态不规整,甚至有时出现核仁。

2. 肾脓肿 针吸出物主要为脓性液体,涂片中可见大量的中性粒细胞和较多的坏死细胞碎片,以及少许淋巴细胞和上皮细胞。

3. 肾结核 针吸出物涂片可见成片的上皮样细胞、淋巴细胞及散在的中性粒细胞,并可见类上皮细胞、朗汉斯巨细胞及数量不等的干酪样坏死物。

4. 肾梗死 针吸细胞涂片中可见许多坏死的肾小管上皮细胞。核固缩,细胞质红染,细胞界限模糊,可见成群的坏死上皮细胞,炎症细胞少见。

(三)泌尿系统良性肿瘤细胞形态

1. 嗜酸细胞腺瘤 瘤细胞为多边形,细胞质中充满嗜酸性颗粒,细胞界限清楚。细胞核呈圆形或卵圆形,细胞核均匀,位于细胞中间或偏位,核仁小,染色质细颗粒状,核分裂象少见,不见坏死物。瘤细胞呈片状排列或呈小群排列,也可见孤立的散在细胞。

2. 血管平滑肌脂肪瘤 针吸涂片中可见较多的组织碎片,紧密排列的平滑肌细胞及脂肪细胞。多数平滑肌细胞呈梭形或长条形,少许可出现多形性,细胞形态不规则,核形不整齐,细胞核染色质粗颗粒状,核仁可见,应与间叶性恶性肿瘤相区别。脂肪细胞体积大,细胞核小,细胞质空泡状,发现成团或散在的分化良好的脂肪细胞有助于血管平滑肌脂肪瘤的诊断。

三、泌尿系统恶性肿瘤细胞形态

泌尿系统的恶性肿瘤95%以上来自上皮,而非上皮的肉瘤很少见,且不容易在尿液中检出。尿液涂片中常见的恶性肿瘤基本上可分为移行细胞癌、鳞状细胞癌、腺癌和低分化癌。不同恶性肿瘤的组织来源与发生部位见表23-6。

表23-6 泌尿系统恶性肿瘤组织来源与发生部位

项目	移行细胞癌	鳞状细胞癌	腺癌	低分化癌
组织来源	最常见,约占膀胱癌的90%,可来源于肾盂、肾盏、输尿管、膀胱、尿道等移行上皮	可由移行上皮鳞化而来或来源于尿道外口的鳞状上皮	肾小管立方或柱状上皮细胞恶变而来,其他泌尿系统腺癌为移行上皮细胞化生而来	由多层鳞状上皮和柱状上皮的内底层恶变而来
发生部位	膀胱、肾盂、尿道、输尿管	膀胱、肾盂、尿道口	肾、膀胱、尿道、前列腺	肾、膀胱

(一)移行细胞癌

泌尿系统的恶性肿瘤最常见的是移行细胞癌(图23-42),约占膀胱癌的90%。

1. 绒毛状乳头状瘤 常见的泌尿系统肿瘤之一,好发于膀胱,在膀胱内可以呈单发性或多发性。绒毛状乳头状瘤以密集细长的分支突出于膀胱腔内,呈细绒毛状,显微镜下每一分支的中央都有一条由纤维结缔组织和血管组成的轴心,周围覆以2~3层至7~8层的移行上皮细胞。这些复层移行上皮细胞的大小、形态、排列与正常移行上皮细胞相同,没有异型性。由于乳头状瘤容易转变为恶性的乳头状移行细胞癌,因此又被称为乳头状移行细

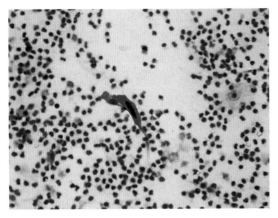

图 23-42 输尿管移行细胞癌（400×，尿涂片，HE染色）

胞癌 0 级。瘤细胞的大小和形态与正常移行细胞的相似，所以在尿涂片中很难鉴别，多数资料报道除非瘤细胞成片脱落，即乳头的一段脱落在尿液中，否则不应轻易诊断为乳头状瘤。此成片脱落的瘤细胞大小一致，排列紧密，细胞核可以略大，染色略深，核与核之间的距离相等，呈蜂窝状结构，细胞团边缘的细胞排列整齐，呈栅栏状。上述细胞团在自然排出尿液中出现具有一定的诊断价值，但也必须结合膀胱镜检查，单纯根据细胞学很难确诊。如在导尿涂片中出现这样的细胞团，一般认为无诊断价值，可能是导尿时因为机械创伤而脱落的正常移行细胞。

2. 乳头状移行细胞癌

（1）Ⅰ级：在显微镜下可见部分细胞核有轻度至中度的异型性，而且细胞排列较乱。Ⅰ级的瘤细胞大小、形态与正常的移行细胞基本相似或仅有轻度改变，轻度或中度畸形，细胞核肿大，为正常细胞的 1～2 倍，细胞核染色质粗颗粒状，分布不均。核膜厚，边缘不齐，核仁可见或不明显，细胞质中等量，核质比轻度失调。在涂片中紧密排列，多为极向一致、平行排列。

（2）Ⅱ级：乳头较短，较粗，部分乳头可以相互连接成网，细胞核的异型更明显，并且癌细胞有向膀胱壁内浸润生长现象。Ⅱ级瘤细胞中等分化，有典型的瘤细胞特征，细胞大小不一。细胞核增大且不规则，呈锯齿状或芽突状，为正常细胞的 2 倍以上，染色质丰富，呈粗颗粒状，分布不均。细胞质量减少，核质比明显失调。

（3）Ⅲ级：乳头粗而短，互相连接呈网状，所以乳头并不明显，主要是呈不规则癌细胞团向膀胱壁内浸润生长。Ⅲ级瘤细胞分化极差，细胞大小、形态各异，排列紊乱，单个或成群存在。细胞核畸形明显，大小不一，染色质深染。细胞质量不一，核质比明显失调。

乳头状移行细胞癌Ⅰ级、Ⅱ级、Ⅲ级的鉴别要点见表 23-7。

表 23-7 乳头状移行细胞癌Ⅰ级、Ⅱ级、Ⅲ级鉴别要点

鉴别点	Ⅰ级	Ⅱ级	Ⅲ级
细胞体积	与正常移行上皮细胞相似	中等分化，大小不一	分化极差，大小不一
细胞质	中等	减少	多少不一
细胞核	增大至正常细胞 1～2 倍	正常细胞 2 倍以上	大小不一
核质比	轻度失调	明显失调	明显失调
核仁	可见或不明显	明显	明显

（二）鳞状细胞癌

泌尿系统的鳞状细胞癌较为少见，一般都是由泌尿系统的移行上皮在化生为鳞状上皮的基础上恶变而来，临床表现为局部弥漫性浸润生长，组织学与其他部位的鳞癌相同，一般分化都较好，肿瘤容易坏死和出血。涂片中一般为高分化的典型鳞癌细胞，部分癌细胞的细胞质染成鲜红色或橘黄色，说明有角化倾向。细胞核很大，畸形明显，染色极深，有时可见较为典型的梭形细胞或蝌蚪形细胞（图 23-43）。鳞癌多见于膀胱、肾盂及尿道口，可由移行上皮细胞鳞化而来或来源于尿道外口的鳞状细胞。

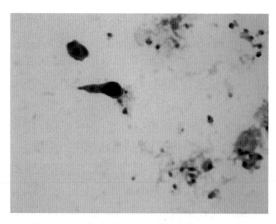

图 23-43　膀胱癌（400×，尿涂片，HE 染色）

（三）腺癌

腺癌少见，多数来自肾脏的肾小管，少数来自膀胱、尿道，有时也可来自前列腺，常形成不规则的腺腔。有时形成分支乳头向腔内突出，称乳头状腺癌。腺癌细胞较大，呈圆形或卵圆形，在细胞的一侧有大而畸形的细胞核，染色质颗粒较粗，分布不均，有时细胞核内可见巨大核仁，有时在癌细胞内有巨大空泡。

（四）低分化癌

低分化癌主要来自肾脏或膀胱。癌细胞由多层鳞状上皮细胞和柱状上皮细胞的内底层恶变而来。癌细胞分化差，多样化形态，圆形、立方形或不规则形，成团或弥漫性浸入组织内。涂片中低分化癌细胞呈中等大小，但细胞核大而畸形，染色质粗大而分布不均，细胞质颗粒状或泡沫状。有时癌细胞呈梭形，细胞核长而不规则，但细胞质染色较淡，与角化的鳞癌细胞不同。

（五）其他细胞癌

1. 透明细胞癌　原发性肾癌根据癌细胞的形态和组织结构可分为透明细胞癌、颗粒细胞癌和未分化癌，以透明细胞癌最常见。透明细胞癌由大的多边形癌细胞组成，集合成片，不形成腺腔。因为癌细胞很大，细胞质染色很淡，呈透明样，故称之为透明细胞癌。透明细胞癌细胞体积较大，直径 50～60μm，呈多边形、圆形或卵圆形，细胞界限清楚，细胞质呈空泡状甚至完全透明。细胞核呈中等大小，直径 15μm 左右，一般呈卵圆形，形态一致。分化差的核形不规则、畸形，染色质呈粗块状，核仁大而明显。癌细胞多单个存在，有时三五成群，但多不相连。低倍镜下因细胞核增大不明显，染色不深，核质比改变不明显，故容易误认为正常移行细胞，但在高倍镜下，可见细胞核较正常明显增大，有一定的畸形，而且在核膜下可见粗大的染色质团块，细胞核中央部分染色质少，呈透明状，核内有一个大而明显的核仁，直径可以超过 5μm。

2. 肾母细胞癌　肾母细胞癌来自中胚层组织，在胚胎发育过程中，由遗留肾内的后肾胚芽组织增生而形成，故又称肾胚胎瘤（embryoma）、维尔姆斯瘤（Wilms tumor）。这类肿瘤比肾癌少见，在所有肾的恶性肿瘤所占的比例为 6%，但在儿童期则为所有恶性肿瘤的30%。据统计 90% 以上的患者是 10 岁以下的儿童，尤其是 3 岁以下的儿童。没有性别之差，一般为单发，偶见两侧，生长速度较快，大者可充满腹腔。临床上以腹部肿块或血尿为首发症状。早期肿瘤只限在肾内，作肾切除术可取得良好效果。晚期肿瘤向周围扩散，浸润邻近组织和器官，多在肝、肺及局部淋巴结形成转移，也可侵入输尿管或转移至膀胱。

肾母细胞瘤细胞分为胚胎性肉瘤样细胞和胚胎性上皮样细胞。胚胎性肉瘤样细胞常呈梭形，弥漫分布或者呈束状、团块状排列，细胞质少，呈弱碱性，细胞核呈圆形或者椭圆形，染色质增多，着色深。胚胎性上皮样细胞结构与肉瘤样细胞相仿，呈圆形或多边形，细胞质少，细胞核大，细胞呈团状或腺管排列。胚胎性上皮样细胞可分化成肾小管和肾小球结构，前者细胞多排成菊花形团块，后者在细胞团块处可见毛细血管丛。肾母细胞瘤在尿液中找到瘤细胞的情况较少，但儿童既有肾脏包块又有血尿者，应作尿液脱落细胞学检查。涂片中典型的瘤细胞体积小，呈圆形、卵圆形或梭形，多为散在或成群分布。细胞核大，一般为单个，呈圆形或椭圆形，细胞核内染色质增多，呈粗颗粒状，分布不均，多聚在核边。细胞质明显或不明显减少，核质比失常。

四、尿液细胞学报告系统

在 2013 年巴黎举行的国际细胞病理年会上,美国细胞病理学协会(ASC)开始构思类似于宫颈和甲状腺的统一标准的尿液细胞学报告系统。统一的尿液细胞学病理报告系统有利于所有医院的病理报告标准化,方便临床医生使用统一的随访和处理方法。经过几次不同会议讨论及意见征求,此报告系统在 2015 年初发表,图谱和详细说明于 2016 年出版,包括 7 个报告类别。

1. **不能诊断或不满意的标本**　不满意的样本是指细胞数量很少或者细胞被炎症细胞、红细胞或润滑剂遮盖而无法评估的尿液样本,临床医生要根据实际情况重新收集样本。如果有非典型细胞或者肿瘤细胞存在,即使整个尿液的细胞数量很少,也不能称为不满意样本。

2. **阴性,无恶性细胞**　尿液细胞数量适当,可见尿道上皮细胞,包括正常的、退行性变的、反应性的、病毒感染的、受治疗影响的,这些可以诊断为"阴性,无恶性细胞"。尿液中常见细胞簇和细胞团,如果没有真正的血管纤维轴心,见到这些细胞群也诊断为阴性。

3. **非典型的尿道上皮细胞**　如果非表浅的尿道上皮细胞或退行性变的尿道上皮细胞核质比超过 0.5,再加上以下任意一条标准即可诊断为非典型的尿道上皮细胞(AUC):①细胞核深染(与伞细胞或中层鳞状上皮细胞相比);②不规则的粗颗粒染色质;③不规则的核膜。

4. **非典型的尿道上皮细胞,不除外高度尿道上皮细胞癌**　如果非表浅的尿道上皮细胞或退行性变的尿道上皮细胞核质比超过 0.7,细胞核深染(与伞细胞或中层鳞状上皮细胞相比),再加上以下任意一条标准即可诊断为"非典型的尿道上皮细胞,不除外高度尿道上皮细胞癌(AUC-H)":①不规则的粗颗粒或块状染色质;②不规则的核膜。或者细胞的核质比超过 0.7,细胞核深染,不规则的块状染色质和不规则的核膜,若这样的细胞数少于 10 个,也可以诊断为 AUC-H。

5. **低度尿道上皮肿瘤**　低度尿道上皮肿瘤的诊断标准包括结构标准和细胞形态标准。结构标准分为 2 种,一种是血管纤维轴心的乳头状结构,另一种是不规则外周边缘的细胞簇。细胞形态标准包括核质比增加、核膜不规则、细胞质均一性。这些诊断标准的灵敏度和特异性都很低。

6. **高度尿道上皮细胞癌**　尿液细胞学诊断高度尿道上皮细胞癌有明确的诊断标准,包括:①细胞的核质比增高(大于 0.5);②细胞核深染(与伞细胞或中层鳞状上皮细胞相比);③不规则的粗颗粒或块状染色质;④不规则的核膜。如果涂片见到 10 个符合上述标准的细胞,即可诊断为高度尿道上皮细胞癌。

7. **其他恶性肿瘤**　包括原发性或转移性恶性肿瘤。其他原发性的膀胱肿瘤包括鳞状细胞癌、腺癌和小细胞癌。常见的转移癌包括转移性结肠癌和转移性前列腺癌,要参考临床原发癌的病史,有时这些转移癌的细胞形态和高度尿道上皮细胞癌存在鉴别困难,需要作免疫组化染色。

小　　结

本章主要介绍女性生殖道、呼吸道、浆膜腔及泌尿道脱落细胞学检验。女性生殖道正常上皮细胞包括鳞状上皮细胞、柱状上皮细胞及非上皮细胞。生殖道良性病变可见反应性细胞改变、萎缩伴炎症或不伴炎症细胞改变。生殖道恶性肿瘤根据 TBS 分类可分为未见上皮内病变或恶性病变、鳞状上皮细胞异常、腺上皮细胞异常和其他恶性肿瘤。正常呼吸道上皮细胞包括鳞状上皮细胞、柱状上皮细胞和非上皮细胞。支气管炎、支气管扩张、肺炎及肺结核等急性或慢性炎症,可引起上皮细胞发生改变。呼吸道恶性肿瘤以原发性肺癌最多见,其次是转移癌,肉瘤少见,原发性肺癌可分为鳞状细胞癌、腺癌、小细胞癌和大细胞癌。浆膜腔积液良性病变可见间皮细胞、巨噬细胞、白细胞和红细胞等,积液中转移性肿瘤以腺癌、鳞状细胞癌及未分化癌多见。尿液中可见正常上皮细胞(包括扁平上皮细胞、立方上皮细胞、柱状上皮细胞、移行上皮细胞、复层柱状上皮细胞、鳞状上皮细胞)及非上皮细胞。泌尿系统恶性肿瘤包括移行细胞癌、鳞状细胞癌、腺癌和未分化癌,还包括透明细胞癌、肾母细胞癌。

思 考 题

1. 女性生殖道炎症和反应性病变的脱落细胞形态特点是什么?
2. 试比较宫颈角化型鳞癌与非角化型鳞癌的细胞学特征。
3. 呼吸道恶性肿瘤鳞癌细胞的形态特点是什么?
4. 浆膜腔积液内肿瘤细胞的一般特征是什么?
5. 试述泌尿系统肿瘤的移行细胞癌分级及特征。

（罗兰　李海宁　李洪春）

第二十四章　细针穿刺抽吸细胞学检验

知识目标　掌握细针穿刺的适应证、禁忌证和并发症，常见淋巴结、甲状腺、涎腺、乳腺、肝脏、胰腺的恶性肿瘤细胞形态；熟悉细针穿刺抽吸物的染色方法，常见淋巴结转移性肿瘤，甲状腺、涎腺、乳腺、肝脏、胰腺等良性肿瘤的细胞形态特点；了解细针穿刺抽吸的操作。

技能目标　学会细针穿刺抽吸物的常见染色方法；能够识别常见淋巴结、甲状腺、涎腺、乳腺、肝脏、胰腺的正常细胞及恶性肿瘤细胞的形态。

素质目标　培养学生对细胞学检验的科学严谨态度、对结果的分析能力以及与临床沟通能力。

　　细针穿刺抽吸（fine-needle aspiration，FNA）是指通过细针抽吸获取组织细胞样本，并对样本进行细胞形态学及相关指标分析，协助诊断的一项病理诊断技术。近年来在超声、X射线及CT等影像技术的引导下，该技术已成为医学诊断的重要方法。

第一节　细针穿刺抽吸技术

　　细针穿刺抽吸技术在临床上的应用最早可以追溯到19世纪40年代。随着放射影像学技术和一批辅助诊断技术的出现，现代细针穿刺抽吸技术得到了一定的发展，主要用于肿瘤的诊断并提供一些预后指标的检测。细针穿刺具有取材方便、灵活、创伤小、安全等优点，可多方位、多部位反复抽吸，由于吸出物多为活细胞，更适用于生物学检查和细胞培养等检测。在医学进入靶向治疗及个体化医疗的时代，细针穿刺抽吸的样本还可用于分子病理学检测，在临床诊疗中具有重要意义。

一、细针穿刺抽吸技术的适应证、禁忌证和并发症

（一）适应证

　　细针穿刺抽吸技术的适应证广泛，几乎任何部位的肿物均可采用，主要用于浅表组织肿块、深部组织肿块的性质判断。首先鉴别肿块属于肿瘤性还是非肿瘤性。局部炎症、感染及代谢物沉积等均可造成非肿瘤性肿块。细针穿刺抽吸技术的适应证包括：①肿大的浅表淋巴结穿刺检查。②皮肤、皮下及其他部位可触及的软组织肿块。③骨、软骨及关节部位的肿块。④口腔、鼻腔、眼球及球后、甲状腺、乳腺、睾丸、附睾、前列腺、肛门、直肠等部位的可触及肿块。⑤不明原因的肝大、脾大，常规检查无法确诊。⑥体腔或其他人体深部肿块或新生物，可触诊或用器械检查确定部位。⑦各种内镜下所见到的肿块或新生物等。

（二）禁忌证

细针穿刺抽吸技术的禁忌证较少,特别是体表病变的细针穿刺活检基本上无禁忌证。但如果作深部病变的穿刺,仍需慎重选择。细针穿刺抽吸技术的禁忌证主要包括:①有出血倾向者应先作凝血试验,如APTT、PT等;长期使用抗凝药的患者,禁忌作深部穿刺活检。②有可疑血管病变者,如动静脉畸形、血管肉瘤等,不应行细针穿刺活检,可引起严重出血。③肝包虫病患者穿刺可能会造成过敏性休克,已有致死的临床病例。④严重肺功能不全、肺气肿、肺动脉高压、心脏病、严重低氧血症者,咳嗽难以控制的患者,禁忌作胸穿活检,因可能进一步加重病情。⑤无法合作、过分焦虑的患者。

需要注意的是,上述情况均属于相对禁忌证,最终是否采用细针穿刺抽吸技术,还应根据诊疗的需要和患者的实际情况,权衡风险之后作出判断。

（三）并发症

细针穿刺抽吸技术相对安全,并发症较少且多不严重。

1. **出血或血肿**　发生率相对较高。某些血液病或某些恶性肿瘤穿刺时,表现为拔针后穿刺处渗血,少数可形成血肿。浅表肿块一般压迫即可止血。深部组织出血可能存在一定危险,如合并内出血,应密切观察生命体征,必要时进行输血等进一步处理。

2. **继发感染**　较为少见,多因消毒不严格所致。在穿刺时应做好消毒工作。

3. **晕厥**　见于身体瘦弱、精神紧张的患者,或因剧烈疼痛所致,极少数人可有一过性意识障碍。一般平卧休息片刻即可恢复,症状较重者可给予静脉注射葡萄糖注射液进行治疗。

4. **气胸**　偶见于胸腔器官在影像技术设备引导下经针吸引起,程度不等。气胸需要采取积极的治疗措施。

二、细针穿刺的材料与设备

（一）穿刺针

浅表穿刺可以采用普通皮下注射针头,如穿刺部位较深,可以采用骨髓穿刺针。在胃肠镜超声或支气管超声定位下的穿刺,则需要采用特殊的配套穿刺针,表面涂有特殊的材料以增强对超声信号的反射。对其大小、形状及长短也有一定的要求,国际通用的穿刺针头外径以G(Gauge)来表示,国产针头以号数来表示针头的外径。穿刺细针大小一般为20～22G,即国产针头7～9号,其外径为0.7～0.9mm(图24-1)。穿刺针大小的选择应根据所穿刺肿块的大小、性质、硬度、深度等决定。如果穿刺的病变有很黏稠的物质,可选用稍大的针头;对供血丰富的组织如内分泌器官等,可选用较小的针头以减少出血。

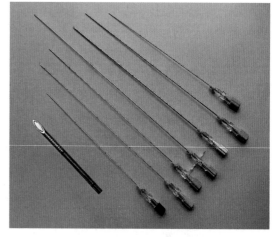

图24-1　一次性抽吸穿刺针

（二）注射器及其手柄

使用注射器的目的在于利用抽吸力,造成真空负压。一般使用10mL注射器,注射器针栓与针筒必须严密,不漏气,蒸煮消毒,并干燥。细胞碰到水时会发生变性而不能诊断。目前,临床使用的一次性塑料注射器可以满足要求,使用方便。有些脏器针吸可不用注射器,仅用针头穿刺,称为无负压针吸。

通常针吸操作手持注射器即可,也可采用专门的针筒把持器(也称为穿刺枪),手握把柄可拉回针栓,加大拉吸力量(图24-2)。其优点在于方便把持注射器,加大吸力,变换针吸方向时便于保持负压。其缺点是由于手把柄加长,术者操作距离加大,手感欠灵敏,不便准确地判定针头在肿物中所处位置。除此以外,还有一种握笔式细针吸取器,采用握笔式,可自动抽吸至设定负压。操作简便,负压吸力大,并可调节。

(三)其他

除上述材料外,细针穿刺抽吸所用材料还包括局部麻醉药、酒精棉球、碘酊、消毒手套、纱布、垫布、囊液收集器,以及后续标本处置需要的玻片、染液、固定液等。

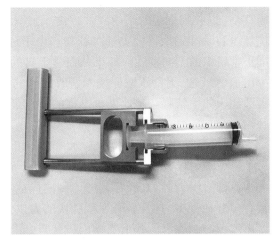

图24-2 穿刺针针筒把持器

三、细针穿刺抽吸的操作

细针穿刺适用于绝大多数需要作针吸活检的患者,无显著副作用。浅表肿物作针吸很少作局部麻醉。如果肿物很小,注射麻醉药反而造成触摸肿块更困难,进而影响针吸位置的准确性。深部器官作针吸活检前,应评估患者的禁忌证再行细针抽吸穿刺。一般分为徒手穿刺术和影像学引导下的穿刺术。

(一)徒手穿刺术

对于浅表可触摸的肿块多采用徒手穿刺的方法。穿刺过程可根据病变的部位及病变的性质,选用加负压或不加负压的穿刺方法。

1. 加负压针吸 负压徒手穿刺分为以下几个步骤。

(1)检查与触摸肿物:检查肿块的位置、大小、活动度、质地及皮下深度,根据这些结果决定穿刺进针位置与角度,进针时尽量采用与肿块长轴一致的角度。对于较小的肿块,应对准肿块的中心部位穿刺;而对于较大的肿块,由于中心部位可能坏死,可优先选择对肿块边缘区行穿刺采样。

(2)固定肿物:为了更好地采集样本,需要固定好肿块,使其在穿刺过程中不发生移动。一般采用示指和中指夹挤的方法固定肿块,手指尽可能靠近肿物,绷紧皮肤,从而留出拇指作为使用针筒枪操作时的支撑(图24-3)。

(3)穿刺进针:根据选好的进针点及角度进针,针尖进入肿块的最佳部位,如用负压抽吸的方法,此时可加负压。一般10mL的针筒加负压至1~2mL刻度即可,并尽量保持这一负压水平不变。

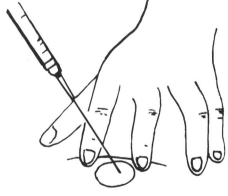

图24-3 负压穿刺时肿物的固定

(4)针吸过程:穿刺针进入肿块并加以一定负压后,针尖应在肿块中提插移动以获取样本。为了保证采集标本的量和取材的代表性,针尖应移动3~4次。当肿物为纤维性或骨性时,组织难以吸出,此时沿原位同一平面迅速抽动10~15次,以松解细胞联系,便于吸取。

(5)拔针:看到有穿刺物或样本出现在针筒里时,可考虑拔针。如采用负压抽吸的方法,在退针前应放空负压。抽吸样本如需要作一些辅助检查,可再加1～2次的穿刺。

2. 无负压针吸　肿物的触摸和固定与负压针吸法相同。将细针刺入肿物,并上下提插移动,以收集细小的组织碎片。由于虹吸作用,这些细小组织碎片就进入针内。其主要优点是容易准确地将针尖刺入肿物。由于针不连注射器,更易操作,更易感受到肿物和周围正常组织的不同密度。如果从血管丰富的肿物或器官取样,这种无负压针吸技术可以减少出血。当然,无负压取样技术所收集到的样品量,通常要比负压采样法更少。无负压针吸适用于如甲状腺和其他供血丰富的器官等非常小的肿物,不适用于抽吸充满液体的囊性肿物。

(二)影像学引导下的穿刺术

影像学引导方式包括超声引导、CT引导和MRI引导等。影像学引导下的定位穿刺大多为深部组织,徒手细针穿刺的原则同样适用于影像学引导下的穿刺。超声或内镜超声通常有多普勒探头,打开后可观察肿块的血供情况及附近的血管情况。超声成像除了便于观察血流、血管状况外,还具有实时的优点,可以在显示屏上看到穿刺针的实时移动。超声成像仪能看清超声探头所在的表面及附近组织。CT引导下的穿刺活检,虽不能实时,但是具有定位准确、穿刺部位广泛、安全等特点。MRI具有组织分辨率高、多参数、多方位成像对照的优势,可清晰显示肿块大小及周围组织结构。近年来,MRI与超声融合导航成像技术逐渐用于细针穿刺检测。

影像学引导下深部肿块的定位穿刺,也要注意进针的角度以减少并发症的发生。如经皮CT定位下肺部肿块的穿刺,应尽量采用与胸壁垂直的方向进针,以避免气胸、出血、感染等的发生。

第二节　细针穿刺抽吸物的处置

细针穿刺抽吸获得的样本,应尽快进行制片、固定、染色等步骤,使细胞形态结构与生活时相似,最终使其在显微镜下清晰显示或用于其他辅助检测。

一、涂片

(一)直接涂片技术

在绝大多数情况下,直接涂片是细胞形态学分析的最佳样本制备方法。如制作恰当,细胞和小组织碎片保存完好。细胞的大小、形状、细胞质及细胞核等都能在涂片上得到较好的呈现。细胞间的相互关系或结构特征,如单个分布或成团排列等,也能在直接涂片上很好看到。

1. 一步法　将穿刺样本放置于玻片上直接进行涂片(图24-4)。按照此方法制作出来的涂片能将细胞呈现密度梯度的分布,在作形态学分析时能找到细胞密度最佳的区域。此种涂片方法的操作相对简单,关键在于涂片过程中必须保持2张玻片平行,拖拉的动作要均匀、迅速。根据样本的稀稠来决定是否立即涂片。如果是偏液性的样本,在放置2张玻片后应立即涂片,以免液体形成的张力影响玻片的移动。而对较黏稠的样本,在2张玻片放置在一起后应稍停片刻,等黏稠的样本分散开些再涂片,以免制作的涂片过厚而影响细胞形态学分析。

2. 二步法　常用于那些被体液(如血液)稀释的样本。制作方法是将样本放置于几张玻片上,其中含组织碎片非常多的玻片很容易被辨认出来。将玻片倾斜,使多余液体流向玻片下缘,组织碎片则留在玻片中央,然后以另一玻片收集其存留的颗粒性样本后涂片。这一过程可以反复进行,原始玻片上所有的组织碎片都能制备成涂片(图24-5)。

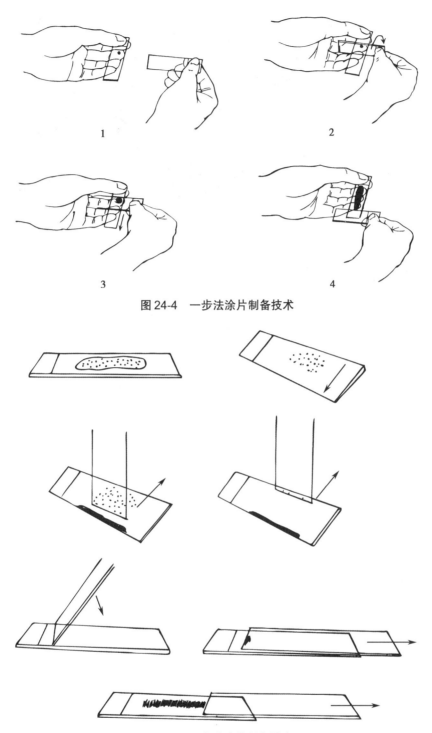

图 24-4　一步法涂片制备技术

图 24-5　二步法涂片制备技术

　　对于细针穿刺抽吸标本,也可以采用喷射法涂片,使用细针将标本均匀地喷射在玻片上。

(二)液基细胞学技术

　　液基细胞学(liquid-based cytology,LBC)技术是将刷取或灌洗法采集的标本,经高精密度过滤膜,过滤标本中的杂质,收集细胞,转移到载玻片,制成薄层细胞涂片,自动完成涂片固定、染色步骤,是一种自动标本处理技术(图 24-6)。

　　LBC 技术的主要优点包括:①操作快速简便,集制片、固定、染色于一体;②细胞范围

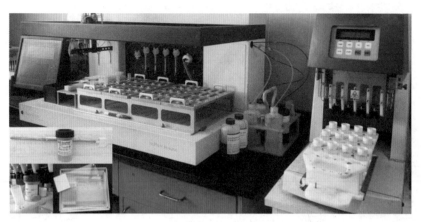

图 24-6　液基细胞学仪器与耗材

集中、分布均匀、背景清晰；③有效浓缩细胞成分，显著降低标本的不满意率；④诊断灵敏度和特异度提高；⑤可用于原位杂交和免疫细胞化学染色。需要注意的是，采用 LBC 技术制作的涂片，也存在一定的局限性，如由于标本采用离心或过滤等方法处理，导致细胞形态改变，细胞之间关系模糊不清，缺乏背景成分等，这些都可能影响细胞学的诊断。

二、固定

细胞涂片的迅速固定是制片过程中关键的一步，否则会影响细胞诊断的准确性。固定是通过凝固和沉淀细胞内的蛋白质，使细胞内的溶酶体酶破坏，从而使细胞结构清晰，容易着色，保持细胞自然形态，避免细胞自溶和细菌导致的腐败。标本越新鲜，固定越快，细胞结构越清晰，染色效果越好。对于不同的标本需要采用不同的固定方法。

（一）固定液

常用固定液有 95% 乙醇固定液、卡诺（Carnoy）固定液、聚乙二醇固定液、乙醚乙醇固定液等。

1. **95% 乙醇固定液**　为最常用的细胞固定剂。能够防止细胞内的酶将蛋白质分解而自溶，并凝固细胞内的物质如蛋白质、脂肪和糖类等。细胞核保存较好，结构清晰，染色鲜艳。乙醇是脱水剂，固定细胞的同时会置换细胞内水分，导致一定程度的细胞收缩。95% 乙醇固定的涂片染色前不必水洗。95% 乙醇固定液适用于 HE 染色和巴氏染色。该固定液操作简单，适用于大规模肿瘤性疾病普查。但是，乙醇渗透能力稍差。

2. **卡诺（Carnoy）固定液**　固定液由无水乙醇、氯仿和冰乙酸（6∶3∶1）混合而成，适用于血性标本的固定。冰乙酸能够溶解红细胞并防止细胞由乙醇所引起的高度收缩。该固定液特别适用于核酸（如 DNA 和 RNA）、糖原和黏蛋白等的染色。此液穿透力强，固定时间短，之后可以再放入 95% 乙醇继续固定。若在固定液中停留时间过长，会减少细胞核染色质，影响染色效果。氯仿有挥发性和毒性，避免吸入和皮肤接触。因固定液可能混有大量红细胞碎片和脱落细胞，一般不重复使用。

3. **聚乙二醇固定液**　由聚乙二醇和 95% 乙醇组成。该固定液能在涂片表面形成一层蜡质保护膜，适用于需长途转运的涂片标本及大规模普查时的标本。

（二）固定方法

1. **湿固定**　涂片尚未干燥立即固定，目前认为湿固定能基本完好保存细胞形态和细胞内各种结构。该法固定细胞，可不水洗直接染色，染色鲜艳，结构清楚，适用于巴氏染色或 HE 染色的较黏稠的标本。使用过的固定液，过滤后才能再次使用。

2. **干燥固定**　涂片干燥后再行固定，适用于瑞氏（Wright）染色、吉姆萨（Giemsa）染色和罗曼诺夫斯基（Romanowsky）染色，不适用于 HE 染色和巴氏染色。其优点是快速简单，细胞不会在固定时脱落，可显示某些特殊的结构，如黏液基质等。但是，干燥后固定的涂片，染色后细胞高度肿胀，核结构呈浮雕状或蚀刻状外观，判读时需要对各染色法的细胞形态改变特点有清楚的认识。

3. 喷雾固定　对湿固定法的改良，即在涂片制备完后，立即将涂片平放，用含有乙醇和少量油脂或甲基化合物的固定液喷洒在标本上，静待片刻以便干燥。这种方法既可以达到固定细胞的目的，又可以在涂片干燥后形成一层薄膜覆盖在涂片上。

三、染色

染色是利用组织和细胞中各种成分的化学性质不同，对染料的亲和力不同，从而染上不同的颜色，可以更清楚地显示细胞内部结构，有助于准确识别细胞。染色原理包括物理作用和化学作用，通过渗透、吸收和吸附等物理作用，色素颗粒进入组织和细胞，与细胞内物质发生化学亲和作用，产生有色物质。常用的染色方法有巴氏染色、HE 染色、Wright-Giemsa 染色、Diff-Quik 染色，详见第二十二章第三节，几种染色方法的效果比较见图 24-7。

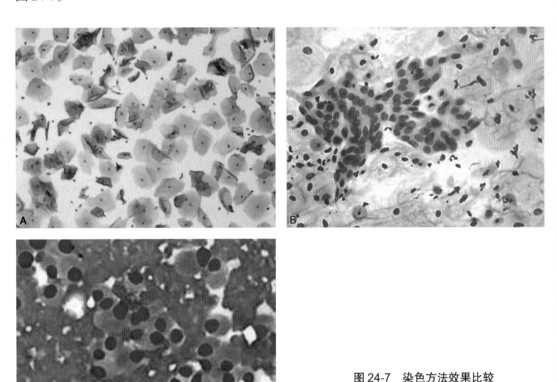

图 24-7　染色方法效果比较
A. 巴氏染色；B. HE 染色；C. Wright-Giemsa 染色。

第三节　淋巴结细针穿刺抽吸细胞学检查

一、淋巴结正常及良性病变的细胞形态

（一）淋巴结正常细胞形态

正常淋巴结穿刺涂片内大多数是淋巴细胞，占 85%～95%，多以成熟小淋巴细胞为主。

其余 5% 为原始淋巴细胞、幼稚淋巴细胞、单核细胞、浆细胞和免疫母细胞等。

（二）淋巴结良性病变细胞形态

1. 急性淋巴结炎　多因细菌或药物所致。病变早期涂片中有比较多的小淋巴细胞,中性粒细胞少见。当病程发展到急性化脓性炎症时,中性粒细胞增多,伴有退化变性,形成脓细胞及坏死的背景(图 24-8)。

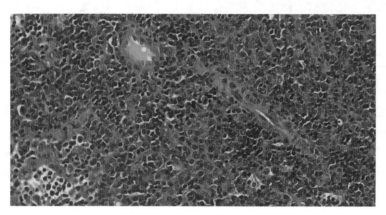

图 24-8　急性淋巴结炎细胞形态

2. 慢性淋巴结炎　淋巴结增生性反应是淋巴结肿大的最常见原因,多由局部慢性感染引起,好发于颈部、颌下和腹股沟处。

（1）反应性淋巴结增生:①滤泡型。多为自发性抗原刺激、血管滤泡性增生性病变、类风湿性关节炎和 HIV 相关淋巴结病变早期。涂片可见淋巴细胞和各类转化型淋巴细胞、浆细胞、免疫母细胞,伴有基质细胞和内皮细胞。②窦型。多为淋巴结引流性恶性肿瘤。涂片可见巨噬细胞、朗汉斯巨细胞、浆细胞、嗜酸性粒细胞。③弥散性滤泡间型。多为病毒感染、接种疫苗和皮肤淋巴结病。④混合型。多为传染性单核细胞增多症和弓形虫感染性淋巴结炎。涂片可见大量免疫母细胞和里-施(Reed-Sternberg, RS)样细胞,异型淋巴细胞、单核细胞、浆细胞较多见(图 24-9A)。

（2）肉芽肿性淋巴结肿大:在细胞学涂片可见类上皮样细胞,背景可见淋巴细胞和浆细胞。上皮样细胞呈多角形,细胞核呈椭圆形,染色质细致疏松,有时可见 1~2 个核仁;细胞质丰富,多呈灰蓝色或灰红色。细胞多疏松聚集,吞噬外来异物的多核巨细胞的核多散开,类似朗汉斯巨细胞(图 24-9B)。

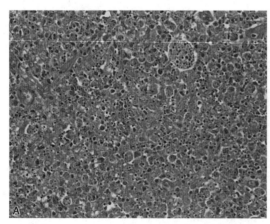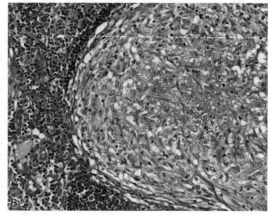

图 24-9　慢性淋巴结炎

A.组织细胞坏死性淋巴结炎;B.肉芽肿性淋巴结肿大。

二、淋巴结恶性肿瘤细胞形态

恶性淋巴瘤(malignant lymphoma)是淋巴结或淋巴组织的恶性肿瘤,来自各种淋巴组织或细胞。恶性淋巴瘤在病理学上分成霍奇金淋巴瘤和非霍奇金淋巴瘤两大类,根据瘤细胞大小、形态和分布方式可进一步分成不同类型。

(一)霍奇金淋巴瘤

霍奇金淋巴瘤约占恶性淋巴瘤的20%。WHO将霍奇金淋巴瘤分为典型淋巴瘤和以结节性淋巴细胞为主型的淋巴瘤,其中典型淋巴瘤分为淋巴细胞为主型、结节硬化型、混合细胞型和淋巴细胞消减型。

霍奇金淋巴瘤的细胞成分复杂,与机体免疫状态及预后有关。其中最重要的是里-施细胞,又名霍奇金细胞(图24-10),有诊断意义。此细胞有以下形态特征:①细胞体积巨大,呈不规则圆形。②细胞核巨大,染色质疏松,核膜厚而深染。③核仁巨大,呈蓝色或淡紫色,核仁周围透亮。④细胞质丰富,常有空泡。里-施细胞可分为单核、双核和多核3种类型。

以结节性淋巴细胞为主型的淋巴瘤常由上皮样细胞、里-施细胞变异体(lymphocytic and histiocytic cell,L&H细胞)组成,背景是成熟淋巴细胞。L&H细胞呈多核,淡染,核仁居中,如"爆米花"样外观,细胞质丰富,有空泡,比典型的里-施细胞小。

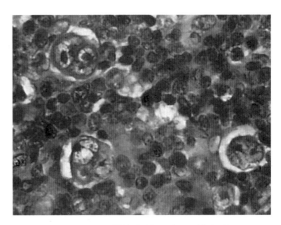

图24-10　霍奇金淋巴瘤里-施细胞

(二)非霍奇金淋巴瘤

基于形态、表型、遗传和临床特点,WHO将非霍奇金淋巴瘤分为B细胞淋巴瘤、T细胞淋巴瘤和NK细胞淋巴瘤。

1. B细胞淋巴瘤的分类和细胞学特点见表24-1、图24-11。

表24-1　B细胞淋巴瘤的分类和细胞学特点

分类	细胞学特点
小淋巴细胞淋巴瘤	以小圆形淋巴瘤细胞为主;细胞核均质化,染色质呈束状或细颗粒状,核仁不明显,核分裂象罕见
淋巴浆细胞性淋巴瘤	瘤细胞为浆细胞样淋巴细胞、浆细胞;浆细胞样淋巴瘤细胞的细胞核偏位,染色质粗颗粒状,核仁不明显;小淋巴细胞伴少量免疫母细胞
套细胞淋巴瘤	以单一性小淋巴瘤细胞或中等淋巴瘤细胞为主,细胞核呈圆形或轻度不规则,染色质较小淋巴细胞淋巴瘤更致密,核仁不明显,细胞质少,无免疫母细胞
边缘区淋巴瘤	瘤细胞呈混合性,有单核样细胞和浆细胞,单核样细胞的胞体大,细胞质淡染;细胞学标本中无法识别淋巴上皮样病变
滤泡性淋巴瘤	瘤细胞呈混合性,有不规则的小淋巴瘤细胞和大淋巴瘤细胞;小淋巴瘤细胞是淋巴细胞的1.5~2倍,细胞核不规则、扭曲或核膜有切迹,染色质粗颗粒状,核仁小且不明显;大淋巴瘤细胞是中心母细胞,核呈圆形,染色质呈细颗粒状,有2~3个小核仁

续表

分类	细胞学特点
大B细胞淋巴瘤	瘤细胞呈混合性,大淋巴瘤细胞是小淋巴瘤细胞的3~4倍,细胞核呈圆形或不规则,有时分叶,染色质粗颗粒状,可见副染色质,核仁微小,细胞质少,浅染,有核分裂象和淋巴腺小体、细胞碎屑(图24-11A)
Burkitt淋巴瘤	淋巴瘤细胞为小淋巴细胞的1.5~2倍,细胞核呈圆形,染色质粗颗粒状,含2~5个核仁,细胞质强嗜碱性,明显空泡,常伴巨噬细胞、坏死碎屑和有丝分裂(图24-11B)
浆细胞瘤或浆细胞骨髓瘤	瘤细胞形态类似于成熟或幼稚浆细胞,细胞质丰富,细胞核偏位,呈圆形,染色质粗颗粒状,可见类免疫母细胞样细胞

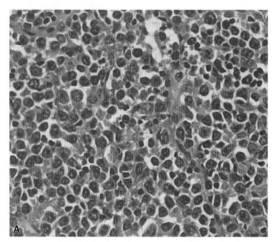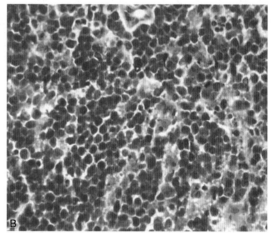

图 24-11　B 细胞淋巴瘤细胞形态

A. 大 B 细胞淋巴瘤;B. Burkitt 淋巴瘤。

2. T 细胞和 NK 细胞淋巴瘤的分类和细胞学特点见表 24-2、图 24-12。

表 24-2　T 细胞和 NK 细胞淋巴瘤的分类和细胞学特点

分类	细胞学特点
外周T细胞淋巴瘤	不典型淋巴瘤细胞大小不等,形态多样,有里-施变异体细胞,细胞核不规则;有上皮样巨噬细胞、嗜酸性粒细胞、浆细胞
蕈样真菌病/Sézary综合征	是皮肤T细胞淋巴瘤,异常淋巴瘤细胞具有核形态不规则,核仁大的特点;典型的小淋巴瘤细胞细胞核有曲折,染色质呈脑回样
淋巴母细胞淋巴瘤	瘤细胞呈单一性,中等大小,细胞核分叶、曲折、圆形或卵圆形,染色质呈细颗粒状或透明,有时可见核仁和大量有丝分裂
不典型大细胞淋巴瘤	各种标志的淋巴瘤细胞:细胞大,核形多样,圆形或马蹄形,有核周晕,细胞质嗜酸性;有里-施样细胞;有核分裂象;罕见吞噬红细胞的巨噬细胞
成人T细胞白血病/淋巴瘤	由小和大的不典型白血病/淋巴瘤细胞组成,核异形明显,可见里-施样细胞
牛痘样水疱病样NK/T细胞淋巴瘤	是皮肤NK/T细胞淋巴瘤,细胞小,缺乏典型细胞学异常
结外鼻型NK/T细胞淋巴瘤	淋巴瘤细胞细胞核轮廓不规则,伴免疫母细胞、浆细胞和少数嗜酸性粒细胞和组织细胞,常见大量凋亡小体

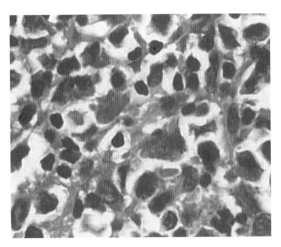

图 24-12　结外鼻型 NK/T 细胞淋巴瘤

三、淋巴结转移性肿瘤细胞形态

各种癌症的晚期均可发生淋巴结转移。针吸细胞学除诊断是否有转移外，还可根据细胞形态及临床表现，判断原发肿瘤的来源。

1. **鳞癌**　头颈部鳞癌（鼻咽癌、口腔癌、喉癌）常会转移到颈部淋巴结，宫颈、阴道、外生殖器、直肠和下肢末端皮肤等处的鳞癌常会转移到腹股沟淋巴结。角化型癌细胞呈梭形或蝌蚪形，细胞边界清晰，细胞质丰富，嗜酸性，核固缩。非角化型癌细胞呈圆形、卵圆形或多角形，细胞边界清晰，

细胞质淡染，嗜酸性，细胞核染色质呈粗颗粒状，易与分化差的腺癌混淆（图 24-13A）。

2. **腺癌**　乳腺癌常会转移到锁骨和腋窝淋巴结；肺癌常累及锁骨和纵隔淋巴结；胃肠道和生殖道肿瘤常累及锁骨上淋巴结；甲状腺癌常累及颈部和纵隔淋巴结；腹腔和盆腔器官的恶性肿瘤常转移到腹部淋巴结。癌细胞常单个或成团，大小各异，常呈球样、乳头状或

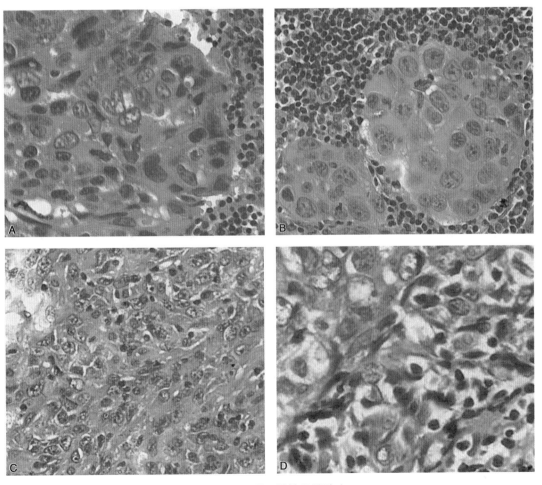

图 24-13　淋巴结转移性肿瘤
A. 鳞癌；B. 腺癌；C. 未分化癌；D. 恶性黑色素瘤。

腺腔样排列。细胞核偏位,细胞质均匀,有的细胞质内可见空泡。胃癌常见大的印戒样细胞(图 24-13B)。

3. 未分化癌 未分化癌常转移至纵隔淋巴结。鼻咽未分化癌常转移至颈部淋巴结。癌细胞单个或成团,细胞核染色质粗大、深染、分布不均,有时呈墨水滴状,可见核仁。细胞质少,在癌细胞核边缘可有少许细胞质或呈裸核样(图 24-13C)。

4. 恶性黑色素瘤 细胞常散在分布。圆形和多角形细胞的细胞质丰富,细胞边界清晰,细胞质内常见颗粒状棕色黑色素颗粒。细胞核常偏位,使细胞呈浆细胞样外观,可见双核或多核,核呈圆形或多角形,染色质呈细颗粒状,核仁明显,常见核内包涵体(图 24-13D)。

第四节 甲状腺细针穿刺抽吸细胞学检查

一、甲状腺正常细胞形态

1. 滤泡细胞 一般为立方形,细胞核为球形,位于细胞中央或略偏位。染色质呈颗粒状,可见核仁。细胞形态、大小随功能状态而不同。

2. 嗜酸性细胞 亦称 Hürthle 细胞或 Askanazy 细胞。在正常甲状腺中约 15% 为此细胞。细胞体积较大,呈多边形,细胞质中有许多细小的嗜酸性颗粒,细胞边界清楚。细胞核大,可有双核。一般认为,这种细胞是一种滤泡细胞增生或化生性改变。细胞数目随年龄增加而增多。在病理情况下主要见于嗜酸性细胞肿瘤或桥本甲状腺炎。其他类型甲状腺疾病多不出现或罕见。

3. C 细胞 在组织学上位于滤泡旁,又称为滤泡旁细胞(parafollicular cells)。因它能产生降钙素(calcitonin),故称之为 C 细胞,占甲状腺上皮细胞 1% 左右。在苏木精-伊红染色中,细胞为卵圆形、圆形、梭形或多边形,比一般滤泡上皮细胞大,细胞质淡染,故又称淡细胞(light cell),在常规染色涂片中不易辨认,用银染色法,细胞质内显示有棕黑色嗜银颗粒。

二、甲状腺良性病变的细胞形态

(一)甲状腺炎

1. 急性甲状腺炎(acute thyroiditis) 在针吸细胞学中很少见。临床表现有发热、局部红肿痛,甲状腺肿大,在压迫痛点处针吸为灰白色黏稠性液体。显微镜下,涂片内为大量嗜中性粒细胞(图 24-14A),少许巨噬细胞,形成脓肿时,主要为脓细胞。散在的炎细胞中有分散的滤泡上皮细胞团,该细胞形态大小正常,部分细胞伴有退行性变。

2. 放射性甲状腺炎(radiation thyroiditis) 可见变性的滤泡上皮细胞,细胞间有少许中性粒细胞、纤维母细胞(图 24-14B),个别滤泡细胞有轻度嗜酸性变,细胞质丰富,细胞略有大小不一致,细胞核有增大现象。此外,还可伴有少许淋巴细胞和巨噬细胞等炎细胞。

3. 亚急性肉芽肿性甲状腺炎(subacute granulomatous thyroiditis) 又称 De Quervain 甲状腺炎、巨细胞性甲状腺炎、假结核性甲状腺炎。滤泡细胞间有大量炎症细胞浸润,由于病变呈灶性分布,范围大小不一,各处病变处于不同发展阶段,常常新旧病变交错存在。主要见到的细胞成分有中性粒细胞、多核巨细胞、上皮样细胞、淋巴细胞和少许浆细胞,滤泡上皮细胞有不同程度的退行性变,常常可以观察到嗜中性粒细胞聚集成小团状,即组织学所谓微小脓肿(图 24-14C)。

4. 桥本甲状腺炎(Hashimoto thyroiditis) 称淋巴瘤样甲状腺肿(strunma lympho-matosa)。少数患者偶尔有功能亢进,称桥本甲亢(Hashitoxicosis)。细胞学特点主要有:①滤

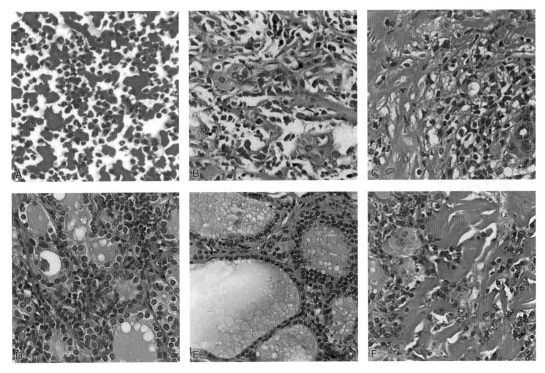

图 24-14　甲状腺炎

A.急性甲状腺炎；B.放射性甲状腺炎；C.亚急性肉芽肿性甲状腺炎；D.桥本甲状腺炎；E.毒性甲状腺肿伴淋巴细胞浸润；F.慢性木样甲状腺炎。

泡上皮细胞间有大量淋巴细胞，常聚集成团，形成淋巴"滤泡样"结构；②嗜酸性细胞胞体大，细胞质丰富，染红色细颗粒状，细胞呈圆形或多边形，有时亦可像鳞状化生细胞；③滤泡上皮细胞显示不同程度的细胞核增大，深染，大小不等现象，多是由于淋巴细胞广泛浸润甲状腺，致使滤泡上皮细胞代偿性增生，而少数患者伴有浆细胞、纤维细胞，多核巨细胞罕见（图 24-14D）。

5. 毒性甲状腺肿伴淋巴细胞浸润（toxic goiter associated with lymphocytic infiltration）大量高柱状和低柱状滤泡上皮细胞。细胞质丰富，染淡红色。细胞核大小一致，圆形，染色质细致，分布均匀。滤泡细胞间有多少不等的淋巴细胞浸润和"吸收空泡"现象，但淋巴细胞不聚集成团状，偶尔可见浆细胞（图 24-14E）。

6. 慢性木样甲状腺炎（chronic woody thyroiditis）　可见较多的纤维细胞，细胞呈梭形，两头尖细，细胞质染红色。细胞核细长，染色质细致，分布均匀。偶尔见少许萎缩的滤泡上皮细胞，伴有少许淋巴细胞、浆细胞浸润（图 24-14F）。

（二）甲状腺良性肿瘤

甲状腺腺瘤（adenoma）是甲状腺常见的良性肿瘤。组织学将甲状腺腺瘤划分为滤泡性腺瘤（胚胎性、胎儿性、单纯性、胶性）、嗜酸细胞腺瘤、乳头状腺瘤和不典型腺瘤。针吸细胞学难以区别胚胎性、胎儿性和单纯性，故滤泡性腺瘤细胞学不再划分类型。

1. 滤泡性腺瘤　可见较多的上皮细胞呈滤泡状排列，滤泡大小不等。肿瘤细胞比正常滤泡上皮细胞大 1～2 倍，大小较一致，细胞质少或裸核。细胞核呈圆形或卵圆形，染色质细致，分布均匀，偶尔见 1～2 个核仁。若肿瘤发生囊性变，还可见吞噬含铁血黄素颗粒的泡沫细胞（图 24-15A）。如果是胶性腺瘤，除了滤泡上皮细胞外，涂片内主要为大量胶质。

2. 嗜酸细胞腺瘤（oxyphilic adenoma）　又称许特莱细胞腺瘤（Hürthle cell adenoma），

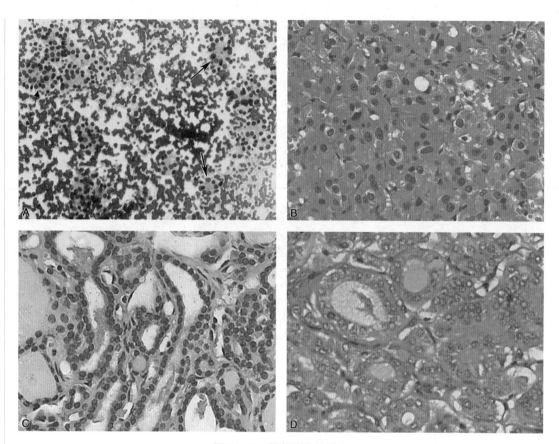

图 24-15 甲状腺良性肿瘤
A.滤泡性腺瘤；B.嗜酸细胞腺瘤；C.乳头状腺瘤；D.不典型腺瘤。

较少见。涂片内全部或大部分为大的多角形、细胞质丰富、内充满嗜酸性颗粒的细胞（图24-15B）。瘤细胞常呈条索状或梁索状排列，细胞核的大小、形态略有差异，略有深染。但核分裂象罕见，异型性不明显。目前，电子显微镜发现该肿瘤细胞细胞质内的嗜酸性颗粒富线粒体成分。

3. 乳头状腺瘤 突入扩大的滤泡腔内形成一级分支，乳头钝，分支少，上皮扁平或立方状（图24-15C），形态同滤泡性腺瘤。

4. 不典型腺瘤 涂片内细胞丰富，呈片块状排列和不规则滤泡样排列，细胞大小不等，细胞质少。细胞核深染，形状不规则，呈圆形、卵圆形和梭形（图24-15D）。

三、甲状腺恶性肿瘤细胞形态

细胞学诊断分化差的癌（如小细胞癌、梭形细胞巨细胞癌和髓样癌）较容易，而对分化好的滤泡状癌划分类型有一定难度。

1. 乳头状癌（papillary carcinoma） 涂片内肿瘤细胞丰富，常可见较多长短不等的乳头状排列，偶可见钙化小体（砂）。癌细胞通常比正常细胞至少大3倍。细胞核呈圆形、卵圆形，核膜边缘不光滑，染色质细致而弥散，染色淡，即毛玻璃样改变。核仁小，1～2个。肿瘤出现囊性变时，针吸后应离心涂片避免漏诊。镜下除了见少许肿瘤细胞外，可见泡沫细胞（图24-16A）。

2. 滤泡性癌（follicular carcinoma） 大量的肿瘤细胞呈不规则的滤泡样排列（图24-16B），找不到乳头样结构。癌细胞均显示不同程度的异型性，圆形或低立方形。细胞核比正常滤泡上皮细胞核大3倍以上或更大，染色质丰富，粗细不匀，致密深染，细胞核大小、

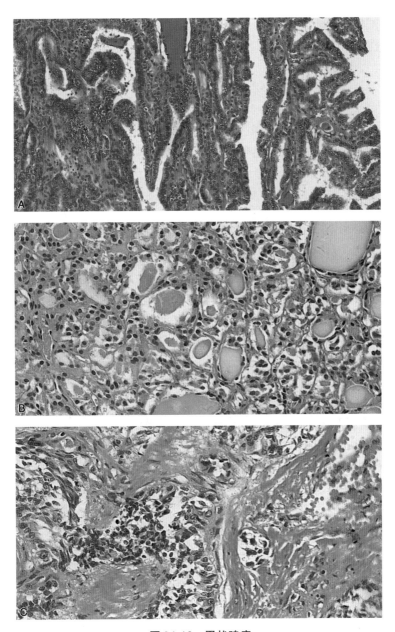

图 24-16　甲状腺癌
A.乳头状癌；B.滤泡性癌；C.髓样癌。

形状较一致。可见核分裂象。偶尔可见胶质团。

滤泡性癌细胞可有多种形态变异，如透明细胞变、嗜酸细胞变、鳞状化生性变、梭形细胞巨细胞变等。

（1）透明细胞癌（clear cell carcinoma）：大量肿瘤细胞，呈片块状排列，胞体大，多角形或圆形，细胞质丰富、透明，类似肾透明细胞癌细胞，边界清楚。细胞核显示轻微异型，核深染，圆形或椭圆形，一般无胶质物。

（2）嗜酸细胞癌（oxyphilic cell carcinoma）：肿瘤由异型性的嗜酸性细胞构成，瘤细胞较大，圆形或多边形，细胞质丰富，染红色。细胞核大，染色质颗粒粗、深染，核形状不规则，大小不一致。涂片中癌细胞常呈片状分布或条索状。

3. 髓样癌　肿瘤细胞丰富，大小较一致，瘤细胞呈多形性，如圆形、多角形、梭形、柱状或立方形。部分细胞可呈浆细胞样，透明状。细胞质丰富，染淡红色，用银染可显示嗜银颗粒。细胞核呈圆形、椭圆形或梭形，核膜清楚，染色质较粗，核仁不明显。肿瘤细胞间有多少不等的嗜酸性、无定形物（淀粉样物）沉着，用刚果红染色阳性（图24-16C）。

第五节　涎腺细针穿刺抽吸细胞学检查

涎腺亦称唾液腺，分为大涎腺和小涎腺，大涎腺包括腮腺、颌下腺和舌下腺，小涎腺广泛分布于口腔及口咽部黏膜的固有层和黏膜下层。唾液腺肿瘤是唾液腺组织中最常见的疾病，绝大多数是上皮性肿瘤，少数为间叶组织来源的肿瘤。因会产生多灶性种植的危险，大唾液腺肿瘤性病变绝对禁忌活体组织检测，因此细针穿刺抽吸细胞学检查对术前诊断尤为重要。

一、正常涎腺细胞形态

涎腺实质由分泌单位与导管系统组成。分泌单位又称为腺泡，有浆液腺、黏液腺和混合腺之分，细胞学涂片很难区分浆液或黏液性腺泡，常为成团聚集或散在的腺细胞，呈圆形，界限清楚，细胞核小稍偏一侧。细胞质丰富，呈泡沫网格状并可见一些颗粒样物，染色质均匀，有时可见细小核仁，腺泡间常杂以少量脂肪细胞；导管上皮细胞呈立方形，细胞核圆而细胞质少，常排列成方形或小长方形，3～5列或稍多一些。

二、涎腺非肿瘤性病变的细胞形态

1. **涎腺炎**　颌下腺炎常因涎石阻塞所致，有明显的进食时腺体肿胀及疼痛，易诊断。但是，对一些无明显阻塞性症状、肿大的颌下腺酷似肿瘤，是慢性硬化性颌下腺炎，需与颌下腺肿瘤区别。其细胞学涂片形态：背景为淋巴细胞、浆细胞及少量白细胞，急性发作期可见较多的多形核白细胞；腺细胞常三五成群或散在，形态正常；导管上皮细胞增生显著并增多，呈立方状，细胞核居中，染色质均匀，排列呈长方形或方形团块，周边为细胞质形成的透明带，与周围分界清楚（图24-17）。

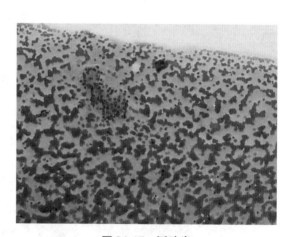

图24-17　涎腺炎

2. **干燥综合征**　干燥综合征为免疫性疾病。组织病理表现主要为B淋巴细胞反应性增生，浸润腺实质，腺泡破坏，甚至整个腺小叶被其取代，导管上皮增殖成团块。细胞学特点为：可见成熟的小淋巴细胞、淋巴细胞、浆细胞、带裂隙的前淋巴细胞等各种类型的淋巴细胞，有时可见少量导管上皮。

3. **肉芽肿性疾病**　常发生于腮腺和面、颈部淋巴结内，常见嗜伊红淋巴肉芽肿和结核。嗜伊红淋巴肉芽肿细胞学涂片可见大量成熟淋巴细胞及少量浆细胞，突出表现有大量嗜酸性粒细胞。

4. **腮腺良性肥大**　细胞学涂片可见腺上皮细胞体积较大，但形态基本正常，部分分泌颗粒明显增多；腺小叶结构分布于脂肪组织内。

三、涎腺良性肿瘤细胞形态

涎腺肿瘤中，良性肿瘤占75%左右，其中以多形性腺瘤（pleomorphic adenoma）及沃辛瘤（Warthin tumor）最常见。

1. 多形性腺瘤　又称混合瘤,占国内所有涎腺肿瘤的 50% 以上,也是居于首位的涎腺良性肿瘤,最常见于腮腺,其次为下颌下腺,肿瘤生长缓慢,常无自觉症状。典型的组织病理表现为腺上皮细胞有形成腺管状结构的趋向,含黏液样间质,有些呈类似软骨样表现,细胞学涂片典型表现有 2 种,且为多形性腺瘤所独有而不见于其他类型。①腺上皮细胞分化良好,细胞形态单一,成团块聚集于羽绒状或絮丝状的基质中;细胞核呈圆形或卵圆形,大小略有不同,含均匀分布、纤细小颗粒样染色质,偶尔见极小核仁;细胞质略嗜酸或呈淡蓝色,界限常不十分清楚(图 24-18A)。②腺上皮细胞紧密聚集成团,在团块间有疏松、粉染、细胞成分较少的黏液样区域,周边无任何絮丝状物。

2. 沃辛瘤　又称腺淋巴瘤或乳头状淋巴囊腺瘤,最常见发生的部位在腮腺后下方,可有消长史,可呈多发中心,在一侧腮腺出现多个肿瘤,也可同时或先后发生在双侧腮腺。针吸细胞涂片表现:背景以成熟淋巴细胞为主,内有大小不等成片的嗜酸腺上皮,其细胞体积较大,细胞质染粉红或浅蓝色,细胞核呈圆形,居中稍偏一侧,染色质色浅而匀,偶尔见小核仁,核质比可达 1 :(2~3)。若仅见嗜酸腺上皮细胞而慢性炎症细胞极少或无,应考虑嗜酸细胞腺瘤(图 24-18B)。

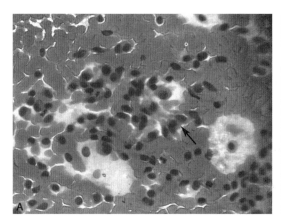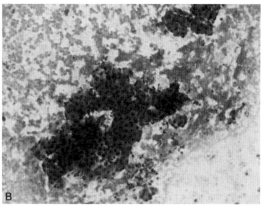

图 24-18　涎腺良性肿瘤

A. 多形性腺瘤;B. 沃辛瘤。

四、涎腺恶性肿瘤细胞形态

涎腺恶性肿瘤约占唾液腺肿瘤的 25%,以黏液表皮样癌和腺样囊性癌最为常见。

1. 黏液表皮样癌　唾液腺上皮性肿瘤中居首位的恶性肿瘤。瘤细胞由黏液细胞、中间细胞、表皮样细胞、透明细胞等组成,并根据其比例分为高分化型、低分化型两类。

(1)高分化型:多有不完整包膜,界限尚清,切面可见黏液及小囊腔,50% 以上由黏液细胞及表皮样细胞组成,黏液细胞常构成腺腔或囊性间隙,表皮样细胞成熟,无核分裂,异型性不明显,中间细胞较少。针吸细胞学表现:细针吸出物常见棕黄色黏液,涂片常见成团或散在的黏液细胞,呈圆形或卵圆形,体积大,细胞核小而偏位,核质比可达 1 :(2~3)或更高,细胞质呈空泡状,染色质均匀,有些可见纤细颗粒,核仁极小。不少病例只有黏液细胞,或与分化较好的表皮样上皮细胞共存;中间细胞常紧密结合成团,界限清楚,细胞质较少,细胞核相对较大。

(2)低分化型:黏液成分极少,黏液细胞偶见,而恶性腺上皮细胞或表皮样细胞占优势。

2. 腺样囊性癌　由腺上皮、肌上皮双向分化的恶性肿瘤,具有管状、筛状和实性结构,在唾液腺上皮性恶性肿瘤中居第二位,在小涎腺中发病率较高,最常见于腭部和腮腺及颌下腺,浸润性极强,与周围组织界限不清。癌细胞细胞核深染,细胞质少,类似基底细胞,核仁不明显。细胞学涂片的最大特点是可见癌细胞围绕其表面的半透明的球形体;另一特征是癌细胞3~4层排列形成树枝状或香蕉样,有些紧密聚集的细胞团周边形成管样结构,这种特殊细胞学表现和黏液球仅见于腺样囊性癌。有些癌细胞形成团块而很少或没有典型球形体,但仔细观察可以发现一些半透明的黏液球体(图24-19)。

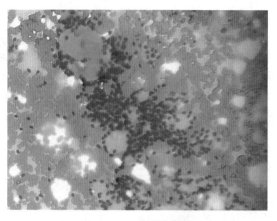

图24-19　腺样囊性癌

第六节　乳腺细针穿刺抽吸细胞学检查

乳腺位于体表,发生肿瘤时易于触及而早期发现,常采用临床、影像学和细针穿刺抽吸细胞学组成的"三联检验"进行确诊。目前,乳腺细针穿刺抽吸细胞检查随着超声引导和快速现场评估的发展,使用越来越多,是一种快速、准确、成本效益高的诊断方法,且并发症低,对于恶性病变的诊断具有较高的灵敏度和阳性预测值。

一、常见的正常乳腺细胞形态

针吸涂片时常见以下几种正常的乳腺细胞。

1. **导管及腺泡上皮细胞**　一般量较少,细胞大小、形状较一致,常呈小团或散在,细胞核呈圆形或卵圆形,形状规则,较淋巴细胞稍大,大小一致,排列均匀,细胞核染色质均匀,核仁不明显。妊娠及哺乳期呈增生及分泌表现,细胞质丰富,空泡状或泡沫状,细胞核大、浓染,有明显的核仁,易误诊为癌细胞,一定要清楚地了解是否妊娠。

2. **泡沫细胞**　胞体大,形态近圆形,细胞质含丰富空泡呈泡沫状,偶尔有较大空泡。细胞膜明显。细胞核较小,呈圆形或卵圆形,居中或偏位,边缘清楚,染色质均细,可有核仁。多数来源于脱落的导管上皮细胞,在囊肿液和乳头溢液涂片中常见(图24-20A)。

3. **脂肪细胞**　可成团或散在分布,胞体极大,形状不规则。细胞核呈小圆形或卵圆形,居中或偏在一边。细胞质极其宽广透明。细胞膜清楚,形似气球(图24-20B)。

4. **间质细胞**　细胞呈梭形。细胞核呈梭形或长形。细胞质多少不一,来源于小叶内或小叶外间质。

5. **双极裸核细胞**　细胞体积小,规则,呈圆形或梭形,两端有尖或一端有尖,似麦粒状。细胞核小、浓染,呈裸核,无核仁。有学者认为,此即肌上皮细胞或小叶内间质细胞,说法不一,该细胞的存在常是良性的佐证。

6. **大汗腺样上皮细胞**　又称 Apocrine 腺细胞,其特点是细胞体积大,细胞质丰富,内有粗大的嗜酸性颗粒。细胞核较小,呈圆形,居中位。大汗腺样上皮细胞常有轻度异型性,为乳腺导管或腺泡上皮化生的细胞,常见于乳腺增生症(图24-20C)。

二、乳腺良性病变的细胞形态

1. **乳腺炎症性疾病细胞形态**　涂片中可见大量炎症细胞,包括中性粒细胞、淋巴细胞、组织细胞等。浆细胞的出现常为炎症的证据,且各种不同炎症常有不同的细胞学表现。

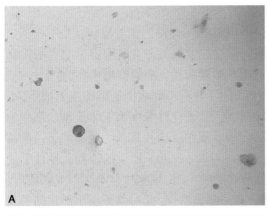

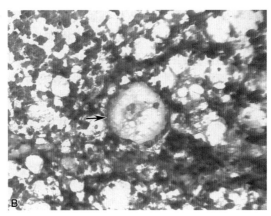

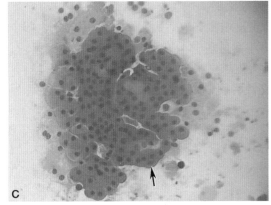

图 24-20　常见的正常乳腺细胞
A. 泡沫细胞；B. 脂肪细胞；C. 大汗腺样上皮细胞。

（1）急性乳腺炎：可见大量中性粒细胞及细胞碎片，泡沫巨噬细胞数量也增加（图 24-21A）。

（2）浆细胞性乳腺炎：除大量淋巴细胞、浆细胞外，还可见上皮样细胞、朗汉斯巨细胞、泡沫细胞、中性粒细胞和组织细胞。浆细胞性乳腺炎时，组织细胞增生显著，细胞核明显增大，有异型性，核仁明显，甚至出现较多的核分裂象，易误诊为癌细胞，当考虑癌细胞诊断时，如果具有明显的炎症背景，宜慎重（图 24-21B）。

（3）脂肪坏死：常见不定形物质及坏死的脂肪细胞，细胞变大而分散，细胞质变性，结构模糊，可出现空泡，与泡沫细胞相类似。此外，可见中性分叶核粒细胞、淋巴细胞、巨噬细

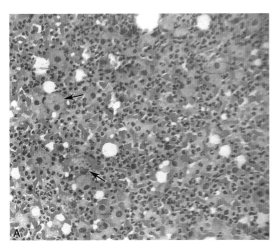

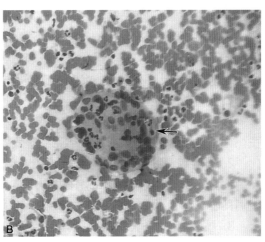

图 24-21　乳腺良性病变
A. 急性乳腺炎；B. 浆细胞性乳腺炎。

胞等炎症细胞,以及上皮样细胞、多核巨细胞等。

（4）结核性乳腺炎：可见类皮样细胞聚合形成结核结节,伴淋巴细胞浸润。

2. 乳腺增生症细胞形态 2016年中华预防医学会妇女保健分会乳腺保健与乳腺疾病防治学组的专家共识将乳腺增生的组织病理学分为乳腺腺病和乳腺囊性增生病（症）。

（1）乳腺腺病：乳腺腺泡和小导管明显局灶性增生,并有不同程度的结缔组织增生,小叶结构基本失去正常形态,分为小叶增生型、纤维腺病型、硬化性腺病型三个亚型。细胞为典型良性上皮细胞,或稍见增生细胞,细胞核较大,形状规则。涂片背景为淡染的蛋白质液体,其间有脂性空泡,有时有脂肪细胞,见到大汗腺细胞时,有助于增生的诊断。良性上皮细胞及小腺泡样结构为最常见的形态,细胞可分散或形成小团,细胞核呈小圆形或卵圆形,大小一致,为典型的良性细胞。部分细胞核稍大,有一定异型性,此时常是增生严重的表现或导管上皮高度增生,甚或不典型增生,注意与癌细胞鉴别。

（2）乳腺囊性增生病（症）：分为囊肿、导管上皮增生、盲管型腺病、大汗腺样化生四个亚型。针吸常能吸出淡黄色清亮液体,视囊肿大小而量多少不等,涂片见较多泡沫细胞,有时亦可见乳头状细胞或大汗腺细胞,视囊肿被覆上皮增生状况而定。

3. 乳腺纤维腺瘤 为乳腺最常见的真性良性肿瘤,临床特点为圆形肿物,有包膜,界限清楚,触诊活动度大。细胞学特点:细胞数量中等到较丰富,多数成团分布,排列紧密,呈指状、乳头状或分枝状;良性上皮细胞核呈圆形或卵圆形,双极裸核细胞较一般的增生性病变明显增多是其重要特点,偶尔见大汗腺细胞(图24-22)。

4. 导管内乳头状瘤 为乳腺较常见的肿瘤,发生在大中型乳腺导管内,常出现乳头溢液。细胞学特点:细胞常成团,排列均匀整齐,呈乳头状,细胞核可见轻度异型性,少有双极裸核细胞,多伴有少数泡沫细胞。与乳头状癌鉴别比较困难,可依赖外科活检鉴别。

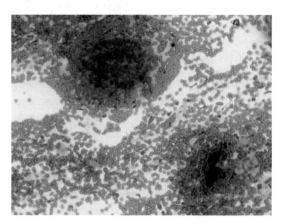

图24-22 乳腺纤维腺瘤

三、乳腺恶性肿瘤细胞形态

乳腺癌是妇女最常见的恶性肿瘤。临床表现为乳房肿块,坚硬,固定不活动,界限不清。细胞学一般形态特点:细胞丰富,弥漫分布,重叠,三维排列的细胞团,细胞黏附差,常见单个肿瘤细胞,细胞核质比高,细胞核轮廓不规则、染色深,核仁明显,背景中双极裸核细胞少或缺如,可见坏死。根据细针穿刺抽吸细胞学特征,最常见的类型是导管癌、小叶癌、黏液癌、小管癌和化生癌。

1. 导管癌 细胞成分通常偏少,密集成团,体积较小,恶性特征常不十分显著,涂片上往往可见组织细胞、泡沫细胞及坏死细胞残物。

2. 小叶癌 细胞体积较小,成小团或单层排列,有时可见串珠样排列;细胞核染色深,异型性常不明显;双极裸核细胞极少。有时可见致密的分叶状细胞核,如发现伊红小体对鉴别良恶性很有帮助(图24-23)。

3. 黏液癌 吸出物中可见半透明胶冻样物,背景染成成片的蓝灰色,其间散在成簇的癌细胞团;细胞核异型性不十分明显,细胞质中可含有多数小空泡或囊状大空泡,甚至形成印戒细胞。

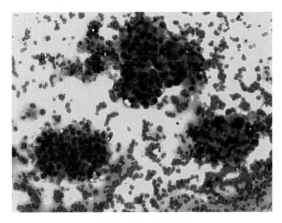

图24-23 小叶癌

4.小管癌 细胞数量少到中等,一般为单一细胞群,排列成角状、腺体状或管状。小管癌的细针穿刺细胞学异型性不明显,往往不能被确诊,需组织学活检确认。

5.化生癌 肿瘤性上皮分化为鳞状或间叶样成分的少见肿瘤。WHO将其分为低度恶性腺鳞癌、纤维瘤病样化生性癌、梭形细胞癌、鳞状细胞癌、伴异源性间叶成分分化的化生性癌、混合性化生性癌六种类型。各型具有形态学和分子的异质性,而组织学类型与预后有关。

此外,国际细胞学学会横滨报告分类系统根据乳腺病变恶性的风险,将乳腺癌分为标本不充分或不满意、良性病变、非典型病变、可疑恶性和恶性五个类别,并对这五个类别的报告名称进行了定义、诊断标准描述及相应的后续临床病理处理办法,具有较好的临床应用价值。

第七节 胰腺、肝脏细针穿刺抽吸细胞学检查

腹腔内脏针吸早在20世纪60年代就有报道,但真正广泛应用则是在超声引导穿刺应用于临床之后。随着超声引导技术的提高和穿刺设备的改进,腹腔内脏针吸穿刺的成功率和安全性显著提高,在肝脏和胰腺疾病的明确诊断和病情评估方面发挥着重要作用。针吸细胞多选用20~22G的普通型穿刺针,具有简便、可靠、经济、取材成功率高、恶性肿瘤确诊率较高、质量控制得当、假阳性率低等优点。

一、肝脏细针穿刺抽吸细胞检查

肝脏是腹腔脏器针吸细胞检查最常用的一个部位,占腹腔脏器针吸检查中1/2以上。细针穿刺抽吸细胞检查在肝脏占位性病变的诊断中具有突出的优越性,目前已成为肝脏占位性病变检查中一项常规手段。其适应证有:①原因不明的肝功能异常、肝硬化及需要明确有无肝纤维化或肝硬化的临床情况。②原因不明的肝大。③慢性乙型肝炎患者的抗病毒时机选择(评估肝纤维化或炎症坏死程度)及疗效评估与监测,预后判断。④考虑自身免疫性肝病,如自身免疫性肝炎、原发性胆汁性胆管炎、原发性硬化性胆管炎等。肝穿刺活检有助于诊断及治疗方案制订。⑤考虑遗传代谢性肝病,如肝豆状核变性(Wilson disease)、遗传性血色病、α_1-抗胰蛋白酶缺乏症等,肝穿刺活检有助于诊断及治疗方案制订。⑥酒精性肝病与非酒精性脂肪性肝病的诊断及肝组织纤维化程度的确定。⑦肝脓肿,建议在置管引流同时行脓肿壁(实质性成分)穿刺活检以排除恶性肿瘤。⑧肝脏肿物性质不明(如肝脏肿物有手术指征且患者同意手术切除者,无活检必要)。⑨肝移植患者术后,如考虑排斥反应或感染等并发症,可考虑肝穿刺活检协助诊断。

1.正常肝脏细胞

(1)肝细胞:针吸涂片正常肝细胞呈团片状,也可单个散在。细胞体积大,多边形,细胞边界清楚。细胞质丰富,呈细颗粒状。细胞核呈圆形,居中位,染色较浅,有时大小不一,可见明显核仁。细胞间有时可见小胆栓。

(2)胆管细胞:细胞排列紧密、成团、平铺片状,呈立方形或柱状,细胞核小,呈圆形。

2. 肝脏变性病变

（1）肝细胞脂肪变：细胞体积增大，细胞质内可见大小不等的脂肪空泡，严重者变得与脂肪细胞相似。

（2）肝脏戈谢病及尼曼-皮克病：涂片所有肝细胞均呈一致变化，体积明显增大，细胞质呈泡沫状，成堆出现。

（3）阻塞性黄疸：小胆管内可见晶状的黄绿色内容物。

（4）出血：细胞质内可见含铁血黄素颗粒沉积。

3. 肝硬化 针吸细胞学只有参考价值。其细胞学表现：良性肝细胞，成团分布，排列紧密，不具有恶性特征，可见数目增多的成团或散在的胆管细胞（图24-24）。

4. 肝囊肿

（1）肝脓肿：细菌性肝脓肿时可见大量中性粒细胞及变性的白细胞，可见多重组织细胞或泡沫细胞，同时可见坏死细胞碎片及坏死物质（图24-25）。

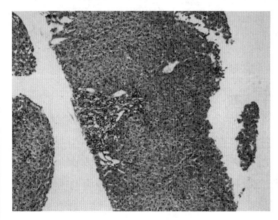

图24-24 肝硬化（穿刺组织）

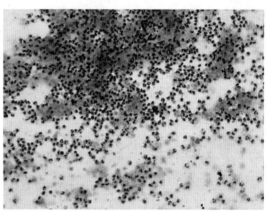

图24-25 肝脓肿（穿刺组织）

（2）阿米巴肝脓肿：除坏死物质及少量炎症细胞外，可找到阿米巴滋养体。

（3）先天性肝脓肿：抽吸时可吸出多少不等量的黏液，可见单层立方上皮细胞及数量不等的良性肝细胞、胆管上皮细胞等。

（4）包囊虫病：怀疑此病时，不应当针吸，因为可引起过敏性休克。针吸是因为偶然情况，未考虑到此病才进行的。涂片诊断主要依靠找到包虫带钩的头节。

5. 肝炎 涂片可见肝细胞大小有差异，背景中可见较多淋巴细胞，有时可见坏死的肝细胞，特别是急性期更显著。

6. 肝脏良性肿瘤

（1）肝细胞腺瘤：针吸细胞学检查，与正常肝细胞相似。偶见轻度核异型性肝细胞，无胆管细胞。

（2）血管瘤：针吸涂片，可见大量血液成分及一些良性的梭形细胞。

7. 肝脏恶性肿瘤 肝细胞肝癌在肝脏原发性恶性肿瘤中最为常见，绝大多数继发于肝炎、肝硬化，临床表现为单发性结节、多发性结节或弥漫性肝大，其组织学分化程度差异很大，细针穿刺诊断肝细胞癌的准确率可达90%以上。

（1）高分化肝细胞肝癌：形态学与正常肝细胞相似，需与正常肝细胞或良性肝脏病变鉴别。细胞涂片可见大量癌细胞，毛细血管横穿过肿瘤细胞团或梭形内皮细胞环绕在肿瘤细胞团块周围；细胞呈小团状、索状、板状或片状排列，或单个散在分布，细胞体积小，核质比明显增加，细胞质呈颗粒状，可见胆汁颗粒或透明小体；细胞核呈圆形，裸核较多见，核仁增大；胆管上皮细胞缺失（图 24-26A ）。

（2）低分化肝细胞肝癌：涂片可见大量癌细胞，恶性特征非常明显，呈单个、团状、索状、管状或片状，有非典型核分裂象。低分化肝细胞肝癌确定类型较为困难，诊断往往需要免疫组化等其他方法的帮助（图 24-26B ）。

（3）中分化肝细胞肝癌：镜下肝癌细胞的细胞核大、核仁明显、有非典型核分裂象，可见颗粒状细胞质、细胞质内胆汁颗粒或透明小体及肝血窦状结构等比较容易辨认的肝细胞分化证据（图 24-26C ）。

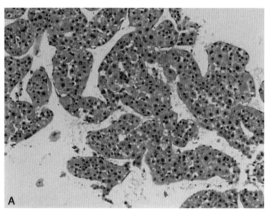
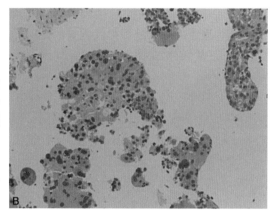
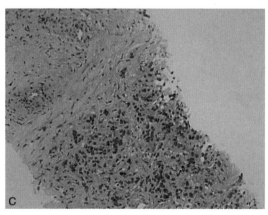

图 24-26　肝脏恶性肿瘤（穿刺组织）
A. 高分化肝细胞肝癌；B. 低分化肝细胞肝癌；C. 中分化肝细胞肝癌。

8. **胆管癌**　胆管癌少见，起源于肝内或肝外胆管。涂片可见单个、稠密片状或成团肿瘤细胞。细胞呈柱状或立方形，大小不等，形态不一，核仁明显，细胞质少，可见细胞质内空泡或黏液分泌（图 24-27 ）。

9. **转移性肿瘤**　肝血供丰富，为恶性肿瘤最常见的血行转移部位之一，其中以胃肠道癌、胰腺癌、肺癌、乳腺癌等最为多见，其次为黑色素瘤和肉瘤。肿瘤形态差别甚大，取决于原发肿瘤的组织学起源和分化程度。肝脏转移性肿瘤的细胞学诊断不难，转移癌细胞通常具有细胞核大、染色质粗、核

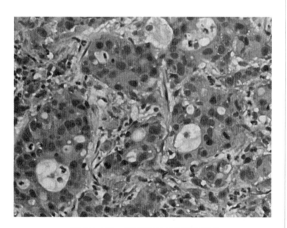

图 24-27　胆管癌（穿刺组织）

仁明显且数目增多等典型的瘤细胞特点，细胞体积较小或中等大，细胞质不如肝癌细胞明显，亦不见细颗粒状，依据癌的类型而有所不同，可呈各种表现。

二、胰腺细针穿刺抽吸细胞检查

胰腺位于上腹部,胃的后下方,横附于腹后壁,可分为胰头、胰体、胰尾三部分,组织学结构可分为外分泌部和内分泌部两部分,其中外分泌部包括导管和腺泡,内分泌部即胰岛。因细针穿刺活检并发症少,诊断准确度较高,是胰腺实体性肿块的首选诊断方法。胰腺细针穿刺绝大部分在影像学(如胃肠超声、CT)引导下进行,其适应证为:①判断肿块是否为肿瘤。②如果明确为肿瘤,可进一步评估其性质及类型,并根据细针穿刺的结果来决定患者是否需要手术治疗及手术的方式和范围。③对无法手术的患者,细针穿刺的诊断结果可以为患者化疗、放疗方案提供参考依据。④即使对诊断较为困难的胰腺病变,细针穿刺依然可能为患者的临床处理提供有效的帮助。

1. **正常胰腺细胞** 胰腺细针穿刺可见胰腺腺泡上皮细胞、胰腺导管上皮细胞、胰岛细胞。

(1)胰腺腺泡上皮细胞:为胰腺穿刺中最常见的细胞,成团排列或单个出现,形似滤泡状,细胞边界不清,细胞核呈圆形,偏向一侧,大小与红细胞相似,染色质均匀分布,呈细颗粒状,无明显的核仁;细胞质丰富,呈颗粒状。

(2)胰腺导管上皮细胞:一般成团出现,形态似蜂窝状,大小不等;细胞边界清晰,呈立方形或柱状;细胞核呈圆形或椭圆形,染色质分布均匀,细颗粒状;无明显的核仁。

(3)胰岛细胞:穿刺样本中较少见,细胞团呈球状或椭圆状;细胞边界不清,细胞核呈圆形或椭圆形,位于细胞中央或细胞一侧,染色质与典型的内分泌细胞相同,可见小核仁;细胞质无颗粒。

2. **胰腺炎** 急性胰腺炎及亚急性胰腺炎时,涂片背景可见大量中性粒细胞、坏死组织碎片、脂肪坏死及钙化。慢性胰腺炎时则以淋巴细胞为主,常有多数巨噬细胞、组织细胞,有时可见钙化并可见良性腺泡细胞或导管上皮细胞。急性胰腺炎或慢性胰腺炎时,可见多量的胰腺导管上皮细胞和腺泡上皮细胞,并可有一定异型性,细胞增大,细胞核染色稍深,核质比增高,出现明显的核仁,有时甚至可能出现核分裂象,需与癌鉴别,在大量炎症细胞的背景下,对胰腺导管癌的诊断应慎重。

3. **实性胰腺肿瘤** 常见的是胰腺导管癌,占所有胰腺恶性肿瘤的85%~90%,胰腺腺泡细胞癌少见。

(1)高分化胰腺导管癌:常见导管上皮细胞呈单层平铺、蜂窝状排列的大细胞团,细胞核大小不一,部分区域可见核排列紊乱、拥挤重叠似歪扭的蜂窝状。肿瘤细胞核明显增大,核膜不光滑,染色质分布不均匀,核仁较明显(图24-28A)。高分化胰腺导管癌细胞学诊断较为困难,特别是与一些非肿瘤性病变如慢性胰腺炎可能难以鉴别,其鉴别要点见表24-3。

(2)中分化或低分化胰腺导管癌:相对于高分化胰腺导管癌,中分化或低分化胰腺导管癌的肿瘤细胞形态学恶性特征较为明显,细胞排列拥挤,见很多松散排列的具三维结构的细胞团,单个散在的瘤细胞也很常见,具有明显的异型性,细胞核增大且具多形性。核膜不规则,染色质分布不均匀,核仁明显。背景可见坏死细胞碎屑(图24-28B)。

(3)变异型胰腺导管癌:变异型胰腺导管癌占全部胰腺导管癌的10%~15%。胰腺腺鳞癌必须在穿刺样本中见到腺癌与鳞癌2种成分并存,找到角化的恶性鳞状上皮细胞有助于确诊。间变性未分化癌往往出现黏附性较差的细胞团或单个细胞,瘤细胞具有高度的多形性,大小差异很大,可见上皮样或梭形的细胞及多核瘤细胞,在瘤细胞内还可见到被吞噬的炎细胞和红细胞;涂片背景常可见坏死细胞、细胞碎屑和炎细胞,偶见腺腔样结构。胰腺小细胞未分化癌细胞数量较多,可见细胞团和散在的单个细胞,瘤细胞中等偏小,染色质呈

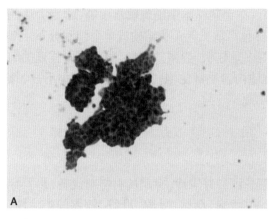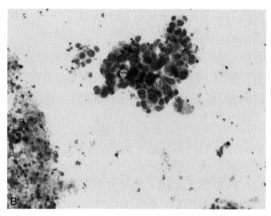

图 24-28　胰腺导管癌

A. 高分化胰腺导管癌；B. 中分化胰腺导管癌。

表 24-3　慢性胰腺炎和高分化胰腺导管癌的鉴别

细胞特征	慢性胰腺炎	高分化胰腺导管癌
细胞数量	不定	通常数量较多
细胞成分	可见导管细胞、滤泡细胞、胰岛细胞及纤维组织	主要为导管细胞
单个细胞	无	可见
细胞排列	规则平铺呈蜂窝状，细胞极性存在	呈"醉蜂窝状"，细胞极性消失，有核重叠
细胞核	小于 2 倍的红细胞	大于 2 倍的红细胞
核膜	规则	不规则
核仁	可见小的核仁	核仁明显
染色质	细颗粒状，分布均匀	颗粒较粗，分布不均匀
核分裂象	很少见	常见
涂片背景	有炎细胞	干净或有炎细胞

椒盐状，核仁不明显，细胞质少。其他少见的变异型导管癌还包括黏液腺癌、含破骨细胞样多核细胞的导管癌、印戒细胞癌等。

（4）胰腺腺泡细胞癌：好发于老年男性，没有特异性的症状。细针穿刺涂片可见肿瘤细胞成团、成块或腺泡样排列，缺乏导管上皮细胞。癌细胞比正常腺泡细胞大，细胞核变大，常偏于细胞一侧，核仁明显，细胞质丰富，含有颗粒。

4. 囊性胰腺肿瘤

（1）胰腺假性囊肿：一种非肿瘤性的囊性肿块，占胰腺囊性肿块的 75%～90%。穿刺样本常缺乏上皮细胞，穿刺液为淡黄色或棕黄色的浑浊液体。涂片可见各种炎细胞、颗粒状的坏死细胞碎屑，组织细胞中可见含铁血黄素，有时可见来自囊壁的纤维组织细胞及胰腺导管上皮细胞、腺泡细胞及胰岛细胞等正常细胞。

（2）胰腺浆液性囊腺瘤：好发于胰体及胰尾部位，均为良性。根据肿瘤内囊泡的大小可分为微小囊泡和大囊泡浆液性囊腺瘤，两者具有相似的细胞形态学特征，微小囊泡型较多见。穿刺样本细胞数量较少，涂片无黏液或坏死细胞碎屑。肿瘤细胞呈柱状或立方形，界限清晰；细胞核呈圆形，染色质分布均匀，无明显核仁；细胞质丰富，呈透明或空泡样。

（3）胰腺黏液性囊性肿瘤：胰腺常见的分泌性肿瘤之一，在胰腺原发性肿瘤中占 5.7%，好发于胰腺体部或尾部。胰腺黏液性囊性肿瘤包括良性、交界性和恶性三种，在组织学上表现为由分泌黏液的柱状上皮覆盖的多个囊肿。在穿刺样本中细胞数量中等,常为大块的细胞团,呈单层蜂窝状排列,可见散在的炎细胞,也可偶见乳头状结构或单个细胞分布。细胞形态学中最大的特征是大量稀薄的黏液,细胞多呈柱状,界限较清晰,可有不同程度的细胞异型性,包括细胞核增大、挤压或重叠;细胞质内含黏液空泡;如有细胞核大小不一、核仁明显、坏死及易见核分裂象时应考虑癌变的可能。

小　结

本章首先介绍了细针穿刺技术的适应证、禁忌证和并发症,穿刺的材料与设备,以及穿刺物的处置,其次介绍了临床上常见的淋巴结、甲状腺、涎腺、乳腺、肝脏、胰腺的炎症性、良性肿瘤和恶性肿瘤的细针穿刺细胞学形态的相关知识。

近年来,细针穿刺抽吸细胞学因操作简单易行、安全、无须特殊设备、患者痛苦少等优点越来越受到临床重视。相信,随着内镜、B超、液基细胞形态、分子生物学技术的发展并在细针穿刺抽吸细胞学上的应用,细针穿刺技术将在临床上得到广泛应用。

思　考　题

1. 在霍奇金淋巴瘤淋巴结穿刺涂片上,具有诊断价值的细胞形态特点有哪些?
2. 常见淋巴结转移性肿瘤的细胞形态特点是什么?
3. 常见的甲状腺恶性肿瘤有哪些? 其细胞形态特点是什么?
4. 如何鉴别乳腺良性病变和恶性肿瘤细胞?

（王婷　徐红俊　程树强）

参 考 文 献

［1］张纪云，龚道元.临床检验基础［M］.5版.北京：人民卫生出版社，2020.

［2］龚道元，胥文春，郑峻松.临床基础检验学［M］.北京：人民卫生出版社，2017.

［3］权志博，李萍，郑峻松.临床检验基础［M］.武汉：华中科技大学出版社，2020.

［4］龚道元，张时民，黄道连.临床基础检验形态学［M］.北京：人民卫生出版社，2019.

［5］尚红，王毓三，申子瑜.全国临床检验操作规程［M］.4版.北京：人民卫生出版社，2014.

［6］白文俊.现代男科学临床聚焦［M］.2版.北京：科学技术文献出版社，2022.

［7］段爱军，吴茅，闫立志.体液细胞学图谱［M］.长沙：湖南科学技术出版社，2021.

［8］郑英，王春萍，刘玉玲，等.宫颈/阴道液基细胞学图谱［M］.郑州：河南科学技术出版社，2016.

［9］赵澄泉，樊芳，沈儒龙，等.非妇科脱落细胞学［M］.北京：北京科学技术出版社，2016.

［10］赵澄泉，利朗·潘特诺威茨，杨敏.细针穿刺细胞病理学［M］.北京：北京科学技术出版社，
2014.

［11］刘志艳.甲状腺细针穿刺细胞学诊断与陷阱［M］.北京：科学出版社，2018.

［12］中华医学会检验医学分会血液学与体液学学组.血细胞分析报告规范化指南［J］.中华检验医
学杂志，2020，43（6）：619-627.

［13］续薇，郝晓柯，崔巍，等.血液分析自动审核规则建立与验证的多中心研究［J］.中华检验医学
杂志，2018，41（8）：601-607.

［14］中华医学会检验医学分会血液学与体液学学组.尿液检验有形成分名称与结果报告专家共
识［J］.中华检验医学杂志，2021，44（7）：13.

［15］中华医学会检验医学分会血液学与体液学学组，中华医学会妇产科学分会感染性疾病协作
组.阴道分泌物临床检验与结果报告规范化指南［J］.中华医学杂志，2023，103（1）：10-17.

［16］中华医学会检验医学分会血液学与体液学学组.阴道分泌物自动化检测与报告专家共识［J］.
中华检验医学杂志，2023，46（5）：439-444.

［17］中华医学会妇产科学分会感染性疾病协作组.需氧菌性阴道炎诊治专家共识（2021版）［J］.
中华妇产科杂志，2021，56（1）：11-14.

［18］中华医学会妇产科学分会感染性疾病协作组.混合性阴道炎诊治专家共识（2021版）［J］.中
华妇产科杂志，2021，56（1）：15-18.

［19］中国中西医结合学会检验医学专业委员会.临床实验室精液常规检验中国专家共识［J］.中华
检验医学杂志，2022，45（8）：802-812.

［20］君安医学细胞平台专家委员会.前列腺液细胞形态学检验中国专家共识（2023）［J］.现代检
验医学杂志，2023，38（3）：17-23.

［21］邵牧民，毕嘉欣，王晓玫，等.乳腺细针穿刺细胞学诊断规范探讨［J］.临床与实验病理学杂志，
2023，39（1）：1-6.

［22］PALMER L, BRIGGS C, MCFADDEN S, et al. ICSH recommendations for the standardization of
nomenclature and grading of peripheral blood cell morphological features［J］. Int J Lab Hematol,

2015, 37(3): 287-303.

[23] SKÁLOVÁ A, HYRCZA M D, LEIVO I. Update from the 5th Edition of the World Health Organization Classification of Head and Neck Tumors: Salivary Glands[J]. Head Neck Pathol, 2022, 16(1): 40-53.

[24] FIELD A S, RAYMOND W A, SCHMITT F C. The International Academy of Cytology Yokohama System for Reporting Breast Fine Needle Aspiration Biopsy Cytopathology[J]. Acta Cytol, 2019, 63(4): 255-256.

[25] NEUBERGER J, PATEL J, CALDWELL H, et al. Guidelines on the use of liver biopsy in clinical practice from the British Society of Gastroenterology, the Royal College of Radiologists and the Royal College of Pathology[J]. Gut, 2020, 69(8): 1382-1403.

中英文名词对照索引